Christine Steinbrecht-Baade, Jutta Wensauer

Das Kind in der naturheilkundlichen Praxis

Das Kind in der naturheilkundlichen Praxis

Herausgeber: Christine Steinbrecht-Baade, Petersdorf; Jutta Wensauer, München

Autoren: Thomas Beck, Unterhaching; Herrmann Biechele, München; Birgit Dürr, Bad Tölz; Brigitte Endres, Augsburg; Katharina Gockel, München; Klaus Rüdiger Goebel, Saarlouis; Dieter Grabow, Bachern; Georg von Hannover, Gmund; Ursula von Heimendahl, München; Werner Hemm, München; Bernd Hertling, Grafing; Claudia Juretzko-Schroll, München; Uwe Karstädt, München; Anita Kraut, Steingaden; Stefan Mair, München; Christian Reichard, Hohenlinden; Britta Reither, Friedberg; Herta Richter, München; Christine Steinbrecht-Baade, Petersdorf; Dr. Hermann Stellmann, Bad Aibling; Dr. Peter Thilemann, München; Jutta Wensauer München; Claudia Zanker-Belz, Aichach

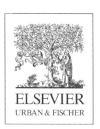

ELSEVIER
URBAN & FISCHER

URBAN & FISCHER
München · Jena

Zuschriften und Kritik an:
Elsevier GmbH, Urban & Fischer Verlag, Lektorat Komplementäre und Integrative Medizin, Karlstraße 45, 80333 München

Wichtiger Hinweis für den Benutzer

Die Erkenntnisse in der Medizin unterliegen laufendem Wandel durch Forschung und klinische Erfahrungen. Herausgeber und Autoren dieses Werkes haben große Sorgfalt darauf verwendet, dass die in diesem Werk gemachten therapeutischen Angaben (insbesondere hinsichtlich Indikation, Dosierung und unerwünschten Wirkungen) dem derzeitigen Wissensstand entsprechen. Das entbindet den Nutzer dieses Werkes aber nicht von der Verpflichtung, anhand der Beipackzettel zu verschreibender Präparate zu überprüfen, ob die dort gemachten Angaben von denen in diesem Buch abweichen und seine Verordnung in eigener Verantwortung zu treffen.

Wie allgemein üblich wurden Warenzeichen bzw. Namen (z. B. bei Pharmapräparaten) nicht besonders gekennzeichnet.

Bibliografische Information Der Deutschen Bibliothek

Die Deutsche Bibliothek verzeichnet diese Publikation in der Deutschen Nationalbibliografie; detaillierte bibliografische Daten sind im Internet unter http://dnb.ddb.de abrufbar.

Um den Textfluss nicht zu stören, wurde bei Patienten und Berufsbezeichnungen die grammatikalisch maskuline Form gewählt. Selbstverständlich sind in diesen Fällen immer Frauen und Männer gemeint.

Planung: Christel Hämmerle, München
Lektorat: Christel Hämmerle, München; Ingrid Puchner, München
Redaktion: Ingrid Puchner, München; Claudia Kreitl, München
Herstellung: Nicole Ballweg, München
Satz: Mitterweger & Partner, Plankstadt
Druck und Bindung: LegoPrint, Lavis/Italien
Fotos/Zeichnungen: Susanne Adler, Lübeck
Umschlaggestaltung: SpieszDesign, Neu-Ulm
Titelfotografie: zefa/P. Leonard, Düsseldorf

ISBN 3-437-57060-9

Aktuelle Informationen finden Sie im Internet unter www.elsevier.de und www.elsevier.com

Geleitwort

Auf dem Gebiet der naturheilkundlichen Kinderheilkunde besteht immer noch ein großer Wissensbedarf. Die Naturheilkunde war lange Zeit auf ältere Menschen konzentriert und hat die Kinder nicht in den Blick genommen. Doch ist es vor allem der kindliche Organismus, der die naturheilkundlichen Reize in vielen Fällen mit einer raschen Genesung beantwortet und nicht störend in die kindlichen Entwicklungsprozesse eingreift.

Kinder sind eigenständige Wesen – eben keine kleinen Erwachsenen – sie bedürfen also einer speziellen naturheilkundlichen Behandlung: Das ist die Essenz des vorzüglichen Buchs. Schön ist es, dass es den beiden Kolleginnen Frau Steinbrecht-Baade und Frau Wensauer, die sich in ihrer langjährigen Praxisarbeit auf die Behandlung von Kindern spezialisiert haben, gelungen ist, andere Kolleginnen und Kollegen für die Mitarbeit an diesem Buch zu begeistern. Viele Fachautoren haben Ihr Wissen und Ihre praktischen Erfahrungen formuliert und zu einem Buch werden lassen, zum Vorteil des Lesers. Denn viele Autoren garantieren Vielfalt und zugleich spezielle Kenntnisse in den verschiedenen Disziplinen der Naturheilkunde.

Dem durch viele Therapieempfehlungen äußerst praxisorientierten Buch ist von Herzen ein gutes Fatum – ein gutes Schicksal – zu wünschen.

Penzberg, im November 2005   *Josef Karl*

Herausgeber- und Autorenverzeichnis

Herausgeber

Christine Steinbrecht-Baade, Höhenstr. 2, 86574 Petersdorf

Jutta Wensauer, Eisvogelweg 27, 81827 München

Autoren

Thomas Beck, Bibergerstr. 21/I, 82008 Unterhaching

Herrmann Biechele, Kaiserstrasse 51, 80801 München

Birgit Dürr, Lochhahuser Str. 17a, 82178 Puchheim

Brigitte Endres, Novalisstr. 18, 86157 Augsburg

Katharina Gockel, Finkenstr. 8, 86447 Aindling

Klaus Rüdiger Goebel, Metzerstr. 17, 66740 Saarlouis

Dieter Grabow, Forellenstraße 30, 82266 Inning-Bachern

Georg von Hannover, Tölzer Str. 5, 83703 Gmund

Werner Hemm, Schraudolphstr. 27, 80799 München

Bernd Hertling, Nettelkofener Str. 1, 85567 Grafing

Anita Kraut, Staltannen 6a, 86989 Steingaden

Claudia Juretzko-Schroll, Hohenwarterstr. 5, 80686 München

Uwe Karstädt, Schönfeldstr. 8, 80539 München

Stefan Mair, Treffauer Str. 3, 81373 München

Christian Reichard, Hauptstr. 36, 85664 Hohenlinden

Britta Reither, Burgpflegerstr. 9, 86316 Friedberg

Herta Richter, Werdenfelsstr. 16, 81377 München

Christine Steinbrecht-Baade, Höhenstr. 2, 86574 Petersdorf

Ursula Sutter von Heimendahl, Taxisstr. 45, 80637 München

Dr. Hermann Stellmann, Jägerhof Haslach, 83043 Bad Aibling

Dr. Peter Thilemann, Garatshausener Str. 15, 81479 München

Jutta Wensauer, Eisvogelweg 27, 81827 München

Claudia Zanker-Belz, Riedweg 5, 86551 Aichach

Vorwort

Drei Dinge sind uns aus dem Paradies geblieben: Sterne der Nacht, Blumen des Tages und die Augen der Kinder. (Dante Alighieri 1265–1321)

Es versteht sich fast von selbst, dass kranke Kinder bevorzugt naturheilkundlich zu behandeln sind, da naturheilkundliche Therapieverfahren die körpereigenen Selbstheilungs- und Abwehrkräfte stärken, nicht symptomunterdrückend wirken und – eine fachgerechte Anwendung vorausgesetzt – den kindlichen Entwicklungsprozess unterstützen.

Um je nach Kind, Indikation und eigenem Behandlungsschwerpunkt ein individuelles Behandlungskonzept erstellen zu können, wurden in dem vorliegenden Buch viele Therapieverfahren ausgewählt. Zusätzlich sind „Tipps für die Eltern" aufgeführt: Denn Eltern können eine große Hilfe für eine erfolgreiche Therapie sein, indem Sie durch konkrete Anwendungen Therapiemaßnahmen begleitend durchführen, zusätzlich dem Kind Zuwendung vermitteln und ihr Besorgtsein in aktives Tun umwandeln können. Die Kinder erhalten auf diese Weise Unterstützung auf allen Ebenen.

Das Buch behandelt die in der Praxis häufig vorkommenden Krankheitsbilder, bei denen naturheilkundliche Therapien Erfolg versprechend eingesetzt werden können. Die genannten Präparate entsprechen dem Stand der Drucklegung (November 2005), möglicherweise sind noch aufgeführte Präparate aufgrund des Nachzulassungsverfahrens inzwischen in veränderter Zusammensetzung oder nicht mehr erhältlich.

Wir bedanken uns bei allen Kolleginnen und Kollegen, die Ihr Fachwissen und Ihre Praxiserfahrung zur Verfügung gestellt haben sowie bei allen, die uns unterstützt haben, dieses Buchprojekt zu realisieren. Unser besonderer Dank gilt unserer Lektorin Frau Hämmerle, die immer wieder kreative Lösungen für die anfallenden Probleme fand. Wir wünschen allen Therapeuten viel Erfolg bei der oft so erfreulichen Arbeit mit den Kindern.

Petersdorf im November 2005
Christine Steinbrecht-Baade

München, im November 2005
Jutte Wensauer

Inhaltsverzeichnis

1 Wachstum und Entwicklung des gesunden Kindes

1.1 Entwicklung von Länge, Gewicht und Körperproportionen

Christine Steinbrecht-Baade, Jutta Wensauer

Die meisten Kinder sind bei der Geburt zwischen 46 und 54 cm lang und wiegen zwischen 2,5 und 4,2 kg.

▶ Faustregel für die Gewichtsentwicklung
Im Alter von 5 Monaten hat sich das Geburtsgewicht verdoppelt, mit 1 Jahr verdreifacht, mit 2$^1/_2$ Jahren vervierfacht, mit 6 Jahren versechsfacht und mit 10 Jahren verzehnfacht. ∎

Nicht minder rasant verläuft die **Längenzunahme**. In keinem Lebensalter wächst das Kind schneller als in den ersten Lebensmonaten. Mit 4 Jahren haben die meisten Kinder die Körperlänge verdoppelt, also 100 cm meist überschritten. Danach verlangsamt sich das Körperwachstum, um sich erst wieder mit der Pubertät in einem zweiten Wachstumsschub zu beschleunigen.

Der **Kopfumfang** ist bei gesunden Kindern sehr unterschiedlich. Aufschlussreicher als Einzelmessungen sind deshalb Verlaufsbeobachtungen. Bezogen auf ihr Gewicht besitzen Säuglinge und Kleinkinder eine ca. 2−3 × größere **Körperoberfläche** als Erwachsene. Dadurch sind Kinder zum einen besonders rasch durch Auskühlung und Flüssigkeitsverluste gefährdet. Zum anderen können auch kleinere Verbrennungen bei Säuglingen rasch bedrohlich werden, da es über die große Körperoberfläche schnell zu hohen Flüssigkeits- und Eiweißverlusten kommt (Gefahr des Volumenmangelschocks ☞ Kap. 4.1.1).

1.2 Entwicklung der Organsysteme

Christine Steinbrecht-Baade, Jutta Wensauer

Nervensystem
Bei der Geburt sind zunächst nur die „lebensregulierenden" Hirnstrukturen, besonders die Stammhirnfunktionen zur Steuerung von Atmung, Tem-

Reflex	Alter des Kindes bei Verschwinden des Reflexes	Auslösung	Reaktion
Saugreflex	3. Monat	Legt man einen Finger zwischen die Lippen des Kindes	Fängt es an, rhythmisch zu saugen
Oraler Suchreflex (Rooting)	4.−6. Monat	Streichelt man den Mundwinkelbereich des Säuglings	Verzieht er den Mund und dreht den Kopf zur gestreichelten Seite
Handgreifreflex (Tonischer Handreflex)	5. Monat	Legt man einen Finger quer in die Handinnenfläche des Kindes	Greift es kräftig zu
Fußgreifreflex	12. Monat	Drückt man mit dem Daumen gegen die Fußballen	Beugt das Kind alle Zehen
Schreitphänomen	4. Woche	Hält man das Kind aufrecht am Rumpf, so dass seine Füße die Unterlage berühren	Macht es Schreitbewegungen

Tab. 1.2-1: Primitivreflexe des Neugeborenen (Auswahl). Alle Primitivreflexe sind bei der Geburt bereits vorhanden

peratur, Herz- und Kreislauftätigkeit, Saug- und Schluckreflex voll ausgereift. Die komplexeren Körperbewegungen dagegen sind zunächst auf relativ ungerichtete „Massenbewegungen" beschränkt und stark von Reflexen mit Stammhirn-Beteiligung, den **Primitivreflexen**, beeinflusst. Diese dienen v.a. dem Schutz und der Nahrungsaufnahme. Mit fortschreitender Entwicklung des Nervensystems verschwinden diese Reflexmuster und werden von **Stellreflexen** und **Gleichgewichtsreaktionen** abgelöst, mit denen der Körper den „Kampf mit der Schwerkraft" aufnehmen kann. Sie sind somit eine Voraussetzung für die Entwicklung des aufrechten Ganges.

Bleiben die Primitivreflexe, z.B. bei einer frühkindlichen Hirnschädigung, bestehen, so kann eine normale motorische Entwicklung nicht in Gang kommen. Die Folge ist eine zerebrale Bewegungsstörung. Beispielsweise wäre ein Laufenlernen bei erhaltenem Fußgreifreflex gar nicht möglich, da sich der Fuß bei Kontakt mit dem Boden zusammenkrallt.

Entwicklung der Ausscheidungsfunktionen

Urin wird bereits im Mutterleib produziert und macht einen entscheidenden Anteil des Fruchtwassers aus. Nach einer bis zu 48 Stunden anhaltenden „Pinkelpause" unmittelbar nach der Geburt, wird Urin zunächst 10–20 x pro Tag ausgeschieden.

Der erste Stuhlgang (**Mekonium**, Kindspech) wird im Rahmen der postpartalen (nachgeburtlichen) Anpassungsvorgänge abgegeben, spätestens nach 48 Std. Die danach bis zum 4.–5. Lebenstag abgesetzten helleren Stühle werden als **Übergangsstühle** bezeichnet. Sie werden bei gestillten Kindern von goldgelben, leicht säuerlich riechenden **Muttermilchstühlen** abgelöst.

➡ Die Stuhlhäufigkeit schwankt besonders bei gestillten Kindern erheblich – von 10 x tägl. bis 1 x alle zehn Tage! ∎

Die „reife", d.h. vom Willen kontrollierte Ausscheidung von Stuhl und Urin beruht auf einem komplexen Zusammenspiel von Willkürmotorik und Reflexen. Die Sauberkeitserziehung beginnt etwa mit 2 Jahren und führt meist in 6 Monaten bis 2 Jahren zum Erfolg. Zuletzt verliert sich das nächtliche Einnässen.

Flüssigkeitshaushalt

Bezogen auf das Körpergewicht haben Säuglinge einen viel höheren Flüssigkeitsbedarf als ältere Kinder und Erwachsene. Besonders Neugeborene sind auf eine gleichmäßige Flüssigkeitszufuhr angewiesen.

Entwicklung des Immunsystems

Gesunde Neugeborene haben reichlich Antikörper der Klasse IgG, die größtenteils noch von der Mutter stammen (**Leih-Immunität**, Nestschutz), d.h. sie verfügen über eine passive Immunität (☞ Kap. 4.2.2) gegenüber verschiedenen Erregern (z.B. Masern, Röteln, Mumps). Nach deren Abbau kommt es im Alter von 3–12 Mon. zu niedrigen Antikörperspiegeln im kindlichen Blut. Die Säuglinge sind ab diesem Alter anfälliger für Infektionen. Sie bilden nun durch Auseinandersetzung mit verschiedenen Erregern ihre eigene Immunität mit verstärkter körpereigener Produktion von Antikörpern aus.

Wegen der noch nicht voll entwickelten Abwehr reagieren Neugeborene und junge Säuglinge auf Infektionen oft mit (scheinbar) leichten und unspezifischen Krankheitszeichen (kaum Fieber, lediglich „schlechtes Trinken" oder „komische" Hautfarbe).

Herz und Blutdruck

Die **Herzfrequenz** geht nach der Geburt im Laufe des 1. Lebensjahres kontinuierlich auf ca. 100/Min. zurück und nähert sich erst mit der Adoleszenz (Lebensabschnitt zwischen Pubertät und Erwachsenenalter) den Erwachsenenwerten.

➡ **Herzfrequenz beim Kind**
- Neugeborene: 140 Schläge/Min.
- 2-jähriges Kind: 120 Schläge/Min.
- 4-jähriges Kind: 100 Schläge/Min.
- 10-jähriges Kind: 90 Schläge/Min.
- Jugendliche: 85 Schläge/Min (bei Leistungssportler in Ruhe erheblich geringer). ∎

Der **Blutdruck** nimmt kontinuierlich mit der Körpergröße zu.

➡ **Blutdruckwerte im Kindesalter**
- Neugeborene: Systolisch 60–80 mmHg
- Bis 10 Jahre: 90/60 mmHg
- Ab 10 Jahre: 110/75 mmHg. ∎

Atmung

Die **Atemfrequenz** ist im Kindesalter, mit ca. 40 Atemzügen/Min. beim Neugeborenen und immer noch ca. 20/Min. beim Schulanfänger, deutlich höher als beim Erwachsenen und erreicht ebenfalls erst mit der Adoleszenz Erwachsenenwerte. In den ersten Lebensjahren trägt v.a. das Zwerchfell zur Atembewegung bei (Zwerchfellatmung). Bei jedem Atemzug wölbt sich der Bauch durch das herabsinkende Zwerchfell vor (deshalb auch „Bauchatmung" genannt).

➡ **Atemfrequenz beim Kind**
- Neugeborene: 40–45 Atemzüge/Min.
- Kleinkind: 25–30 Atemzüge/Min.
- Schulkinder und Jugendliche: 20–25 Atemzüge/Min. ■

Eine **Körpertemperatur** im Tagesverlauf von 36,8–37,8 °C rektal ist normal.

Nieren und Leber

Die **Nieren** sind erst im Alter von 1–2 Jahren voll ausgereift. Besonders im 1. Lebensmonat ist sowohl die Konzentrations- als auch die Verdünnungsfähigkeit eingeschränkt. Schwankungen im Flüssigkeits- und Elektrolythaushalt führen deshalb leicht zur Überwässerung mit Neigung zu Ödemen, andererseits trocknet ein Säugling leicht aus (Exsikkose).

Während des gesamten Lebens fällt durch den ständigen Abbau des Hämoglobins Bilirubin an, das über die **Leber** mit der Gallenflüssigkeit ausgeschieden. Diese „Entgiftung" kommt erst nach der Geburt in Gang – im Mutterleib wird das Blut über die Plazenta und damit über die mütterlichen Organe entgiftet. In den ersten Lebenstagen ist die Bilirubinausscheidung nur sehr eingeschränkt möglich, da ein relativer Mangel eines an der Ausscheidung beteiligten Enzyms besteht. Das Bilirubin lagert sich in die Gewebe ein und führt zur **physiologischen Gelbsucht** (physiologischer Ikterus) des Neugeborenen.

➡ **Wichtige Laborparameter beim Kind**
- BSG: Höhere Normwerte als bei Erwachsenen (1. Wert < 10 mm/Std., 2. Wert < 20 mm/Std.)
- Leukozyten: Ebenfalls höhere Normwerte (Säuglinge: 9000–15000/µl, Kinder: 8000–12000/µl)
- Hämoglobin: In den ersten Lebenstagen sehr hoch (14–24 g/dl), allmählich Werte wie Erwachsene (mit 1 Jahr: 11–15 g/dl, 7–12 Jahre: 13–15,5 g/dl, Mädchen mit 13–17 Jahren: 11–16 g/dl, Jungen mit 13–17 Jahren: 13–18 g/dl). ■

Entwicklung des Schädels und Gebisses

Die hintere **Fontanelle** schließt sich in den ersten 3 Lebensmonaten oder kann bereits bei Geburt geschlossen sein. Die vordere Fontanelle schließt sich zw. 9 und 18 Mon., die Schädelnähte mit ca. 2 Jahren.

Der erste **Zahn** erscheint durchschnittlich im 6. Lebensmonat. Mit 2,5 Jahren sind in der Regel alle 20 Milchzähne vorhanden. Für einen Teil der Kinder ist der Zahndurchbruch eine Leidenszeit: Das Zahnfleisch ist gerötet und geschwollen und oft ist der Po wund. Die Kinder haben Schmerzen, sie sind unruhig, fiebern eventuell und schlafen schlecht. Der Aufbau des bleibenden Gebisses mit seinen 32 Zähnen beginnt ab dem 6. Lj.

1.3 Motorische und sprachliche Entwicklung

Christine Steinbrecht-Baade, Jutta Wensauer

Sowohl für Eltern als auch für medizinische Therapeuten ist es nicht immer leicht zu entscheiden, ob das Verhalten eines Kindes altersgemäß ist. Hier hat es sich bewährt, den Entwicklungsstand in klaren Kategorien „einzufangen", den **Meilensteinen der Entwicklung** (☞ auch Kap. 3.2).

➡ **Die wichtigsten Entwicklungsabschnitte**
- **Neugeborenenperiode:** 1.–28. Lebenstag
- **Säuglingsalter:** 29. Lebenstag bis 12. Lebensmonat
- **Kleinkind-/Vorschulalter:** 2.–6. Lebensjahr
- **Schulkindalter:** 7. Lebensjahr bis Pubertätsbeginn
- **Pubertät und Adoleszenz** (Reifungs- und Jugendlichenalter): Zeitraum von der Entwicklung der sekundären Geschlechtsmerkmale bis zum Abschluss des Körperwachstums. ■

Neugeborenes (Saug-Kind)

Das Verhalten des Neugeborenen wird stark durch reflektorische Abläufe bestimmt. Ganz im Vordergrund der Wach-Aktivität steht das Saugen. Ansonsten schläft das Neugeborene bis zu 20 Std. am Tag. Die Körperhaltung entspricht noch der räumlichen Enge im Mutterleib: Arme und Beine sind sowohl in Bauch- als auch in Rückenlage gebeugt, die Hände gefaustet. Das Neugeborene kann den Körperstamm nur wenig bewegen – wohl aber Arme und Beine. Es kann den Kopf zwar von der einen Seite zur anderen drehen, jedoch nicht länger „halten" (fehlende **Kopfkontrolle**). Sehen und Hören sind bereits weit entwickelt. Schon in der ersten Woche erkennt das Baby die einfachsten Gesichtszüge (horizontaler Mund, senkrechte Nase, punktförmige Augen) und reagiert auf Glockenläuten oder ähnliche Geräusche.

Neugeborene zeigen früh Interesse am menschlichen Gesicht und beruhigen sich durch An-den-Körper-Nehmen. Das erste Lächeln tritt oft im Schlaf auf („Engelslächeln"). Etwa ab der 7. Woche entwickelt sich das **soziale Lächeln** als Antwort auf Zuwendung, das die Eltern-Kind-Beziehung vertieft.

Drei Monate (Schau-Kind)

Das Baby von 3 Monaten kann Kopf und Schultern 45–90° von der Unterlage heben und für längere Zeit halten (Kopfkontrolle). Dabei stützt es sich typischerweise auf die Unterarme (**Unterarmstütze**). Beim Hochziehen aus der Rückenlage hängt der Kopf nur noch geringfügig nach hinten. Das Kind betrachtet zunehmend seine Umwelt. Es beobachtet die eigenen Hände, folgt bewegten Objekten von einer Seite zur anderen und reagiert sichtbar mit Begeisterungsstürmen („Freudenzappeln"), wenn etwas Angenehmes in Aussicht ist (z. B. das Stillen).

⇨ Zeichen für eine **gestörte Entwicklung** sind ständig gestreckte Gliedmaßen, ausgeprägte Schlaffheit, beständige Asymmetrie der Muskelgrundspannung oder der Bewegungen, fehlendes Fixieren/Folgen von Objekten mit den Augen, Augenzittern, schwaches Saugen oder fehlendes Lächeln. ■

Sechs Monate (Greif-Kind)

Arme und Beine sind nun bereits seit längerem gestreckt. Dies zeigt die allmähliche motorische Vorbereitung auf den aufrechten Gang an. Das Baby stützt sich gerne in Bauchlage auf die geöffneten Hände, wobei Brust und Oberbauch von der Unterlage gehoben werden. Es lernt sich zu drehen, zu rollen, zu kriechen, zu krabbeln, sich selbständig hinzusetzen, sich an Gegenständen hochzuziehen und später dann zu laufen. Die gegengleiche Bewegung von Armen und Beinen beim Kriechen und Krabbeln begünstigt eine Vernetzung der beiden Gehirnhemisphären.

Das Baby kann den Kopf jetzt in allen Positionen voll halten (**Kopfkontrolle**). Es beginnt sich dafür zu interessieren, was in der Welt geschieht. Zunächst blickt es neugierig seiner Mutter nach, wenn diese sich im Raum bewegt. Dann beginnt es selbst aktiv zu werden. Es greift gezielt nach interessanten Gegenständen, wobei diese zwischen allen Fingern und Handfläche gehalten werden. Es kann sich für gewisse Zeit selbst beschäftigen. Auch die Feinmotorik differenziert sich enorm aus. Das Baby beginnt zu greifen und loszulassen. Viele Male wiederholt es die gleiche Bewegung: Es sitzt auf dem Schoß der Bezugsperson, greift nach einem Gegenstand, nimmt diesen in den Mund und wirft ihn zu Boden. Das Fallenlassen verhilft ihm zur Erkundung der 3. Dimension. Über den Mund kann es den Gegenstand „ertasten", da die differenzierten taktilen Sinneszellen auf der Zunge liegen. Alles – einschließlich der eigenen Zehen – verschwindet im Mund. Hören und Sehen sind weitgehend ausgereift.

Nach einer Phase des äußerst freundlichen Verhaltens gegenüber Fremden kann nun bereits das **„Fremdeln"** beginnen, das Baby lässt sich nicht mehr ohne Protest von jedem auf den Arm nehmen oder streicheln.

Ab dem 6. Lebensmonat ist das Baby zu einer aktiven Kommunikation fähig. Es unterscheidet zwischen Personen, Tieren und Dingen, und lächelt dabei nur Lebewesen an. Auch zeigt es bereits Interesse an anderen Kindern.

⇨ Zeichen für eine **gestörte Entwicklung** im 3.–6. Lebensmonat sind ausgeprägte Schlaffheit, mangelnder Gebrauch beider Hände, konstantes Schielen, mangelnde Hinwendung zu Geräuschquellen, geringe oder fehlende Reaktion auf Personen. ■

Neun Monate (Krabbel-Kind)

Der Bewegungsraum erweitert sich schlagartig: Das Baby sitzt frei, steht mit Festhalten und beginnt zu krabbeln.

Feinmotorisch erlernt es nun den **Pinzettengriff** (Gegenstände werden zwischen Zeigefinger und Daumen gehalten). Es wirft Spielzeug absichtlich auf den Boden (hierdurch erwirbt es das Raumgefühl) und kann sich zunehmend selbst beschäftigen.

Cave Besonders bei 6–12 Monate alten Säuglingen darauf achten, dass keine verschluckbaren oder spitzen, scharfkantigen Gegenstände in der Nähe des Kindes sind. Kind auf der Untersuchungsliege nie aus den Augen/Händen lassen!

Erst ab ca. 9 Monaten wird der Gegenstand in die Interaktion mit anderen Menschen einbezogen, d. h. es ist erst jetzt sinnvoll, mit dem Kind zusammen etwas zu spielen. Bilderbücher mit einfachen Gegenständen interessieren das Baby, Türme bauen und wieder umwerfen oder die Guckuck-Spiele bereiten ihm Freude. Auch versteht das Baby jetzt die Zeigegeste. Es schaut dahin, wo der Erwachsene hinzeigt.

Zwölf Monate (Geh-Kind)

Weitere Schranken fallen: Das Kind krabbelt viel (teils mit gestreckten Knien), läuft mit Festhalten an einer Erwachsenenhand und macht erste freie Gehversuche. Es ahmt gerne nach (winkt z. B.), versteht seinen Namen und einige einfache Begriffe und beginnt zu sprechen („Mama", „Papa"). Es isst Fingermahlzeiten selbständig und beginnt, mit dem Löffel zu essen. Es liebt Gib-und-Nimm-Spiele und genießt es, im Mittelpunkt zu stehen.

Zwei Jahre (Trotz-Kind)

Das Kind differenziert seine Grob- und Feinmotorik immer weiter aus. Es steigt Treppen (zwei Füße pro Stufe) und kann rennen. Es isst „gut" mit dem Löffel und trinkt aus dem Becher. Es entdeckt seine Freude darüber, endlich zu können, was Mama Papa und ältere Kinder bereits tun. „Ich alleine – ich selber" sind für das Kind sehr häufig gebrauchte Wörter. Das Zähneputzen, Schuhe aus- und anziehen, Hose zuknöpfen, Kinderwagen schieben, den Türöffner am Auto betätigen, all das, was bisher die Eltern für das Kind erledigten, möchte es nun alleine tun.

Das Kind spricht erste bedeutungsspezifische Wörter und befolgt einfache Anweisungen. Manche Kinder sind tagsüber sauber und trocken. Zweijährige brauchen feste Rituale (z. B. beim Zu-Bett-Gehen). Ab dem 2. Lj. konzentriert sich das Schlafbedürfnis auf die Nacht. Typisch für die Altersgruppe sind außerdem ausgeprägtes „Besitzdenken" (Kind teilt ungern) und die Erprobung des eigenen Willens mit voller Energie und großen Emotionen (**Trotzphase**).

➡ Zeichen für eine **gestörte Entwicklung** vom 6.–24. Lebensmonat sind Unfähigkeit zu sitzen (auffällig ab 9 Monaten), Unfähigkeit zu stehen (auffällig ab 12 Monaten), fehlender Pinzettengriff (auffällig ab 12 Monaten), Asymmetrie der Bewegungen, fehlende Reaktion auf Geräusche; zitternde Bewegungen, mangelnde Koordination und die Unfähigkeit, einfache Aufforderungen oder Verbote zu verstehen (auffällig ab spätestens 18. Monat). ■

Drei Jahre (Ich-Kind)

Ab dem 3. Lebensjahr beherrscht das Kind eine Reihe grundlegender Bewegungsformen. Es kann sicher laufen, sekundenlang auf einem Fuß stehen, die Treppen steigen, klettern und hüpfen. Mit einer weiteren Ausdifferenzierung des Gleichgewichtssinns vermag es sich mit Fahrzeugen fortzubewegen, zunächst mit dem Bobby Car und Dreirad, dann mit dem Roller, später mit dem Fahrrad. Körperliche und sportliche Betätigung ist nun sehr wichtig für eine gesunde Entwicklung des Kindes. Die Bewegung fördert die Muskulatur und beeinflusst die kognitive Entwicklung positiv. Körperliche Geschicklichkeit stärkt das Selbstvertrauen und bringt Sicherheit im alltäglichen Leben.

Parallel zur Grobmotorik entwickelt sich nun auch die Feinmotorik sehr rasch. Das Kind kann nun den Stift halten, die ersten Kritzelbilder malen, Perlen auffädeln, mit Knete spielen und langsam mit der Schere umgehen. Über das Basteln, Modellieren und Formen erlebt sich das Kind als handelndes Wesen, das aus eigener Schaffenskraft die Welt ein Stück weit verändern kann. Rechts- bzw. Linkshändigkeit sind nun ausgebildet. Das Kind kennt einige Kinderlieder, zählt evtl. bis 10 und kann unter Aufsicht seine Hände waschen und abtrocknen. Es ist bei Tag sauber und trocken, gelegentlich auch während der Nacht. Es beginnt mit anderen Kindern zu spielen und fragt ständig „warum". In Denken und Verhalten ist das Kind stark auf sich selbst bezogen (egozentrisch) und strebt – teils recht aggressiv – nach Unabhängigkeit.

1.4 Seelische und soziale Entwicklung

Brigitte Endres

1.4.1 Das Neugeborene (0 – 3 Monate)

Das Neugeborene und seine Umwelt

Eltern-Kind-Beziehung: Mit der Geburt verlässt das Baby die Geborgenheit des Mutterleibs und beginnt als eigenständiges Wesen zu leben. Die meisten Geburtskliniken nehmen inzwischen viel Rücksicht auf die Bedürfnisse der jungen Familie, sodass medizinische Untersuchungen, die nicht unbedingt notwendig sind, zugunsten des ersten Kennenlernens von Eltern und Kind zurückgestellt werden. Neugeborene sind nämlich nach der Geburt oft ungewöhnlich wach, deshalb ist die Zeit der ersten Kontaktaufnahme jetzt besonders günstig. Nach der Anstrengung der Geburt will die Mutter ihr Kind berühren und ihm in die Augen sehen. Der Blick in die Augen des Babys scheint eine tiefe Bindung zwischen Eltern und Neugeborenem entstehen zu lassen. Das Neugeborene selbst vermag den Blickkontakt bereits zu erwidern. Es zeigt eine ausgeprägte Mimik und kann Mundstellungen nachahmen. Sein besonderes Interesse gilt dem Gesicht der Mutter. Auch erkennt es die Mutter an ihrem Geruch.

Besonderheiten in der Entwicklung des Neugeborenen

Geistig-emotionale Entwicklung

Entwicklungspsychologisch gesehen befindet sich der Säugling in den ersten Lebenswochen in der sog. symbiotischen Phase. Das „Denken" besteht aus Empfindungen und Wahrnehmungen. Der Säugling erlebt sich noch nicht als Subjekt, sondern fühlt sich eins mit seiner Umwelt, speziell mit der Mutter. Wenn sie lächelt, lächelt auch das Baby, ist sie traurig, verzieht das Baby immer wieder sein Gesicht zum Weinen. Ist sie unausgeglichen, reagiert das Baby mit Verunsicherung. Über die liebevolle Zuwendung der Eltern erfährt das Neugeborene, dass es in seiner Einzigartigkeit angenommen wird, es kann „Urvertrauen" entstehen, das später zur Bejahung der eigenen Person verhilft.

Verarbeitung von Reizen

Das Sinnesrepertoire des Neugeborenen ist bereits wesentlich differenzierter, als früher angenommen. Es reagiert auf taktile Reize wie Streicheln und empfindet selbstverständlich auch Schmerzen (was ihm noch bis in die 70er Jahre abgesprochen wurde). Die visuellen Fähigkeiten dagegen sind noch nicht so gut ausgebildet. Das Baby sieht nur auf ca. 20 – 25 cm Entfernung bei mittlerer Helligkeit einigermaßen scharf und bevorzugt Muster mit deutlichen Konturen. Diese Einschränkung dient dem Baby wohl als Wahrnehmungsfilter, um seine noch begrenzte Aufmerksamkeitskapazität auf das Wesentliche auszurichten. Besonders gut ausgebildet sind dagegen der Geschmacks- und Geruchssinn. Das Neugeborene kann Salziges und Saures von Süßem unterscheiden und bevorzugt Süßes. Bereits kurz nach der Geburt kann das Neugeborene die Mutter am Geruch wieder erkennen.

Diese Sinneserfahrungen werden durch den engen Körperkontakt beim Stillen bereichert. Das Baby riecht die Mutter, schmeckt die süßliche Muttermilch, spürt den Körper der Mutter und hört die Mutter sprechen. Es hat auch immer wieder Blickkontakt mit der Mutter. Die Nahrungsaufnahme über die Muttermilch lässt eine besondere Beziehung zwischen Mutter und Kind entstehen. Das Stillen führt die Einheit der beiden Körper wie sie im Mutterleib bestand noch im 1. Lebensjahr des Kindes fort und gibt dem Baby Sicherheit und Geborgenheit. Auch Mütter, die ihr Baby nicht stillen können oder wollen, können über die Nahrungsaufnahme mit dem Fläschchen eine ähnliche Nähe herstellen und eine tragfähige soziale Bindung zu ihrem Baby entstehen lassen.

Das Baby kann mit dieser Erfahrung gestärkt in die Entwicklungsstufe des älteren Säuglings übergehen. Hier gewinnen die sozialen Kontakte zu anderen Kindern an Bedeutung.

Entwicklung der Selbsterkennung und Individualität

In den ersten Lebenswochen sollte sich die junge Familie Zeit lassen, sich auf die neue Lebenssituation einzustellen. Jeder Säugling ist ein kleines Individuum mit Eigenheiten und besonderen Vorlieben. Durch Schreien äußert das Kind Unbehagen, vor allem wenn die vitalen Bedürfnisse wie Kälte, Wärme, Hunger und Körperpflege gestillt werden sollen. Aber auch seelischen Kummer sowie die Sehnsucht nach Zuwendung und Nähe äußert das Kind durch Schreien. Hier ist es für die psychische Entwicklung des Neugeborenen von großer Bedeutung, dass es erfahren darf, mit seiner Form der Kontaktaufnahme ernst genommen zu werden. Sicherlich wird die Mutter nicht jedes Schreien ihres Babys sofort interpretieren können, auch lassen sich die Bedürfnisse des Neugeborenen nicht immer sofort befriedigen. Doch muss dem Kind die Sicherheit gegeben werden, dass sein Schreien gehört wird, dass die Umwelt auf seine Lautäußerungen reagiert.

1.4.2 Der kompetente Säugling (4–12 Monate)

Der Säugling und seine Umwelt

Eltern-Kind-Beziehung: Über die erweiterten motorischen Kompetenzen beginnt eine zunehmende Loslösung des Babys von der Mutter. Zunächst durch Drehbewegungen, dann durch Kriechen und Krabbeln kann sich das Kind selbständig den Dingen annähern, die es interessieren. Viele Babys suchen bei ihren kleinen „Exkursionen" immer wieder den Blickkontakt zur Mutter/ zum Vater. Dieser scheint ihnen die Sicherheit zu geben, dass ihr Erkundungsdrang legitim ist und sich die Bezugsperson nicht aus ihrem Aktionsradius entfernt.

Besonderheiten in der Entwicklung des Säuglings

Geistig-emotionale Entwicklung

Ab dem 4. Monat beginnt der Säugling, sich mehr nach außen hin zu orientieren. In dieser Zeit ereignet sich aus neurologischer Sicht ein qualitativer Umbruch. Während das Neugeborene noch mit spätfötalen Verhaltensmustern ausgestattet ist, die speziell dem Überleben und der ersten sozialen Kontaktaufnahme dienen, vermag der Säugling ab dem 3.–4. Monat sein Verhaltensrepertoire erheblich zu erweitern und flexibler zu lernen. Auch die Atmung wird variabler. Im Schlaf verringert sich nämlich die Atemfrequenz und während der Wachperioden verlängert sich die Ausatmung. Dadurch braucht der Säugling weniger Schlaf und hat mehr Zeit, seine Umwelt zu erkunden. Jetzt beginnt der Erwerb grundlegender menschlicher Fähigkeiten, die Fortbewegung, die Kommunikation über sprachliche Äußerungen und die flexible Nahrungsaufnahme.

Das Baby macht außerdem die wunderbare Entdeckung, dass sein Verhalten etwas bewirken kann. War es als Neugeborenes beinahe aus-

schließlich darauf angewiesen, dass seine Bedürfnisse von den Bezugspersonen erkannt und gestillt werden, so macht es mit 6–9 Monaten die Erfahrung, dass es selbständig handeln kann und die Handlung eine Veränderung der Umwelt hervorruft. Unzählige Male werden Lichtschalter oder Stereoanlagen an- und ausgeschaltet, Spieluhren aufgezogen oder Glöckchen zum Bimmeln gebracht und das Baby strahlt vor Freude.

Entwicklung der Selbsterkennung und Individualität

Das Kind erlebt jetzt mit 6–9 Monaten zunehmend das eigene Ich und verlässt die symbiotische Phase. Es erkennt seinen eigenen Willen und damit verbundene Emotionen wie Verärgerung, Freude, Angst und Wut. Viele Babys beginnen bereits in diesem Alter heftig zu protestieren, wenn ihnen etwas weggenommen oder verboten wird. Das Kind erfährt, dass es auch ohne die Mutter sein, handeln und spielen kann und es ein eigenes abgegrenztes Individuum ist. Auch erlebt es, dass die Mutter zwar trösten kann, der Schmerz aber, wenn man sich wehgetan hat, bleibt. Das Baby beginnt zu erfahren, dass es für sein eigenes Tun selbst verantwortlich ist. Mit der differenzierten Selbstwahrnehmung entstehen auch zunehmend die Angst vor fremden Personen, vor Trennungssituationen von der Bezugsperson und Unbehagen vor neuen Situationen.

Besonderheiten im Verhalten des Säuglings

Ab dem 8. Monat setzen bei vielen Babys Trennungsangst und Fremdeln ein. Das Baby scheint sich ab diesem Alter seiner Abhängigkeit von dem Wohlwollen der Erwachsenen und seiner Hilflosigkeit bewusst zu werden. Es zeigt sich Fremden gegenüber äußerst distanziert. Nähert sich eine fremde Person vorsichtig und hält gebührenden Abstand, verhält sich das Baby in der Regel neutral. Überschreitet der Fremde eine gewisse Grenze, reagiert das Baby meist mit Abwenden des Kopfes und mit Weinen. Auch in Trennungssituationen von der Bezugsperson ist das Baby sehr stark verunsichert und weint oft sehr lange und heftig. Deshalb sollten die Personen, die das Kind hüten, ihm vertraut sein. Gerade in dieser Phase zwischen 9 und 18 Monaten scheint es ungünstig zu sein, das Baby an Betreuungspersonen zu gewöhnen, die dem Kind zuvor unbekannt waren.

1.4.3 Das Kleinkind im 2. Lebensjahr

Das Kleinkind und seine Umwelt

Eltern-Kind-Beziehung: Das Kind entdeckt das „Nein" und stellt damit seine Eltern als Erzieher auf die Probe.

Das Kind und sein soziales Umfeld: Im 2. Lj. öffnet sich das Kind zunehmend der sozialen Gemeinschaft, in das es hineinwächst.

Besonderheiten in der Entwicklung des Kleinkindes

Geistig-emotionale Entwicklung

Das Kind lernt, seine eigenen Fähigkeiten einzuschätzen, es entwickelt Stolz beim Gelingen einer Handlung, wird aber auch mit seinen eigenen Grenzen und Unzulänglichkeiten konfrontiert.

Entwicklung der Selbsterkennung und Individualität

Die Entwicklung des „Ichs", die ja bereits mit 6–9 Monaten begonnen hat, wird nun weiter ausdifferenziert. Das Kind kann sich mit etwa 18 Monaten im Spiegel wieder erkennen. Hat ein Baby im 1. Lj. beim Blick in den Spiegel einen roten Punkt auf der Stirn entdeckt, wird es versuchen, diesen im Spiegel abzuwischen. Mit ca. 1 $^1/_2$ Jahren macht das Kind den markanten Entwicklungsschritt, gleichzeitig real und im Spiegelbild zu existieren und wischt den roten Punkt auf seiner Nase weg. Besonders wichtig wird für das Kleinkind nun der Besitz. Es möchte „haben" und identifiziert sich über das, was es hat. In der Spielgruppe findet ein Gegenstand oft lange Zeit keine Beachtung, will ihn aber ein Kind haben, gesellen sich oft ein oder mehrere andere hinzu und ein Kampf um das begehrte Objekt beginnt. Die 2-jährigen wollen nämlich alles, was sie in Besitz nehmen auch selber in der Hand halten, also festhalten. Deshalb ist auch oft noch kein interaktives Spiel in diesem Alter möglich. Auch das Teilen ist noch sehr schwierig und darf Eltern nicht an ihrer Erziehung zweifeln lassen. Das Kleinkind muss erst einmal besitzen dürfen und festhalten lernen, bevor es loslassen und teilen kann. Doch nimmt das Kind schon sehr bewusst seine Umgebung wahr. Wird Teilen und Austauschen in der Familie vorgelebt, ist das der Grundstein für das Kind, dieses Verhalten nachzuahmen und in sein Verhaltensrepertoire aufzunehmen.

Besonderheiten im Verhalten des Kleinkindes

In diesem Altersabschnitt ist die Willenskraft des Kindes besonders stark. Es kann sich jetzt nämlich aufgrund einer zunehmenden Abstraktionsleistung des Gehirns vor Beginn der Handlung bereits das Handlungsziel vorstellen. Es steigt z. B. auf sein Hockerchen, in der Absicht, an die Süßigkeiten-Schublade heranzukommen, um sich Gummibärchen zu holen. Das Kind erlebt sich als Ursprung seines Tuns und ist emotional sehr angespannt. Wird es nun an seiner Handlung gehindert, bricht in diesem Moment für das Kind die Welt zusammen, da ihm auch die verbalen Möglichkeiten wie „ach bitte, Papa, doch nur ein einziges Bärchen" natürlich noch ganz fehlen. Es wird je nach Temperament mehr oder weniger weinen, schreien oder sich auf den Boden werfen und sich nicht mehr trösten lassen. Diese „Trotzreaktionen" sind für die Eltern eine große Herausforderung. Am besten ist sicherlich, das Kind seine Wut durchleben zu lassen und selbst möglichst gelassen zu bleiben. Der „Trotzanfall" geht in der Regel recht schnell wieder vorbei. Dem Kind nicht immer sofort nachzugeben, auch wenn es sehr heftig reagiert, ist eine wichtige Erfahrung, die der Erzieher seinem Kind geben muss. Das Nein-Sagen der Eltern bewirkt, dass sich das Kind nicht als allmächtig erlebt und beugt damit narzisstischen Fehlentwicklungen vor.

Verzweifelte Eltern, die diese Reaktionen ihres Kindes nicht gut aushalten können, versuchen es mit der Nuckelflasche zu trösten und den Wutausbruch damit zu verhindern. Das Kind lernt jedoch damit, dass negative Gefühle nicht erwünscht sind und kann dann mit seinem Ärger eventuell auch später nicht angemessen umgehen. Suchtverhalten hat hier oft seinen Ursprung.

Mit einer Ausdifferenzierung der sprachlichen Kompetenz und der Erweiterung des Verhaltensrepertoires im 3. und 4. Lj. lassen die Trotzreaktionen wieder nach. Das Kind kann seinen Willen dann besser verbal artikulieren und kann einen Bedürfnisaufschub wie „Du bekommst die Gummibärchen erst nach dem Essen", leichter aushalten. Die Regeln des Zusammenlebens innerhalb der Familie sind klarer und Verbote können besser eingeordnet und verstanden werden. Dadurch entstehen für das Kind nicht so heftige Frustrationen.

1.4.4 Das Kind im Kindergartenalter

Das Kind im Kindergartenalter und seine Umwelt

Eltern-Kind-Beziehung: Das Kind kann nun mehrere Stunden am Tag von seinen Eltern getrennt sein. Die Gruppe der Gleichaltrigen gewinnt an Bedeutung, die Zeit, die das Kind mit den Eltern zu Hause verbringt, wird immer geringer. Kinder brauchen andere Kinder zum Austausch von Geheimnissen, zum Besprechen von Problemen, für die Mama und Papa ungeeignet sind, zum Spaß und Vergnügen und zum gemeinsamen Lernen. Die Eltern haben die Aufgabe, präsent zu sein, wenn ihr Kind sie braucht, und die „Flügel zu stärken", wenn es alleine nicht zurechtkommt.

Das Kind und sein soziales Umfeld: Im Kindergartenalter gewinnt nun das Spiel mit Gleichaltrigen zunehmend an Bedeutung. Sowohl im Rollenspiel (z. B. Vater-Mutter-Kind), als auch im Regelspiel (Kartenspiele, Gesellschaftsspiele) oder Konstruktionsspiel (Bausteine, Knete, Sand) versuchen die Kinder Aufgaben ihres Lebens zu bewältigen. Sie setzen sich mit Beziehungsthemen auseinander, gehen in intensiven Austausch mit der Umwelt und können im Spiel die Persönlichkeitsanteile leben lassen, die sonst verboten sind („ich bin der böse Räuber und fessle dich jetzt an einen Baum"). Erst im Kindergartenalter sind Kinder fähig, ausdauernd miteinander zu spielen. Sie haben sich von der starken Egozentrik des Kleinkindalters gelöst und sind nun in der Lage sich dem anderen oder einem Objekt zu öffnen.

Besonderheiten in der Entwicklung des Kindes im Kindergartenalter

Geistig-emotionale Entwicklung

Im 4. Lebensjahr verändert sich nun das Weltbild des Kindes abermals. War es als Kleinkind sehr stark egozentrisch, gewinnt es jetzt eine magische Komponente hinzu. Das Kind beginnt zu verstehen, dass es in der Welt physikalische Gesetze gibt, deren Zusammenhänge unbegreiflich, also nicht fassbar erscheinen. Da es zu einer naturwissenschaftlichen Erklärung noch keinen zuverlässigen Zugang hat, versucht das Kind die Wirkung magischer Kräfte für das Geschehen in der Welt heranzuziehen. Mit Zauberformeln sollen verlorene Gegenstände gefunden werden, Hexen oder Geister, kleine Kobolde oder Zauberer haben den Schlafanzug versteckt. Die Kinderliteratur geht mit ihren kleinen Helden besonders auf diese magische Welt der Kinder ein. Sei es Pipi Langstrumpf, der Räuber Hotzenplotz, Zilly die Zauberin, Pumuckl oder die Prinzessin Pfiffigunde, alle verfügen über magische Kräfte. Auch das Christkind, der Osterhase, der Engel, der den Weihnachtszettel vom Fensterbrett holt, sind im Weltbild des Kindergartenkindes beheimatet. Erst mit 6 – 7 Jahren, also in etwa mit dem Schuleintritt, beginnt das Kind zunehmend abstrakt zu denken und kann sich damit andere, logische Zugänge zur Welt verschaffen.

Entwicklung der Selbsterkennung und Individualität

Im 3. und 4. Lj. kann sich nun das Kind selbst definieren, über das, was es vermag, was es an körperlichen Voraussetzungen mitbringt, in welchen sozialen Beziehungen es lebt oder welche Eigenschaften es hat. Es kann sich also selbst benennen mit „Ich kann schon Rad fahren", „Ich habe braune Haare", „Ich habe zwei Omas und zwei Opas", „Ich bin traurig". Auch ordnet es sich bereits einem Geschlecht zu, z. B. „Ich bin ein Mädchen und möchte so werden wie meine Mama". In diesem Alter ist es sehr wichtig, dass dem Kind eine gleichgeschlechtliche Bezugsperson zur Identifikation und Nachahmung zur Verfügung steht. Auch das gegengeschlechtliche Elternteil ist im Kindergartenalter von großer Bedeutung. Das Kind befindet sich in dieser Zeit in der sog. ödipalen Phase, d. h. die ersten erotischen Gefühle zum anderen Geschlecht erwachen. Das kleine Mädchen möchte seinen Papa heiraten, der kleine Junge ist verliebt in seine Mama. Oft benutzt das Kind dazu eine blumige Sprache wie „meine Mama ist die allerliebste und tollste, und ich will sie einmal heiraten". Allerdings gerät das Kind in dieser Zeit in innere Spannungen, denn es liebt ja auch das gleichgeschlechtliche Elternteil und versucht deshalb die damit verbundenen Schuldgefühle mit kleinen Geschenken zu besänftigen.

Besonderheiten im Verhalten des Kindes im Kindergartenalter

Im 3. Lj. beginnt das Kind auch seine Darm- und Blasenfunktion zu kontrollieren. Oft dauert es eine ganze Weile, bis das Kind soviel Körpergefühl entwickelt, dass es zuverlässig die Signale des Kör pers zur Blasen- und Darmentleerung erkennt und danach auch handelt, d.h. zur Toilette geht. In den 50er und 60er Jahren wurden die Kleinen geradezu dressiert, früh sauber zu werden, oft saßen die Kinder stundenlang auf dem Töpfchen, bis sich endlich Erfolg einstellte. Heute weiß man, dass das Kind erst dann auf die Toilette geht, wenn es selbst wirklich will. Der Zeitpunkt ist von Kind zu Kind unterschiedlich. Manche werden mit 3 Jahren sauber, andere brauchen das 4. Lebensjahr noch dazu.

1.4.5 Das Kind im Grundschulalter

Das Kind im Grundschulalter und seine Umwelt

Eltern-Kind-Beziehung: Im Grundschulalter lösen sich die Kinder immer mehr vom Elternhaus ab. Sie können nun selbständig kleine Erledigungen machen, zum Einkaufen gehen oder Freunde alleine besuchen. Auch kann das Kind inzwischen untertags gelegentlich ein paar Stunden alleine zu Hause bleiben. Mit dem Eintritt in die Schule bekommt das Kind einen gewissen Grad an Mitverantwortung für seinen eigenen Werdegang. Täglich müssen nun Arbeiten erledigt werden, ob sie nun Freude bereiten oder nicht. Das Kind muss lernen, dass auftretende Bedürfnisse nicht sofort befriedigt werden können und aufgeschoben werden müssen. Diese Fähigkeit braucht es im Leben als Erwachsener.

Das Kind und sein soziales Umfeld: Ebenso wie im Kleinkindalter testen auch Grundschulkinder ihre Grenzen aus. Sie wollen erfahren, welchen Verhaltensspielraum sie in einem sozialen Gefüge haben. Unklare Grenzen verunsichern das Kind und fordern es immer wieder auf, erneut bis an die Verhaltensgrenze zu gehen, um erfahren zu dürfen, was nun erlaubt ist und was nicht. Hier ist es für das Kind äußerst hilfreich, wenn sich beide Eltern in ihren Wertvorstellungen und Erziehungsrichtlinien einig sind. Denn nun tritt ja auch noch die Schule als staatliche Erziehungsinstitution hinzu, und mit dem Lehrer ein Dritter, der auf das Kind erzieherisch einwirkt. Klafft nun das Erziehungsverhalten dieser Personen weit auseinander, muss sich das Kind in diesen unterschiedlichen Welten zurechtfinden, womit es in diesem Alter häufig noch überfordert ist und mit auffälligem Verhalten reagiert.

Besonderheiten in der Entwicklung im Grundschulalter

Geistig-emotionale Entwicklung

Das Kind kann zu Beginn der Grundschulzeit anschaulich denken, und geht dann im Alter von 7–9 Jahren den Schritt zur Abstraktion. Sein Wortschatz ist vielfältig und somit kann die Sprache als Medium zur Gefühlsäußerung oder zur Konfliktlösung herangezogen werden. Die Zeitspannen der Konzentration werden immer länger. Während das junge Schulkind oft nicht länger als 30 Min. am Stück lernen kann, schafft das ältere Grundschulkind mit 8–9 Jahren doch bereits gut 90 Min. am Stück, natürlich mit individuellen Unterschieden.

Schulische Leistungen gewinnen vor allem beim älteren Grundschulkind zunehmend an Bedeutung. Das Kind definiert sich häufig in diesem Alter nach dem, was es kann und leistet. Deshalb bestimmen Erfolg und Misserfolg das Selbstwertgefühl der Kinder erheblich. Hat das Kind in den ersten Lebensjahren eine stabile Ich-Entwicklung durchlaufen, so wird es nicht von kleinen Misserfolgen in seinem Selbstkonzept gestört werden. Trotzdem ist es wichtig, dass jedes Kind zu seinen persönlichen Erfolgserlebnissen gelangt, die selbstverständlich auch außerhalb der Schule sein können. Deshalb gewinnen neben der Schule Freizeitbeschäftigung in Form von „Hobbys" zunehmend an Bedeutung. Hier treffen die Kinder „Gleichgesinnte", also andere Kinder, die das Interesse an einer Sache teilen. Auch hier kann das Kind Fähigkeiten entwickeln, die ihm zu einem gesunden Selbstwertgefühl verhelfen. In diesem Alter möchte das Kind ausprobieren, was ihm Spaß macht.

Entwicklung der Selbsterkennung und Individualität

Im Alter von 6–7 Jahren ist das Kind schulfähig. Sein Weltbild ist immer noch stark geprägt von magischem Erleben, doch setzt zunehmend ein naiver Realismus ein. Das Kind beginnt seine Umwelt und die Natur rational zu erfassen. So wächst die Pflanze nicht mehr deshalb, weil die Erdmännchen sie nach dem Winterschlaf wachgerüttelt haben, sondern weil das Kind oder die Eltern im Jahr zuvor die Zwiebeln eingepflanzt haben. Auch eigene Missgeschicke werden nicht mehr dem bösen Pumuckl, sondern der eigenen Unachtsamkeit zugeordnet. Das Kind beginnt zu verstehen, dass es Verantwortung für sein eigenes Leben und Mitverantwortung für andere Menschen trägt. Über die Medien erfährt das Kind, dass es in der Welt viel Unfrieden gibt und nicht selten lösen Bilder in den Nachrichten oder in der Zeitung Ängste aus. Fragen über Krieg und Frieden, Leben und Sterben und die eigene Endlichkeit beschäftigen das Kind und verunsichern es. Nicht selten sucht es in der Nacht wieder das Bett der Eltern auf, weil ein Traum vom Einbrecher u.ä. es nicht wieder einschlafen lässt.

Besonderheiten im Verhalten im Grundschulalter

Freunde werden nun immer wichtiger. Mädchen bilden gerne ganz kleine Gruppen. Da gibt es „die" Freundin, mit der Geheimnisse ausgetauscht und Probleme besprochen werden und nach geraumer Zeit wechselt „die" Freundin wieder. Andere Mädchen werden oft aus diesem Freundschaftsbündnis ausgeschlossen. Jungen dagegen bilden eher größere Gruppen innerhalb derer dann Hierarchien ausgefochten werden. Jungen wollen wissen, wer der Stärkste und der Schnellste von ihnen ist. Das Ansehen des einzelnen in der Gruppe ist häufig von körperlichen Fähigkeiten abhängig, doch wird auch Toleranz gegenüber den Schwächeren gezeigt. Innerhalb der Schulklasse grenzen sich Mädchen und Jungen oft stark voneinander ab und bilden eine eigene geschlechtsspezifische Kultur.

1.4.6 Die Vorpubertät 9 – 13 Jahre

Das Kind in der Vorpubertät und seine Umwelt

Eltern-Kind-Beziehung: Die Kinder werden in diesem Alter Erwachsenen gegenüber sehr viel kritischer. Vor allem autoritäres Verhalten wird stark abgelehnt und dem Erzieher wird ein ständiger Spiegel seines Verhaltens vorgehalten. Unangepasste Reaktionen der Erwachsenen empfinden die Kinder als „voll peinlich", sie schämen sich häufig für das Benehmen ihrer Eltern. Verlegenheitsgesten wie ein unpassendes Lachen oder eine ungeschickte Körperhaltung spüren die Kinder mit großer Sicherheit auf und sprechen den Erwachsenen gezielt darauf an („Mama, dein lautes Lachen ist voll ätzend!"). Innerhalb des Familienverbandes und in der Schule sind die Kinder häufig subtil aggressiv, fühlen sich ungerecht behandelt und wollen nicht in die Pflicht genommen werden.

Das Kind und sein soziales Umfeld: Die Gruppe der Gleichaltrigen gewinnt immer mehr an Bedeutung. Viele Intimitäten, die früher mit den Eltern besprochen wurden, werden nun mit Freunden und Freundinnen ausgetauscht. Die Gruppe als solche hat strenge Regeln, was das Verhalten und das Aussehen der Gruppenmitglieder betrifft. Vor allem Kleidung und Frisuren sind nun sehr wichtig, weil sich die Gruppenmitglieder damit in ihrer Zugehörigkeit identifizieren. Die Jungen wollen „cool" aussehen, die Mädchen orientieren sich an der Mode der Jugendlichen. Viele Kinder in diesem Alter tun alles Erdenkliche, um aus dieser Konformität nicht heraus zu fallen. Jeder „Alleingang" erfordert viel Ich-Stärke, denn die Gruppe reagiert in der Regel mit Druck auf Außenseiter.

Besonderheiten in der Entwicklung in der Vorpubertät

Geistig-emotionale Entwicklung

Am Ende des 1. Lebensjahrzehntes beginnt für das Kind erneut ein Wandel im geistig-emotionalen Erleben und in der körperlichen Entwicklung. Das Kind tritt in die Vorpubertät ein und wird nun mit einer Menge an Veränderungen konfrontiert. Mädchen sind häufig etwas früher reif, hier beginnt die Vorpubertät oft schon mit 9 Jahren. Bei Jungen setzt sie oft erst 1 – 2 Jahre später ein. Erst in diesem Alter ist das Kind zu klaren abstrakten Leistungen in der Lage. Der Zahlenraum bis zum Ende des menschlichen Vorstellungsvermögens wird erfasst, auch hat sich das Kind inzwischen eine genaue Vorstellung von Längen, Größen, Gewichten und Hohlmaßen gemacht. Kann sich das kleinere Grundschulkind nur mit Vergleichen helfen (100 g ist so viel, wie die Mama Schinken beim Metzger holt), kann sich das Kind in der Vorpubertät bei normaler Intelligenz in diesem von der Anschauung losgelösten Bereich gut orientieren. Die Gedächtnisleistungen sind in diesem Alter enorm. Oft sind Kinder in diesem Alter bei Memory-Spielen den Erwachsenen weit überlegen. Durch die gute Gedächtnisleistung wird das Kind auch zunehmend sicherer in der Rechtschreibung. Was beim kleineren Grundschulkind noch sehr mühsam erworben werden musste, geht bei vielen größeren Kindern nun beinahe von selbst. Kinder, die viel lesen, tun sich dann im Allgemeinen in der Orthographie noch leichter.

Entwicklung des Körpers

Das Kind merkt nun am eigenen Körper die Veränderungen. Die sekundären Geschlechtsmerkmale wie Achsel- und Schambehaarung entwickeln sich, den Mädchen beginnt die Brust zu wachsen. Dieser Wandel des Körpers hin zum Mann und zur Frau verunsichert das Kind häufig noch. Vor allem die Frühentwickler scheuen sich im Schwimmbad voreinander auszuziehen, damit der veränderte Intimbereich nicht gesehen werden kann. Meistens entsteht nun beim Kind auch die Scham vor den eigenen Eltern. Es schließt sich beim Waschen und Duschen im Badezimmer ein. Durch die hormonelle Veränderung in diesen Jahren ist das Kind häufig sehr unausgeglichen. Einmal ist es himmelhoch jauchzend, das andere Mal wieder zu Tode betrübt.

Entwicklung der Selbsterkennung und Individualität

Der Übergang von der stabilen Kindheit zum Jugendlichen ist oft eine instabile Phase, weil er viele Veränderungen mit sich bringt und diese verursachen Ängste. Die Kinder befürchten, von den anderen abgelehnt zu werden, nicht zur Gruppe der Gleichaltrigen dazuzugehören. Vielen wird in diesem Alter bewusst, welche Rolle die Leistung in unserer Gesellschaft spielt. Anforderungen nicht erfüllen zu können beunruhigt deshalb Kinder in der Vorpubertät. Nicht zuletzt können sie sich noch nicht vorstellen, wie sie den Schritt zum Erwachsenwerden bewältigen können und wie dann ihr Leben aussehen wird. Gerade in diesem Alter brauchen deshalb die Kinder ihre Eltern als Begleiter ihres Lebensweges. Eltern, die als Gesprächspartner zur Verfügung stehen, die Entwicklung ihres Kindes beobachten, aber nicht einschränken und dem Kind die Sicherheit geben, dass sie es in seinem „So-sein" bedingungslos annehmen.

Besonderheiten im Verhalten in der Vorpubertät

Nun beginnt bei den Kindern das Interesse für das andere Geschlecht. Oft beginnen sich Mädchen und Jungen zu necken, einzelnen „Pärchen" wird Verliebtsein unterstellt, was dann bei beiden zu großer Scham führt. Die ganze Welt wird nun mit sexuellen Augen gesehen. Jede Rundung ist eine Brust, jeder lange spitze Gegenstand ein Penis und die Zahl sechs führt im Mathematikunterricht regelmäßig zu Kicheranfällen.

1.5 Gesunde Eltern – gesunde Kinder

Hermann Michael Stellmann

Was braucht das Menschenkind, um als Erwachsener gesund zu sein? Was ist das Wesentliche, was wir als Ärzte, Therapeuten jeglicher Art, als Pädagogen und Eltern beachten müssen? Wir werden täglich informiert über negative Einflüsse in Form von Verschmutzungen der Umwelt, Schadstoffen in Luft, Wasser und Nahrungsmitteln, die sich auch auf unseren eigenen, inneren Säftestrom auswirken. Aber nicht nur unser physischer Körper wird „verschmutzt", sondern auch unsere Seele. Um welche Voraussetzungen sollten wir uns also angesichts der unterschiedlichen Einflüsse kümmern, damit sich der Mensch zunächst als Kind, dann als Erwachsener gesund entwickeln kann – denn diese Unterstützung ist die eigentliche Aufgabe des Therapeuten im Dienst am sich entwickelnden Menschen. Es ist nicht nur unsere Aufgabe, akute und chronische Erkrankungen sinnvoll zu therapieren, sondern wir sind aufgerufen, das Kind so zu begleiten, dass es sich als Erwachsener den immer problematischer werdenden Situationen stellen kann. Wir müssen uns also primär um die Gesundheit kümmern.

Gesundheit als Prozess

Gesundheit – so die allgemeine Auffassung – sei körperliches, seelisches und geistiges Wohlbefinden und somit die die Abwesenheit von Krankheit. Nach dem Modell der Salutogenese meint Gesundheit jedoch keinen Zustand, sondern einen lebenslang sich jederzeit verändernden Prozess, der von vielfältigen Faktoren beeinflusst werden kann.. Ein Beispiel: Vor kurzem wurde nach einer Theaterpremiere die an Lateralsklerose erkrankte, d. h. völlig gelähmte Regisseurin von einem Reporter gefragt: „Warum machen Sie das eigentlich, wo Sie doch unter so einer schweren Krankheit zu leiden haben?" Ihre Antwort: „Ich bin doch nicht krank, ich bin gesund, ich kann nur meine Glieder nicht bewegen." Damit meine ich, dass Gesundheit immer etwas ganz Individuelles ist. Wir fühlen uns heute gesund und morgen schon nicht mehr, selbst wenn wir keine Krankheitserscheinungen haben. In diesem Sinne ist Gesundsein in der Regel eine Eigenleistung. Und da es eine Eigenleistung ist, haben wir als Begleiter dieser heranwachsenden Menschen und als Vermittler den

Eltern gegenüber die Aufgabe, ihnen deutlich zu machen, was für das Kind wichtig ist.

Einfluss der Vererbung

Die erste Quelle der Salutogenese ist die Vererbung. Die Vererbungseinflüsse resultieren aus der Schwangerschaft, was vor ihr war bei Vater und Mutter und in der näheren Verwandtschaft. Wir können schon manchmal nach wenigen Monaten bei den Säuglingen eine Konstitutionstendenz beobachten, die auf gewisse Vererbungsbesonderheiten hindeuten, und aus denen wir ablesen können, welche Krankheiten dieses Kind eventuell entwickeln kann. Ich möchte nur eine Möglichkeit erwähnen: Die Calcium carbonicum-Kinder, die bekanntlich viel schwitzen, zu Rachitis, Infekten und vor allem zu häufigen Otitiden neigen. So gibt es eine ganze Anzahl von verschiedenen Konstitutionsanomalien, die entsprechend mit homöopathischen Medikamenten begleitet werden und dadurch günstige Voraussetzungen für das Leben eines Menschen schaffen können. Allerdings ist es ganz sicherlich so, dass die Konstitutionserkennung heute viel schwieriger geworden ist. Vor 45 Jahren erschienen in der Praxis monatlich mindestens 2–3 Calcium carbonicum-Kinder. Sie leuchteten einem schon entgegen mit ihrem großen Kopf, der schwitzigen Haut und der Körperfülle mit viel Masse und wenig Kraft. Heute sind solche Bilder seltener geworden. Viel zahlreicher begegnen wir der Silicea-Konstitution, den schmalen, zarten Kindern mit einem schlechten Wärmehaushalt, kalten Füßen und Händen, aber mit einer blitzenden Wachheit in der Sensibilität und dem Geist. Wenn Sie den Eindruck haben, hier liegt eine konstitutionelle Anomalie vor, die jedoch nicht sicher zu erkennen ist, dann verordnen Sie zunächst einmal nur Sulfur, nicht zu hoch potenziert, vielleicht eine 12er-Potenz, und schließen es nach 4–6 Wochen mit einer einmaligen Gabe einer C 30 ab. So können Sie erleben, dass sich der Schleier, der heute oft über den Konstitutionsanomalien liegt, verflüchtigt und Sie plötzlich erkennen, welches Mittel angezeigt ist.

Einfluss der unmittelbaren Umgebung (Milieu)

Eine zweite Quelle der Salutogenese ist das Milieu, das eine wesentliche Rolle für die Entwicklung des Kindes spielt. Ein paar Beispiele: Zunächst die Ruhe. Jeder Säugling braucht Ruhe. Sie ist unabdingbar und ich bin überzeugt, dass Sie dies nur zu gut wissen. Aber es scheint, die Patienteneltern wissen es nicht. Es kommt ständig vor, dass eine Mutter mit ihrem kranken Säugling erscheint, die Tür des Autos aufmacht und das Radio dröhnt. Das muss man sich vorstellen: Das Autogeräusch, die Radiokulisse und der kranke Säugling. Das ist keine Ausnahme, so ist die Realität. Und deshalb unsere Verpflichtung, dass wir auf dieses Phänomen immer wieder, fast penetrant hinweisen: **Ein Kind braucht Ruhe.**

Ein Kind braucht Rhythmus. Das wissen wir auch. Aber diese Tatsache wird leider von der von mir eigentlich sehr geschätzten „La Leche Liga" nicht genügend beachtet. Diese Liga, deren Wirken außerordentlich viel dazu beigetragen hat, dass Stillen heute wieder selbstverständlich ist, empfiehlt, das Baby jederzeit an die Brust zu legen, sobald es Hunger zeigt. Diese Empfehlung scheint mir nicht richtig zu sein. Aus mehreren Gründen: Abgesehen von den ersten 6–8 Wochen, wo selbstverständlich dem Trinkbedürfnis des Neugeborenen jederzeit stattgegeben werden soll, ist danach die Nahrungsaufnahme des heranwachsenden Säuglings eine wunderbare Gelegenheit, um den ersten wichtigen Erziehungsakt anzugehen, den Rhythmus. Bedenken Sie, unser ganzes Leben besteht aus Rhythmus: Der Pulsschlag, die Atmung, der Tag-Nachtwechsel, die Jahreszeiten und wenn Sie wollen: Leben und Tod. Alle sind wir immer diesen Rhythmen unterworfen. So haben wir mit der Rhythmik in der Nahrungsaufnahme eine frühe pädagogische Chance, die wunderbar unanstrengend zu nutzen ist. Und die Kinder werden sich dann viel leichter in andere Rhythmen hineingewöhnen, die sie ja annehmen müssen. So sei empfohlen, von der 6. oder 8. Woche an eine Regelmäßigkeit in den Essenszeiten anzustreben. Dies kommt mit Sicherheit auch dem Stoffwechsel zu Gute.

Zur Ruhe, zum Rhythmus kommt als drittes wichtiges Moment: **Ein Kind braucht Wärme**. Wenn auf die Wärme nicht geachtet wird (was leider viel zu häufig vorkommt), kann sich eine lymphatische Veranlagung verschlechtern, ein irritierter Wärmehaushalt hemmt das gleichmäßige Wachstum, Schlafprobleme entstehen und wir wissen, dass spätere rheumatische Erkrankungen hier ihren Ursprung haben können. Wir müssen uns immer über den Wärmehaushalt des Kindes Klarheit verschaffen. Bei einem Neugeborenen nimmt die Oberfläche des Kopfes ein Viertel der Gesamtoberfläche ein. Wenn wir ihm z. B. keine Mütze aufsetzen, dann strahlt hier enorm viel Wärme ab. Bei 37 Grad Körpertemperatur und 20 Grad im Zimmer ist das ein Unterschied von 17 Grad!

Einfluss entwicklungsbedingter Krisen

Die dritte Quelle der Salutogenese sind die Krisen eines Kindes, die wir beachten müssen. Krisen sind Verfügbarkeiten von Situationen, die Widerstände sind. Krisen sind etwas, was reinigt, was aktiviert, was wandelt und neu gestaltet.

Zunächst die ersten kleinen Krisen. Das „Sich entwickeln" eines Kindes ist ja ein geheimnisvolles Zusammenspiel von körperlicher Entwicklung, Längenwachstum, Gewichtszunahme und gleichzeitiger seelischer und geistiger Entwicklung. Ein junger Säugling ist ganz Sinnesorgan, er ist durchzogen von Sinnesqualitäten und nimmt alles begierig aus seiner Umgebung auf. Alles. Wir ahnen gemeinhin gar nicht welche Sensibilitäten bei einem jungen Säugling schon bestehen. Und dieses Zusammenwachsen von physischem Leib und seelisch-geistigen Qualitäten kann von Unwohlgefühlen begleitet sein. Und da kommt es eben vor, dass Säuglinge in der Wiege unruhig werden, „maunzen" oder irgendwelche sonstigen Geräusche von sich geben. Da müssen wir den Eltern klar machen, nicht sofort an die Wiege zu rennen und das Kind herauszunehmen. Damit verwöhnen wir es und wir nehmen ihm seine Möglichkeit, auch in diesem jungen Alter, mit seiner ersten kleinen Krise selbst fertig zu werden. Das sind die Anfänge von Krisenüberwindung. Das setzt sich fort bei den sich steigernden Bewegungs- und Aufrichteversuchen. Und wenn sie dann – eben möglichst ganz selbstständig – aus der Horizontalen in die Vertikale kommen, die Schwerkraft überwinden und das Blickfeld eine ganz andere Dimension bekommt, dann ist das wie ein Hinkommen zum Licht. Die erste große Krisenüberwindung wird zu einem großen Bewusstseinserlebnis.

Krisen durch Fieber

Und nun zu den Krisen durch Fieber. Fieber ist ein bemerkenswertes Phänomen, eine Krise zu signalisieren. Der Umgang mit Fieber ist der Umgang mit dem Willen des Kindes. Senke ich das Fieber künstlich, breche ich den Willen des Kindes. Jedes Kind, das fiebert, hat von vorne herein ein gutes Immunsystem. Kein Medikament – weder ein allopathisches noch ein naturheilkundliches oder ein homöopathisches – kann das leisten, was das Fieber in der Abwehr einer krankhaften Situation bewirkt. Fieber wirkt nicht allein stimulierend auf das Immunsystem, es hat auch eine starke antibakterielle und antivirale Wirkung und es reinigt durch Abbau von Unnötigem, Störendem. Und wenn dann im Anschluss dem Kind genügend Zeit und Ruhe gelassen wird, so ist die Reinigungsfunktion ablesbar am gewandelten Ausdruck des Kindergesichtes und einer neu erwachten Energie. Wir wissen ja alle, dass Menschen, die fiebern können, wesentlich gesünder sind, seltener an chronischen Krankheiten oder Tumorkrankheiten leiden.

Die Begleitung des Fiebers wird immer notwendig sein, je nach der vorliegenden, das Fieber auslösenden Grundkrankheit. Zum Beispiel kann eine Pneumonie wunderbar mit Aconitum behandelt werden, wohl dem Hauptmittel, zusammen je nach der Symptomatik mit: Bryonia, Tartarus stib. und Phosphorus. Aber man darf so eine Pneumonie, wenn wir Fieber von 39 oder 39,5 Grad haben, nicht mit Aconitum D 30 oder C 30 behandeln oder gar, wie es leider von den klassischen Homöopathen immer wieder praktiziert wird mit einer C 200 oder C 1000. Damit erziele ich einen direkten antipyretischen, ja antibiotischen Effekt. In wenigen Stunden kann durch die hoch potenzierten Substanzen das Fieber gesenkt sein. Aber das ist ja nicht der Sinn der Verabreichung von Aconitum.

Stellenwert der Krisen

Eines soll ihnen auch ans Herz gelegt werden bei der Frage was das Kind braucht. Nach einer schweren Erkrankung sollten wir erforschen, warum das Kind sich mit einer Lungenentzündung oder einem Scharlach auseinander setzen wollte. Das hat immer eine individuelle Bedeutung. Jede Krankheit hat seine eigene Biographie und jede Krankheit kommt zum richtigen Zeitpunkt. Ein solches Wissen schafft auch eine ganz andere Einstellung zur Frage der Impfungen. Erlauben Sie mir einen für die Schulmedizin ketzerischen Satz: Kinderkrankheiten sind bei richtiger Begleitung (Medikamente, Ruhe und Wärme) keine Gefahren, sondern Hilfen in der kindlichen Entwicklung.

Das Kind wird in seiner Entwicklung in seiner großen Sensibilität nicht nur von außen beeinflusst, es ist mit seinem Nachahmungstrieb immer auf der Suche, sich aus sich selbst heraus zu individualisieren, zu strukturieren, d.h. es versucht seinen Leib bis in das immunologische Geschehen, bis in die Ausformung seiner menschlichen Gestalt, bis in seine Bewegung zum Ausdruck seines Eigenseins, seines Geistes, seiner individuellen Persönlichkeit zu machen. So gesehen wohnt die wichtigste Entwicklungskraft dem Kind selbst inne. Und all diese Krisen, die wir hier nur kurz streiften, führen mit dazu, dass der Organismus sich so formt, dass das Kind zu seiner total eigenen, einmaligen Persönlichkeit findet.

Aspekte altersspezifischer Besonderheiten

Zur Entwicklung gehört natürlich auch die Entdeckung der Welt, die immer stärker werdende Kommunikation mit seiner Umgebung. Hier hat die Sprachentwicklung eine große Bedeutung. Die Sprache ist einerseits die Metamorphose erlernter Bewegungen, die von den Fingern über die Hände und Arme bis in den Kehlkopf und das Gehirn seine Wirkung ausdehnt. Andererseits ist sie das Resultat von dem, was ein Kind hört, erlauscht, aus der Stille lernt, was an Sprachqualität seine Umgebung ihm bietet. Es ahmt ja alles nach, es ist ein nachahmendes Wesen, weshalb die Vorbildhaltung von uns Erwachsenen so wichtig ist.

Vorschulische Entwicklungszeit

Zum Spielen: Was entsteht durch den Urinstinkt Spielen? Hier entsteht eine eigene Welt des Kindes, eine Kreativität, es fühlt sich in seinem spielenden Tun geborgen und glücklich, es lebt in einer Welt, bildhaft, Zeit vergessend, ohne intellektuelle Belastung. Wenn Sie das heute angebotene Spielsachenarsenal betrachten, voll mechanisiert, elektronisch bedienbar, dann erkennen Sie, dass hier kein Urinstinkt befriedigt wird und kein Glücksgefühl entstehen kann. So manche negativen Impulse, Aggressionen und vielleicht schon Süchte werden dadurch geschürt. Wenn ein Kind dagegen einen Turm aufbaut, aus einfachen Klötzen, auch wenn er immer wieder umfällt und neu entstehen darf, so ist es etwas, was das Kind selbst macht, was befriedigt und beglückt und schöpferische Fähigkeiten entstehen lässt. Wir dürfen nie vergessen, die Kinder haben ein unglaubliches Bedürfnis, ihre Phantasiekräfte zu entwickeln und das sollten wir fördern. Ein Gameboy oder etwas Ähnliches wird sichtlich nicht den Erwartungen und Bedürfnissen einer Kinderseele gerecht. Das richtige Spielen ist also etwas, was ganz im Äußeren geschieht, aber innerlich glücklich macht.

Das Erzählen, das Vorlesen: Dabei entsteht eine Intimität und oft auch das erste Bedürfnis zu einem Dialog: „Was war das da, lies' es noch einmal, erklär' mir das". Es ist ein erster Gedankenaustausch, der dann später im Schul- oder Jugendalter eine ganz wichtige Rolle spielt, da entstehen die ersten Wurzeln eines Dialoges. In diesem Geben und Nehmen von Antworten und Fragen, da wächst etwas in der kindlichen Mitte, in seinem Herzen. Es entsteht ein Vertrauen zum Gegenüber, zum Anderen und ein Wohlgefühl der Geborgenheit.

Bei der Auswahl der Geschichten, die wir dem kleinen Kind vorlesen, wählen Sie vorzugsweise die Märchen. Nicht so sehr die Andersen-Märchen, diese sind künstlich, aus der Phantasie heraus entstanden, sie sind mehr für Erwachsene oder ältere Jugendliche geeignet. Die Grimms Volksmärchen, das sind uralte Überlieferungen von Wahrheit und Lebensweisheit. Es handelt natürlich von Gut und Böse, von Licht und Schatten, so ist ja auch, das Leben, das das Kind erwartet und es kann ja zu Beginn etwas „Sanftes" ausgewählt werden. Auch wenn das Böse immer wieder vorkommt, so erlebt das Kind doch, dass immer ein Helfer in der Not erscheint. Er fehlt nie. Das Böse wird immer aufgelöst durch etwas Gutes. Und was ist dieser Helfer in der Not? An seinem Wirken offenbaren sich dem Kind eminent ethische Impulse. Er ist demütig und tapfer, er ist liebevoll, selbstlos und bescheiden. Ethik ohne moralischen Zeigefinger beginnt im Kind zu wurzeln. Ethik kann niemals gelehrt werden, Ethik wird durch inneres Erleben veranlagt. Hierfür sind die Märchen wunderbare Vermittler. Und noch etwas wecken die Märchen im Kind: die Phantasie. Beim Erzählen oder Vorlesen entstehen Bilder in der Kinderseele, Kinder haben einen Bilderhunger und sie sollen und möchten diese in sich selbst entstehen lassen, also kein Märchenbilderbuch benützen, kein Märchen im Fernsehen, das sind Steine statt Brot. Das Kind will keine fertigen Bilder, es will diese selbst entstehen lassen und damit seine Phantasiekräfte impulsieren. Auch Märchenkassetten sind fragwürdig, weil während des Erlebens der Geschichte die Geborgenheit des Erzählenden fehlt und keine Fragen gestellt werden können. Abschließend zu dieser Kindheitsepoche: Die innere Seelenentwicklung, die Phantasie, die spätere Art des Umgangs mit anderen Menschen, kurz, seine soziale Kompetenz, seine Dialogbereitschaft, die Reaktionen auf die verschiedenen Schwierigkeiten im späteren Leben hängen weitgehend von den inneren und äußeren Bildern ab, die das Kind in sich entstehen lassen durfte und konnte. Geschichten, die Kinder gehört haben, sind wie Pfade des Lebens, genau wie durch unseren Körper fließendes Blut.

Zur Einschulungsfrage (es gibt eine Menge konträrer Literatur darüber): Es ist immer eine individuelle Entscheidung und hängt nicht nur von den geistigen Fähigkeiten des Kindes ab, sondern von der Ausgeglichenheit seiner körperlich-seelischen und geistigen Entwicklung. Im Zweifelsfalle lieber später mit der Schule beginnen, denn vergessen Sie nicht, was es für ein späteres Leben bedeutet, wenn die Schulzeit, das sind 10–13 Jahre, in einer guten, belastungsfreien Erinnerung weiterlebt oder wenn im Zurückdenken an diese Lebensepoche Bilder von Angst, Stress und Unvollkommenheit lebendig werden. Leichtigkeit oder Überforderungsdruck, das hängt nicht selten mit der Einschulung zusammen.

Schulkind und Pubertät

Zeit zwischen Einschulung und Pubertät: Hier ist es vor allem die seelische Entwicklung auf die wir uns konzentrieren müssen. Freud und Leid, Mut und Angst und Feigheit, Konfrontation mit einem nicht geliebten Lehrer oder aggressiven Mitschülern bilden eine Herausforderung. Als körperliche Symptome treten Kopfschmerzen, Müdigkeit, Blässe, Lustlosigkeit, wechselnder Appetit und Bauchschmerzen gehäuft auf. Die katarrhalischen Erscheinungen treten in den Hintergrund. Hier sind wir aufgerufen, die Harmonie immer wieder herzustellen, die seelischen Kräfte zu stärken, d. h. auf die Mitte des Kindes, seinem Herz-Kreislaufsystem, besonderes Augenmerk zu richten und evtl. mit Medikamenten wie Aurum D 12 oder Phosphorus LM 6 einen Ausgleich zu schaffen. Liebevolle Autorität könnte das Schlüsselwort sein.

Und **liebevolle Autorität** ist gefordert, wenn die Kinder 9 oder 10 Jahre alt sind und die feste Mauer um die Familienburg zu bröckeln beginnt. Die Kinder merken zum ersten Mal: Ich bin ja ein eigenes Wesen, nicht nur Familie sondern etwas ganz Singuläres. Sie erkennen erstmals ihr Anderssein, ihr Eigensein. Da entsteht natürlich eine große Verunsicherung und manchmal Angst. Hier ist dann die Aufmerksamkeit der Eltern besonders wichtig. Bereit sein, offen sein für Gespräche jeglicher Art ist in dieser Vorpubertätszeit eine große Hilfe, ja die entscheidende Hilfe. Das gilt dann besonders auch für die Pubertät, wenn dann noch dazu die hormonelle Umstellung zur Belastung

werden kann. Diese Zeit der physio-psychischen Wandlung, kein Kind mehr aber auch noch kein Jugendlicher, ist für alle eine erhebliche Herausforderung und meist mehr ein Problem der Erwachsenen als das der Heranwachsenden.

Hier muss oftmals ein großes Maß an echter Toleranz aufgebracht werden gegenüber der eigenständigen Meinung und Entwicklung des jugendlich Werdenden. Eine Entwicklung, die vielleicht nicht so verläuft, wie man sie sich als Vater oder Mutter vorgestellt hat, eben eine eigene, individuelle Entwicklung. Wir müssen akzeptieren, dass uns in aller Deutlichkeit gezeigt wird: Ich möchte so werden, wie es meiner Persönlichkeit entspricht, und nicht den Vorstellungen und Erwartungen meiner Eltern entsprechen. Übrigens: Als Erwachsener erinnert man sich besonders positiv an Augenblicke, wo während jugendlicher Krisensituationen von Seiten der Erwachsenen Interesse, Verständnis und Hilfe für die Andersartigkeit erlebt werden konnte.

Jetzt gilt es also, dass man diese Turbulenzen mit **Toleranz und Interesse** aufnimmt. Toleranz allein, ohne Interesse, kommt einer Demütigung gleich, d. h. wir müssen möglichst vorurteilsfrei und offen in den Dialog mit unserem heranwachsenden, selbstbewusster gewordenen oder auch verunsicherten Jugendlichen treten. Das geht auch bis in die Akzeptanz der manchmal für uns Eltern fast unerträglichen äußeren Aufmachung (die nicht selten natürlich als ein Protestzeichen angesehen werden muss). In diesem Alter kann der Mensch noch weniger als sonst ertragen, wenn man moralisch wird oder bemerkt, man habe das früher ganz anders gemacht oder, noch schlimmer, wenn man überhaupt ablehnt, in ein Gespräch zu treten.

Sie haben unendlich viel erreicht, wenn die Jugendlichen das Gefühl erleben dürfen, ich werde so wie ich bin nicht abgelehnt, sondern in meiner eigenen Veranlagung gefördert. Das wird nicht jedem Erwachsenen leicht fallen, es stellt meist eine Herausforderung dar und fordert ein hohes Maß an Souveränität, Geduld, Vertrauen und auch Mut. Das fällt nicht jedem leicht. Hier beginnt die Arbeit an uns selbst und das wäre ein weiteres großes Kapitel.

2 Naturheilverfahren bei Kindern

2.1 Ab- und ausleitende Verfahren

Christine Steinbrecht-Baade, Jutta Wensauer

Therapieverfahren der Humoralmedizin, bei denen schädliche, falsch verteilte oder gestaute Körpersäfte im Sinne des antiken Humores vermehrt zur Ausscheidung gebracht werden oder innerhalb es Organismus umverteilt oder von bestimmten Körperregionen abgeleitet werden. Die auch als Aschner-Verfahren bezeichneten Therapiemethoden umfassen die ableitenden Verfahren, z. B. trockenes Schröpfen, Baunscheidtieren, Cantharidenpflaster sowie die ausleitenden Verfahren, wie Aderlass, Blutegeltherapie, blutiges Schröpfen. In der Kinderheilkunde hat sich v.a. das Cantharidenpflaster zur lymphatischen Entlastung und Entgiftung, v.a. bei Hals-Nasen-Ohrenerkrankungen, ebenso das trockene Schröpfen bewährt.

2.1.1 Cantharidenpflaster

Aschner bezeichnete das Cantharidenpflaster als weiße Schwester der Schröpfkunst, oder als weißen Aderlass, denn die Ausleitung findet über die Lymphe und nicht über das Blut statt. Bei dem blasenziehenden Verfahren wird ein Cantharidenextrakt eingesetzt, der aus der Laufkäferart „Spanische Fliege" stammt. Auch Senf, Pfeffer und Meerrettich können bei intensiver Anwendung einen blasenziehenden Effekt erzeugen.

Konzept

Die durch das Pflaster erzeugte künstliche Verbrennung und Blasenbildung bewirkt eine starke Exsudation von Lymphe und damit Schadstoffausleitung mit vorwiegend lokaler Wirkung, z.B. am Mastoid. Dazu kommen auch folgende systemische Wirkungen:

- **Antiphlogistische und antiödematöse Wirkung:** Ableitung von Lymphe und der darin enthaltenen Schmerzmediatoren und sog. Stoffwechselschlacken an die Hautoberfläche. Die oft bei Kindern mit leichtem Fieber einhergehende Entzündungsreaktion ist aus natur-

heilkundlicher Sicht als positive, generalisierte Heilreaktion zu werten.
- **Immunologische Wirkung:** Durch Aktivierung der T- und B-Lymphozyten sowie eine Erhöhung der Phagozytoseaktivität: Je stärker und häufiger sich die Brandblase füllt, umso stärker ist die Wirkung.
- **Regulative Wirkung:** Das Cantharidenpflaster wirkt zudem ableitend (möglicher Flüssigkeitsstau), ausleitend auf Gift-, und Schlackenstoffe, sowie schmerzstillend, entkrampfend und entsäuernd.

Praktische Durchführung

Benötigte Materialien

- Cantharidenpflaster rezeptieren und von der Apotheke anfertigen lassen:
  Rp.: Spanische Fliege plv. (1.57 g), gelbes Wachs (3.07 g), Erdnussöl (0.77 g), Terpentin (0.77 g). M.f.S. emplastrum auf Textil 9 × 12 cm
- Wasserfeste Pflaster zum Fixieren; da sie besser kleben als textile Pflaster und durch den permanenten Hautkontakt gewährleistet ist, dass sich eine Blase bildet.

Anbringen des Pflasters

- Aus dem Cantharidenpflaster ein ca. 1 x 1 cm großes Stück abschneiden, dieses auf das weiche Gewebe (unter Processus mastoideus bzw. an entsprechenden anderen Körperstellen, z. B. am Rücken über Bl 13, über Gelenken) anbringen und mit wasserfestem Pflaster fixieren. Vorsicht, dass keine Haare unter dem Pflaster kleben.
- Eltern darauf hinweisen, dass in den ersten Stunden die Stelle etwas jucken oder leichte Schmerzen verursachen kann. Pflaster für etwa 8–14 Std. dort belassen, also entweder morgens oder abends anbringen.

Entfernen des Pflasters

- Nachmittags oder am nächsten Morgen das Pflaster vorsichtig entfernen. Unter dem Pflaster hat sich eine Brandblase gebildet, die eine klare bis leicht gelbliche seröse bzw. lymphatische Ge-

websflüssigkeit enthält. Diese eröffnet sich meist spontan beim Entfernen des Pflasters.
- Blaseninhalt abfließen lassen, mit sterilem Tupfer auffangen (steril arbeiten, damit sich die Wunde nicht infiziert). Die Haut der Blase sollte auf der Wunde verbleiben, so heilt die Wunde besser. Wunde mit einem normalen Pflaster trocken verbinden.

`Cave` Cantharidin kann die Harnblase, den Harnleiter und das Nierenbecken reizen, es wirkt in höheren Dosen nephrotoxisch. ▪

Indikationen
- **Hals-Nasen-Ohrenerkrankungen:** Akute und chronische Otitis media, Seromukotympanon, Schwerhörigkeit nach häufigen Otitiden, Sinusitis, Mastoiditis, Angina tonsillaris
- **Erkrankungen der Atemwege:** Akute und chronische Bronchitis
- **Erkrankungen des Bewegungsapparats:** Chronische Gelenkerkrankungen

Kontraindikationen
- Offene Wunden, trophische Störungen des betreffende Hautareals
- Akute und chronische Nierenleiden
- Allergien auf Pflaster
- Diabetes
- Akut entzündete Gelenke

`Cave` Nach dem Abheilen des Pflasters kann über Wochen bis Monate eine leichte Hyperpigmentierung (v.a. nach Sonneneinstrahlung) bestehen bleiben. ▪

Nebenwirkungen
- Selten treten Schmerzen auf, manchmal schlafen die Kinder unruhiger als sonst.
- Aus der Blase kann noch 1–2 Tage lang Sekret abfließen oder sich eine neue Blase bilden. Pflasterwechsel wird in den darauf folgenden 2–3 Tagen täglich von den Eltern wiederholt, bis die Wunde trocken ist. Dann offen abheilen lassen.

2.1.2 Schröpfen

Diese hautreizende Therapie mit lokaler, segmentaler und reflektorischer Wirkung existierte schon im Altertum. Für die heute angewandte Naturheilkunde wurde diese Methode von Aschner wiederentdeckt.

Konzepte

Grundlage des Schröpfens sind die Beziehungen zwischen Körperoberfläche und Körperinnerem. Head-Zonen, muskuläre Maximalpunkte, Bindegewebszonen und Gelosen projizieren sich über kutiviszerale und viszerokutane Reflexbögen in die Haut, v.a. paravertebral. Zusätzlich zu dieser horizontalen Gliederung besteht eine vertikale Gliederung, die sich über die Bahnen des Rückenmarks, aber auch über die Meridiane darstellen. Die von Abele entwickelten Schröpfzonen liegen auf dem Rücken, an Schnittstellen dieser beiden Systeme. Ihre zahlreichen nervalen und „energetischen" Verbindungen gewährleisten eine Einflussnahme auf die gestörte Kybernetik des Organismus.

In diesen Reflexzonen lassen sich häufig veränderte Gewebestrukturen tasten, sog. Myogelosen. Es werden heiße Gelosen (Zustand der Fülle: Gewebe ist druckschmerzhaft, warm, evtl. rötlich) und kalte Gelosen (Zustand der Leere: Gewebe ist „kalt", verhärtet, hypämisch, teigig-sulzig) unterschieden: Heiße Gelosen werden blutig, kalte Gelosen trocken geschröpft! Auch Akupunkturpunkte können geschröpft werden.

⇨ Kinder nur trocken schröpfen. ▪

Praktische Durchführung
- Schröpfgläser, in Menge (maximal 4–6) und Größe wie für die Therapie notwendig, bereitstellen:
  – Wenn Vakuum mit Flamme erzeugt wird, hitzebeständige Schröpfgläser, Brennspiritus, Metallwatteträger mit Watte, Feuerzeug (evtl. eine Kerze)
  – Alternativ für Kinder im Alter zwischen 1/2 Jahr und 2 Jahren Schröpfgläser mit Gummiball verwenden. Sie wirken weniger intensiv, zudem kann besser dosiert werden. Auch bei älteren Kindern, die Angst vor einer brennenden Flamme haben, sind die Schröpfgläser mit Ansauggummi zu bevorzugen.
  – Massageöl
- Rücken mit Massageöl (z. B. Arnika Massageöl Weleda®) einreiben, um den besseren Halt der vakuierten Gläser zu ermöglichen.
- Watteträger in Brennspiritus tränken, mit Feuerzeug oder über einer Kerze entzünden. Watteträger sehr kurz in das Schröpfglas einführen (zur Vakuumerzeugung), Glas auf das ausgesuchte Areal aufsetzen. Dieser Vorgang muss sehr schnell geschehen, da sonst das Vakuum

(und somit die Saugkraft) verloren geht. Die Intensität des erzeugten Vakuums hängt nicht von der Verweildauer des Fidibus im Glas ab, sondern von der Schnelligkeit des Aufsetzens. In der alten Medizin wurde deshalb von „fliegenden Gläsern" gesprochen. Bei Verwendung von Schröpfgläsern mit Gummiball, diese an die entsprechende Stelle aufsetzen.

➡ Bei zu langem Kontakt mit der Flamme werden die Gläser zu heiß. Schmerzhafte Verbrennungen, die unbedingt zu meiden sind, können die Folge sein. Muss der Vorgang des Schröpfglassetzens wiederholt werden, sollte das Glas unbedingt gegen ein neues, kaltes ausgetauscht werden. ▪

● Die Gläser sollten relativ starken Zug ausüben, aber keine Schmerzen verursachen, sonst müssten sie noch einmal mit geringerer Intensität aufgesetzt werden.
● Nach einiger Zeit tritt ein Wärmegefühl auf, das gelegentlich von Juckreiz begleitet wird. Dieser erwünschte Effekt kann noch intensiviert werden, indem man den Rücken mit einem Tuch bedeckt.

Dosierung und Anwendungsdauer

Die Schröpfgläser in der Regel maximal 8–10 Min. auf der Haut belassen werden. Das Abnehmen erfolgt durch leichtes Eindrücken der Haut am Schröpfglasrand, somit wird das Vakuum aufgehoben und das Glas kann entfernt werden.

Cave Die Schröpfgläser müssen nach der Schröpfung sterilisiert werden! ▪

Sonderformen

Die wie oben beschrieben aufgesetzten Gläser können auch auf dem eingeölten Rücken in Form einer **Schröpfkopfmassage** bewegt werden. Dabei wird für 3–5 Minuten ein Glas paravertebral verschoben. Die deutliche Tonisierung (Stimulation der Grenzstrangganglien) bewirkt eine vegetative Umstimmung und unspezifische Immunmodulation.
Zum **Schröpfen des Bauchnabels,** eine ebenfalls bewährte Anwendung bei Kindern, einen Schröpfkopf mit Gummiball bei den Kleinen, bei größeren Kindern ein normales Schröpfglas verwenden. Bauch in der Nabelgegend mit Massageöl (Sanddornöl) einreiben, danach Schröpfkopf auf den Nabel setzen und für etwa 5–10 Minuten dort belassen. Danach den gesamten Bauch im Uhrzeigersinn sanft massieren.

Diese Anwendung bringt die Bauchlymphe und somit die Lymphe des gesamten Körpers in Fluss. Auf diese Weise können alle Lymphstauungen und damit auch Schmerzzustände behoben werden. Als einmalige Anwendung, oder einige Male 1 x wöchentl. wiederholen.
Bewährte Indikationen: Otitis media, Tonsillitis, Bauchschmerzen, Verdauungsstörungen aller Art
Kontraindikationen: Verletzungen des Nabels (Nabelbruch), Entzündungen des Nabels.

Indikationen

Trockenes Schröpfen, das deutliche Hyperämisierung und starke Anregung des Lymphstroms bewirkt, ist bei Kindern bei folgenden Indikationen und Zuständen angezeigt:
● Abwehrschwäche
● Rekonvaleszenz
● Wirkt kräftigend bei Müdigkeit, Inappetenz, Energiemangelzustände „Lebermüdigkeit"
● Bronchitis, akut und chronisch
● Intestinale Störungen (Diarrhö, Obstipation, Gärungs-, und Fäulnisdyspepsien zur Anregung des Säfteflusses)
● Otitiden (Bauchnabelschröpfen)
● Kopfschmerzen
● Verspannungen
● Wachstumsschmerzen
● Muskel-, Knochen, und Gelenkerkrankungen
● Lymphstauungen

Kontraindikationen

● Entzündliche Veränderungen der Haut
● Allergische Veränderungen der Haut
● Warzen, Muttermale, Insektenstiche

2.1.3 Naserödern

Bei der endonasalen Massage mit einer spezifischen ätherischen Komposition erzielt man eine sekretolytische, bakterizide und durchblutungsfördernde Wirkung.

Konzept

Das Naserödern wir als einmalige Anwendung oder bei chronischen Beschwerden 1–2 x wöchentl. durchgeführt, pro Nasenloch etwa 2–3 Min. Danach sollte das Kind etwa 5 Min. lang nicht schnäuzen und auch nicht schniefen, um die ätherischen Öle einwirken zu lassen. Beim späteren Schnäuzen immer ein Nasenloch nach dem anderen abschnäuzen.

Praktische Durchführung

- Man benötigt 2 Wattestäbchen, ein Nasenreflexöl (z. B. Pilsenseeapotheke) und viele Taschentücher.
- Das Kind wird in eine bequeme Sitzposition gebracht, der Behandler steht hinter dem Kind.
- Wie immer achtet man auf guten, vertrauensvollen Kontakt. In diesem Fall kann das Kind seinen Kopf beim Therapeuten anlehnen.
- Das mit Reflexöl getränkte Wattestäbchen wird sanft und langsam in den vorderen Nasenschleimhautbereich eingeführt. Mit kreisenden Bewegungen wird die Schleimhaut sanft massiert. Sobald auch nur der geringste anatomische Widerstand spürbar ist, darf man auf keinen Fall weiter vordringen.
- Sobald der Niesreiz ausgelöst wird, das Stäbchen sofort aus der Nase ziehen.
- Einseitiger Tränenfluss und das Anschwellen der Nasenschleimhäute sind eine normale Reaktion.

Indikationen

- Alle Erkrankungen der oberen Luftwege
- Abwehrschwäche
- Müdigkeit, Energiemangelzustände
- Bronchitis akut und chronisch
- Zur Verbesserung der Nasenatmung bei allen Ohrenentzündungen
- Kopfschmerzen

Kontraindikationen

Kinder unter 3 Jahren

2.2 Anthroposophische Heilkunde

Christian Reichard

> *Die Anthroposophische Medizin wurde von Rudolf Steiner (1861–1925) begründet. In Zusammenarbeit mit einigen Ärzten entwickelte er ein umfassendes, an seine Erkenntnisse aus der Anthroposophie angelehntes Medizinkonzept. Nicht als Gegensatz zur Schulmedizin, sondern als deren sinnvolle Ergänzung.*

Konzept

Die anthroposophische Medizin basiert auf der Erkenntnis, dass der Mensch aus vier Körpern mit folgenden Charakteristika besteht:

- Der **Physische Leib** unterliegt den Gesetzmäßigkeiten der Physik und Chemie – hier wird eine Analogie zum Mineralreich gesehen. Das zugehörige Organ ist die Lunge.
- Der **Ätherleib** (**Lebensleib**) ist gleichsam der Träger der Fähigkeit zu Ernährung, Wachstum, Regeneration und Fortpflanzung. Das Ätherische entspricht dem vegetativen Leben, wie wir es aus dem Pflanzenreich kennen. Im Lebergeschehen finden sich die dazugehörigen Entsprechungen.
- Der **Astralleib** (**Seelenleib**) ist Träger der Emotionen. Die Entsprechung hier findet sich in den vielfältigen Ausdrucksformen des Tierreiches. Die Niere ist hierfür das Zentralorgan.
- Das **Ich**, das den Menschen mit seinem Bewusstsein von sich selbst erst zum freien geistigen Menschen göttlichen Ursprungs macht. Im Herzen und Blut finden sich die entsprechenden Beziehungen.

Der dreigliederige Mensch

Aus dieser Gliederung wird ersichtlich, dass Steiner die naturwissenschaftliche Medizin für den physischen Leib anerkennt. Er erweitert die Medizin jedoch um die seiner Meinung nach ebenso wissenschaftlichen, eben geisteswissenschaftlichen Erkenntnisse von den übersinnlichen Leibern. Zudem entwickeln Rudolf Steiner und die Ärztin Ita Wegmann das Konzept vom „Dreigliedrigen Menschen":

- Der Kopfbereich wird als **Nerven-Sinnes-System definiert**; ihm werden das Wahrnehmen, Denken und die Vorstellungskraft zugeordnet.
- Demgegenüber steht das **Stoffwechsel-Gliedmaßen-System** (Bauch und Extremitäten), in dem das Stoffwechselgeschehen überwiegend wirksam ist. Es bildet die Grundlage für das menschliche Wollen, Zielstrebigkeit und Entschlusskraft.
- Zwischen diesen beiden Bereichen steht das **rhythmische System**, der mittlere Mensch, repräsentiert in den Organen Herz und Lunge. Hier findet das Fühlen statt. In der rhythmischen Mitte des Menschen besteht die Möglichkeit, einseitige oder entgleiste Prozesse auszugleichen und zu harmonisieren.

Krankheit und Heilung

Krankheit entsteht nach anthroposophischer Auffassung beispielsweise dann, wenn ein Naturprozess an der falschen Stelle auftritt und dieses Ungleichgewicht durch das rhythmische System nicht mehr ausgeglichen werden kann. Dringen etwa Stoffwechselprozesse bis ins Nerven-Sinnes-System vor, können sich Migräne oder entzündliche Prozesse wie z. B. eine Otitis media entwickeln. Umgekehrt können Entgleisungen im Nerven-Sinnes-System u.a. zu Verhärtungen, Sklerosen oder Krampfzuständen im Verdauungstrakt führen.

Die eigentliche Ursache einer Krankheit liegt aber nach anthroposophischer Ansicht tiefer – Krankheit wird als Herausforderung gesehen: „Die Krankheit des Menschen ist nicht, was sie scheint, ein Maschinendefekt – sie ist nichts als er selbst, besser: eine Gelegenheit, er selbst zu werden." Grundsätzlich ist Krankheit nicht als ein von außen kommendes Unheil anzusehen, sondern sie ist sozusagen direkt verknüpft mit der schicksalhaften Entwicklung des Individuums. So gesehen ist sie eine Entwicklungschance auf körperlicher, seelischer und geistiger Ebene.

Heilung in diesem Sinne ist die Wiedergewinnung der Harmonie aller Wesensglieder zueinander. Ziel therapeutischen Handelns ist es, die Ich-Organisation des Menschen durch alle weiteren Körper ungehindert hindurch wirken zu lassen. Durch zusätzliche spezielle Aufbereitungen von Heilmitteln aus der lebendigen Natur sollen gezielt die Bilde- und Gestaltkräfte des Menschen angeregt werden: So werden von anthroposophischen Heilmittelherstellern, z. B. Pflanzen mit bestimmten Mineralien oder Metallen gedüngt und später verkompostiert. Auf diese Weise wird die Wirkung der Metalle den Lebensvorgängen angeglichen. Das vegetabilisierte Metall wird an das Organgeschehen gelenkt, zu dem die Pflanze eine innere Beziehung hat.

Kindliche Entwicklung und Kinderkrankheiten

Gerade bei Kindern ist die Förderung der Selbstheilungskräfte wichtig, denn das Immunsystem ist noch im Aufbau. Das Ich des Kindes drückt sich nach anthroposophischer Sicht in besonderer Weise über das Immunsystem (lat. Immunis: ganz, unversehrt) aus. Zum gesunden Wachstum gehören daher jene Infekte, die im Kleinkind- und im Kindergartenalter besonders häufig auftreten. Schnupfen, Husten, Halsentzündungen, mit und ohne Fieber sorgen dafür, dass das Immunsystem vielseitig trainiert und zu einem kräftigen und flexiblen Gesundheitsbewahrer heranwächst. Bestimmte Kinderkrankheiten sind sozusagen Impulse für die psychische und physische

Entwicklung der Kinder, bewirkt doch das Durchmachen bestimmter Krankheiten einen Wandel in der Persönlichkeitsentwicklung. Für die Kinder, aber auch für die Eltern, ist es oftmals eine Geduldsprobe, nach einem gerade überstandenen Infekt des Kindes sofort einen neuen durchmachen zu müssen, doch entscheidend ist der nach einer durchlebten Erkrankung zu verzeichnende Zuwachs an psychischer und physischer Abwehrkraft, die sich ein ganzes Leben bewähren kann.

Viele **Kinderkrankheiten** werden also nach anthroposophischer Auffassung als Knotenpunkte der Entwicklung gesehen, die es dem noch jungen Organismus erlauben, ein gutes Immunsystem aufzubauen. Sie dienen der Ausbildung der ordnenden Kräfte des Ätherleibes, der besonders im ersten Jahrsiebt heranreift.

Kinderkrankheit und zugeordnete Lebensprozesse

Die 7 klassischen Kinderkrankheiten entsprechen den 7 Lebensprozessen:

- Mumps: Erneuern
- Diphtherie: Bewegen
- Keuchhusten: Ernähren
- Windpocken: Ausgleichen
- Masern: Bilden
- Scharlach: Bewahren
- Röteln: Begrenzen

Gegen diese Krankheiten sollte aus anthroposophischer Blickweise nach Möglichkeit nicht geimpft werden. Gerade mit dem Durchleben dieser sieben Krankheiten wird der Ätherleib geklärt, das Immunsystem optimal ausgebildet und der Mensch wächst und erstarkt in seiner Gesamtheit auf allen Ebenen. Selbstredend müssen diese Erkrankungen von einem erfahrenen Arzt mit möglichst anthroposophischer Ausrichtung therapeutisch begleitet werden (Infektionsschutzgesetz!).

Fieber

Aus anthroposophischer Sicht kommt dem Fiebergeschehen eine besondere Bedeutung zu. Fieber ist dem Element Feuer und dem Wirken der Ich-Kräfte zugeordnet und – bildlich gesprochen – verbrennt alles Schädliche im Körper. Wird dieser willkommene Helfer „gelöscht", kann – durch Unterdrückung des Feuers – die Kälte die Überhand gewinnen und sich ungehindert in Form von sog. Kälteerkrankungen degenerativer Art ausbreiten. Stattdessen kann man in den allermeisten Fällen das feurige Fieber mit Wasseranwendungen wie Wadenwickel oder handwarme Klistiere unter Kontrolle halten und somit die Heil- und Ausbildungskraft des Fiebers wirksam unterstützen.

Impfungen

Ein anderes strittiges Thema sind die Impfungen (☞ Kap. 4.2.2). Ihnen wird eine Immunisierung zwar nicht abgesprochen, doch sollte in der Regel jedes Kind die klassischen harmlosen Kinderkrankheiten wie Röteln durchmachen. Denn jede einzelne Kinderkrankheit bewirkt nicht nur eine lebenslange Immunisierung, sondern ist für eine besondere Entwicklungsstufe verantwortlich, sowohl körperlich, seelisch als auch geistig durch das Wirken der Ich-Kräfte.

Praktische Durchführung

Die folgenden Ausführungen zur Medikamentenauswahl können nur als grobe Orientierung dienen. Wird eine solche Systematik zu schematisch angewandt, wird sich kaum der gewünschte Therapieerfolg einstellen. Dennoch sollen die Ausführungen als Orientierungsrahmen zum Verständnis der bei den speziellen Krankheitsbildern (☞ Kap. 3.3–3.14) gegebenen anthroposophischen Therapieempfehlungen hilfreich sein.

Medikamentöse Therapie

In der Praxis anthroposophisch orientierter Verordnungen kommen sowohl potenzierte Heilmittel der Homöopathie (schrittweise Verdünnung und Verschüttelung – allerdings mit gewissen Eigenständigkeiten im Verfahren) als auch Heilmittel, die neben der evtl. notwendigen Potenzierung auch einen nach geisteswissenschaftlichen Kriterien speziellen, pharmazeutischen Prozess (in den spezifischen Arzneimittelbetrieben, wie z. B. Abnoba, Helixor, Wala und Weleda) durchlaufen haben zur Anwendung. Als Ausgangssubstanzen kommen nahezu ausschließlich Natursubstanzen zur Anwendung, die definierte höchste Qualitätskriterien (Demeterqualität etc.) erfüllen müssen. Auch kosmisch-planetare Rhythmen werden bei der Herstellung berücksichtigt.

- **Mineralien:**
  - Natürlich vorkommende Steine und Mineralien
  - Nach eigenen komplexen Verfahren hergestellte Mineralienpräparate
  - Mineralische Kompositionen nach den Modellen von Heilpflanzen (z. B. Solutio Sacchari comp.®)

- Metalle: Gediegen, d. h. so wie sie in der Natur vorkommen (z. B. Mercurius vivus naturalis), aus Verbindungen chemisch reduziert (z. B. Aurum metallicum), nach einem speziellen Sublimationsverfahren gewonnen (Aurum metallicum praeparatum), Kompositionen mit Organen (z. B. Aurum/Cor®)

- **Pflanzen:**
  - Tinkturen aus Frischpflanzen und Drogen nach den Vorschriften des HAB
  - Pflanzliche Presssäfte unter Anwendung bestimmter Rhythmen hergestellt (z. B. Thuja occidentalis RH®)
  - Vegetabilisierte Metalle: aus Pflanzen, deren Erde mit bestimmten Metallzubereitungen behandelt wurden (z. B. Melissa cupro culta®)

- **Tierische Arzneimittel:** Verreibung niederer Tiere (z. B. Koralle, Biene), aus Organen gesunder Schlachttiere (Rinder) aus biologisch-dynamischer Aufzucht.

Wahl der Substanzgruppe

Für die Herstellung anthroposophischer Heilmittel kommen prinzipiell tierische, pflanzliche und mineralische Stoffe als Ausgangssubstanzen in Frage. Je nachdem, aus welchem Naturreich die Ausgangssubstanz gewählt wird, ergibt sich ein unterschiedliches Wesensglied als **primäres Ziel-Organ**:

- Tierische Ausgangssubstanz (z. B. Formica, Corallium rubrum) → Lebensleib
- Pflanzliche Ausgangssubstanz (z. B. Arnika, Schafgarbe) → Seelenleib
- Mineralische bzw. metallische Ausgangssubstanz (z. B. Quarz, Ferrum) → Ich-Organisation.

Neben Einzelsubstanzen kommen auch sog. **Heilmittelkompositionen** zum Einsatz, in denen u.U. Substanzen aus verschiedenen Naturreichen in einem speziellen Herstellungsverfahren zusammengefügt sind. Diese Kombinationspräparate (ähnlich den homöopathischen Komplexmitteln) ahmen in ihrer Komposition den Krankheitsprozess bzw. dessen Umkehr nach. Solche typischen Heilmittelkompositionen haben erstmals Dr. Rudolf Steiner und Dr. Ita Wegmann beschrieben.

Wahl der Potenz

In der anthroposophischen Medizin im engeren Sinn kommen im Wesentlichen Dezimalpotenzen bis maximal etwa D 30 zur Anwendung. Je nach gewählter Höhe der Potenz werden gezielt die verschiedenen Wesensglieder und auch bestimmte Funktionsbereiche angesprochen:

- Substantielle Anwendung (z. B. Bryophyllum 5 %) und potenzierte Heilmittel bis etwa D 10 (meist mehrfach tägliche Gaben): Stoffwechsel-Gliedmaßen-System, Lebensleib
- Mittlere Potenzen bis etwa D 20: Rhythmisches System, Seelenleib
- Hohe Potenzen ab etwa D 20 (meist 1 x tägl. Gabe oder seltener): Nerven-Sinnes-System sowie Ich-Organisation

Wahl der Applikationsform

Schließlich beeinflusst auch die Wahl der Applikationsform die Wirksamkeit und damit den Ort der Medikamentenwirkung im funktionell dreigegliederten Menschen:

- **Äußere Anwendung** (Wickel, Auflagen, Massage, Bäder): Primäre Wirksamkeit über das Nerven-Sinnes-System.
- **Parenterale Anwendung** (s.c.; i.m.; i.v.): Primäre Wirksamkeit über das rhythmische System; dabei stellt die s.c.-Gabe diejenige Form dar, bei der der Patient die größte Eigenaktivität aufbringen muss, um das Heilmittel in sich zur Entfaltung zu bringen.
- **Innerliche Gabe** (oral, rektal): Primäre Wirksamkeit über das Stoffwechsel-Gliedmaßen-System.

Neben den klassisch-medikamentösen Therapieverfahren haben auch nicht medikamentöse Therapieverfahren in der anthroposophischen Medizin einen festen Stellenwert. Teilweise ergänzen und unterstützen sie die durch Medikamente eingeleiteten Heilprozesse, teilweise kommen sie aber auch als alleiniges Therapieverfahren zur Anwendung.

Künstlerische und weitere Therapieverfahren

Heileurythmie

Mit der Heileurythmie wurde zu Beginn des 20. Jahrhunderts parallel zur Entwicklung der anthroposophischen Medizin eine originär aus der anthroposophischen Menschenkunde heraus entwickelte Therapieform geschaffen. Durch eine beseelte – und nicht rein mechanische – Bewegung des Patienten nach Lautformen, musikalischen Rhythmen bzw. den Rhythmen der Sprache wird eine heilsame Wechselwirkung zwischen den seelisch-geistigen und den leiblichen Kräften des Menschen angeregt. Somit werden möglichst alle Ebenen der menschlichen Persönlichkeit angesprochen.
Heileurythmie bei Kindern hat inzwischen bis hin zur Behandlung von Frühgeborenen eine lange Tradition mit positiven Erfahrungen, insbesondere auf den Verlauf chronischer Erkrankungen. Sie ist ausschließlich von einem in dieser speziellen Therapiemethode erfahrenen Therapeuten zu verordnen und einem ausgebildeten Heileurythmisten zur Anwendung zu bringen.

Künstlerische Therapien

Neben der Heileurythmie kommen in der anthroposophischen Heilkunst auch künstlerische Therapien wie Musiktherapie, Maltherapie, plastisches Gestalten und Sprachtherapie (Sprache als Ausdruck und persönlichkeitsbildendes Element, nicht als motorische Fähigkeit im Sinne der Logopädie) zum Einsatz. Hierfür gibt es jeweils spezielle staatlich anerkannte Ausbildungen, welche die Gesichtspunkte der anthroposophischen Menschenkunde als elementare Ausbildungsinhalte berücksichtigen. Insofern ist auch das therapeutische Vorgehen in engem Zusammenhang mit einer anthroposophisch-menschenkundlichen Diagnose zu sehen und erfordert einen intensiven Dialog zwischen dem verordnenden Arzt oder Heilpraktiker und dem ausführenden Kunst- oder Sprach-Therapeuten.

Rhythmische Massage

Als eine Weiterentwicklung der klassischen Massage, im speziellen der schwedischen Massage wurde in den Anfängen der anthroposophischen Medizin von Dr. Ita Wegmann und später Margarete Hauschka die rhythmische Massage unter den speziellen Gesichtspunkten der anthroposophischen Menschenkunde entwickelt und in den folgenden Jahrzehnten in speziellen Ausbildungsstätten gelehrt und weiterentwickelt. Während durch Heileurythmie in der aktiven Bewegung Seelisch-Geistiges und Physisch-Leibliches in einen heilsamen Austausch gebracht werden, legt die rhythmische Massage ihren Schwerpunkt auf die passive Bewegung durch den Therapeuten, welche unmittelbar in den Lebensleib des Kranken eingreift.

Äußere Anwendungen

Neben der innerlichen Verabreichung von Heilmitteln kommen in der Praxis anthroposophischer Heilkunde auch Substanzen äußerlich zur Anwendung. Dies geschieht meist in Form von Wickeln, Auflagen oder Einreibungen. Viele dieser Anwendungen sind aus der traditionellen Naturheilkunde übernommen und unter den speziellen Gesichtspunkten der anthroposophischen Medizin weiterentwickelt worden. Allen äußeren An-

wendungen gemeinsam sind folgende Gesichtspunkte:
- Maßnahmen, um das Heilmittel in besonderer Form zur Wirksamkeit zu bringen
- Anregung der Eigenaktivität des erkrankten Organismus (autonomes Krankheitskonzept)
- Durch regelmäßige Anwendung Rhythmisierung im Tages- und Erkrankungsverlauf
- Intensivierung der Beziehung zwischen Krankem und den ihn Pflegenden

2.3 Atemtherapie

Herta Richter, Claudia Juretzko-Schroll

> *Die Atemtherapie ist sowohl ein übendes Verfahren als auch sanfte Körpertherapie. Sie leitet dazu an, den Atem frei fließen zu lassen und als ureigenen vitalen Antrieb zu erfahren. Im Vordergrund steht die Wiederherstellung des natürlichen Atemrhythmus, der Harmonie zwischen Ein- und Ausatmen, von Kommen lassen und Gehen lassen. Erst wenn der Atem sich frei entfaltet, kann der Mensch sich zu dem entwickeln, als der er angelegt ist und zu seinem wahren Wesen kommen.*

Konzept

Die Bedeutung des Atems reicht weit über den Gasaustausch hinaus: Direkt oder indirekt nehmen Atemtyp, Atemrhythmus und Atemfrequenz tiefen Einfluss auf alle Organfunktionen und können ordnend auf das Zusammenspiel der Organe und Organsysteme wirken. Neurophysiologisch ist hierfür die Verschaltung des Atemzentrums mit anderen vegetativen Zentren, mit der Formatio reticularis, mit Hypothalamus-Hypophyse und der gesamtem Sensomotorik verantwortlich.

Der Atem trägt das Leben. Seine Freiheit, seine Kraft bestimmen über die Qualität des Lebens. Er verbindet Körper und Seele, ist der heilende Strom in uns. Da der Atem unser gesamtes Befinden und unser Leben widerspiegelt, gerät er aus dem Gleichgewicht, wenn Schmerzen, Stress, Überforderung und innere Konflikte über längere Zeit anhalten. Mit der Vertiefung und Verbesserung der natürlichen Atmung kann es gelingen, diese körperlichen und seelischen Verstimmungen positiv und nachhaltig zu beeinflussen und häufig auch zu beheben.

Ein Kind ist in der Regel in seinem unbewussten, vegetativen Atem aufgehoben und eingebettet. Doch durch äußere Einflüsse kann es darin gestört werden und je nach seiner besonderen Anlage wird es darauf antworten. D.h. dass immer der ganz kleine Mensch mit dem Angriff des Lebens adäquat, sprich elastisch oder eben nicht adäquat, unelastisch umgeht und so entweder gestärkt wird oder aus seinem Rhythmus, seiner Geborgenheit, seinem „Eigentlichen" heraus fällt. Hier kann ein wesentlicher Ansatz zur Krankheitsgenese sein.

Da man die Atemtherapie als die ganzheitliche Therapie ansehen kann, ist sie, wo ein therapeutischer Einsatz als nötig erkannt wird, sehr empfehlenswert.

Entwicklungsförderung

Basis jeglicher Atemarbeit ist, dass das Kind seinen Körper und Atem entdeckt. Dies soll – die Sinne sind das Tor zur Welt – spielerisch erfolgen durch die Kombination von frischer Luft, Bewegung, Spiel, Singen, Freude. Je nach persönlicher und familiärer Situation ist es sinnvoll, ein Kind einzeln oder in der Gruppe atemtherapeutisch zu behandeln. Indem dem Kind Raum gegeben wird zur Entfaltung, kann es in seinem Zutrauen zu sich selbst und seinem Eigen-Sinn gestärkt werden. Dies gelingt durch die Haltung einer liebevollen Begleitung.

Die Arbeit an Kindern mit dem Atem, in Hinwendung zum ganzen Wesen des Kindes hat Einfluss auf die Entwicklung des Gehirns und wird es besser in das Leben integrieren. Der Atem trägt die Bewegung und die Sprache. Durch gezielte Bewegungsangebote, immer mit Atemanregung verbunden, auch Bewegung und Stimme in Verbindung kann die motorische und sprachliche, ebenso die seelische und soziale Entwicklung des Kindes gefördert werden. Denn das Kind, das mit seiner inneren Schwingung in natürlichem Einklang lebt, wird in seinem seelischen Gefüge frei, offen und vertrauensvoll sein können. Das wird über seine soziale Entwicklung entscheiden. Die Befreiung des Atems hat Einfluss auf den Nervenzustand und das seelische Gleichgewicht.

- **Motorische und sprachliche Entwicklung.** Der Atem trägt Bewegung und Sprache: Ebenso wirken Haltung und Ausdruckskraft des Körpers auf die Atmung. Die Sprache motiviert das Kind, seine Umwelt zu erforschen. Körperliche Fähigkeiten werden erlernt. Sprachfehler sind meist verbunden mit taktil-kinästhetisch-motorischer Schwäche.
- **Seelische und soziale Entwicklung:** Bis zum 7. Lj. reifen die Atmungsvorgänge noch von außen – dementsprechend liefert sich das Kind

mit seinem ganzen Sein der Umwelt aus. Ein gutes soziales Umfeld ist ein Glücksfall, der das Kind weitgehend vor Überreizung und Überforderung bewahrt. Während bis zu dieser Zeit im Atem die fühlende Seele des Kindes zwischen Leib und Welt erfahrbar wird, kann das Kind erst im Alter von 7 Jahren seinen Atem mit seinem Ich-Empfinden verbinden und selber Eindrücke von außen filtern und integrieren.

Praktische Durchführung

Die Schulung von Wachheit, Achtsamkeit, Empfindungs- und Bewegungsfähigkeit ist wesentlich für die Entwicklung des Kindes und seines Atems. Die wissende Atemtherapeutin wird mit einem Kind spielend, spielerisch umgehen und es auf diese Weise in seiner Problemsituation erreichen und behandeln können und es so zu seinem frei fließenden Atem, zu seinem eigenen Rhythmus verhelfen. Freude, Entfaltung und Gesundheit sind die Ergebnisse.

Atembehandlung

Eine Atembehandlung findet dann statt, wenn körperliche Berührung vom Kind geduldet wird und es sinnvoll erscheint, auf diesem Wege direkt auf das Wohlbefinden des Kindes einzuwirken. Sie findet als Einzelbehandlung statt. Das Kind liegt bekleidet auf einer Bank. Die Atemtherapeutin ordnet mit ihren Händen Atemfluss und -rhythmus des Kindes. Der gestörte Atem findet Harmonie. Die Aussage des Atems eines Menschen zu verstehen und verändernd zu wirken, wo nötig, erfordert Erfahrung und Wissen einer Therapeutin.

Atemspiel

Atem und Spiel sind Mittler zwischen Innen- und Außenwelt. In Atemspielen werden Kinder Erlebnisweisen ausprobieren, die im Alltag helfen. Hingabe an das Spiel in Selbstvergessenheit bringt Erholung für die Seele, den Atem- und Lebensrhythmus. Kräfte entwickeln sich dabei, die helfen, dem Ansturm von außen standzuhalten, sich den Anforderungen des Alltags zu stellen. Das spielerische Gestalten ist der wesentlichste Zugang für das Kind.

Das Kind lernt in spielerischen Angeboten, die seinen Atem ansprechen und entwickeln durch folgende „Übungen":

- Blasen einer Feder in die Luft, Seifenblasen

- Spiel mit der Stimme (Ausatem):
  - Hüpfen und dabei die Stimme freigeben
  - Schreien, singen, leise summen wie eine Biene
  - Spiel mit Konsonanten: „p"–wie einen Kirschkern ausspucken, „brr" wie Autofahren
  - Den eigenen Namen aussprechen. Sich gegenseitig Namen zurufen, damit spielen
- Beweglichkeit der Wirbelsäule und des Zwerchfells fördern:
  - Rollen auf dem Boden. In Rückenlage Spiel mit den Armen und Beinen
  - Gang und Laut/Stimmen von Tieren nachahmen

Diese „Übungen" geschehen im Einzelkontakt zwischen Kind und Therapeuten oder in einer Gruppe. Häufig erscheint es sinnvoll, ein Kind zuerst in die Einzelstunde zu nehmen und ihm danach die Gruppenerfahrung zu ermöglichen.

Atemmassage

Eine Form therapeutischer Atemführung ist die Atemmassage, in der über angepasste Berührung Einfluss auf die Atembewegung und somit auf die leiblich-seelische Entwicklung genommen wird. Das Kind lernt, sich in der Atemschwingung zu erleben, zu spüren, zu reagieren. Antwort auf das Leben ist Atemantwort.

Die Massage wird durch Dehnlagerungen und atemanregende Körperübungen unterstützt, die die Lösungsfähigkeit und Spannkraft in der Muskulatur sowie die Bewegungsfreiheit der Gelenke erweitern. Beim kleinen Kind erfolgt zartes, liebevolles Berühren und Streichen in Form einer Baby-Massage.

Das Kind lernt, sich in seinem Körper-Haus wohl zu fühlen, sich zu „inkarnieren". Die streichenden Hände gleichen den Atem des Kindes aus, stärken, vitalisieren, harmonisieren, je nach Notwendigkeit. Bei größeren Kindern können durch die Arbeit an der Muskulatur, an Stauungen im Zwischengewebe im Sinne einer orthopädischen Arbeit auch Haltungsschäden verbessert werden. Die systematische Pflege der Wirbelsäule erfordert die Beachtung der Atemrhythmik.

Diese Einzelbehandlung gehört in die Kompetenz einer ausgebildeten Atemtherapeutin. Die Therapiezeit ergibt sich aus der individuellen Situation des Kindes.

2.4 Autologe Verfahren

Georg von Hannover

> *Autologe Verfahren sind Behandlungsmethoden, bei denen körpereigene Substanzen (Blut, Urin, Lymphe) des Patienten entnommen und ihm oral oder parenteral wieder verabreicht werden. Diesen Verfahren liegt die Überlegung zu Grunde, dass in allen Bereichen des menschlichen Organismus – also auch im Blut und Urin – die Heilinformation für Krankheiten enthalten ist.*

Die beiden Substanzen, die hauptsächlich dazu verwendet werden, sind Blut und Urin. Hierbei sei auch der Inhalt einer Cantharidenblase (Lymphe) erwähnt, den man dem Patienten zur Anregung des Entgiftungssystems erneut injiziert. Diese Anwendung wird bei Kindern nicht so häufig eingesetzt, weil die Reaktionen heftig sein können. Bei Erkrankungen ist es dem Organismus aus unterschiedlichen Gründen nicht möglich, den „Code" zu finden, um diese Heilinformation abzurufen. Wenn man nun dem Körper diese Substanzen oral oder parenteral wieder zuführt, wirken sie wie ein Medikament und können dem Körper die Heilinformation zurückgeben.

2.4.1 Eigenbluttherapie

Das am häufigsten angewandte autologe Verfahren ist die Eigenbluttherapie – die Entnahme und Reinjektion bzw. orale Verabreichung von Blut.

Konzept

Das Blut ist u.a. Umverteilungsort für Nährstoffe, Transmitter, Enzyme, Ausscheidungsprodukte, Resttoxine und Antikörper. Entnimmt man daher Blut aus der Vene und führt es über eine s.c.- oder i.m.-Injektion wieder zu, bewirken Antigene, Toxine, sonstige Proteine und Polypeptide eine Immunstimulierung und Stoffwechselaktivierung im entsprechenden Gewebe. Im Weiteren geht hiervon ein Reiz für den ganzen Organismus aus, der auch das vegetative Nervensystem miterfasst. Insgesamt wird eine Situation herbeigeführt, in der aktivierte Abwehrkräfte die Selbstheilungsfähigkeit des Organismus wiederherstellen. Das Immunsystem wird im Sinne einer Regulationstherapie nicht nur gestärkt, sondern auch umgestimmt.

Die Begleiterscheinungen einer solchen Stimulation entsprechen denen einer milden systemischen Infektion.

Wirkweise

Das dem Körper reapplizierte Blut hat eine Wirkung auf die Hypophyse und auf die Nebennierenrinde. **F. Hoff** teilt die Reaktion in 2 Phasen ein:
- **Phase 1** – geht einher mit einer sympathikotonen Reaktionslage und führt zur Verschlechterung der Symptomatik bei folgenden Veränderungen:
  - Leukozytenanstieg
  - Temperaturanstieg
  - Erhöhung der Antikörper und Globuline
- **Phase 2** – geht einher mit einer parasympathikotonen Reaktionslage und führt zur Verbesserung der Symptomatik bei folgenden Veränderungen:
  - Leukozytenabfall
  - Temperaturrückgang

Meist ist nach 2–3 Injektionen eine wesentliche Verbesserung des Gesamtzustandes – sowohl physisch als auch psychisch – zu verzeichnen.

Praktische Durchführung

Methoden der Eigenbluttherapie

Grundsätzlich unterscheidet man zwischen der unveränderten Eigenbluttherapie und der modifizierten Eigenbluttherapie. In beiden Fällen kann bei Kindern 1 ml 1 % Procain zugegeben werden, um mögliche Schmerzen gering zu halten. Zusätzlich kann Eigenblut oral verabreicht werden:
- **Unveränderte Eigenbluttherapie:** Das Blut wird unverändert reinjiziert, d.h. so, wie es der Vene entnommen wurde, wird es i.m. oder s.c. injiziert
- **Modifizierte Eigenbluttherapie:** Die Injektion wird indikationsspezifisch mit entsprechenden Medikamenten angereichert. Diese Methode hat sich in der Praxis als die zweckmäßigere erwiesen, weil man damit sehr viel zielorientierter arbeiten kann.
- **Orale Verabreichung von Eigenblut:** Wenn Injektionen nicht gegeben werden können, hat sich die orale Eigenbluttherapie als nahezu adäquate Methode erwiesen. Zu empfehlen ist die Potenzierung des aus der Fingerbeere gewonnenen Blutes, das in Dezimalschritten verschüttelt wird (D 1 – D 12). Welche Potenz in welcher Menge wie oft gegeben wird, muss in-

dividuell entschieden werden und orientiert sich am Alter des Patienten und an der Schwere der Erkrankung. In vielen Fällen wird das Eigenblut in ansteigenden Potenzen verabreicht. Potenzen, die häufig verwendet werden sind die D 4, D 6 und D 8. Jede Potenz wird 1–2 Wochen, täglich 1–3 x 5 Tr. gegeben.

➡ Die homöopathische Aufbereitung für die orale Eigenblutgabe darf nur von einem Apotheker vorgenommen werden. Die Abgabe an den Patienten erfolgt ebenfalls ausschließlich durch den Apotheker und nicht durch den Behandler (strafbar). ■

Durchführung

- Benötigte Materialien: 20er-Nadel (i.v.-Injektion, erlaubt schmerzfreie Injektion), 2 ml Spritze
- Zunächst die indikationsspezifischen Medikamente in einer Spritze aufziehen.
- Aus der gestauten Kubitalvene Blut in die Spritze abziehen. Die Menge (zwischen 0,1–1,0 ml) sollte **1,0 ml nicht überschreiten**. Evtl. 1 ml 1 % Procain zugeben. Zur Wirkungsverstärkung vor der Blutentnahme evtl. noch ca. $1/3$ des aufgezogenen Medikaments i.v. applizieren.
- Dieses Blut-Medikament-Gemisch i.m. reinjizieren. Zur Wirkungsverstärkung an therapeutisch relevante Punkte injizieren, z.B. Akupunkturpunkte, wie **3 E 15** (beidseitig), die den Punkten des sog. „toxischen Dreiecks" entsprechen und auch als Reflexpunkte der Mandeln bezeichnet werden.

> 3 E 15: Diese beiden zentrale Punkte haben Einfluss auf das Lymphsystem und damit auf Abwehr und Entgiftung.

Dosierung

- Die Anzahl der Eigenblutinjektionen richtet sich ganz individuell nach dem Reaktionspotential und der Akzeptanz des jeweiligen Patienten. Sie kann zw. 1–10 Injektionen liegen. Spätestens nach 15 Behandlungen ist eine Pause von mindestens 4 Wochen einzulegen.
- Behandlungsintervalle: Eine optimale Wirkung setzt adäquate Behandlungsintervalle voraus: Es sollten immer mind. 2 Tage zwischen 2 Injektionen liegen. Zu kurze Abstände stören den Reaktionsablauf und heben den Behandlungserfolg auf. Bei chronischen Erkrankungen

empfiehlt es sich, einen Rhythmus von 1 x/Woche einzuhalten.

Indikationen

- Akute und chronische Infekte
- Immunstimulation
- Autoimmunerkrankungen (Allergien, Rheuma, Multiple Sklerose, Morbus Crohn, Morbus Hashimoto)
- Hautkrankheiten
- Degenerative Prozesse (Arthrosen, Krebs)

Kontraindikationen

Wenn die Eigenbluttherapie lege artis durchgeführt wird, sind keine schädlichen oder dem Organismus abträglichen Reaktionen zu erwarten.

2.4.2 Eigenurintherapie

Insgesamt werden die Wirkungen der Eigenharn-Therapie als immunmodulierend, umstimmend und vegetativ ausgleichend bezeichnet und sind denen der Eigenbluttherapie (☞ oben) ähnlich. Bei topischer Anwendung werden zusätzlich die pharmakologischen Eigenschaften des Harnstoffes auf Haut und Schleimhäute ausgenutzt.

Konzept

Urin besteht zu 90–95 % aus Wasser und enthält Mineralstoffe (Kalium, Kalzium, Natrium), Vitamine, Enzyme, Aminosäuren, Hormone und Salze, die durch die Eigenharnbehandlung dem Körper als Nährstoffe wieder zugeführt werden. So kann z.B. durch die **Wiederverwertung** von **Hormonen** die Neubildung von Hormonen reduziert werden. Aufgenommen werden Schilddrüsenhormone, Sexualhormone sowie die Hormone der Nebennierenrinde, da diese nicht aus Proteinen – Proteine werden durch Säuren und Enzyme des Verdauungstrakts geschädigt – bestehen.

Obwohl Urin nicht toxisch ist, enthält er in geringen Mengen – besonders bei Krankheiten – toxische Substanzen, die jedoch den Abwehrmechanismus anregen. Abele geht davon aus, dass im Urin vorhandene Antigene und Antikörper das **Immunsystem stärken** und die Produktion von IgE und IgA stimulieren. Urin hat zudem **antiseptische** sowie **antivirale Eigenschaften** und behindert das Wachstum von Pilzen und Sporen.

Praktische Durchführung

Der gehaltvollste und damit für therapeutische Zwecke am besten verwendbare Urin ist der Morgenurin.

- **Innere Anwendung:** Verabreicht wird verdünnter Urin aus dem Mittelstrahl des ersten Morgenurins. Bei Kindern ist tägl. 1 TL verdünnt auf 1 Glas Wasser, Tee oder Apfelsaft bis zum Abklingen der Symptome ausreichend. Zur Stärkung des Immunsystems und zur Verbesserung des Allgemeinzustands ist eine kurmäßige Anwendung von max. 6 Wochen angezeigt, nach 4 Wochen Pause kann evtl. wieder begonnen werden.
- **Äußere Anwendung:** Bei allen Hauterkrankungen (☞ Kap. 3.11) ist zusätzlich zur inneren auch die äußere Anwendung sinnvoll. Bei Kleinkindern den Urin aus der Windel verwenden, bei größeren den Mittelstrahl des ersten Morgenurins. Damit die betroffenen Stellen mehrmals täglich betupfen. Der Morgenurin wird zu diesem Zweck in einem Behälter mit Deckel aufbewahrt. Man muss sich übrigens keine Sorgen machen, dass der so behandelte Patient nach dieser Behandlung den ganzen Tag nach Urin stinkt. Der Geruch verflüchtigt sich in kürzester Zeit und ist demzufolge nicht mehr wahrzunehmen.

Indikationen

Die Indikationen sind identisch mit denen der Eigenbluttherapie.

Kontraindikationen

Wenn die Eigenurintherapie sorgfältig durchgeführt wird, sind keine schädlichen oder dem Organismus abträglichen Reaktionen zu erwarten.

2.5 Bach-Blüten-Therapie

Georg von Hannover

Ein von dem englischen Arzt Edward Bach (1886–1936) entwickeltes feinstoffliches Therapieverfahren zur „Reharmonisierung" oder Umstimmung von 38 negativen seelischen Befindlichkeiten (Reaktionsmustern) mit entsprechenden Blüten-Auszügen/-Konzentraten.

Der englische Arzt Edward Bach (1886–1936) war zunächst als Krankenhausarzt und Bakteriologe erfolgreich tätig, als er sich anderen Therapieverfahren zuwandte, um – so sein Ziel – Erkrankungen ursächlich behandeln zu können. Er beschäftigte sich zunächst mit Homöopathie, praktizierte am „London Homeopathic Hospital" und bereitete die von ihm entdeckten Darmbakterien homöopathisch auf (Bach-Nosoden). Nach eigener Praxistätigkeit und intensiver Forschungstätigkeit gab er im Alter von 44 Jahren Praxis und Labor auf, um nach pflanzlichen Alternativen zu seinen bakteriellen Nosoden zu suchen. Er bezeichnete die ersten Pflanzen, die er entdeckte, als die zwölf Heiler und die vier Helfer. Die Heilkraft und die Wirkweise jeder einzelnen Blüte entdeckte Bach, indem er sie sich auf die Zunge legte und auf diese Weise ihre Wirkung intuitiv erfasste. Sein System der 38 Bach-Blüten entwickelte Bach in seinen letzten 6 Lebensjahren.

Konzept

Nach seinen Aussagen erreichen diese 38 Blüten **alle** negativen Seelenzustände des menschlichen Charakters. Er war der Überzeugung, dass diese negativen Gemütszustände der Menschen aus der Diskrepanz zwischen ihrer göttlichen Bestimmung und ihrer fehlgeleiteten Gedanken und Handlungen entstehen und dass sich daraus körperliche Krankheiten entwickeln.

Gesundheit und Krankheit

Bach nahm im Menschen eine spirituelle Dimension wahr und ging davon aus, dass jeder Mensch als Teil des größeren Schöpfungsgedankens eine unsterbliche Seele und eine sterbliche Persönlichkeit hat. Eng mit der Seele verbunden ist das Höhere Selbst, das sozusagen als Vermittler zwischen Seele und Persönlichkeit fungiert. Bach ging davon aus, dass es die Aufgabe des Menschen ist, unter der Führung des Höheren Selbst Wissen und Erfahrungen zu sammeln und sich als physisches Wesen zu vervollkommnen.

Gesundheit ist die vollständige Einheit von Seele, Körper und Geist oder – wie Bach an anderer Stelle formulierte – die wahre Erkenntnis dessen, wer wir sind. Jeder **Krankheit** hingegen geht ein negativer Seelenzustand voraus, der dadurch entsteht, dass die Persönlichkeit das Höhere Selbst nicht wahrnimmt oder sich in seinem Verhalten gegen das Prinzip der Einheit wendet.

Wirkweise

Die Blütenessenzen wirken auf das Energiesystem des Menschen ein und korrigieren sanft, wenn die Lebensenergie durch einseitige Verhaltensweisen blockiert ist. Auf diese Weise wird der seelische Energiefluss wiederhergestellt und stabilisiert. Da die Übergänge zwischen den einzelnen Gemütszuständen fließend sind, müssen zur Reharmonisierung meist mehrere Blüten verordnet werden. Wurde der Seelenzustand ins Gleichgewicht gebracht, ist die wichtigste Voraussetzung geschaffen, auch die körperliche Symptomatik zu heilen.

Die Bach-Blüten-Therapie ist als sanftes Therapieverfahren für Kinder besonders gut geeignet. Sie hat sich v.a. in der Behandlung seelischer Disharmonien bewährt, die bei Kindern in ihrem Entwicklungsprozess häufig auftreten, da sie oft genug schwierige Phasen durchmachen. Doch lassen sich auch körperliche Störungen, die Ausdruck seelischer Disharmonien sein können, positiv beeinflussen. Nachdem der seelische Zustand erfragt und erspürt, und den entsprechenden Bach-Blüten zugeordnet wurde, kann durch die individuell bestimmten Blüten ein wichtiger feinstofflicher Impuls gesetzt werden.

Die Erfahrung hat gezeigt, dass Bach-Blüten unterstützend wirken und die naturheilkundlichen Therapiekonzepte einer schnelleren und umfassenderen Heilung zuführen.

Praktische Durchführung

Da alle Blüten beliebig miteinander kombinierbar sind, lassen sich individuelle Rezepturen herstellen. Meist bestehen die Mischungen aus 3–4 Pflanzen, mehr als 8 Blüten sollten allerdings nicht enthalten sein. Die Entscheidung, welche Blüten jeweils zum Einsatz kommen, ergibt sich aus einer sorgfältigen Befragung des Patienten, die einer homöopathischen Repertorisation ähnlich ist.

Zu allen in diesem Buch beschriebenen Krankheitsbildern kann man jederzeit auch eine geeignete Mischung aus Bachblüten geben. Auf diese Weise kann man den seelischen Zustand ausgleichen, der mit zu diesem Krankheitsbild geführt hat oder dadurch entstanden ist.

Darreichungsform

Zur Verfügung stehen die sog. Essenzen in „stockbottles". Die in Frage kommenden Blütenessenzen werden zur Einnahme mit 40%igem Alkohol und Wasser verdünnt.

- **Tropfen:** Die übliche Vorgehensweise besteht darin, dass man ein 10 ml-Fläschchen zu 2/3 mit Wasser und zu 1/3 mit verdünntem Alkohol so füllt, dass noch genügend Platz verbleibt,

um die Mischung aus den verschiedenen Essenzen – jeweils 10 Tropfen – dazu zu geben.

- **Wasserglasmethode:** Eine andere Darreichungsform ist die in einem Wasserglas. Dazu füllt man ein Glas (0,2 l) mit gutem Leitungs- oder sauberem Quellwasser und gibt von jeder ausgewählten Blüte 3 Tr. dazu.

Dosierung

- **Tropfen:** 3 x tägl. die Tropfenzahl, die der Zahl der Lebensjahre des Kindes entspricht, aber nicht mehr als 10 Tr. Selbstverständlich kann man die Einnahmefrequenz beliebig steigern, wenn es die Situation erfordert. In den meisten Fällen reicht die Menge eines Fläschchens, oftmals ist sogar weniger nötig.
- **Wasserglasmethode:** Von diesem Glas lässt man das Kind über den Tag verteilt schluckweise trinken.
- **Reaktionen:** Nach Einnahme der Mittel können folgende Reaktionen unterschieden werden:
  - **Besserung:** Anfangs tritt die Besserung meist unmerklich ein, nach ca. 10 Tagen ist sie dann deutlich erkennbar.
  - **Erstverschlimmerung:** Wie in der Homöopathie kann es zu Erstverschlimmerungen kommen. Gewöhnlich sind sie nicht spektakulär und nach wenigen Tagen setzt dann die Besserung ein.
  - **Verschlechterung der Symptome:** Eine Verschlechterung, ohne anschließende Besserung ist äußerst selten und dem Autor nur als theoretische Möglichkeit bekannt.
  - **Keine Reaktion:** Eine Reihe von Blockaden können auch bei sorgfältig gewählten Mitteln eine Wirkung verhindern. Hier stehen vor allem psychische Blockaden im Vordergrund (☞ Kap. 4.2.3)

Die Bach-Blüten von A–Z

- **1 Agrimony** (Odermenning): Kinder, die dieses Mittel brauchen, wirken vordergründig fröhlich und spielen in der Schule den „Klassen-Clown". Doch hinter dieser Fassade verbirgt sich Unsicherheit und Ängstlichkeit.
- **2 Aspen** (Espe, Zitterpappel): Ängstlich wirkende Kinder, die nicht wissen warum oder wovor sie sich eigentlich fürchten. Diese Kinder möchten nicht allein schlafen und es muss immer ein Licht brennen.
- **3 Beech** (Rotbuche): Kritiksucht an Geschwistern und Freunden und mangelnde Toleranz

macht diese Kinder unbeliebt in ihrer Umgebung.

- **4 Centaury** (Tausendgüldenkraut): Die Schwäche des eigenen Willens lässt diese Kinder in vorauseilendem Gehorsam Dinge tun, von denen sie annehmen, dass man sie von ihnen erwartet. Sie „funktionieren" reibungslos. Aber durch die Verleugnung ihrer eigenen Wünsche vereinsamen sie immer mehr.
- **5 Cerato** (Bleiwurz, Hornktaut): Aus Unsicherheit wird immer die Meinung vertreten, die gerade aktuell von jemand anderem geäußert wurde, diese Kinder fragen ständig um Rat und ob es denn alles so richtig wäre, wie sie es machen. Ist leicht zu verwechseln mit Centaury; im Zweifel beide geben.
- **6 Cherry Plum** (Kirschpflaume): Kinder in einem negativen Cherry-Plum-Zustand wirken oft sehr unbeweglich, beinahe versteinert, mit verspannten Gesichtszügen. Sie haben Angst, innerlich loszulassen, was z. B. auch zu Verstopfung führen kann (Verlustängste).
- **7 Chestnut bud** (Knospe der Rosskastanie): Die Problematik dieser Kinder besteht darin, dass sie immer dieselben Fehler machen, weil sie nicht imstande, oder nicht gewillt sind, aus Erfahrungen zu lernen, und auf diese Weise Fehler zu vermeiden.
- **8 Chicory** (Wegwarte): Diese Persönlichkeitsstruktur verlangt immer für alles Dankbarkeit oder Gegenleistung, z. B. Hausaufgaben für Süßigkeiten o.ä.
- **9 Clematis** (Weiße Waldrebe): Der typische Tagträumer. Der „Hans guck in die Luft" aus dem „Struwwelpeter" ist ein Vertreter dieser Spezies. Kinder, die Löcher in die Luft starren. Wenn man sie anspricht, zucken sie zusammen, als hätte man sie von irgendwo weit hergeholt; sie nehmen kaum wahr, was um sie herum geschieht, was sich auch auf ihre schulischen Leistungen negativ auswirkt.
- **10 Crab apple** (Holzapfel): Bei Kindern, die zu übertriebenem Reinigungs- oder Waschzwang neigen, ist die Vermutung, dass etwas nicht stimmt sehr viel nahe liegender, als bei Erwachsenen, weil Kinder normalerweise noch nicht zu übermäßiger Reinlichkeit oder Detailversessenheit neigen. Diese „Erbsenzählermentalität" ist ein klares Kriterium für die Wahl dieses Mittels.
- **11 Elm** (Ulme): Kinder, die dieses Mittel brauchen, wollen oft nicht mehr in die Schule gehen, weil sie glauben, es nicht mehr zu schaffen. Manche kommen weinend aus der Schule

nach Hause, weil sie glauben, ihr Hausaufgabenpensum nicht schaffen zu können.

- **12 Gentian** (Herbstenzian): Durch mangelndes Selbstvertrauen schnell entmutigte Kinder. Sie sind geprägt von pessimistischer und zweiflerischer Grundhaltung.
- **13 Gorse** (Stechginster): Dieses Mittel gibt man, wenn sich völlige Hoffnungslosigkeit und Resignation breitgemacht hat. Depressive Verstimmungen der Kinder können, teilweise unbemerkt, in schwere Depressionen übergehen. Unbemerkt deswegen, weil diese Kinder sehr „ruhig" und dadurch unauffällig sind.
- **14 Heather** (Schottisches Heidekraut): Kinder, die dieser Kategorie angehören, möchten immer im Mittelpunkt stehen. Der Zwang, auf sich aufmerksam zu machen, kann bis zur Kleptomanie gehen.
- **15 Holly** (Stechpalme): Die stacheligen Blätter dieser Pflanze symbolisieren sehr deutlich den Gemütszustand. Eifersucht und Neid, Hass und Jähzorn führen zu „Sticheleien", die durchaus auch mit spitzen Gegenständen ausgeführt werden können. Handgreifliche Attacken auf vermeintlich von den Eltern bevorzugte Geschwister sind hier keine Seltenheit.
- **16 Honeysuckle** (Jelängerjelieber, Geißblatt)**:** Kinder, die eine neue Situation, wie Wohnungswechsel oder Schulwechsel nicht verarbeiten können. Solche Kinder leiden besonders stark unter einer Trennung der Eltern. Sie sind unkonzentriert und depressiv, weil ihre Gedanken vermeintlich besseren Zeiten nachhängen.
- **17 Hornbeam** (Weißbuche): Das Gefühl, das Tagespensum in der Schule nicht durchzuhalten, lässt diese Kinder mit einigem Widerwillen zur Schule gehen. Meist kommen sie aber dann wieder ganz fröhlich aus der Schule nach Hause, weil sich alles als leichter zu bewältigen herausstellte, als anfangs befürchtet.
- **18 Impatiens** (Drüsentragendes Springkraut): Sehr ungeduldige und zudem leicht reizbare Kinder, die sofort außerordentlich ungehalten reagieren, wenn etwas nicht auf der Stelle und nach ihrem Willen geschieht. Da wird mit den Füßen getrampelt und sich auf den Boden geworfen, um der Willensbekundung Nachdruck zu verleihen. Schon als Baby brüllen sie das ganze Haus zusammen, wenn sich die Nahrungsaufnahme nur minimal verzögert.
- **19 Larch** (Lärche): Minderwertigkeitskomplexe und Erwartung von Fehlschlägen prägen

das Bild dieses Mittels. Das Gefühl, nichts zu können und nichts zu wissen, lässt Kinder verzagen. Auch diese Kinder gehen nur widerwillig zur Schule, aber aus einem anderen Grund als „Hornbeam-Kinder" (daher ist es wichtig, immer genau nachzufragen!). „Larch-Kinder" trauen sich nicht, sich im Unterricht zu melden, auch wenn sie die Antwort wissen, weil sie glauben, sie sei ja doch falsch und sie könnten sich blamieren. Wenn diese Kinder vor der Schule Bauchweh haben, ist das nicht simuliert und sollte von den Eltern ernst genommen werden!

- **20 Mimulus** (Gefleckte Gauklerblume): Das Thema dieses Mittels ist die Angst. Im Gegensatz zu **Aspen**, das nur vage Ängstlichkeiten hat, kann ein „Mimulus-Kind" seine Ängste benennen. Die Angst kann sehr ausgeprägt und vor sehr vielen Dingen sein (Angst vor der Angst).

- **21 Mustard** (Wilder Senf): Kinder, die viel weinen, weil sie traurig sind, aber nicht wissen, warum sie traurig sind. Oft reicht eine Tagesdosis (3 Tr. auf 1 Glas Wasser schluckweise über den Tag verteilt), um sie wieder aus diesem Zustand herauszuholen.

- **22 Oak** (Eiche): Erschöpfte und blasse Kinder, die sich ihre Erschöpfung nicht eingestehen wollen und tapfer weiter ihren Pflichten nachkommen.

- **23 Olive** (Olive): In der heutigen Zeit, in der die Anforderungen in der Schule immer massiver werden, können auch Kinder schon unter dem sog. „Burnout-Syndrom" leiden. Nach permanenter körperlicher und geistiger Überforderung, sind diese Kinder regelrecht ausgebrannt. Es ist wichtig dafür zu sorgen, dass sie ausreichend Schlaf und Ruhe bekommen, damit sie langsam wieder zu Kräften kommen.

- **24 Pine** (Schottische Kiefer): Kinder, die in einem negativen Pine-Zustand sind, sind sehr leicht einzuschüchtern und haben sofort Schuldgefühle. Sie fühlen sich für Streitereien der Eltern verantwortlich und machen sich selbst Vorwürfe, daran Schuld zu sein.

- **25 Red Chestnut** (Rote Kastanie): Aus der übertriebenen Sorge heraus, den Eltern könnte in ihrer Abwesenheit etwas zustoßen, würden diese Kinder am liebsten die ganze Zeit bei ihnen sein. Konzentrationsstörungen in der Schule sind bei Kindern im negativen Red-Chestnut-Zustand bedingt durch die Sorge, wie es wohl den Eltern oder anderen geliebten Menschen geht.

- **26 Rock Rose** (Gelbes Sonnenröschen): Dies ist das Mittel mit den akutesten Angstzuständen. Die Angst kann sehr schnell in Panik übergehen. Kinder haben nachts Albträume, aus denen sie schreiend erwachen.

- **27 Rock Water** (Wasser aus weitgehend unberührten Felsquellen): Kinder, die wie kleine Erwachsene wirken, weil sie schon feste, zuweilen sogar starre Prinzipien haben. Sie gelten in der Schule meist als Streber und neigen dazu, andere zu belehren.

- **28 Scleranthus** (Einjähriger Knäuel): Sprunghafte, unschlüssige Kinder, die nicht wissen, was sie wollen. Kleinkinder verlangen nach Dingen, die sie dann wegschmeißen und etwas anderes verlangen. Dabei quengeln und jammern sie unwillig.

- **29 Star of Bethlehem** (Goldiger Milchstern): Dieses Mittel ist für Schockzustände aller Art, sowohl körperlich, als auch geistig. Wenn man von der psychotherapeutischen Theorie ausgeht, dass der Geburtsvorgang für jedes Kind ein Schockerlebnis ist, kann der Star of Bethlehem bei allen Kindern schon früh zum Einsatz kommen. Grosse und kleine Schockerlebnisse gibt es täglich und daher wird der Star of Bethlehem auch am häufigsten verwendet.

- **30 Sweet Chestnut** (Edelkastanie): Die Verzweiflung ist noch akuter als bei Gorse. Die Grenze des Erträglichen scheint erreicht. Die scheinbare Ausweglosigkeit aus einer verzweifelten Situation.

- **31 Vervain** (Eisenkraut): Überaktive Kinder, die nach einem ereignisreichen Tag abends nicht ins Bett zu kriegen sind. Sie sind übereifrig und versuchen andere mit allen Mitteln von ihren Ideen zu überzeugen.

- **32 Vine** (Weinrebe): Herrische, machtgierige, egoistische Kinder, die anderen ihren Willen aufzwingen wollen. Der Unterschied zu Vervain ist, dass bei **Vine** die Ziele egoistisch geprägt sind, während **Vervain** sehr idealistische Ziele hat, die man durchsetzen zu müssen glaubt.

- **33 Walnut** (Walnuss): Dieses Mittel unterstützt wichtige Entscheidungen. Mit Walnut schafft man den Durchbruch. Es ist das Mittel für den Neuanfang. Der Wechsel von der Grundschule aufs Gymnasium ist häufig schwerer als man sich das vorstellt und kann mit Walnut besser bewältigt werden.

- **34 Water Violet** (Sumpfwasserfeder): Kinder, die alles mit sich alleine abmachen wollen, weil sie der Meinung sind, dass sie sowieso niemand versteht. Wenn sie krank sind, wollen sie in Ruhe gelassen werden.

- **35 White Chestnut** (Weiße Rosskastanie): Nervöse, bisweilen weinerliche Kinder, deren Gedanken sich immer wieder um dasselbe Thema drehen. Sie können nicht abschalten und nachts knirschen sie mit den Zähnen.
- **36 Wild Oat** (Waldtrespe): Kinder im negativen Wild-Oat-Zustand sind unzufrieden, weil sie keine klaren Zielvorstellungen haben. Sie sind oft vielseitig begabt (musikalisch, oder auch sportlich) und möchten vieles ausprobieren. Aber alles, was sie anfangen, brechen sie wieder ab, weil es ihnen nicht zusagt.
- **37 Wild Rose** (Heckenrose): Das Gefühl der Hoffnungslosigkeit macht diese Kinder apathisch. Sie haben innerlich aufgegeben und wirken blass und müde. Ihre Bewegungen sind langsam und ihre Sprache monoton.
- **38 Willow** (Gelbe Weide): Launische, quengelnde Kinder, die immer andere verantwortlich machen, wenn etwas nicht so läuft, wie sie sich das vorstellen. Sie fordern viel von ihrer Umgebung, sind aber selber nicht bereit etwas zu geben.
- **39 Rescue Remedy** (Notfalltropfen oder -creme): Dieses Mittel ist ein Ergänzungsmittel für alle Notfallsituationen und besteht aus 5 Blüten.
  - **Cherry Plum:** Gegen die Angst, die Kontrolle zu verlieren
  - **Clematis:** Gegen das geistige Abdriften in eine Ohnmacht
  - **Impatiens:** Gegen die psychische Spannung
  - **Rock Rose:** Gegen Panikzustände
  - **Star of Bethlehem:** Gegen Schockzustände aller Art.

Wie der Name schon sagt, ist dieses Mittel bei allen Schockzuständen, physisch wie psychisch, angezeigt. Das kann der Schreck über eine schlechte Note in einer Schulaufgabe sein. Das kann aber auch der Schock bei einem schweren Unfall sein. Dieses Mittel wirkt sowohl bei den *direkt* beteiligten, als auch bei den *indirekt* beteiligten.
Eltern und andere aus der näheren Umgebung erleiden immer einen mentalen Schock bei der Nachricht von einem Unfall des Kindes. Es ist empfehlenswert, immer ein Fläschchen mit den Tropfen bei sich zu haben. Außerdem hat so ein Fläschchen mit diesen Tropfen, wenn es am Körper getragen wird, die Fähigkeit, vor einem Übermaß an negativen Schwingungen von außen zu schützen.

Kinderspezifische Indikationen

Angst

- **Aspen:** Vage Ängste vor drohendem Unheil
- **Cherry Plum:** Angst, loszulassen, durchzudrehen
- **Gentian:** Mutlos, pessimistisch
- **Mimulus:** Spezifische Ängste, die man benennen kann, „Angst vor der Angst"
- **Rock Rose:** Akute Angst und Panikgefühle
- **Red Chestnut:** Angst um Personen, die einem nahe stehen

Überempfindlichkeit

- **Aspen:** Kleinigkeiten machen nervös, „mimosenhafte" Reaktionen
- **Crab Apple:** Überempfindlich gegen Schmutz und Unordnung, Waschzwang
- **Impatiens:** Gegen vermeintliche Langsamkeit der Mitmenschen

Unsicherheit

- **Centaury:** Schwäche des eigenen Willens, zu gutmütig
- **Cerato:** Keine eigene Meinung
- **Larch:** Mangel an Selbstvertrauen, Minderwertigkeitskomplexe
- **Hornbeam:** Glaubt, Tagespensum nicht schaffen zu können
- **Scleranthus:** Wankelmütig, unschlüssig, sprunghaft

Verzweiflung, Mutlosigkeit

- **Gorse:** Völlige Verzweiflung, Hoffnungslosigkeit
- **Sweet Chestnut:** Ausweglosigkeitsgefühl
- **Gentian:** Mutlos, pessimistisch
- **Wild Rose:** Resignation, Teilnahmslosigkeit
- **Aggressivität**
- **Chicory:** Kritiksüchtig, egozentrisch
- **Holly:** Hass, Wut, Eifersucht
- **Heather:** Egoistisch, selbstbezogen
- **Cherry Plum:** Temperamentsausbrüche, aufbrausend
- **Impatiens:** Ungeduldig, warten müssen macht aggressiv
- **Vine:** Dominierend, rücksichtslos, tyrannisierend

2.6 Biochemie nach Dr. Schüßler

Werner Hemm, Stefan Mair

Wilhelm Heinrich Schüßler (1821–1898), der Begründer des biochemischen Heilverfahrens, entwickelte die Theorie, dass Krankheiten auf einem Manko an bestimmten Mineralstoffen, d. h. auf einer fehlerhaften Verteilung oder einer fehlerhaften Zusammensetzung von Mineralsalzen beruhen. Er fand zunächst 11 Mineralstoffverbindungen, die im Zellstoffwechsel des Körpers eine besondere Stellung einnehmen. Weitere 13 Mineralstoffe dienen als Ergänzungsmittel. Zur Therapie werden diese Salze in potenzierter Form verwendet.

Konzept

Entwicklung

Dr. Wilhelm Heinrich Schüßler arbeitete zunächst als homöopathischer Arzt, ehe er sich auf der Suche nach einer überschaubaren Anzahl einzusetzender Arzneien, im Laufe der Jahre auf diejenigen Mittel beschränkte, die als Salze im menschlichen Organismus vorkommen. Im Jahre 1873 veröffentlichte er in der *Allgemeinen Homöopathischen Zeitung* den Artikel *Eine abgekürzte Therapie*. Nach Anfeindungen in seiner Kollegenschaft trennte er seine Funktionsmittel aus dem Bereich der Homöopathie ab und bezeichnete seine Methode als biochemisches Heilverfahren.

Da die im Körper enthaltenen 11 Mineralverbindungen die Reparatur und Regeneration von Stoffwechsel- und Systemfunktionen gewährleisten, müssen diese für den Körper verfügbar sein. Ihr Manko (☞ oben) führt zunächst im Bereich der Zelle, des Zellverbands und schließlich der einzelnen Organe zu Funktionsstörungen. Das Ziel der biochemischen Therapie liegt in der Optimierung des Zellstoffwechsels und der Verbesserung der Resorption von Mineralstoffen aus der Nahrung.

Wirkweise

Fälschlicherweise wird auch heute noch die Biochemie häufig als Mineralsubstitution klassifiziert, obwohl Schüßler die bei Krankheiten zugrunde liegende „gestörte Molekularbewegungen" behandelt wissen wollte: Potenzierte Salze sollen regulierend wirken und den Organismus in die Lage versetzen, die Mineralstoffe adäquat zu verwerten und ihnen den Weg in die Zellen zu bahnen. Somit dienten seine Funktionsmittel nicht der Substitution, sondern der Regulation funktioneller Störungen.

Praktische Durchführung

Funktionsmittel

Zur Zeit Schüßlers waren folgende 11 Mineralsalze bekannt, die als Funktionsmittel bezeichnet wurden (☞ Tab. 2.2-1).

Mineralsalz/ Regelpotenz	Grundwirkung	Wichtige Indikationen
Nr. 1 Calcium fluoratum/D 12	Erhaltung der Elastizität aller Gewebe: „Macht Hartes weich und elastisch und Weiches fest und elastisch."	<ul><li>Zahnungsmittel, skrofulöse und kariöse Zähne</li><li>Adenoide Vegetation</li><li>Knochenaufbaumittel, Rachitis</li><li>Wachstumsschmerzen</li><li>Muskelschwäche</li><li>Phimose</li></ul>
Nr. 2 Calcium phosphoricum/ D 6	<ul><li>Strukturerhaltungsmittel aller Gewebe</li><li>Lymphatismus und Skrofulose</li><li>Membranstabilisierung</li></ul>	<ul><li>Entwicklungsstörungen von Knochen und Zähnen; Wirkung auf Knochenmatrix</li><li>Knochenaufbau bei Frakturen und Rachitis</li><li>Wachstumsschmerzen</li><li>Hyperaktivität und Schlafstörungen</li><li>Exsudativ-allergische Diathese</li><li>„Schulkopfschmerzen"</li></ul>

Mineralsalz/ Regelpotenz	Grundwirkung	Wichtige Indikationen
Nr. 3 Ferrum phosphoricum/D 12	● Mittel für das 1. Entzündungsstadium; Fieber bis 39°C (D 12) ● Allg. Tonisierungsmittel ● Anregung der Blutbildung (D 3)	● Fieberhafte Katarrhe und Entzündungen ● Entzündliche Hauterkrankungen ● Erbrechen und Durchfall mit unverdauten Speisen ● Anämische Kopfschmerzen
Nr. 4 Kalium chloratum/D 6	● Mittel für das 2. Entzündungsstadium ● Fibrinöse Entzündungen; Pseudomembranbildungen	● Subakute bis chronische Schleimhautkatarrhe ● Aphthen, Soor, Tonsillitis, Otitis, Bronchitis mit zähem Sekret, kruppöser Husten ● Neigung zur Polypenbildung ● Impfentgiftung
Nr. 5 Kalium phosphoricum/ D 6	● Energetikum und Zellerhaltungsmittel ● Fieber über 39 °C ● Neurastheniesyndrom ● Angstmittel	● Hyperaktive und ängstliche Kinder ● Erkrankungen mit Fieber über 39 °C ● Nekrotisierende Entzündungen ● Erkrankungen auf neurasthenischer Grundlage ● Erschöpfung, Angst, Konzentrationsstörungen, Kopfschmerzen ● Bettnässen
Nr. 6 Kalium sulfuricum /D 6	● Mittel für das 3. Entzündungsstadium ● Epithelschutz ● Chronische Haut- und Schleimhautreizungen	● Trockene Hauterkrankungen mit vermehrter Abschuppung ● Chronische und eitrige Katarrhe ● Abszesse, Akne, Furunkel ● Otitis media, Sinusitis, Bronchitis, Laryngitis
Nr. 7 Magnesium phosphoricum/ D 6	Hauptmittel bei allen Krampf-, Kolik-, und Schmerzzuständen	● Alle Krampf- und Schmerzzustände, zur Tonusminderung der Muskulatur ● Spastische Obstipation ● Reizdarm, Bauchkrämpfe ● Umstimmung und Desensibilisierung ● Spannungskopfschmerzen ● Schlafstörungen
Nr. 8 Natrium chloratum/ D 6	● Anabolikum ● Fördert die Ernährung der Gewebe und reguliert den Wasserhaushalt ● Blutaufbaumittel	● Anämie und Chlorose ● Appetitstörungen mit Verlangen nach Wasser ● Wässrige und trockene Katarrhe ● Herpetiforme Haut- und Schleimhauterkrankungen, Bläschen mit wässrigem Inhalt ● Allergische Reaktionen mit wässrigen Absonderungen
Nr. 9 Natrium phosphoricum/D 6	Saure Stoffwechsellage	● Wurmbefall ● Gestörte Fettverdauung ● Saure Absonderungen; Schweiße, Durchfall, Erbrechen ● Harnsaure und lymphatische Schärfen ● Übererregbare und zornige Kinder, Neigung zu Gefäßkopfschmerzen
Nr. 10 Natrium sulfuricum/D 6	● Fördert alle Se- und Exkretionen ● Infektmittel, Katarrhe	● Schwellungskatarrhe mit wässrigem bis eitrigem Sekret ● Katarrhe durch Schärfen ● Grippemittel ● Gallige Durchfälle, Erbrechen

Mineralsalz/ Regelpotenz	Grundwirkung	Wichtige Indikationen
Nr. 11 Silicea/ D 12	• Mesenchym- und Lymph-mittel, Kanalisation des Bindegewebes • Entwicklungsstörungen • Fördert die Absorption von Mineralien und Vitaminen	• Bindegewebsschwäche • Ernährungsstörungen von Knochen und Zähnen • Wachstumsstörungen • Chronische Katarrhe mit Neigung zur Eiterung, Ekzeme • Adenoide Vegetation • Abschlussmittel nach akuten Krankheiten • Milieuregulierung bei Wurmerkrankungen
Nr. 12 Calcium sulfuricum/D 6	• Eiterungsmittel (mit Aus-gang bzw. Abfluss) • Reinigt das Mesenchym	• Chronisch eitrige Katarrhe mit freiem Abfluss • Furunkel und Karbunkel • Kann Eiterherde aktivieren

Tab. 2.2-1: Wirkung und Indikationen der 11 wichtigsten Mineralsalze

Schüßler selbst hat die Biochemie nie als in sich abgeschlossenes System betrachtet, sondern war offen gegenüber neuen biochemischen Erkennt-nissen. So bereicherte Schöpwinkel mit seiner Po-larbiochemie (ca. 1920) das Verfahren um die **Nr. 12 Calcium sulfuricum**, welches zu den Haupt-mitteln gezählt wird.

Ergänzungsmittel

In den folgenden Jahren wurden weitere 12 sog. „Ergänzungsmittel" in die Therapie nach Dr. Schüßler übernommen:
- Nr. 13 Kalium arsenicosum
- Nr. 14 Kalium bromatum
- Nr. 15 Kalium jodatum
- Nr. 16 Lithium chloratum
- Nr. 17 Manganum sulfuricum
- Nr. 18 Calcium sulfuratum
- Nr. 19 Cuprum arsenicosum
- Nr. 20 Kalium aluminium sulfuricum
- Nr. 21 Zincum chloratum
- Nr. 22 Calcium carbonicum
- Nr. 23 Natrium bicarbonicum
- Nr. 24 Arsenum jodatum

Dosierung

Innere Anwendung
Die biochemischen Funktionsmittel werden als Tabletten üblicherweise in der Potenz D 3, D 6, D 12 eingesetzt.
- **Akute Erkrankungen:** $1/2$–2-stündl. 2 Tabl. auf der Zunge zergehen lassen
- **Chronische Erkrankungen:** 3–4 x tägl. 2–4 Tabl. ca. eine $1/2$ Std. vor den Mahlzeiten auf der Zunge zergehen lassen, bei Bedarf auch mehr

- **„Heiße Sieben"** (bei Schmerzanfällen und Krampfzuständen): 10 Tabl. Magnesium phos-phoricum in ca. 1 Tasse abgekochtes, heißes Wasser geben, mit einem Holz- oder Plastiklöf-fel umrühren und schluckweise (noch warm) einnehmen, jeweils 1–2 Min. im Mund behal-ten

Wenn mehrere Mittel gleichzeitig eingenommen werden müssen, empfiehlt es sich, diese im Ab-stand von mind. $1/4$ Std. einzunehmen.

Äußere Anwendung
- Umschläge: 10–40 Tabl. in frisch abgekochtem Wasser, ca. $1/2$–1 l, auflösen, den Umschlag da-mit tränken und auflegen
- Salben: Dienen zur Unterstützung durch ihre äußerliche Wirkung
- Vollbäder: Ca. 40 bzw. 1 Handvoll Tabl. in das Badewasser geben

2.7 Homöopathie

2.7.1 Klassische Homöopathie

Birgit Dürr

*Die von dem Arzt Dr. Christian Friedrich Samuel Hahnemann (1755–1843) begründete Homöo-pathie ist eine Heilmethode, die auf bestimmten Grundprinzipien beruht. Er legte diese in seinem Werk „Organon der rationellen Heilkunde" fest: Das **Ähnlichkeitsprinzip**, die **Arzneimittelprü-fung am Gesunden** und die **Potenzierung der Arzneien** bilden die 3 großen Säulen der Homöo-pathie.*

Konzept

Die heilende Wirkung der Chinarinde beim Wechselfieber (Malaria) war bereits bekannt, als Hahnemann im Jahre 1790 nach der Einnahme von Chinarinde plötzlich aus voller Gesundheit heraus Symptome entwickelte, die denen des Wechselfiebers ähnlich waren. Hahnemann entdeckte durch diesen Selbstversuch das homöopathische Heilprinzip und fasste es in der Formel „similia similibus curentur – Ähnliches werde mit Ähnlichem geheilt" zusammen. In jedem Falle ist also eine Arznei zu verordnen, so Hahnemann, die bei der Arzneimittelprüfung am Gesunden Symptome hervorgebracht hat, welche dem Beschwerdebild des Patienten am ähnlichsten sind. Dieses Ähnlichkeits-(Simile-)prinzip gilt in der klassischen Homöopathie uneingeschränkt.

Hahnemann führte über 100 Arzneimittelprüfungen mit verschiedenen Substanzen aus dem Mineral-, Pflanzen- und Tierreich durch und fasste die Symptome in dem Werk „Reine Arzneimittellehre" zusammen. Um schädliche Nebenwirkungen der Urtinkturen zu vermeiden, entwickelte er die Methode der Potenzierung (= Dynamisierung). Durch Verreiben, Verdünnen und Verschütteln der Ursubstanzen konnte Hahnemann die in den Stoffen verborgenen dynamischen Heilkräfte, ihre spezifische Information, aufschließen und nutzbar machen. Der Prozess des Potenzierens erfolgt in mehreren Schritten, wobei die Arzneikraft bei jedem Dynamisierungsschritt verstärkt wird. Die Heilmittel werden in 3 verschiedenen Potenzierungsformen hergestellt, wobei das Verdünnungsverhältnis zwischen Ursubstanz und Trägerstoff bei der D-Potenz 1:9, bei der C-Potenz 1:99 und bei der Q-/LM-Potenz 1:50 000 beträgt. Bei der Herstellung einer C 1-Potenz wird die Ursubstanz 1:99 verdünnt und anschließend durch 10 x kräftiges Schlagen auf einer gepolsterten Unterlage verschüttelt. Um eine C 2-Potenz zu gewinnen wird diese C 1-Potenz wiederum 1:99 verdünnt und 10 x verschüttelt, usw. Eine C 30-Potenz wurde demzufolge stufenweise 30 x 1:99 verdünnt und verschüttelt. Im Homöopathischen Arzneimittelbuch (HAB) ist das Herstellungsverfahren der homöopathischen Arzneien genau festgelegt.

Gesundheit und Krankheit

„Die Homöopathie behandelt keine Krankheiten, sondern kranke Menschen". Hahnemann stellt damit den ganzen Menschen mit allen Veränderungen seines Befindens in seinem Kranksein und seinen individuellen Symptomen auf der körperlichen, seelischen und geistigen Ebene in den Mittelpunkt.

Das unumschränkte Wirken der Lebenskraft (vis vitalis) ist entscheidend für Gesundheit und Krankheit. Als eine feinstofflich energetische Substanz kann die Lebenskraft im gesunden Körper ungehindert und harmonisch fließen und jede einzelne Zelle mit Lebensenergie versorgen. Nach Hahnemann entsteht Krankheit durch eine Verstimmung dieser Lebenskraft. In seinem Werk „Die chronischen Krankheiten" beschreibt Hahnemann die Miasmen als eine Art ererbte Grundlage, die sich hinter den immer wiederkehrenden akuten Krankheiten verbirgt und die Lebenskraft in Disharmonie bringt. Er beschreibt 3 Miasmen, die Psora, die Sykose und die Syphilis. In neuerer Zeit wurden das tuberkulinische Miasma und das Krebs-Miasma ergänzt. Meist sind in der Tiefe gleichzeitig mehrere Miasmen latent vorhanden. Diese können durch Auslöser, wie Bakterien, Viren, Ärger, Stress, Kummer und v.a. durch Impfungen und unterdrückende Behandlungen aktiviert werden. Besonders bei den Kinderkrankheiten treten diese ererbten Miasmen hervor. Können die Kinderkrankheiten ohne unterdrückende allopathische Behandlung überstanden werden, hat das Kind die Chance, einen Teil des jeweiligen Miasmas abzubauen. Eine homöopathische Unterstützung ist hierbei immer möglich und auch sinnvoll.

Wirkweise

Ziel der klassischen homöopathischen Behandlung ist es, die Lebenskraft des kranken Menschen zu stärken, so dass seine Selbstheilungskräfte angeregt werden und der Mensch sein harmonisches Gleichgewicht wieder findet.

Die Gesamtheit aller Symptome des kranken Menschen ist nur der äußere Ausdruck einer inneren Störung der feinstofflichen Lebenskraft. Deshalb kann eine Störung auf dieser energetischen Ebene auch nur durch ebenso dynamisch wirkende Arzneien geheilt werden. Die mittleren und höheren Potenzen sind hierzu durch den mehrstufigen Dynamisierungsprozess in der Lage. Die niederen Potenzen unterhalb der D 23 und der C 12 wirken eher organotrop und aufbauend bei geschwächter Lebenskraft, hier finden vor allem Potenzen zwischen Urtinktur und D 6 Verwendung.

Praktische Durchführung

Grundlage einer klassischen homöopathischen Behandlung ist die sehr ausführliche und umfassende Anamnese einschließlich der Familienanamnese mit Angaben zu Krankheiten, Operationen und Beschwerden der Eltern, Großeltern und Geschwister – diese Informationen geben Aufschluss über das zugrunde liegende Miasma des kranken Kindes. Der Verlauf der Schwangerschaft, Komplikationen bei der Geburt und die weitere Entwicklung des Kindes sind wichtige Informationen für den Homöopathen. Das Beschwerdebild des Kindes mit seinen individuellen Symptomen und Reaktionsweisen des Organismus muss möglichst genau erfasst werden. Hierzu gehören: Kinderkrankheiten, Operationen, schwere Unfälle, Impfungen und ihre Reaktion darauf, Medikamenteneinnahme, Ängste, Verhaltensweisen und Charaktereigenschaften, Empfindlichkeiten, Schlaf, Durst, Verlangen und Abneigungen bestimmter Speisen, Temperaturempfinden, Wetterabhängigkeiten usw. Die Beschwerden sollen möglichst genau und vollständig erfasst werden. Mit Hilfe der Fragen wann, seit wann, wie, wo, warum, wodurch, was bessert oder verschlechtert, erhält man genaue Aussagen über die Causa, Ätiologie und Lokalisation der Beschwerden und ihrer Modalitäten.

Nach Aufnahme der vollständigen Symptome folgt die ausführliche Fallanalyse mit Repertorisation. Die individuellen Symptome werden zunächst hierarchisiert nach ihrer Intensität und unter Beachtung der individuellen, auffallenden, sonderlichen, ungewöhnlichen und charakteristischen Symptome (§ 153 Organon), der Causa, der Geistes- und Gemütssymptome, der Allgemein- und Begleitsymptome, der Lokalsymptome und Modalitäten. Die ausgewählten Symptome werden dann im Repertorium nachgeschlagen und die so ermittelten Arzneivorschläge in der Materia Medica, dem Verzeichnis für Arzneimittelbilder, überprüft. Das Arzneimittel, das die größte Ähnlichkeit zur Gesamtheit der individuellen Symptome des Patienten aufweist, wird verordnet.

Wichtige Hinweise:

- Auch im akuten Fall darf das Arzneimittel nicht allein aufgrund von Lokalsymptomen verordnet werden. Für eine sichere Verschreibung sind mind. 3 gute Symptome nötig und diese dürfen nicht allein Lokalsymptome sein. Das gewählte Akutmittel muss auch den Gemüts- und Allgemeinzustand sowie die Konstitution des Kindes berücksichtigen.
- Die im Kap. 3 unter den einzelnen Indikationen aufgeführten homöopathischen Arzneien sind nur eine Auswahl der erfahrungsgemäß am häufigsten indizierten Arzneimittel. Grundsätzlich könnte jedes andere Mittel der Materia Medica eine größere Ähnlichkeit zu dem Beschwerdebild des Kindes aufweisen. Deshalb sollte im Einzelfall immer eine ausführliche Anamnese, Repertorisation und ein vergleichendes Studium der Materia Medica vorausgehen bevor wir uns für eine der vorgeschlagenen Arzneien entscheiden.
- Arzneien, die in Kap. 4.4 ausführlicher beschrieben werden, sind bei den einzelnen Indikationen vorwiegend nur mit ihren Lokalsymptomen vertreten.
- Die klassischen Nosoden (Carcinosinum, Medorrhinum, Psorinum, Syphilinum, Tuberculinum) sind sehr wichtige Arzneimittel für Kinder und Säuglinge. Bei ihrer Verordnung ist eine vollständige homöopathische Familienanamnese zwingend notwendig, ebenso eine größtmögliche Ähnlichkeit zwischen dem Arzneimittel und dem Gesamtbild des Kindes. Da eine Nosode immer die tieferen miasmatischen Schichten anspricht, darf sie niemals nur aufgrund einer Indikation oder oberflächlicher Lokalsymptome verordnet werden. Ist die Nosode nicht hundertprozentig passend, kann das ruhende Miasma gereizt und aktiviert werden. Nur der erfahrene Homöopath weiß damit umzugehen. Nosoden sollten immer in einer Hochpotenz, mind. C 200 und höher, gegeben werden.

Darreichung

Die homöopathischen Arzneien sind als Globuli, Tabletten, Tropfen oder Triturationen verfügbar. Am günstigsten hat sich bei Kindern die Verabreichung in Form von Globuli erwiesen. Diese werden dem Kind in den Mund oder auf die Zunge gelegt, wo sie sich auflösen und die Arznei über die Mundschleimhaut sofort dem Organismus zur Verfügung steht. Die Dosierung und Höhe der Potenz wird individuell auf den kleinen Patienten abgestimmt, wobei die Lebenskraft, die Art und Schwere der Pathologie, die Dauer der Erkrankung und die Lebensumstände des Kindes zu berücksichtigen sind.

Bei akuten Erkrankungen werden bei Kindern im Normalfall bevorzugt die C 30-Potenzen gegeben. Meist ist eine einmalige Gabe von 1 – 2 Globuli ausreichend, jedoch kann im Einzelfall eine Wiederholung der gleichen Potenz in Wasser „verkleppert" nötig sein. Bei sehr akuten und heftigen Erkrankungen ist oftmals die Gabe höherer Potenzen C 200 oder C 1000 angezeigt. Ist man sich jedoch in der Arzneimittelwahl nicht ganz sicher oder möchte man eine mehr organotrope Wirkung oder ist die Lebenskraft des Kindes sehr schwach, sollten besser die niederen Potenzen bis zur D 12/C 12 verordnet werden. Hier ist eine häufigere Einnahme üblich, z. B. von einer D 12 gibt man anfangs stündl. 5 Glob., bei Besserung 3 – 4 x tägl. 5 Glob.

Bei chronischen Erkrankungen werden die verschiedenen Hochpotenzen ab der C 30, C 200, C 1000 und höher, je nach Lebenskraft und Pathologie des Kindes, in größeren Abständen von 6 Wochen bis zu 1 Jahr eingesetzt. Nach Gabe der Arznei kommt es manchmal zu einer Erstreaktion, die als Erstverschlimmerung bezeichnet wird, da kurzzeitig eine Verschlechterung der vorhandenen Symptome auftreten kann. Gerne werden in der chronischen Behandlung auch die milder wirkenden flüssigen Q-Potenzen eingesetzt mit einer täglichen bis wöchentlichen Einnahme.

Indikationen

Die klassische Homöopathie ist eine Heilmethode die bestens für Kinder geeignet ist. Sie bietet bei akuten Erkrankungen, Notfällen und Verletzungen eine sanfte, rasche und nebenwirkungsfreie Hilfe. Chronische Krankheiten, funktionelle und psychosomatische Erkrankungen, Störungen in der kindlichen Entwicklung und Erkrankungen infolge unterdrückender Behandlungen und Impfungen können ursächlich behandelt werden. Auch nach Operationen und bei schweren Erkrankungen mit Organschäden kann die klassische Homöopathie begleitend eingesetzt werden.

Kontraindikationen

Bei akuten Notfällen, die sehr schnell zu einer lebensbedrohlichen Situation führen können, wie z. B. akutes Abdomen, Epiglottitis, Vergiftungen, Fieberkrämpfe usw. muss immer zuerst der Notarzt verständigt werden. Danach kann ein passendes homöopathisches Arzneimittel gegeben werden, so dass sich im optimalen Fall der Zustand des Kindes bereits gebessert hat, bevor es im Krankenhaus ankommt. Bei schweren Krankheitszuständen ist eine alleinige homöopathische Behandlung fahrlässig, die allopathischen Medikamente dürfen nicht abrupt abgesetzt werden. Eine begleitende Behandlung mit homöopathischen Arzneien hingegen ist immer sinnvoll.

2.7.2 Komplexmittel-Homöopathie

Georg von Hannover

> *Eine Sonderform der Homöopathie stellt neben der Biochemie (☞ Kap. 2.6) die Verordnung von Komplexmitteln dar, die mit den oben dargelegten Grundprinzipien der klassischen Homöopathie nichts gemein hat.*

Konzept

Ein Komplexmittel besteht aus unterschiedlichen homöopathischen Einzelmitteln mit ähnlicher, **organotroper Wirkungsrichtung,** die zu einem Präparat vereinigt wurden oder aus verschiedenen Potenzstufen eines Präparats (sog. Potenzakkorde). So könnte z. B. ein Komplexmittel, das bei einem grippalen Infekt angewendet wird, zusammengestellt sein aus einem Mittel zur Causa „nach Kälte" sowie je einem erprobten Mittel aus den Rubriken „Schnupfen", „Husten mit Auswurf", „Fieber, plötzlich" und „Heiserkeit". Die homöopathischen Einzelsubstanzen sind teilweise in sehr unterschiedlichen – meist eher niedrigen – Potenzen enthalten, mitunter auch gleichzeitig in verschiedenen Potenzen. Es wird angenommen, dass sich die verschiedenen Mittel in ihrer Wirkung verstärken und ergänzen (Synergieeffekt). So ist z. B. in einem guten Venenpräparat, neben venenwirksamen Stoffen, wie Aesculus (Rosskastanie) immer auch ein Lebermittel (z. B. Carduus marianus, Mariendistel) enthalten, weil ein Stau in den Venen in erster Linie dann entsteht, wenn die Leberfunktion gestört ist und sich deshalb venöses Blut vor der Leber staut.

Den Gesetzen der Kybernetik entsprechend ist ein Komplexmittel nie nur die Summe der einzelnen Inhaltsstoffe, sondern ein neues, eigenständiges Medikament, dessen Indikationsbereich dementsprechend neu zu definieren ist.

Praktische Durchführung

Der Verordner von Komplexmitteln repertorisiert nicht. Die Auswahl dieser Komplexe erfolgt nach klinischer Diagnose oder bewährten Indikationen. Möglich ist auch eine Verordnung nach konstitutionellen Gesichtspunkten. So bieten einige Firmen z. B. Komplexhomöopathika an, die sich konkret auf Iris-Zeichen oder konstitutionelle Aspekte beziehen (z. B. Pascoe®, Kattwiga®).

Darreichungsformen

Komplexmittel werden in folgenden Darreichungsformen verabreicht:

- Tropfen, meist mit Alkohol haltbar gemacht
- Tabletten mit Milchzucker als Trägerstoff
- Pulver
- Globuli, kleine Kügelchen aus Milchzucker
- Ampullen für Injektionen oder als Trinkampullen
- Salben, Öle

Dosierung

Für Kinder ist die Gabe von Globuli am günstigsten. Man kann die Menge individuell dosieren und sie schmecken leicht süßlich, was zur Folge hat, dass sie selten abgelehnt werden. Zudem werden die Inhaltsstoffe durch das „Zergehenlassen" auf der Zunge über die Mundschleimhaut aufgenommen und auf diese Weise optimal resorbiert. Manche Medikamente sind nur in Tropfenform erhältlich. Eltern, die sich wegen des Alkoholgehaltes Sorgen machen, können beruhigt sein. Zum einen kann man die Tropfen mit heißem Wasser oder Tee verdünnen (Alkohol verdampft), zum anderen ist die Menge des Alkohols in der entsprechenden Dosierung auch für Kinder nicht gefährlich, sondern ist eher dazu geeignet, zusätzlich die Entgiftungsfunktion der Leber anzuregen.

Indikationen

Entsprechend der organotropen und klinischen Ausrichtung kann die Komplexmittel-Homöopathie bei allen Erkrankungen eingesetzt werden.

Kontraindikationen

Keine

2.8 Manuelle Therapie – Chiropraktik und Osteopathie

Thomas Beck

Chiropraktik: Diagnose und Behandlung von Funktionsstörungen und Schmerzen des Bewegungsapparates. Mittels spezieller Handgrifftechniken werden gegeneinander verschobene oder verrenkte Wirbelkörper oder andere Gelenke wieder „eingerichtet" und somit Fehlhaltungen (Statik) oder falsche Bewegungsabläufe (Dynamik) behoben.

Osteopathie: Eine Ende des letzten Jahrhunderts in den USA entstandene Therapiemethode beseitigt mit Hilfe manueller Diagnose- und Therapietechniken gezielt Gewebeblockaden. Im Unterschied zu anderen manuellen Methoden behandelt die Osteopathie nicht nur Blockaden des muskuloskelettalen Bereichs (parietales System), sondern diagnostiziert und therapiert Störungen auch im viszeralen und cranio-sakralen System. Diese drei Teilbereiche lassen sich nicht isoliert voneinander betrachten sondern sind Aspekte osteopathischer Denkweise.

Konzepte

Chiropraktik

Die Chiropraktik geht auf **Daniel David Palmer** (1845–1913) zurück, der durch Einrenken der Halswirbelsäule einen Hausmeister von seiner Schwerhörigkeit, die durch eine Verletzung entstanden war, befreit hatte. Er gründete 1896 „The Palmer College of Chiropractic" und systematisierte mit seinem Sohn **Bartlett Joshua Palmer** (1881–1961) die Chiropraktik zu einer wirksamen Therapie zahlreicher gesundheitlicher Beschwerden. Palmers chiropraktisches Behandlungskonzept beruhte auf der Annahme, dass durch Verschiebungen der Wirbel gegeneinander (sog. Subluxationen) Nerveneinengungen zustande kommen, die sich sowohl örtlich als auch ausstrahlend in dem betreffenden Körpergebiet auswirken und verschiedenste Krankheiten auslösen können. Die Beseitigung dieser Subluxation durch einen chiropraktischen Eingriff war die entsprechende Therapie.

Osteopathen kritisieren häufig, dass diese rein mechanistische Sicht Gefahr läuft, ganzheitliche Zusammenhänge zu negieren. Denn es gilt auch, die Ursachen der Fehlstellung zu beseitigen und nicht den dekompensierten statischen Apparat wieder herzustellen. Heute wird davon ausgegangen, dass eine Störung des Gelenkspiels durch verschiedene Faktoren verursacht werden kann: Durch mechanische Fehlbelastung (Muskeln, Sehnen, Gelenke) sowie durch reflektorische (innere Organe) oder fokale Beeinflussung (Herde). Die meist vorliegenden Schmerzen, Muskelverspannungen und Bindegewebsveränderungen führen zu einer Bewegungseinschränkung. Diese gilt es, durch manuelle Einwirkung bei minimalem Kraftaufwand zu lösen.

Osteopathie

Die Osteopathie wurde durch den amerikanischen Arzt **Andrew Taylor Still** (1828–1917) um 1874 begründet. Still, mit den Ergebnissen und der Arbeitsweise der zeitgenössischen Medizin nicht mehr zufrieden, vertrat die Meinung, dass viele Medikamente und Operationen, die nicht notwendigerweise hätten durchgeführt werden müssen, meist nur Ausdruck der Hilflosigkeit von Arzt und Patient waren. Er stellte die selbstregulierenden Kräfte der Natur in den Mittelpunkt der Osteopathie und formulierte 4 Grundprinzipien:

- **Der Mensch ist eine Einheit aus Körper, Geist und Seele:** Dieses osteopathische Grundprinzip findet seine Entsprechungen in religiösen, philosophischen und naturheilkundlichen Ansätzen. Für die Osteopathie hat die Fehlfunktion eines kleinen Teilchens immer Auswirkungen auf den Gesamtorganismus. Bei Vorliegen lokaler Störungen wird stets der gesamte Körper in den diagnostischen und therapeutischen Prozess miteinbezogen. Idealerweise werden auch Lebensumstände, Ernährungsweise und andere Einflussfaktoren berücksichtigt.
- **Der Körper verfügt über Selbstheilungskräfte:** Im Sinne der Regulationsmedizin heilt eine osteopathische Behandlung nicht, sondern gibt in Form des gezielten Bewegungsanstoßes bzw. der Beseitigung der Bewegungsfixierung den Eigenregulationskräften wieder den Weg frei.
- **Struktur und Funktion stehen in Wechselbeziehung zueinander:** Dieses für die Osteopathie sehr wichtige Prinzip stellt die Grundlage einer jeden Therapie dar. Aus der spezifischen Struktur der verschiedenen Gewebe folgt die genau definierte Funktion. Umgekehrt folgt aus der Funktion der entsprechende Gewebeaufbau. Eine Einschränkung der Gewebebeweglichkeit wird eine Veränderung der Gewebestruktur nach sich ziehen und damit einen Verlust der Funktion bedeuten.

Abnormer Druck oder eine Spannung in einem Teil des Körpers produzieren abnormen Druck und Spannungsphänomene in einem anderen Teil des Körpers: Unter Einbeziehung moderner Erkenntnisse besagt das Konzept, dass der ungestörte Fluss der Arterien, Kapillaren, Venen und Lymphgefäße für die Ernährung, die hormonelle und enzymatische Versorgung, für die intakte Funktion der Zielgewebe von überragender Bedeutung ist. Eine osteopathische Therapie hat immer auch die Korrektur des Gewebeflusses zum Ziel.

Seinen Beobachtungen zufolge war durch Krankheit immer auch das betroffene Gewebe in seiner Beweglichkeit (z. B. Lungenbeweglichkeit bei Lungenentzündungen, Beeinträchtigungen der Gelenke bei Gelenkbeschwerden) eingeschränkt. Diese Beweglichkeit – die Bewegung war für Still zugleich ein wesentliches Prinzip des Lebens – wollte er wieder herstellen. Obwohl er in der Tradition der damaligen „Knocheneinrenker" (Bonesetter) stand und die Knochen im Mittelpunkt seines Handelns (Osteopathie = Leiden durch Knochen oder Leiden der Knochen) standen, legte er zunehmend besonderen Wert auf die weichen Gewebe wie Faszien und neurovaskuläre Strukturen. Denn nach Still verursacht nicht die Fehlstellung der Knochen die körperliche Störung, sondern durch sie komprimierte Weichteilstrukturen.

Nach Stills Tod im Jahr 1917 führten verschiedene Schüler sein Werk weiter oder ergänzten es mit neuen Ansätzen: **Littlejohn** begründete die Osteopathie in Europa, **Sutherland** entwickelte das Konzept der Cranio-Sakralen Osteopathie, **Chapman** legte den Grundstein für die vermehrte Beachtung des lymphatischen Systems. **Barral** aus Frankreich entwickelte in den vergangenen Jahren ein viel beachtetes eigenes System viszeraler Techniken, das in den USA Anfang des Jahrhunderts zwar beschrieben, aber dann in Vergessenheit geraten war.

Parietale, viszerale und cranio-sakrale Osteopathie

Es lassen sich innerhalb der osteopathischen Diagnose und Therapie 3 Bereiche unterteilen: Parietales, viszerales und cranio-sakrales System:

- Das **parietale System** beschreibt den Halte- und Stützapparat des Körpers mit dem muskulo-skelettalen System und zugehöriger Band- und Faszienverbindungen.
- Das **viszerale System** umfasst die thorakalen, abdominalen und pelvinen Organe mit anhängigen vaskulären, lymphatischen, neuronalen und faszialen Strukturen.
- Das **Cranio-Sakrale-System** bezieht den Schädel mit seinen suturalen, duralen und membranösen Verbindungen ein, das Sakrum und den Rückenmarkskanal mit seinen faszialen Umhüllungen.

Diese 3 Systeme lassen sich nicht isoliert voneinander betrachten, sondern weisen allein aufgrund ihrer funktionellen und anatomischen Gemeinsamkeiten zahlreiche Überlappungen auf. Sie gewähren aber unterschiedliche diagnostische und auch therapeutische Zugangswege zum Körper und seinen zahlreichen Dysfunktionen.

Praktische Durchführung

Beiden manuellen Therapien ist gemein, dass die somatische Dysfunktion diagnostiziert und behandelt wird. Als Dysfunktion werden ganz allgemein alle Fehlregulationen von zusammengehörigen Gewebestrukturen im skelettalen, artikulären, muskulären, faszialen, nervalen, lymphatischen und vaskulären System bezeichnet. Zu bestimmen ist der Ort der signifikanten Schlüsselläsionen.

Chiropraktik

Diese signifikanten Schlüsselläsionen gilt es, durch manuelle Einwirkung bei minimalem Kraftaufwand zu lösen. Dabei wird das blockierte Gelenk leicht über seine normale Beweglichkeit hinaus bewegt, ohne dass Kapsel, Bänder oder Weichteile verletzt oder beeinträchtigt werden. So kann die Gelenkfunktion sofort oder mit einer gewissen Verzögerung wiederhergestellt werden. Die rasche, mit einem genau dosierten Impuls ausgeführte Bewegung ist oft mit einem hörbaren Knacken verbunden, die Behandlung ist aber im Allgemeinen schmerzfrei. Es werden folgende Techniken angewendet:

- **Mobilisationen:** Aktive Mobilisationen werden an der verspannten Muskulatur vorgenommen, passive zielen darauf ab, das Gelenk direkt zu beeinflussen, indem es behutsam in die eingeschränkte Bewegungsrichtung bewegt wird.
- **Manipulationen:** Mit geringer Kraft wird ein rascher Impuls an das Gelenk – hörbar an dem Knacken – abgegeben. Durch den Impuls wird die Blockade reflektorisch gelöst und somit muskuläre Fehlspannungen abgebaut. Damit der Impuls nur an dem vorgesehenen Ort wirkt, müssen die umliegenden Gelenke „verriegelt" werden.

Osteopathie

Aufgrund der völlig unterschiedlichen Vorgehensweisen und möglichen Therapieansätze gibt es kein standardisiertes Vorgehen. Erreicht werden soll der sog. **Geweberelease**, die reflektorische neurophysiologische Lösung von Fehlspannungen in myofaszialen Geweben nach exakter Positionierung und Halten über einen definierten Zeitraum. Grundsätzlich unterscheidet man:

- **Myofasziale Techniken:** Muskuläre und bindegewebige Strukturen werden entsprechend der palpierten Fehlspannung entweder weg von der Barierre (indirekt) oder in die Barriere hinein (direkt) eingestellt und gehalten, bis

eine reflektorische Lösung der abnormen Gewebespannungen eintritt.
- **Lymphatische Techniken:** Im Unterschied zur Lymphdrainage werden anatomische Engpassstellen (erweiterter Begriff der Diaphragmata) und auf die Lymphgefäße einwirkende Gewebe (nach osteopathischem Verständnis) entspannt, um den lymphatischen Strom zu verbessern.
- **Viszerale Techniken:** Sehr unterschiedliche Techniken, die direkt oder indirekt auf die Gewebe des Brust-, Bauch- und Beckenraumes einwirken und die Gewebemobilität und Motilität normalisieren.
- **Strain-Counterstrain:** Tenderpunkte im myofaszialen Gewebe, die Ausdruck von dysfunktionellen Gelenken oder Muskeln sind, werden durch spezielle Positionierung über einen definierten Zeitraum in die freie Richtung behandelt. Dadurch findet ein Release der Struktur statt.
- **Ligamentous Articular Strain:** Der Begriff umschreibt die Fehlfunktion eines Gelenkes durch Dysbalance der ligamentären Strukturen. Die Therapie erfolgt durch exakte Ausbalancierung der hypotonen (dysfunktionellen) und hypertonen Ligamente, so dass im Punkt der Gelenkbalance das dysfunktionelle hypotone Ligament seinen Normotonus wiedererlangen kann (Release der Bandstrukturen).
- **Muskel-Energie-Technik:** Aktive Direkttechnik, mit der durch Muskelanspannung des Patienten und Neupositionierung unter Ausnutzung der neuromuskulären Reflexe die Normalposition von Muskeln und Gelenkem wiedererlangt wird.
- **High Velocity Low Amplitude:** Manipulationstechniken mit kurzem Impuls, hoher Geschwindigkeit und geringer Amplitude, die auf dysfunktionelle Gelenkstrukturen ausgeübt werden. Die Manipulation kann in die Barriere hinein oder von der Barriere weg vorgenommen werden.
- **Cranio-Sacrale-Techniken:** Direkte und indirekte Techniken im Bereich des Schädels und des Sakrums, die auf eine Normalisierung des cranio-sakralen Rhythmus abzielen oder durch Releasetechniken die suturalen und membranösen Gewebespannungen normalisieren.
- **Spezifische Adjustment-Technik:** Bestimmung der Schlüsselläsion anhand eines speziellen diagnostischen Vorgehens zumeist im Bereich der Wirbelsäule und Anwendung einer

einzigen gezielten Segmentmanipulation. Ein kleiner Reiz soll eine maximale Eigenregulation hervorrufen.

- **Still Technik:** Eine in Dysfunktion befindliche Struktur (Gelenk, Muskel, Sehne, Band) wird in seiner freien Richtung (in die Dysfunktion) positioniert, diese Richtung bis zum Release betont und dann mittels einer zusätzlichen Kraft durch die ursprüngliche Barriere hindurch in die Neutralposition zurückgebracht.

Indikationen

Chiropraktik

Die Chiropraktik eignet sich zur Behandlung lokaler Beschwerden des Bewegungsapparats (z. B. Schulter- und Armschmerzen, Tennisarm, Lumbalgien, Hüft- und Knieschmerzen, Torticollis) sowie zur Therapie davon ausgehender Störungen, wie z. B. Schwindel, Kopfschmerzen, Migräne, Schleudertrauma.

Grundsätzlich sollte vor jeder chiropraktischen Behandlung eine Röntgenkontrolle durchgeführt werden.

Osteopathie

Die Indikationsliste einer osteopathischen Behandlung umfasst funktionelle Störungen. Eine grundsätzliche Indikation besteht bei allen Schmerzen und Beschwerden durch palpatorisch erfassbare Funktionsstörungen, denen ein pathologisches Korrelat fehlt.

Da bei der Mehrzahl der Krankheiten begleitende Funktionsstörungen zu diagnostizieren sind, kann eine ergänzende osteopathische Therapie oftmals sinnvoll eingesetzt werden.

Kontraindikationen

➡ Unklare Diagnose

Eine fehlende eindeutige Diagnose ist eine absolute Kontraindikation für die Chiropraktik und Osteopathie. Vor Behandlungsbeginn, der sich über einen längeren Zeitraum mit der Gefahr einer Diagnoseverschleppung erstrecken kann, muss eine entsprechende Abklärung erfolgt sein. ∎

Chiropaktik

Bei folgenden Erkrankungen muss von einer chiropraktischen Behandlung abgesehen werden:

- Bandscheibenvorfall
- Frische Verletzungen
- Tumoren
- Osteoporose

- Bluter oder Kinder, die dauerhaft Cortison einnehmen
- Kinder mit Gefäßerkrankungen sollten ebenfalls vorsichtig sein, die Folgen einer unsachgemäßen Behandlung können unter Umständen sogar lebensbedrohlich sein.

Osteopathie

- Für alle parietalen Manipulationstechniken (High-velocity-Techniken) gelten alle Kontraindikationen, die auch für die Chirotherapie (☞ 2.47) aufgeführt werden.
- Bei allen Weichteiltechniken stellen akute Erkrankungen, Traumata und Entzündungen, die einer notfallmäßigen Versorgung bedürfen, Thrombosen, vaskuläre Insuffizienzen und neurologische Erkrankungen mit Ausfallserscheinungen Kontraindikationen der Anwendung dar.
- Tumoren sind eine Kontraindikation osteopathischer Behandlung. Im Tumorbereich sollten Gewebemanipulationen aufgrund der Gefahr einer Tumorverschleppung unterbleiben.
- Im Rahmen der viszeralen Behandlung darf bei entzündlichen Erkrankungen (z. B. M. Crohn, Colitis ulcerosa) keine direkte Organmanipulation vorgenommen werden.

Aufgrund der regulatorischen Wirkungen vieler osteopathischer Techniken müssen einige Kontraindikationen als relative betrachtet werden. Die Beurteilung der Indikation setzt eine große Erfahrung nicht nur mit den osteopathischen Techniken, sondern auch der vorliegenden Grunderkrankung voraus.

2.9 Mikrobiologische Therapie

Dieter Grabow

> *Die Mikrobiologische Therapie umfasst die orale oder parenterale Gabe von Mikroorganismen, deren Bestandteilen oder Stoffwechselprodukten zur Behandlung von Funktionsstörungen und Erkrankungen.*

Die mikrobiologische Therapie ergänzt seit ca. 50 Jahren die traditionellen naturheilkundlichen Konzepte der Ausleitung über den Darm (Mayr-Kur, Fasten, Abführmittel) und bietet sehr gute Behandlungsmöglichkeiten.

Konzept

Ausleitungen über den Darm und dessen Regeneration sind schon immer integraler Bestandteil naturheilkundlicher Behandlungskonzepte. Mit der Entdeckung verschiedener Bakteriengruppen im Darm und der Aufschlüsselung ihrer stoffwechselwirksamen und immunologischen Funktionen wurden zusätzliche Behandlungsmöglichkeiten zur Regeneration der Darmflora entwickelt. Die heute wahrscheinlich wichtigste Form der Therapie für den Darm ist die mikrobiologische Therapie. In neuerer Zeit wird auch die Symbioselenkung und die praebiotische sowie die probiotische Therapie erwähnt.

Entwicklung der physiologischen Darmflora

Im Laufe des Lebens siedeln sich im Darm etwa 500 verschiedene Bakterienarten mit teilweise günstigen, teilweise ungünstigen Eigenschaften für den Gesamtorganismus an. Die Gesamtzahl der im Darm siedelnden Bakterien dürfte etwa 100.000 Milliarden Keime beim Erwachsenen erreichen.

Schwangerschaft und Geburt

Das im Mutterleib heranwachsende Kind ist bis zu seiner Geburt ein steriler Organismus. Damit sind die Schleimhäute ein relativ leicht zu besiedelndes Substrat für die Mikroorganismen, mit denen das Neugeborene in Berührung kommt. Im Normalfall ist dies zuerst die Scheidenflora der Mutter. Eine normale, also eubiotische Scheidenflora weist große Keimzahlen an Lactobazillen (Lactobazillus acidophilus) und Bifidobakterien (Lactobazillus bifidus) auf und nur geringe Mengen an Hefen, Strepto- und Enterokokken sowie anderen Mikroorganismen. Die fehlbesiedelte, also dysbiotische Scheidenflora hingegen zeigt nur wenige Lactobazillen und Bifidobakterien, demgegenüber aber hohe Keimzahlen von anderen Mikroorganismen. Beim Austritt aus der Scheide wird das Neugeborene mit den Keimen der Perianalflora der Mutter kolonisiert, d. h. im Normalfall mit wenig Lactobazillen, aber höheren bis hohen Keimzahlen von Bifidobakterien, Enterokokken und Anderen, wie z. B. E.coli.

⇨ Eubionten

Lactobazillen und Bifidobakterien sind also die einzigen Mikroorganismen im Darmkanal gegen die der Organismus keine Abwehr aufbaut (Eu-

bionten). Alle anderen Keime dienen demnach in allererster Linie dazu, das Immunsystem des Menschen zu schulen (☞ unten). ∎

Auf Grund dieser Fakten ist vorgeburtlich bereits auf eine intakte Scheiden- und Darmflora der werdenden Mutter zu achten. Leider wird diesem Aspekt in der heutigen Schwangerschaftsvorsorge überhaupt nicht Rechnung getragen.

Kaiserschnittkinder

Kinder, die mit Kaiserschnitt entbunden werden, haben diese Chance der Kolonisation mit normalen, eubiotischen Mikroorganismen nicht. Bei diesen Neugeborenen siedeln sich auf den Schleimhäuten des Organismus die Keime an, mit denen das Kind zuerst in Berührung kommt. Dabei handelt es sich in allererster Linie um Umweltkeime wie E. coli, Klebsiellen, Proteus sowie andere Mikroorganismen.

Daher können Kaiserschnittkinder keine normale Darmflora entwickeln, selbst wenn sie voll gestillt werden – so die Aussage eines bekannten deutschen Mikrobiologen – und bedürfen also einer mikrobiologischen Therapie.

Säugling

Stillen ist auch für die spätere Entwicklung der Darmflora ein wichtiger Vorgang. Durch den in der Muttermilch enthaltenen hohen Harnstoffanteil wird das Wachstum der Bifidobakterien gefördert und indirekt die Ausbreitung der Fäulniserreger gehemmt. Denn die Bifidobakterien vergären Milchzucker und drängen die Fäulniserreger durch die Absenkung des pH-Werts zurück. Bei Flaschenkindern findet dieser Prozess nicht statt, allerdings reicht die Ansäuerung des Darmlumens auch hier meist aus, um die Überwucherung mit Fäulniserregern, welche ja in Form von Umweltkeimen ständig zugeführt werden, zu verhindern. Forschungen zeigen allerdings, dass sich die Darmflora von Flaschenkindern und gestillten Kindern stark unterscheidet. D.h. dass die Fertignahrung, so hochwertig sie auch sein mag, die Muttermilch weder qualitativ noch quantitativ erreicht. Manche Autoren führen aus, dass ein Flaschenkind niemals eine so optimale Darmflora entwickeln kann wie ein gestilltes Kind.

Wie ist allerdings die Frage zu bewerten, warum eine Konkurrenz zwischen Keimen der Säuerungsflora und Vertretern der Fäulnisflora auch beim gestillten Kind relevant ist? Aus der angelsächsischen Literatur ist zu entnehmen, dass sich die Zellen der Dünndarmflora in einem Abstand zwischen 3 Tagen und einer Woche vollständig erneuern. Diese abgestoßenen Zellen stellen ein ideales Nährmedium für verschiedene Fäulniserreger dar, die ja beim Geburtsvorgang und durch den permanenten Kontakt mit der Umwelt und den dort residierenden Mikroorganismen implantiert wurden. Daher ist eine intakte Säuerungsflora, die ja durch den Harnstoffanteil in der Muttermilch stark stimuliert wird, auch beim gestillten Kind sehr wichtig. Sie wird aber in den meisten Fällen erreicht.

Darmflora des heranwachsenden Kindes

Je weiter zugefüttert und nach und nach auf „normale" Kost umgestellt wird, desto mehr Nährsubstrat erhalten diejenigen Keime, die im weitesten Sinne der Fäulnisflora zuzurechnen sind. Jene wiederum stimulieren das darmassoziierte Immunsystem, was mit zunehmendem Alter immer wichtiger wird. Denn während in der Stillzeit der kindliche Organismus weitgehend mit Immunglobulinen aus der Muttermilch versorgt wird, muss der heranwachsende Organismus selbst für eine ausreichende Abwehr gegenüber den vielfältigen Keimgruppen in der Umwelt sorgen. Denn auch unter optimalen Ernährungsbedingungen „verschluckt" bereits ein Säugling Umweltkeime, die für ihn gefährlich werden können. So wird der heranwachsende Mensch durch die Leistungen des körpereigenen Immunsystems immer resistenter gegen so genannte potentiell pathogene Keime.

Je weiter das Stillen reduziert und auf eine normale Kost umgestellt wird, entwickelt sich die Darmflora, die für einen Mischköstler typisch ist. Diese Flora ist je nach den verschiedenen Regionen des Verdauungstraktes unterschiedlich. Während der Magen und die oberen Abschnitte der Dünndarmes nicht oder nur sehr dünn besiedelt sind, finden sich in den unteren Abschnitten des Dünndarmes vorwiegend Lactobazillen und Enterokokken. Im Übergang zwischen Dünn- und Dickdarm sowie im Dickdarm selbst finden sich dann mehr und mehr Fäulniskeime. Wichtig ist hierbei, dass im Dünndarm durch die vorwiegend vorhandene Säuerungsflora und mechanische Mechanismen (Ileozökalklappe) eine strikte Trennung zwischen Dünndarm- und Dickdarmflora erfolgt. Wird aus irgendwelchen Gründen (z.B. Antibiotica) die empfindliche Dünndarmflora gestört, so kann es durchaus zu einer Aufwanderung von Keimen der Dickdarmflora in den Dünndarm kommen.

Diese pathologische Situation wird als Overgrowthsyndrom (weiter unten beschrieben) bezeichnet.

Funktionen einer physiologischen Darmflora

Nach den Untersuchungen der Mikrobiologen Schuler und Berg, die im deutschsprachigen Raum wesentliche Erkenntnisse über die Zusammensetzung und Physiologie der Darmflora brachten, gibt es nur wenige stabile Bewohner des Darms und eine große Zahl wechselnder Bewohner. Zu den ersteren gehören die Bifidobakterien, Bacteroides und Eubakterien, in geringer Zahl auch Enterokokken und E.coli. Alle anderen – auch in einer normalen Darmflora vorhandenen – Mikroorganismen gewinnen nur dann an Bedeutung, wenn sie sich über das übliche Maß hinaus vermehren und damit Symptome erzeugen, die eine mehr oder minder große Krankheitsrelevanz haben.

Eine normale Darmflora hat einen erheblichen Gesundheitswert, indem sie folgende Funktionen gewährleistet:

- **Immunmodulierenden Eigenschaften** in Bezug auf die Abwehrleistung des Organismus. Hauptnutzer sind die Peyer Plaques, die den Hauptfaktor in dem darmassoziierten Immunsystem darstellen.
  - Die Darmflora bildet die mikrobiologische Infektionsbarriere und verhindert die Ausbreitung pathologischer Mikroorganismen im Darm.
  - Sie sichert eine normale Durchlässigkeit des Darmepithels und verhindert somit die Überwanderung von Keimen, die im Darm vorhanden sind, in den Organismus.
- **Entgiftungsleistung:**
  - Die Darmflora vollbringt erhebliche Entgiftungsleistungen, sodass manche Autoren von einer ‚zweiten Leber' sprachen.
  - Verminderung von toxisch wirkenden Stoffwechselprodukten, die mit der Nahrung aufgenommen werden (z.B. Nitrosamine).
- Sie versorgt über ihre Stoffwechselprodukte (Butter-, Essig-, Karbon-, Propionsäuren) die Schleimhaut des Darms und trägt wesentlich zu deren Energiehaushalt bei.
- **Stoffwechselaktivierung und -stabilisierung**
  - Produktion von Vitaminen der B- und K-Gruppe.
  - Anregung der Darmperistaltik v.a. durch die Bildung von Gasen.

– Synthese von rechtsdrehender Milchsäure und damit Stabilisierung des gesamten Stoffwechselmilieus.

Störungen der Darmflora

Störungen einer vorher intakten Darmflora werden aus naturheilkundlicher Sicht durch folgende Faktoren verursacht:

- **Noxen:**
  - Medikamente: Antibiotika, diverse chemische Medikamente, Abführmittel
  - Infektionskeime und ihre Toxine
  - Schwermetalle
  - Energiereiche Strahlung (z. B. Röntgenstrahlung), Mikrowellenstrahlung
- **Erkrankungen:** Darmerkrankungen (z. B. Divertikel, Motilitätsstörungen), hormonelle oder immunologische Erkrankungen
- **Fehlernährung:** z. B. Junkfood oder Fastfood, Ernährungsweisen mit einem sehr hohen Fett- oder Zuckeranteil (Achtung: auch Getränke!)
- **Impfungen**

Zu unterscheiden sind topographisch die Störungen der Dünndarm- und der Dickdarmflora: Darüber hinaus sind Störungen der Darmflora beim Säugling anders zu werten als beim Mischköstler (Kind, Jugendlicher, Erwachsener).

Störungen beim Säugling

Hier sind die Störungen im Gesamtkeimspektrum z. B. im Rahmen einer Stuhluntersuchung leicht zu erkennen. Störungen sind v.a. auf eine Ausbreitung von Klebsiellen, Clostridien und E.coli zurückzuführen, die bedingt sind durch verdorbene Nahrungsmittel oder andere Noxen. Auch ist hier an die Übertragung bestimmter Mikroorganismen, die der Fäulnisflora oder der pathogenen Flora zuzurechnen sind, auf oralem Wege zu denken.

Während Heranwachsende oder Erwachsene in diesem Fall an einer „Darmverstimmung" leiden, kann eine solche Störung beim Säugling, da die kindliche Abwehr noch nicht sehr ausgeprägt ist, wesentlich tiefer gehen und unter Umständen lebensbedrohliche Symptomatiken (massive, ruhrartige Durchfälle mit Austrocknung oder ein extremer Zwerchfellhochstand im Rahmen eines Roemheld-Syndroms mit Einschränkung der Atemfunktion und Irritationen der Herzaktion) hervorrufen.

Störungen beim Heranwachsenden und Erwachsenen

Ganz generell sind die Hauptverursacher für Störungen der Darmflora beim Mischköstler in allererster Linie Antibiotika. Gemeint sind hier nicht nur medikamentöse Antibiotika, sondern auch in Nahrungsmitteln vorhandene (z. B. Nahrungsmittel und Tees, die aus asiatischen Ländern importiert werden). Aber auch innerhalb der EU gibt es Länder, bei denen die Reifung von Käse durch Antibiotika gestoppt werden darf.

Aus medizinischer Sicht ist dieser sorglose Umgang mit Antibiotika und im Übrigen auch mit Cortisonpräparaten als extrem bedenklich anzusehen.

Entwicklung der Darmdysbiosen

Unter Darmflorastörungen oder Dysbiosen versteht man heute Veränderungen im Gesamtgehalt, im Keimspektrum und/oder in den Stoffwechselaktivitäten der Darmkeime sowie Veränderungen von Besiedlungsstandorten im Magen-Darm-Trakt.

Pathogenese

Beim Eintreten eines „Agens" (also meistens eines Fremdkeimes aus der Außenwelt) oder auch beim Einsatz von Antibiotika werden sensible Keimgruppen des Darmes (z. B. Bifidobakterien, Lactobazillen) ausgerottet oder die Gesamtbesiedelung deutlich reduziert. In der Folge kommt es zu einer Neubesiedelung, allerdings mit Keimen aus der Umwelt, die meist der putriden oder auch Fäulnisflora zuzurechnen sind.

Die dadurch „gestörte Eubiose" – das sinnvolle Zusammenwirken der einzelnen Keimgruppen zum Wohle des Wirtes – geht einher mit einem Verlust von Vitaminen und Mineralstoffen, da die Nahrungsbestandteile nicht mehr optimal aufgeschlüsselt werden können. Zudem entwickeln sich durch die Ausbreitung putrider Mikroorganismen verstärkt Blähungen, die sich im Falle der isolierten Dickdarmstörung in Form von Flatulenzen äußern. Die verstärkt gebildeten Abfallprodukte der putriden Flora, wie z. B. Ammoniak können außerdem den Gesamtorganismus (intestinale Autointoxikation) und insbesondere die Leber stark belasten, weil sie nicht mehr ausgeschieden werden können. Die Leber muss diese Abfallprodukte nämlich in Harnstoff umwandeln und so entsorgen, ein für dieses Organ zusätzlicher erheblicher Stress.

Doch nicht nur sensible Keimgruppen werden häufig zu Fall gebracht, sondern auch scheinbar resistente wie E. Coli. Innerhalb der Coliflora gibt es wertvolle Keimgruppen, welche das Immunsystem dahingehend stimulieren, dass das Auftreten von Allergien vermieden wird. Es gibt allerdings auch wertlose Coligruppen, die mehr schaden als nutzen und für den Menschlichen Organismus nicht zu gebrauchen sind. Gerade diese Keimgruppen werden jedoch häufig in Form so genannter Umweltkeime aufgenommen.

Eine Restitution geschieht von alleine erfahrungsgemäß nicht mehr. Ganz im Gegenteil kommt es in der Folge sogar noch zu weiter reichenden Störungen.

Sonderform: Overgrowth-Syndrom – die Störung der Dünndarmflora

Die häufigste Störung im Bereich der Dünndarmflora ist das so genannte Overgrowth-Syndrom, die bakterielle Überbesiedlung des Dünndarms. Diese Überbesiedlung des Dünndarmes mit Keimen der Dickdarmflora ist eine Folge der pathologischen Aufwanderung dieser Keime aus den verschiedenen Regionen des Dickdarmes in den Dünndarm. Verursacht wird diese durch einen Wegfall der physiologischen Barrierefunktion der Dünndarmflora, meist in Folge einer pathologischen Veränderung, die durch folgende Ursachen hervorgerufen werden kann.

Ursachen
- **Medikamente:** Antibiotika
- **Nahrungsmittel:**
  - Verzehr antibiotikahaltiger Nahrungsmittel
  - Häufiger Verzehr minderwertiger Nahrungsmittel (Fast Food), Fertiggerichte
  - Mangel an Obst, Salat und Gemüse in der Nahrung
  - Übermäßiger Verzehr von Zucker
  - Phosphorsäurehaltige Getränke, stark gezuckerte Getränke
- **Störungen und Erkrankungen des Verdauungsapparats:**
  - Organische Veränderungen der Ileocoecalklappe
  - Störungen der Magenbesaftung bzw. der Magensäureproduktion
  - Bulimie
  - Störungen der Leber-, Galle-, Pankreasfunktion

Symptome
Folgen des Overgrowthsyndromes sind:
- Heftige Schmerzen in der Nabelgegend, meist eine Stunde nach den Mahlzeiten auftretend
- Wechsel zwischen Durchfall und Verstopfung
- Veränderung der Gallenflüssigkeit und daraus resultierend Störungen der Fettverdauung
- Erhöhte Wasserabgabe in den Dünndarm mit Exsiccation des Gesamtorganismus
- Verstoffwechslung unverdauter Nahrungsbestandteile durch Vertreter der Fäulnisflora
- „Abatmung" der durch die Fäulnisflora produzierten Gase mit fötidem Mundgeruch
- Verstoffwechslung von Vitaminen und Mineralstoffen mit Mangelerscheinungen
- Unverträglichkeit ballststoffreicher Nahrung oder Vollkornnahrung.

Diagnostik von Störungen der Darmflora

- **Iridologie:** Als aktuellstes und sicherstes Zeichen dient hier der so genannte Ölschleier über der Hornhaut – beim Betrachten des Auges scheint eine ölige Schliere über der Hornhaut zu sein.
- **Perkussion:** In den Bereichen des Darmes, in denen verstärkte Aktivitäten von Fäulniserregern auftreten, findet man einen hohlen Perkussionsschall. Besonders wichtig bei der Diagnostik des ☞ Overgrowthsyndroms: Klopfschall um den Nabel.
- **Auskultation:** Teilweise heftige Gärgeräusche, massives, deutlich über das normale Maß herausgehendes Gluckern und Gurgeln als Zeichen einer nicht optimalen Zusammensetzung des Darminhaltes insbesondere im Verhältnis Wasser/feste Anteile.
- **Stuhluntersuchungen:** Es gibt viele gute Labore, die Stuhluntersuchungen anbieten: Allerdings macht es wenig Sinn, aus der Veränderung einer einzelnen Keimgruppe Rückschlüsse auf die Gesamtsituation ziehen zu wollen. Eine sinnvolle Stuhluntersuchung sollte unbedingt folgende Parameter enthalten:
  - Florastatus mit quantitativer bakteriologischer und mykologischer Stuhluntersuchung im Bezug auf aerobe Darmflora (E.Coli, Proteus, Klebsiellen, Pseudomonas, Enterobakteriacaen, Citrobacter, enterokokken usw.), anaerobe Darmflora (Bacteroides, Bifidobakterien, Lactobazillen, Clostridien), Hefen und Schimmelpilze (Candida, Geotrichen, Schimmelpilze)
  - Farbe, Konsistenz und pH-Wert

– Verdauungsrückstände (Fett, Wasser, Eiweiß, Stärke, Zucker)
– Pankreaselastase und Gallensäuren als Parameter für die Maldigestion
– Sekretorisches IGA als Parameter für die Schleimhautimmunität
– Alpha-1-Antitrypsin, Calprotectin und Lysozym als Parameter für die Malabsorption
– Ggf. andere Parameter
– Parasitologische Stuhluntersuchung

● **Weitere Diagnostik für das Overgrowth-Syndrom:**
– Atemgasuntersuchung: Wasserstoff-Atemtest mit Glucose als Parameter für das Overgrowth-Syndrom
– Urinuntersuchung: Indikan und Skatol als Parameter für das Overgrowth-Syndrom, Kochprobe mit Nylander-Reagenz als Parameter für die Situation der Darmlymphe

Durchführung der Darmsanierung

Eine Darmsanierung (gängiger, aber falscher Ausdruck – er bezeichnet eine Sanierung des gesamten Organs Darm) oder besser: eine Sanierung der Darmflora wird erforderlich, wenn das empfindliche mikrobiologische Gleichgewicht des Ökosystems gestört ist. Folgende Symptome können eine Dysbiose anzeigen: Durchfälle und Verstopfung, häufig im laufenden Wechsel, sowie Mangelerscheinungen in Bezug auf die Verwertung von Mineralstoffen (Calcium, Magnesium, Kalium, Eisen), häufige Erkältungen, allgemeine Abwehrschwäche, Blässe, Hauterkrankungen und Ekzeme.

Präparate und ihre Dosierung

Die folgenden Präparate haben sich in der Praxis bei der Behandlung einer Dysbiose bewährt: Bei den erwähnten Präparaten handelt es sich um solche, mit denen der Verfasser arbeitet und die bei der jeweiligen Indikation für gut befunden wurden. Diese Listung erhebt keinen Anspruch auf Vollständigkeit.

Bifidobakterien/Laktobazillen
● Omniflora N: 1–2 x tägl. 1 Hartkapsel
● Paidoflor Kautabletten: 1–3 Tabl. vor einer Mahlzeit kauen
● Bacto Flor Pulver: 1 x $1/4$ TL zu den Mahlzeiten in Wasser (PZN 1240290)
● Lacteol Pulver: 1 Beutel in Wasser, Milch, Joghurt oder Fruchtsaft vor dem Essen
● Probiotik pur Pulver: 1 Beutel in Wasser, Milch, Joghurt oder Fruchtsaft vor dem Essen

Probiotika
● Lactisol: 3 x 5–10 Tr. je nach Alter

Escherichia (E.) coli
● Rephalysin C Drg: 2 x 2 Drg. ab dem 6. Lebensjahr
● Mutaflor Suspension: Säuglinge 1 x tägl., Kinder 1–3 x tägl. 2 ml
● Symbioflor 2: Säuglinge 1 x tägl. 5 Tr., Kinder 1 x tägl. 10 Tr.
● Colibiogen Kinder liqu.: 1–3 x tägl. 1 TL vor den Mahlzeiten
● Hylak N, Hylak plus: 3 x 1 ml

Enterokokken
● Symbioflor 1: Säuglinge 3x10 Tr., Kinder 3 x 20 Tr. jeweils vor den Mahlzeiten
● Pro-Symbioflor: 3 x 5 Tr., langsam auf 3 x 20 Tr. steigern

Indikationen

Jede mikrobiologisch oder durch sonstige Untersuchungen festgestellte Störung der Darmflora, Schwäche der körpereigenen Abwehr, Hauterkrankungen, Durchfälle nicht infektiöser Art, Obstipation jeglicher Genese, Meteorismus, Flatulenzen, als Begleitbehandlung zur Antibiticatherapie, Heuschnupfen, Allergien, Mineralstoffmangelerkrankungen, Vitaminmangelerscheinungen

Kontrainidkationen

Nicht bekannt

2.10 Phytotherapie

Bernd Hertling

Eines der klassischen Naturheilverfahren mit langer naturheilkundlicher Tradition. Eingesetzt werden aus Pflanzen, Pflanzenteilen oder pflanzlichen Bestandteilen zubereitete Phytopharmaka. Oft sind die pharmakologischen Wirkungen im Sinne einer rationalen Phytotherapie nicht auf die einzelnen Inhaltsstoffe zurückzuführen; die Wirkung ergibt sich aus den Synergien der verschiedenen Substanzen.

Konzept

Die Phytotherapie als Pflanzenheilkunde ist das wohl älteste Naturheilverfahren und damit besterprobte Naturheilverfahren. Nicht nur das, sie gehört auch zu den am besten wissenschaftlich dokumentierten Verfahren, hat die beste Qualitätssicherung und erfreut sich in der Regel akzeptabler Preise. Der Begriff Phytotherapie wurde erst im 19. Jahrhundert von dem französischen Arzt Henri de Leclerc eingeführt, um die Pflanzenheilkunde von der sich zunehmend ausbreitenden Therapie mit synthetischen chemischen Substanzen abzugrenzen. Bis zu diesem Zeitpunkt verstand es sich von selbst, dass Arzneimittel sowohl in der abendländischen Medizin als auch im Indischen Ayurveda oder der Traditionellen Chinesischen Medizin aus Pflanzen bestehen. Sieht man von Ausnahmen, wie den in der Arktis und am Nordpol lebenden Inuit ab, machte der Mensch ubiquitär die Urerfahrung kraftvollen unverwüstlichen, pflanzlichen Lebens. Man riss die Pflanzen aus, das Vieh fraß sie, man brannte sie nieder – und doch wuchsen neue lebende Pflanzen aus der Erde nach. Dabei legt unser Wort „Pflanze" nicht mehr Zeugnis von dieser Urerfahrung ab, hat es sich doch aus dem Lateinischen „planta" entwickelt, was ursprünglich „Setzling" bedeutet. Also die Pflanze, die künstlich in den Boden verbracht wird, nicht jene, die „von Natur aus dort wächst." Nichts anderes aber bedeutet das griechische Wort „phyton" – das „Gewachsene", das von Natur aus Da-seiende. Schließlich bediente sich die Phytotherapie anfangs vorwiegend wildwachsender Pflanzen, und so findet sich auch heute noch so manches sog. „Unkraut" im Heilkräuterschatz! Man denke nur an die Trias Löwenzahn, Brennnessel, Giersch! Was den Griechen ihr Vegetationsdämon Bryaktes, der, alles sprießen und wuchern lässt, sah die Heilige Hildegard (1098 – 1180) entdämonisiert in der „Viriditas", der Grünkraft, jener Urenergie, von der alles Leben seine Kraft hat. Nichts desto trotz wurden als heilkräftig erkannte Pflanzen im Laufe der Geschichte kultiviert oder genetisch durch Zuchtwahl im Sinne ihrer Nützlichkeit für den Menschen verändert, nicht zuletzt, um einen konstanten Gehalt an bestimmten Wirksubstanzen zu garantieren und die Herstellung standardisierter Drogen zu gewährleisten.

Formen der Phytotherapie

Heutzutage werden verschiedene Strömungen der Pflanzenheilkunde unterschieden: Die als Bestandteil der naturwissenschaftlich orientierten Schulmedizin angewendete Phytotherapie, auch als sog. „Rationale Phytotherapie" bezeichnet, setzt v.a. Zubereitungen aus Heilpflanzen ein, die eine Positiv-Monographie von der Kommissi

on E erhalten haben, d. h. Phytotherapeutika, die entsprechend dem Arzneimittelgesetz den Nachweis der pharmazeutischen Qualität und Wirksamkeit und Unbedenklichkeit bzw. Verträglichkeit erbracht haben. Als äußerste Grenze, was in diesem Zusammenhang noch als Phytotherapie gelten kann, muss die allein auf einem einzigen, isolierten, oftmals künstlich synthetisierten Wirkstoff basierende Therapie angesehen werden, wenn beispielswseise nicht mehr der Gesamtextrakt von „Ruta graveolens", sondern lediglich der isolierte Wirkstoff Beta-hydroxy-aethylrutosid zum Einsatz kommt.

Eine erfahrungsheilkundlich orientierte Phytorapie verwendet zudem Arzneipflanzen, deren Anwendung sich in der Erfahrungsheilkunde und Volksmedizin bewährt hat. Eingesetzt werden zusätzlich auf gesichertem, empirisch gewonnenem Wissen basierende klassische Tee- und Tinkturenrezepturen, zur inneren und äußeren Anwendung (Auflagen, Bäder = Phyto-Balneologie).

Arzneipflanze – Arzneidroge

Wenn im Rahmen der Phytotherapie von „Drogen" gesprochen wird, heißt dies nur, dass die entsprechenden Pflanzenteile zuvor getrocknet wurden. Sie dienen in der Regel als Ausgangsmaterial für weitere Galenika (= spezielle Zubereitungsformen). Pflanzliche Drogen können intern (z. B. als Tee, Tinkturen, Extrakte, Tabletten) und extern (z. B. als Salben, Cremes, Emulsionen, Badezusätze), aber auch parenteral in Form von Injektionen oder Infusionen verabreicht werden.

Meist werden mehrere Drogen gemischt – im Rahmen der rationalen Phytotherapie werden bevorzugt Monodrogen oder Dreierkombinationen eingesetzt. Leider wurden durch bürokratische Zwangsmaßnahmen zahlreiche Präparate vom Markt entfernt, was zunächst die therapeutische Vielfalt stark einschränkt, jedoch den Behandler zum Einsatz von Individualrezepturen animiert.

Relevante Wirkstoffgruppen

Phytopharmaka bestehen aus unterschiedlichen Wirkstoffgruppen. Bei der folgenden Auflistung nach unterschiedlichen Wirkstoffen darf nicht übersehen werden, dass in der Naturheilkunde immer noch gilt: Das Ganze ist mehr als die Summe seiner Teile. Demnach können auch nicht beschriebene, evtl. sogar noch völlig unbekannte Wesenheiten der Pflanzen für ihre Wirkung oder für die Nebenwirkungsfreiheit verantwortlich sein, weshalb im praktischen Teil nicht die

Wirksubstanzen, sondern die Pflanzendrogen genannt werden.

Ätherische Öle

Ätherische Öle sind als polymorphe Gemische verschiedenartiger äther- oder ölhaltiger organischer Verbindungen, aromatischer Kohlenwasserstoffe, Alkohole, Phenole, Aldehyde nicht wasserlöslich, doch mit Wasserdampf (Hitze!) flüchtig. Da sie fettlöslich sind, können sie mit Alkohol, Äther, Chloroform, Benzol oder organischen Fettverbindungen als Lösungsmittel extrahiert werden. Sie verharzen unter Lichteinwirkung, weshalb sie stets lichtgeschützt aufbewahrt werden müssen. Im Pflanzenstoffwechsel sind diese aus Blüten, Blättern oder Wurzeln stammenden, stark riechenden Substanzen Exkrete, die nicht mehr benötigt werden.

- **Vorkommen:** Ätherische Öle sind eine Entwicklung der Blütenpflanze, weshalb sie in den niederen Pflanzenfamilien, wie Moosen, Farnen oder Schachtelhalmgewächsen, nicht vorkommen. Häufig findet man sie bei Umbelliferae, Rutaceae, Labiatae, Pinaceae, Ranunculaceae und anderen.
- **Wirkspektrum:** Sie wirken intern wie extern hyperämisierend, tonisierend auf Gefäße und Kreislauf, spasmolytisch, desinfizierend, antiseptisch, (bakterizid, virostatisch, fungizid durch Lyse der Zellmembran von Erregern). Da sie über die Bronchien ausgeschieden werden, zeichnen sie sich v.a. im Bereich der Atemwegserkrankungen besonders aus, wo sie ihre expektorierenden und antiseptischen Qualitäten voll entfalten können.

Ätherisch-Öl- Drogen können oral, per inhalationem, extern als Rubefaciens direkt aufgetragen oder verdünnt als Badezusatz angewendet werden. Sie werden bevorzugt als Aromatherapeutika eingesetzt.

Cave In der Gruppe der Ketone gibt es ätherische Öle, wie Pulegon, Fenchon, Thujon mit neurotoxischer Wirkung, die Lähmungen und Exzitationen verursachen. Ebenso gibt es Öle mit Uteruskonstriktionen auslösender Wirkung, die abortiv wirken. ∎

Alkaloide

Alkaloide sind stickstoffhaltige, komplizierte organische Verbindungen basischen Charakters, die nicht zu den klassischen Bestandteilen der Pflanzen gehören. Gewöhnlich trifft man sie nur bei Tieren an. Dennoch finden sie sich in einer nicht zu geringen Zahl von Pflanzenspezies, dort allerdings nur in absterbenden Zellen, quasi als Abbau-

produkte, und bilden wasserlösliche, stark toxisch wirksame Salze. Die wirksamsten Gifte des Pflanzenreichs gehören in diese Gruppe, weshalb Alkaloid-Pflanzen und Substanzen aus ihnen bis zur 4. Dezimalpotenz verschreibungspflichtig sind.

- **Wirkspektrum:** Breit angelegtes Wirkprofil, z. B. spasmolytisch, neurotrop stimulierend, durchblutungsfördernd; entsprechend vorsichtig homöopathisch dosiert kann man sie als sehr potente Heilmittel ansehen.
- **Vorkommen:** in verschiedenen Pflanzenfamilien – Papaveraceae (Papaver somnifera: Morphin), Ranunculaceae (Aconitum napellus: Aconitin), Liliaceae (Colchicum autumnale: Colchicin), Leguminosen (Laburnum anagyroides), Solanaceae (Atropin, Hyoscyamin, Scopolamin).

Bitterstoffe

Bitterstoffe sind wasserlösliche, glykosidische Bindungen, stickstofffrei, teilweise sogar giftig, meist jedoch indifferent. Ihre Bitterwirkung bemisst sich anhand des Bitterwertes (BW). Der BW zeigt an, wie viele Wassertropfen durch einen Tropfen der entsprechenden Pflanze „verbittert" werden. So hat zum Beispiel das Amarogentin des Gelben Enzians einen BW von 50.000, d. h. 1 Tropfen Enzianextrakt lässt 50.000 Wassertropfen (entspricht etwa 3,3 l) bitter schmecken!

Pflanzen werden als Bitterstoffdrogen bezeichnet, wenn sie ausschließlich wegen ihres Geschmacks und der damit zu erwartenden stomachischen, roborierenden, immunmodulierenden, antidyspeptischen Wirksamkeit eingesetzt werden. Nicht zuletzt aufgrund der Eiweißaufnahmeverbesserung durch die bitterstoffinduzierte Magentonisierung sind sie Mittel der Wahl bei allen Schwächezuständen und bei schlechter Rekonvaleszenz!

- **Vorkommen:** Häufig vorzufinden in den Pflanzenfamilien der Gentianaceae, Compositae, Labiatae
- **Wirksamkeit:** Die Bitterstoffe werden in mehrere Gruppen unterteilt, die drei wichtigsten sind:
  - Amara tonica: Reine Bitterstoffe, wie z.B. Enzian, Tausendgüldenkraut; wirken auch allgemein tonisierend
  - Amara aromatica: Bitterstoff-Drogen mit ätherischen Ölen, z. B. Beifuß, Wermut, Angelikawurzel, Schafgarbe zusätzliche systemische Wirkung der ätherischen Öle, z. B. antiseptisch, antiparasitär und antibakteriell sowie auf verschiedene Organsysteme wirkend (z. B. Leber, Darm, Niere)

– Amara acria: Bitterstoff-Drogen mit Scharf-stoffen, z. B. Ingwer, Galgant, Pfeffer; verbessern die Kreislauffunktion

Gerbstoffe

Im Pflanzenreich kommen 2 Gruppen von Gerbstoffen vor, wasserlösliche Tannine und die Catechingerbstoffe. Diese Phenolderivate können die Haut in Leder verwandeln, indem sie Eiweiße ausfällen und so eine unlösliche Verbindung eingehen. Gerbstoffe schützen die Pflanze gegen Fressfeinde, indem sie die Schleimhaut des Verdauungstrakts von Insektenlarven lysieren.

● **Vorkommen:** Rosaceae, Ericaceae, Saliceae, Juglandacea
● **Wirkspektrum:** Gerbstoffe werden vorwiegend lokal auf der Haut und Schleimhaut angewendet, wo sie eine schützende, bakteriostatische und bakterizide Membran bilden, welche dazu dient, Wundschmerzen zu lindern und Wundsekretion einzudämmen. Oral gegeben wirken sie adstringierend, und hämatostyptisch und dienen als Zusatzmittel bei ätherischen Ölen, als Katalysatoren für deren Wirkung.

Glykoside

Sind ätherartige, dennoch wasserlösliche Verbindungen von Zuckern mit organischen Verbindungen, wie z. B. Alkoholen, Phenolen, Aldehyden, Steroiden, die als Aglucone bezeichnet werden:

● **Vorkommen:** Ubiquitär
● **Wirkspektrum:** Grob unterteilt in 6 Gruppen:
  – Phenolglykoside, wie das antibiotisch wirksame Arbutin der Bärentraube
  – Farbstoffgloykoside, wie etwa die antioxydativ wirkenden Anthocyane im Holunder und Flavonglykoside, die gefäßstabilisierend wirken, z. B. im Weißdorn
  – Anthrachinonglykoside: Laxierende Wirkung, z. B. Sennesblätter
  – Senfölglykoside: Oftmals desinfizierendes Wirkspektrum, z. B. Meerrettich
  – Saponinglykoside: Wirken expektorierend, z. B. in der Primelwurzel
  – Herzglykoside: Wirken leistungssteigernd am Herzmuskel, z. B. Maiglöckchenextrakt

Saponine

„Seifenstoffe" sind Glykosidverbindungen, die mit Wasser Schaum bilden und die Oberflächenspannung von Wasser herabsetzen. Sie haben v.a. eine expektorierende Wirkung, die zum einen reflektorisch über Magensaftsekretionssteigerung erfolgt, und andererseits auf einer verbesserten Verflüssigung des Sekrets am surfactant der Lungenalveolen zurückgeht. Darüber hinaus, regen Saponine die Diurese an und sind Ausgangsmaterial zur Gewinnung von Sexualhormonen! Sie dienen auch als Katalysatoren, indem sie zur Verbesserung der Resorption und Wirkung anderer Arzneimittel, sozusagen als Wirkstoffschlepper, beitragen. Fette verlieren unter Saponineinwirkung ihre hydrophoben Eigenschaften, d. h. hydrolysierbare Substanzen können mittels Saponinen die hydrophobe Zellmembran passieren und in die Zelle geschleust werden. Saponine reizen jedoch die Magenschleimhaut und dürfen bei empfindlichen Menschen nur vorsichtig dosiert eingesetzt werden.

Wirkspektrum und Vorkommen: Z.B. schleimverflüssigend, bronchospasmolytisch (Efeu, Primel), expektorierend (Efeu, Primel) oder diuretisch (Goldrute, Schachtelhalm), entzündungswidrig, ödemausschwemmend. Sie werden auch in der Dermatologie (z. B. Bittersüßer Nachtschatten) eingesetzt sowie als Antidyskratikum bei Frühjahrs- oder Herbstkuren (z. B. Bittere Kreuzblume). Durch ihre leichte Reizwirkung auf die Magenschleimhaut (Süßholzwurzel) regen sie reflektorisch die Sekretionsförderung an.

Cave Hochdosiert wirken Saponine hämolytisch-toxisch, weil auch Membranspannungen abgebaut werden! ■

Schleimstoffe

Als Muzilaginosa werden stickstofffreie Kohlenhydrate vom Charakter der Polysaccharide bezeichnet, die sich entweder selbst durch schleimige Konsistenz auszeichnen, oder dazu geeignet sind, die Schleimproduktion von Schleimhäuten anzuregen. Schleimstoffe, Gummistoffe, Pektine und Stärke ergeben unter Wasserquellung Kleister, Breie, Schleime. Sie werden in der Regel durch Kaltmazeration gewonnen und kommen intern und extern zum Einsatz.

● **Wirkspektrum:** Adsorptiv (sekretbindend, toxinbindend), antiobstipierend (Wasserretention im Darm führt zu Volumenanreicherung, Dehnung der Darmwand, Anregung der Peristaltik), antitussiv und antiphlogistisch. Schmerzen der entzündeten Schleimhäute werden gelindert, ihre Sekretion und damit die Expektoration gefördert. Darüber hinaus werden die Wirkungen lokaler Reize auf Haut und Schleimhaut (z. B. Magenschleimhaut, Epidermis) eingedämmt. Auch als Kataplasma auf der Haut (heiße Umschläge, Schleim speichert gut die Wärme!)

- **Vorkommen:** Inula helenium, Tussilago farfara, Malva ssp.

Praktische Durchführung

Phytotherapeutika sind wegen ihrer in der Regel guten bis sehr guten Verträglichkeit für Kinder besonders gut geeignet. Allerdings eignen sich v.a. aus geschmacklichen Gründen nicht alle pflanzlichen Zubereitungen gleichermaßen gut. In diesen Fällen sind Korrigentien (☞ unten) hinzuzufügen.

Anwendungsformen

Verzehr der frischen rohen Pflanze
Kein Wirkstoffverlust durch Kochen, aber auch keine Wirkstoffkonzentration und v.a. im Kindermund oft nicht als schmackhaft empfunden.

Frischpresssaft
Die wasserlöslichen Teile der Pflanzen werden ohne Zuhilfenahme von Konservierungsmitteln in einem Presssaft gelöst. Auch hier ist der Geschmack nicht immer kindgerecht. Es empfiehlt sich starke Verdünnung oder geschmackliche Verbesserung mit Fruchtsäften. Alle kennen die Zeilen aus dem Struwwelpeter: „Ins Bett muss Friedrich nun hinein, litt vielen Schmerz an seinem Bein, und der Doktor sitzt dabei, reicht ihm bittre Arzenei".

Sirup
Pflanzenextrakte haben meist bittere Aromen, oftmals auch scharfe oder beides zugleich. In einem Gemisch aus Pflanzenauszügen (36 %) mit zuckriger Lösung (64 %) wird mit dieser kindgerechten Galenik – sie ist geradezu der Inbegriff derselben – ein „Medizinpferd" geschaffen, welches die eigentliche Droge nun, dem Geschmack der meisten Kinder angepasst, „hineinträgt".

Teezubereitung
Tees werden aus getrockneten Pflanzen (= Droge) oder in Ausnahmefällen Frischkräutern zubereitet. Hier gilt, dass die beste Kombination, die aufgrund inakzeptablen Geschmacks nicht getrunken wird, wenig hilfreich sein kann! Gegen eine Geschmacksverbesserung mit Imker-Honig ist nichts einzuwenden, allerdings soll er erst unmittelbar vor dem Servieren des Tees dazugegeben werden, da Honig bei Temperaturen über 45°C Vitalstoffe einbüßt.

Ebenfalls zu berücksichtigen ist, dass Tees in geringen Mengen nicht viel bewirken. Es ist also ratsam, 2 – 3 Tassen pro Tag zu verabreichen, wobei eine Tasse ca. 250 ml fassen soll. Diese v.a. für wenig durstige Kinder Maximalforderung ist trotzdem beizubehalten, da – nicht nur mit Kindern als Patienten – die empfohlene Dosis in der Regel selbständig reduziert wird. Grundsätzlich sollten Tees, auch wenn sie bei den kleinen Patienten Gefallen finden, nicht länger als 3 – 4 Wochen eingesetzt werden. Ein Heiltee darf nicht zum alltäglichen Getränk werden!

Nicht immer können alle Bestandteile von den Apotheken beigebracht werden. Sollte dies einmal der Fall sein, bieten sich gut sortierte Kräuterläden als Alternative an!

Es gibt drei gebräuchliche Formen der Teebereitung:

- Der **Infus** ist die klassische Teezubereitung: Das getrocknete, zerkleinerte Kraut mit heißem, nicht mehr kochendem Wasser übergießen, die vorgeschriebene Zeit ziehen lassen, dann abseihen. Jede Tasse soll frisch zubereitet werden! Geeignet für leichte Pflanzenteile, wie Blüten, Blätter und Gesamtkräuter. Gerade hier gibt es einige ausgesprochene Kindertees!
- Das **Dekokt** wird in der Regel kalt angesetzt und langsam erhitzt, bis das Wasser kocht, dann lässt man den Sud die jeweils vorgeschriebene Zeit köcheln. Die gesamte Tagesmenge kann auf einmal bereitet werden. Hierfür eignen sich besonders Wurzeln, Rinden, Hölzer und Stängel.
- **Kombiniertes Verfahren:** Hier wird die Droge kalt zugesetzt und u.U. längere Zeit stehen gelassen. (Zwischen 30 Min und mehreren Std.). Dann aufkochen und abschließend die individuell vorgeschriebene Zeit ziehen lassen.

Alkoholische Auszüge
Bedenken gegen alkoholische Galenika sind in der für Kinder üblichen Dosierung unbegründet! Oftmals reicht ein Tee nicht aus, da relevante Wirksubstanzen nicht wasserlöslich sind, oder der Tee dem Kind nicht „eingetrichtert" werden kann, dann greift man auf diese, auch leichter zu dosierenden Galenika zurück. Entsprechend verdünnt können sie nicht schaden und stechen auch geschmacklich nicht hervor. Das Medikament sollte entweder in Wasser oder Sirup verdünnt, oder auch auf Zucker gereicht werden.

Die Dosierung bei Kleinkindern bis zum Alter von 5 Jahren errechnet sich nach einem einfachen Schema:

Alter des Kindes dividiert durch Alter des Kindes plus 12 ergibt das Verhältnis der Menge zur Normaldosis.

Beispiel: Bei einem 3-jährigen Kind mit Abwehrschwäche soll eine Echinacea-Tinktur verabreicht werden. Erwachsenendosis 30 Tr.

$$\frac{3}{3+12} = \frac{3}{15} = \; ^1/_5 \text{ der ursprünglichen Dosis}$$
$$(30 \text{ Tr.}) = 6 \text{ Tropfen.}$$

Doch selbst bei versehentlicher Gabe einer Erwachsenendosis gelangt nicht mehr Alkohol in den Kreislauf, als beim Genuss eines Glases Apfelsaft durch intraintestinale Gärung entsteht.

- **Tinkturen:** (lat. „tingere" = färben, benetzen), nach DAB 9 sind Tinkturen „Auszüge aus Drogen, die mit Äthanol oder Äther hergestellt werden". Dabei herrscht ein Mischungsverhältnis von Droge zu Lösungsmittel 1:5 bzw. 1:10 bei Giftpflanzen.
- **Extrakte** (lat. „extrahere" = herausziehen) sind konzentrierte Auszüge aus Drogen, die meist durch Einkochen mit Wasser gewonnen werden. Oft unterscheiden sie sich von der Tinktur, indem sie sich mitunter nur auf einen Teil der Pflanze bzw. nur bestimmte Wirkstoffgruppen oder gar nur auf **einen** Wirkstoff beziehen. Es herrscht ein Mischungsverhältnis von 1:2!

Dosierung der Phytotherapeutika

Phytopharmaka sind dem reinsten Wortsinn nach Pharmaka, d. h. Wirkstoffe, die nur in der richtigen Dosierung angewendet wirken. Vor allem in der Pädiatrie dürfen verschiedene Substanzen nicht überdosiert eingesetzt werden, da sie unter Umständen die toxische Grenze überschreiten. Hält man sich an die bei den Indikationen angegebenen Dosierungen und beachtet folgende Faustregel kann in der Regel nichts passieren:

- Im Alter von unter 12 Jahren entsprechend der Kinderformel (☞ oben)
- 12 – 18 Jahre: Erwachsenendosis x 0,5 (0,75) hängt auch sehr vom Entwicklungsstand des „Kindes" ab.

Bei Bedarf kann die Dosierung auf das 2 – 3-fache erhöht werden.

Vor allem in der Kinderheilkunde werden häufig Urtinkturen, Homöopathika und spagyrische Aufbereitungen mit pflanzlicher Ausgangsbasis eingesetzt. In der homöopathischen Form werden Tiefpotenzen – Potenzen bis zur 4. Dezimalpotenz können noch nicht als Homöopathie sui generis angesehen werden – nicht nach den Regeln der klassischen Homöopathie (Ähnlichkeitsgesetz), sondern wie Phytotherapeutika verschrieben. Dass die Wahl bei gleichzeitigem Vorhandensein

von Urtinktur und pflanzlicher Tinktur manchmal zugunsten der ersteren ausfällt, ist nicht zuletzt auch eine Kostenfrage. Spagyrische Galenika vereinigen in sich die Wirkungsweise der Phytotherapie mit dem geistigen Aspekt der Homöopathie, das bedeutet, dass der Behandler bei der Wahl des Mittels auch auf die psychisch-geistigen, emotional geprägten Symptome achtet.

Indikationen

Phytopharmaka können sowohl prophylaktisch als auch therapeutisch und auch in der Nachsorge, sowohl als Kardinalmittel als auch in adjuvanter Form eingesetzt werden.

Pflanzliche Mittel gehören zum therapeutischen Repertoire von banalen Infekten, über akute und chronische Krankheiten bis hin zu komplizierten Stoffwechselstörungen und sind, in den oben angeführten Galenika unverzichtbare Bestandteile in der naturheilkundlich orientierten Therapie kranker Kinder. Die Indikationen umfassen:

- Erkältungskrankheiten
- Fieberhafte Infekte
- Bronchitis
- Einschlafstörungen
- Depressive und psychovegetative Störungen, z. B. Schlafstörungen, ADHS
- Dyspeptische Beschwerden bei funktionellen und motilitätsbedingten Magen-Darmstörungen
- Hauterkrankungen, z. B. Windeldermatitis, Milchschorf, Neurodermitis und Parasitosen
- Allergische Erkrankungen, z. B. Rhinitis und Konjunktivitis

Kontraindikationen

- Allgemeine Gegenanzeigen umfassen bekannte Überempfindlichkeiten, die Verwendung als Monotherapie bei bakteriellen Infektionen und als „first line"-Therapie bei Neugeborenen und Säuglingen ohne vorangehende fachärztliche Expertise.
- Schwere, konsumierende Erkrankungen sollten ebenfalls von einer Phytotherapie Abstand nehmen lassen.
- Vorsicht ist bei Neugeborenen und Säuglingen geboten, ebenso beim Einsatz von Kombinationspräparaten mit Ephedrin, Codein/Noscarpin und Emetin sowie bei alkoholhältigen Arzneiformen. Flüssige Phytopharmaka können 15 – 45 % Ethanol enthalten, was allerdings bei altersgerechter Dosierung keine Nebenwirkungen verursacht. Als alternative Lösungsvermittler stehen Propylenglykol und Sorbitol zur Verfügung.

2.11 Physikalische Therapie

Christine Steinbrecht-Baade, Jutta Wensauer

2.11.1 Wickel und Auflagen

Für den Therapeuten sind Wickel und Auflagen eine große Hilfe, da sie die Zeit, in denen die Kinder nicht in der Praxis behandelt werden, überbrücken, die Ausleitung vorantreiben und damit den Heilungsverlauf unterstützen. In der Praxis oder beim Hausbesuch kann der Therapeut die Eltern anleiten, wie ein Wickel angelegt wird. Für Eltern ist es hilfreich, wenn sie aktiv zur Gesundung ihrer Kinder beitragen können. Kinder lieben Wickel, weil sie die Zuwendung der Eltern sehr genießen.

Wickelanwendungen sind für Kinder ab dem 2. Lj. geeignet.

Halswickel mit Zitrone

Der Halswickel mit Zitrone ist ein angenehmer, bei Kindern beliebter Wickel, der bei allen entzündlichen Prozessen im Halsbereich einzusetzen ist. Er darf nicht kalt werden, da ein kalter Wickel um den Hals sehr unangenehm ist.

- **Wirkweise:** Zusammenziehende, abschwellende und damit entzündungshemmende Wirkung der Zitrone
- **Indikationen:** Halsschmerzen, Halsentzündungen, akute und chronische Tonsillitis
- **Kontraindikationen:** Allergie auf Zitrusfrüchte
- **Benötigtes Material:** 1/2 unbehandelte Zitrone, 1/4 l warmes Wasser, 1 Baumwollwickeltuch für den Hals, 1 trockenes Wickeltuch, 1 Schal, eventuell Wärmflasche

> **Cave** Fängt der Wickel zu jucken an, soll er sofort abgenommen und die Haut mit warmem Wasser abgewaschen werden. Die Reaktion lässt dann sofort nach. ∎

Durchführung
- Den Saft einer 1/2 unbehandelten Zitrone in 1/4 l gut warmes Wasser geben, ein dünnes Baumwolltuch darin tränken, gut auswringen, so um den Hals legen, dass die Halswirbelsäule frei bleibt, das Tuch mit einem trockenen Wickeltuch befestigen, mit einem Wollschal warm halten
- 20 – 30 Min. liegen lassen, in dieser Zeit soll der Wickel nicht auskühlen, da er sonst unangenehm wird, evtl. mit einer Wärmflasche warm halten

Reaktionen
Oft entwickelt sich eine leichte Rötung der Haut.

Oxaliswickel (Sauerklee-Bauchauflage)

Sauerklee wirkt harmonisierend auf den Stoffwechsel und regt allgemein die Lebenskräfte an.
- **Wirkweise:** Entkrampfend und entstauend, v.a. auf die glatte Muskulatur des Bauchraums
- **Indikationen:** Alle Arten von Bauchschmerzen, Bauchkrämpfe
- **Kontraindikationen:** Akute, unklare Hauterkrankungen am Bauch
- **Benötigtes Material:** 2 Baumwolltücher, 1 Handtuch, Oxalis-Essenz, heißes Wasser, Wärmflasche

Durchführung
- 1 EL Oxalis-Essenz mit 1/4 l heißem Wasser aufgießen.
- 1 Baumwolltuch in der Größe des Bauchs falten und wegen des leichteren Auswringens dieses in ein größeres Tuch legen. Darüber heiße Flüssigkeit gießen und beide Tücher fest auswringen.
- Jetzt das feuchtwarme Baumwolltuch auf den Bauch des Kindes legen und mit einem trockenen Tuch bedecken. Das trockene Tuch muss das feuchte Tuch ein Stück überragen, damit keine Kältezonen entstehen können. Danach wird der der gesamte Wickel mit einem Handtuch fest am Körper des Kindes fixiert.
- Auf die äußere Wickelschicht kann bei Bedarf eine nicht zu heiße Wärmeflasche angebracht werden.
- Der Wickel kann bis zu einer Stunde liegen bleiben.

> **Cave** Feuchtes Tuch oder Wärmeflasche dürfen nicht zu heiß sein – der Kinderbauch ist sehr empfindlich. ∎

Reaktionen
Am Bauch entsteht eine leichte Hautrötung.

Quarkwickel

Der Quarkwickel ist bei allen entzündlichen Prozessen einzusetzen. Bei Entzündungen im Bereich des Halses oder des lymphatischen Rachenrings sowie der Atemwege ist der Quarkwickel ein wahres Wundermittel.

- **Wirkweise:** Quark enthält Milchsäure, die die Entzündungsstoffe ableitet. Der Quarkwickel wirkt kühlend, abschwellend und entzündungshemmend. Er regt die Durchblutung an und wirkt zudem schmerzstillend und juckreizlindernd. Bei Halsschmerzen nimmt er den unangenehmen Schluckschmerz beim Essen und Trinken.
- **Indikationen:** Heiserkeit, Angina tonsillaris, Laryngitis, Pharyngitis, Bronchitis, ferner bei Erkrankungen des Bewegungsapparats (Gelenkentzündungen, Sehnenscheidenentzündung) und bei Hauterkrankungen (Akne, Sonnenbrand, Insektenstiche, Juckreiz, Ekzeme)
- **Kontraindikationen:** Keine
- **Benötigtes Material:** Zimmerwarmer Magerquark ohne Zusatzstoffe und Bindemittel – Magerquark ist fester und nässt weniger als andere Fettstufen. 1 Baumwolltuch, Wollschal oder 1 Handtuch

> **Tipps**
> - Wenn Kinder frieren oder frösteln, ist dieser Wickel nicht angeraten.
> - Der Wickel ist im Hals- und Brustbereich sehr unangenehm, wenn er zu kalt angelegt wird.

Durchführung
Körperwarmer Quarkwickel:
Einzusetzen bei fiebriger Bronchitis oder Pneumonie, eitriger Tonsillitis, Gelenkentzündung.
- Den zimmerwarmen Quark in die Mitte des Tuches auftragen. Bei kleineren Kindern etwa messerrückendick, bei Größeren, etwa 1 cm dick aufstreichen.
- Mit dem Wickel den gesamten Hals umschließen, auch die Lymphknoten einbeziehen. Wickel mit einem Wollschal befestigen und warm halten.
- Als **Brustwickel** eingesetzt, muss der Quark leicht angewärmt werden, indem das fingerdick mit Quark bestrichene Wickeltuch auf eine Wärmflasche gelegt wird, und erst dann auf den Rücken des Kindes. Dieser Wickel wird mit einem Handtuch befestigt.
- Fröstelt das Kind, Wickel oder die Füße des Kindes mit einer Wärmflasche warm halten.
- Den Wickel so lang belassen, bis der Quark eingetrocknet ist, ca. 1 – 4 Std.; d. h. also bevorzugt nachts anwenden.
- Der Wickel kann tägl. angewandt werden.

Kalter Quarkwickel:
Einzusetzen bei Prellungen, Verstauchungen, eitriger Tonsillitis, Gelenkentzündung mit Überwärmung und ggf. Rötung.
- Den kühlen Quark direkt auf die betroffene Region auftragen, Stelle mit einem Tuch fixieren, alternativ Quark auf ein dünnes Wickeltuch streichen, welches dann aufgelegt wird.
- Der Wickel verbleibt solange, bis er warm wird, was bei akuten Entzündungen sehr schnell gehen kann, dann wird er gewechselt.
- Er kann 1 – 2 Std. belassen werden, wenn er sich nicht von selbst erwärmt.
- Mehrmals tägl. anwenden.

Retterspitzwickel
Retterspitz-Wickel lindern Entzündungsprozesse aller Art, sie eignen sich als Halswickel, als Brustwickel, Wadenwickel, Bauchwickel und als lokale Auflagen an den jeweils entzündeten oder verletzten Stellen. Retterspitz „äußerlich", besteht aus Zitronensäure, Weinsäure, Alumen, Rosmarinöl, Arnikatinktur, Thymol. Es ist ein traditionelles, sehr wirkungsvolles Heilmittel.
- **Wirkweise:** Der Retterspitzwickel wird kühl angelegt. So kommt es nach ca. 15 Min. zu einer reaktiven Durchblutungsförderung, bei der die Inhaltsstoffe ihre volle Wirkung entfalten. Er wirkt durch die Inhaltstoffe und hydrotherapeutischen Reize schmerzlindernd, abschwellend, kühlend sowie fiebersenkend, bakterien-, und pilzfeindlich.
  Durch diese reaktive Mehrdurchblutung wird die Retterspitzflüssigkeit passiv erwärmt und die Inhaltsstoffe (ab 28 °C) im Wickel freigesetzt. Diese leiten die typische Retterspitz-Dunstatmosphäre ein. Im Gleichgewicht von Kühlung, Durchblutung und Verdunstung herrscht bis zum Trockenwerden des Wickels ein effektiver Zustand der Volldurchblutung bei angenehmer Empfindung.
- **Indikationen:**
  – Auflagen: Bei Verletzungsfolgen wie Wunden und stumpfen Traumen, infektiösen Prozessen wie Furunkel, Eiterungen, Wundinfektionen, Hautausschlägen, allergischen Hautentzündungen, Urtikaria, Ekzeme
  – Brustwickel: Bei Bronchitis, spastische Bronchitis, Erkältungskrankheiten
  – Halswickel: Bei Tonsillitis
  – Wadenwickel: Bei Fieber
- **Kontraindikationen:** Keine

- **Benötigtes Material:** Retterspitz „äußerlich", Baumwolltuch, frisches Wasser, Moltontuch

Durchführung

- Ein ausreichend großes Baumwolltuch auswählen, wobei dieses größer sein muss als die zu behandelnde Körperoberfläche.
- Das Baumwolltuch in frischem, kühlen Wasser voll saugen lassen und fest auswringen.
- Das Baumwolltuch mit einigen Spritzern Retterspitz „äußerlich" ausreichend durchtränken. Die Flüssigkeit verteilt sich im bereits angefeuchteten Tuch schnell und gleichmäßig. Das Baumwolltuch darf nicht zu nass sein, es darf keine Flüssigkeit abtropfen.
- Jetzt das Baumwolltuch auf die zu behandelnde Körperstelle legen und mit einem trockenen Moltontuch oder bei kleineren Wickelungen mit einem Handtuch fest abdecken. Das Moltontuch so fest an den Wickel legen, dass keine Luftkammern entstehen können.
- Anschließend den Körper bis zum Hals mit einer Wolldecke oder Bettdecke zudecken
- Alle Wickelanwendungen verlangen Bettruhe
- Diese Wickel bleiben 1 $^1/_2$ Std., oder wenn das Kind eingeschlafen ist, auch länger.

Kamillenbauchauflage

Die ätherischen Öle der Kamille wirken entzündungshemmend und beruhigend. Erfahrungsgemäß lieben Kinder den angenehmen Duft der erwärmten Kamille.

- **Wirkweise:** Durch das Auflegen des warmen Wickels auf den Bauch werden zunächst die Gefäße weit gestellt, die Durchblutung wird angeregt. Zusätzlich wirken die ätherischen Öle krampflösend auf alle inneren Organe, schmerzlindernd, allgemein entspannend und beruhigend.
- **Indikationen:** Bauchschmerzen aller Art, Dreimonatskoliken, Menstruationsschmerzen, Blähungen, Obstipation, Schlafstörungen
- **Kontraindikationen:** Verdacht auf Appendizitis, Entzündungen im Bauchraum
- **Benötigtes Material:**
  - Kamillenblüten
  - 1 Baumwolltuch, 1 Handtuch
  - Wärmflasche

Durchführung

- 2 gehäufte EL Kamillenblüten mit $^1/_2$ l kochendem Wasser überbrühen und zugedeckt etwa 10 Min. stehen lassen.
- Baumwolltuch in Bauchgröße, dieses wegen des leichteren Auswringens in ein größeres Tuch legen. Beide Tücher mit dem gefilterten Kamillentee begießen und fest auswringen.
- Das feuchtwarme Baumwolltuch auf den Bauch des Kindes legen. Danach ein Handtuch, fest um den Körper des Kindes wickeln. Das trockene Tuch muss das feuchte Tuch ein Stück überragen, damit keine Kältezonen entstehen können.
- Bei Verträglichkeit zu Unterstützung eine Wärmflasche oben auflegen.
- Nach einer guten Stunde Wickel abnehmen.

Reaktionen

Die erste und wohl erwünschte Reaktion ist die Entspannung des Kindes. Der Bauchschmerz lässt nach, und in sehr vielen Fällen schläft das Kind ein. Da diese Auflage auch bei hartnäckiger Verstopfung das Mittel der Wahl ist, kann eine Stuhlentleerung nach etwa 2 Std. die Folge sein.

Cave Wenn Allergien auf Korbblütler bestehen, bitte keine Kamille verwenden. Der Wickel darf wegen des empfindlichen Kinderbauchs nicht zu heiß aufgelegt werden. ▪

Immer die Temperatur der Auflage prüfen, am besten am eigenen Unterarm, um Verbrennungen zu vermeiden.

Zwiebelsocken

Zwiebelsocken sind eine der wirkungsvollsten Maßnahmen bei allen entzündlichen Schleim bildenden Prozessen im HNO-Bereich. Kinder mögen diese Zwiebelanwendung lieber als andere, da der doch sehr intensive Zwiebelgeruch weit genug von der Nase entfernt ist. Zwiebelsocken sind für Kinder jeden Alters geeignet.

- **Wirkweise:** Die Zwiebel (Allium cepa) wirkt aufgrund der enthaltenen ätherischen Öle antibakteriell, stoffwechselanregend und dadurch schleimlösend, entgiftend und schmerzstillend. Auf der Fußsohle angewandt, wirkt sie reflektorisch auf den gesamten HNO-Bereich und fiebersenkend.
- **Indikationen:**
  - Alle Entzündungen im HNO-Bereich
  - Otitis, Bronchitis, Halsentzündungen, Schnupfen, Sinusitis, grippeähnliche Infekte
- **Kontraindikationen:** Offene Verletzungen an den Füßen
- **Benötigtes Material:** 1–2 Zwiebeln, 2 Baumwollwickeltücher, 1 Wärmflasche, 1 Paar Socken

Durchführung

- Bei Kleinkindern 1 Zwiebel, ab dem Schulalter 2 Zwiebeln klein schneiden, diese auf einem umgedrehten Topfdeckel über dem Wasserbad erwärmen.
- Auf 2 Tücher verteilen und diese zu je einem Päckchen falten.
- Hat dieses Päckchen eine angenehm warme Temperatur, auf jede Fußsohle ein Päckchen legen und mit Socken befestigen.
- Das im Bett liegende Kind legt nach Möglichkeit die Füße während der Anwendung auf eine Wärmflasche. Die Wärme intensiviert die Wirkung der ätherischen Öle. Die Socken sollen mind. 30 Min. an den Füßen bleiben. Das geht ganz leicht, wenn die Kinder in der Zeit eine schöne Geschichte zu hören bekommen.
- Sollten die Kinder während der Wickelbehandlung einschlafen, bleiben die Socken über Nacht an.
- Anwendung: 1–2 x tägl., möglichst bevor die Kinder schlafen.

Reaktionen

Schleim löst sich, es kann also sein, dass die Kinder anfangs vermehrt husten.

Salzhemd

Bei grippeähnlichen Infekten und zur intensiven Entgiftung ist das Salzhemd eine spezielle Variante des spanischen Mantels nach Kneipp. Eine gut bewährte Maßnahme, die bei richtiger Anwendung auch bei Kindern beliebt ist. Wichtig ist es, kein normales Kochsalz zu verwenden, da diesem durch den Raffinierungsprozess alle wertvollen Substanzen entzogen wurden, sondern Meersalz, Steinsalz oder Himalayasalz.

- **Wirkweise:** Als erste Reaktion auf den warmen Wickel erfolgt eine Weitstellung der Gefäße, eine Hyperämisierung. Dadurch wird nicht nur der Sauerstoff- und Nährstofftransport an diese Stelle verbessert, sondern auch der Abtransport von Schlackenstoffen, Entzündungsmediatoren und Schleim begünstigt. Dadurch werden die Atmung, der Stoffwechsel, das Lymph-, und Immunsystem aktiviert und über deren Verbindung der Nervenbahnen zur Haut auch die inneren Organe angeregt. Die Ionen der Mineralien werden aufgenommen und Giftstoffe werden abgegeben. Das Salzhemd sorgt außerdem für eine Regulation des vegetativen Nervensystems und des Wärmehaushalts.

- Entzieht dem Körper aufgrund osmotischer Prozesse Gift- und Schlackenstoffe, die im Schleim der Bronchitiden abgelagert sind
- Fiebersenkend
- **Indikationen:** Alle Formen der Bronchitis, Lungenentzündung, Asthma bronchiale, Fieber
- **Kontraindikationen:** Entzündliche Veränderungen der Haut, allergische Veränderungen der Haut im Bereich der Lungen
- **Benötigtes Material:**
  - 1–2 EL Kristallsalz (z. B. Himalajasalz) oder unraffiniertes Meersalz
  - 1 Baumwollhemd
  - 1 Sweat Shirt oder Schlafanzugoberteil
  - Ca. 1 l gut warmes Wasser
  - 1–2 Kinderwärmflaschen
  - 1 Schüssel

Durchführung

- 1–2 EL Himalaja- oder Meersalz in 1 l gut warmes Wasser geben.
- Ein dem Kind gut passendes Baumwollhemd darin einweichen, gut auswringen und schnell, also noch gut warm auf die nackte Haut anziehen. Ein Sweat Shirt darüber ziehen.
- Hat das Kind Fieber, leicht zudecken; hat es kein Fieber, den Wickel mit 1 oder 2 Kinderwärmflaschen warm halten. Die Wärmflaschen dürfen nicht zu heiß sein. Sie sollen erst auf der Bettdecke liegen, damit der Wickel nur sanft warm gehalten wird, und es den Kindern nicht zu heiß wird.
- Das Salzhemd bleibt etwa 30 Min. angezogen. Schlafen die Kinder damit ein, kann das Hemd auch bis zum nächsten Tag anbehalten werden.

> Cave Das Salzhemd darf nicht auskühlen, es wird sonst sehr unangenehm und kann den Gesamtzustand verschlechtern! ∎

Reaktionen

Die Kinder husten vermehrt Schleim ab. Zudem sinkt das Fieber.

2.11.2 Weitere Anwendungen

Fußbad mit Senfmehl

Ein ansteigend heißes Fußbad mit Senfmehl (Sinapis albae semen) ist eine der wirkungsvollsten Anwendung zur Erwärmung des gesamten Körpers und zur Anregung des Stoffwechsels. Geeignet für Kinder ab dem 3. Lj. Rp.. Sinapis albae semen pulv. 100.0

- **Wirkweise:** Der weiße Senf ist ein intensives Hautreizungsmittel mit durchblutungsfördernder Wirkung. Es kann zu leichtem Brennen kommen.
- **Indikationen:** Husten, Bronchitis, grippeähnliche Infekte, Infektanfälligkeit, Sinusitis, Zystitis
- **Kontraindikationen:** Offene Verletzungen an den Beinen

Cave Senfmehl kann zu intensiven Hautrötungen führen ∎

- **Benötigte Materialien:** Eimer in der Badewanne, 1–2 EL Senfmehl

Durchführung
- Das Kind sitzt am Badewannenrand, die Füße planschen in dem darin stehenden Eimer. Bei Kleinkindern 1 EL, ab Schulalter 2 EL Senfmehl im Eimer mit gut warmem Wasser übergießen. Langsam heißeres Wasser dazu fließen lassen, so dass die Füße im Eimer gut warm werden. Die Kinder sollen sich etwas über die Wanne beugen, um die Senfmehldämpfe einzuatmen.
- Die Anwendung bei den Kleinen 5–10 Min., bei den Größeren bis zu 15 Min.
- Danach die Füße warm abspülen, nicht abtrocknen, das Kind im Bett nachschwitzen lassen.

Reaktionen
Durch die reflektorische Erwärmung des gesamten Körpers beginnen die Kinder zu schwitzen. Sie können abhusten und schnäuzen.

Klistier

Der kleine Einlauf ist eines der wichtigsten Ausleitungsverfahren über den Darm. Mütter und Kinder müssen von dieser Anwendung oft erst überzeugt werden, wenden Sie aber, wenn sie einmal die Wirkung erlebt haben, gern wieder an, v.a. bei fieberhaften Infekten.

- **Wirkweise:** Den gesamten Körper entgiftend und entschlackend, das Fieber um ca. 1 °C senkend, schmerzlindernd. Bei Säuglingen ist ein Klistier eine einfache Methode, um den bei Fieber oft auftretenden Flüssigkeitsmangel auszugleichen, da fiebernde Säuglinge oft nicht oder zu wenig trinken, und man sehr wenig dagegen tun kann.
- **Indikationen:** Fieber, Infekte aller Art, Halsschmerzen, Obstipation, Magen-Darm-Infekte
- **Kontraindikationen:** Keine

- **Benötigtes Material:** 1 Klistier Ballon ca. 250 ml

Durchführung
- Das Kind auf der Wickelkommode oder im Bad auf dem Boden auf die linke Körperseite legen, am besten auf einem Handtuch, einer Zellstoffunterlage oder Windel.
- Den Klistierballon mit warmem Wasser füllen, das Einführungsröhrchen mit etwas Vaseline einfetten und ca. 1 cm vorsichtig in den Po einführen, das Wasser sanft in den Darm entleeren
- 1–2 × tägl. durchführen

Reaktionen
- Es entwickelt sich ein Stuhldrang, den die größeren Kinder etwas halten können.
- Danach entleeren sich die Flüssigkeit und die Verdauungsreste. Der Weg zur Toilette sollte nicht weit sein. Bei Säuglingen sind – wenn sie sehr wenig getrunken haben – 2–3 Klistiere nötig, bis Flüssigkeit und Stuhl entleert werden können, da der Körper seinen Flüssigkeitsbedarf über den Darm auffüllt.

Karottensuppe nach Prof. Mommsen

Bei Durchfällen oder bei Durchfallsneigung schon im Säuglingsalter hat sich die Verordnung der Karottensuppe nach Prof. Mommsen sehr gut bewährt.

- **Wirkweise:** Karotten belasten in gekochter Form den Stoffwechsel nicht und haben eine Gift bindende Eigenschaft.
- **Indikationen:** Säuglinge, die zu Durchfällen neigen, Stoffwechselruhetag in Form von Karotten, 1 x wöchentl.
- **Kontraindikationen:** Keine
- **Zutaten:** 500 g Karotten aus biologischem Anbau, 1 l Wasser, feines Sieb, Gemüsebrühe, Salz

Rezept
Karotten schälen, zerkleinern und mit 1 l Wasser ca. $^1/_2$ Std. weich kochen. Darauf die Masse durch das Sieb reiben und mit Wasser oder stark verdünnter Gemüsebrühe auf 1 l auffüllen, 1 Prise Kristallsalz zusetzen. Davon trinkt das Kind soviel es möchte.

Sole Inhalation

Die Sole Inhalation ist deshalb so beliebt, weil sie fast überall und zu jeder Zeit angewandt werden kann, da man außer Salz und Wasser nichts weiter benötigt.

- **Wirkweise:** Verflüssigt und löst festsitzenden Schleim
- **Indikationen:** Sinusitis, Rhinitis, Laryngitis, Tracheitis, Bronchitis, Pneumonie, Asthma bronchiale
- **Kontraindikationen:** Keine
- **Benötigtes Material:** 2 EL Meersalz oder Himalayasalz auf 1 l Wasser, Topf, um das Wasser zu erwärmen

Durchführung

- 1– 2 El Salz in das Wasser geben. Es werden 1 l Solelösung in einem Topf erwärmt, bis Dampf aufsteigt.
- Das kranke Kind hält den Kopf über den dampfenden Topf und atmet mit der Nase ein. Bei kleineren Kindern ist es angeraten, die Mutter oder den Vater mit inhalieren zu lassen, das erleichtert die Prozedur enorm.
- Man inhaliert etwa 10-15 Min.

Reaktionen

Nach 30 Min. entwickelt sich eine verstärkte Sekret-, und Schleimbildung, die abgehustet oder geschnäuzt werden kann.

> Cave Nach einer Soleinhalation sollte man sich 2 – 3 Std. lang vor kalter Luft und Zugluft schützen. ∎

2.12 TCM und Akupunktur

Klaus-Rüdiger Goebel

> *Die Akupunktur ist eine aus der traditionellen chinesischen Medizin (TCM) stammende Therapiemethode (akus = Nadel; pungere = stechen), bei der an anatomisch lokalisierten Strukturen Akupunkturnadeln unterschiedlich tief eingestochen werden. Sie wird selten als Monotherapie eingesetzt, sondern mit chinesischer Phytotherapie, Diätetik, Massagen (Tuina), Konzentrations- und Bewegungsübungen (Qi Gong und Tai Qi) kombiniert.*

Konzept

Die TCM basiert auf einem naturphilosophischen Konzept, dessen materielle und immaterielle Aspekte in 3 Arbeitshypothesen formuliert werden können: die Lehre von Yin und Yang, die Lehre von den 5 Grundsubstanzen des Lebens, das System der 5 Elemente, die auch als 5 Wandlungsphasen bezeichnet werden.

- **Yin und Yang:** Ein Begriffspaar, das Gegensätze repräsentiert, die sich einerseits ausschließen, andererseits auch bedingen, ja sogar hervorbringen:
  - Yin entspricht dem Innen, dem passiven, negativen, aufnehmenden, struktiven Energieprinzip und symbolisiert z. B. Morphologie, Masse, „Hypo-", Parasympathikus, Beugeseite einer Extremität, innere und untere Körperregionen.
  - Yang entspricht dem Außen, dem aktiven, positiven, ausdehnenden Energieprinzip und repräsentiert Funktion, Aktivität, „Hyper-", Sympathikus, Streckseite einer Extremität, äußere und obere Körperregionen.
- **Grundsubstanzen:** Diese stellen die materielle Basis für die Funktionen im menschlichen Körper dar; die allumfassende Lebenskraft Qi, Blut-Xue, die Essenz Jing, die Körperflüssigkeiten Jinye, der Geist Shen.
  - **Qi-Lebensenergie:** Energie, Funktion, Triebfeder oder Lebenskraft; das bewegende Agens, das aus toter lebende Materie macht. Es fließt sowohl innerhalb als auch außerhalb der Leitbahnen. Über die Leitbahnen und ihre Reizpunkte kann es durch die verschiedenen therapeutischen Verfahren beeinflusst werden. Unterschieden werden z. B. Quellen-Qi (ererbte Konstitution), Reines Qi (Atemluft), Abwehr-Qi (Abwehrkraft), Wahres Qi (Summe aller biochemischen und bioelektrischen Vorgänge im Körper, Lebenskraft)
  - **Xue-Blut:** Blut ist in der TCM ein nährendes Agens, Blut nährt Qi und Qi bewegt Blut. Funktionen des Bluts sind Befeuchtung und Ernährung von Haut, Muskeln, Sehnen, Knochen und inneren Organen.
  - **Jing-Essenz:** Die materielle Substanz, aus der Qi-Energie produziert wird. Unterschieden wird das vorgeburtliche Jing (Summe der Erbanlagen) und das nachgeburtliche Jing (wird dem Körper als „Essenz" aus der Nahrung zugeführt).
  - **Jinye-Körperflüssigkeit:** Sammelbegriff für Speichel, Verdauungssäfte, Gelenksflüssigkeit, Tränen, Nasensekret, Schweiß, Harn, Gewebsflüssigkeit, Blutserum bzw. Plasma.
  - **Shen-Geist:** Immaterielle Basis des Geistes, entspricht nach westlicher Vorstellung dem Bewusstsein.
- **System der Fünf Elemente:** (☞ unten)

Die 5 Elemente-Lehre

Dieses auch als „5 Wandlungsphasen" bezeichnete Entsprechungssystem diente der Vereinheitlichung des antiken, naturphilosophisch orientierten Weltbildes. Alle natürlichen Faktoren, biologischen Phänomene und Körperfunktionen, wie z. B. Klimafaktoren, Organe, Geschmacksrichtungen wurden den Elementen Holz, Feuer, Erde, Metall und Wasser zugeordnet und ihre Beziehungen zueinander definiert.

Die fünf Funktionskreise

Die menschlichen Organe werden in der TCM in sog. Funktionskreise eingeteilt, die dem Yin- oder Yang-Prinzip entsprechen (☞ Tab. 2.2-2). Die Funktionskreise Leber, Herz, Milz, Lunge und Niere sowie das Perikard repräsentieren die Yin-Qualität, die Funktionskreise von Gallenblase, Dünndarm, Magen, Dickdarm und Blase sowie der Sanjiao die Yang-Qualität.

Durch die Einbeziehung verschiedener Funktionskreise in den Zyklus der Wandlungsphase können vielfältige Beziehungen und ein daraus resultierendes Gleich- und Ungleichgewicht erkannt werden. In den einzelnen Funktionskreisen wird die Energie gebildet, transportiert oder gespeichert. Diese Energie fließt dann in den Meridianen in vorgegebener zyklischer Reihenfolge.

Meridianpaar	He – Dü/KG-3 E Yin – Yang Zang – Fu	Ni – Bl Yin – Yang Zang – Fu	Le – Gb Yin – Yang Zang – Fu	Lu – Di Yin – Yang Zang – Fu	Mi – Ma Yin – Yang Zang – Fu
Mikrokosmos, Innenleben					
Funktion Zang/Fu	**Zang:** Gefäßsystem, Kreislauf, Stofftransport **Fu:** Sammeln der aufbereiteten Nahrung zum Weitertransport durch Kreislauf (Herz)	**Zang:** Ausscheidung, Wurzel des Lebens **Fu:** sammelt die trüben Flüssigkeiten der Niere	**Zang:** Stoffwechsel **Fu:** Sammeln des Lebersekrets (Galle)	**Zang:** Atmung, Trennung von „guter" – „schlechter" Luft **Fu:** Trennung von Verwertbarem und nicht Verwertbarem	**Zang:** Aufnahme und Aufbereitung von Energie/Nährstoffen **Fu:** Sammeln der Nahrung
Zugeordnetes Organsystem („Schichten")	Subcutis	Knochen	Sehnen, Muskeln als Bewegung	Haut, Haar	Bindegewebe, Muskeln als Masse
Wandlungsphasen	Wachsen	bewahren	entstehen	aufnehmen	umwandeln
Öffner	Zunge	Ohr	Auge	Nase	Mund
Innere Faktoren (Modalitäten)	Freude, Hektik	Angst	Zorn	Trauer	Sorge
Makrokosmos, Umwelt					
Element	Feuer	Wasser	Holz	Metall	Erde
Äußere Faktoren	Hitze	Kälte	Wind	Trockenheit	Feuchtigkeit
Jahreszeit	Frühsommer	Winter	Frühling	Herbst	Spätsommer
Tageszeit	11 – 13 und 13 – 15	15 – 17 und 17 – 19	23 – 01 und 01 – 03	03 – 05 und 05 – 07	07 – 09 und 09 – 11
Himmelsrichtung	Süden	Norden	Osten	Westen	Mitte
Farbe	Rot	schwarz	blaugrün	weiß	gelb
Aroma	Bitter	salzig	sauer	herb	süß

Tab. 2.2-2: Das System der 5 Elemente

Meridiane und ihre Akupunkturpunkte

Jeder Meridian ist ein Regulationssystem des menschlichen Körpers und dient mit seinen Haupt- und Nebenleitbahnen, mit netzartigen Verzweigungen, dem Transport des Qi, der Lebensenergie im Körper. Die Meridiane verlaufen nur zum Teil an der Körperoberfläche und haben Verbindung mit den Funktionskreisen. Zu jedem Organ oder Funktionskreis gehört ein Paar symmetrisch, rechts und links im Körper verlaufender Energieleitbahnen, die den Namen des dazugehörigen Funktionskreises tragen und des entsprechenden Yin- bzw. Yang- Charakter haben (☞ Tab. 2.2-2).

Nach Auffassung der TCM fließt das Qi im 24-Stunden-Rhythmus von einer Leitbahn in die andere und hat dabei abwechselnd Yin- und Yang-Eigenschaften. Durch die direkte Einwirkung auf diesen Energiefluss an bestimmten Kreuzungspunkten, sowie auch außerhalb der Leitbahnen, an „Extrapunkten", können somit Störungen behandelt werden.

Praktische Durchführung

Das Alter, ab dem mit Nadeln gearbeitet werden kann, wird in der Literatur unterschiedlich angegeben. Meiner Erfahrung nach kann die Akupunktur ab etwa dem 5. Lj. eingesetzt werden. Die kleinen Patienten sollten auf jeden Fall genau über den Vorgang aufgeklärt werden. Sehr hilfreich ist, wenn die Kinder etwas abgelenkt werden, z. B. indem sie dazu aufgefordert werden, eine imaginäre Kerze auszupusten. Sobald der dicke Puster losgeht, wird die Nadel gesetzt. Hilfreich ist hier die Technik, mit einem Führungsröhrchen zu arbeiten.

Durchführung

- **Lagerung:** Der Patient wird aus Gründen der Entspannung am besten liegend behandelt, v.a. bei der ersten Sitzung. Damit beugt man einem Kollaps vor und erzielt eine wirkungsvolle Entspannung. Bei gleichzeitiger Nadelung am Rücken wird zuerst die eine Seite und – nachdem alle Nadeln entfernt wurden – die andere Seite behandelt.
- **Nadelung:** In der Praxis hat sich gezeigt, dass das Nadeln mit Führungsröhrchen die Akzeptanz des Nadelsetzens verbessert, da der Einstich weniger zu spüren ist.
  - Es werden Nadeln mit einem Durchmesser von 0,12 bis 0,25 mm verwendet. Heute werden (fast) nur noch Einmalnadeln verwen-

det. Vor jedem Setzen einer Nadel ist das betreffende Punktareal entsprechend zu desinfizieren.
  - Die Stichtiefe beträgt je nach Alter, Krankheitszustand, therapeutischem Ziel und Lage des Akupunkturpunktes zw. 0,3 – 2 cm. Bevor die Nadel gesetzt wird, muss der zu behandelnde Punkt – der Punkt, der am schmerzhaftesten oder am deutlichsten zu spüren – sehr genau aufgesucht werden. Die Punktsuche sollte durch die „Very Point" Methode nach Gleditsch erfolgen.
- **Stimulationstechnik:** Nach meist kaum spürbaren Einstich der Akupunkturnadel entsteht über vielen Punkten das De Qi-Gefühl, das Gefühl, dass etwas „angekommen" ist. Dies ist ein dumpfes, evtl. warmes, drückendes und parästhesierendes Gefühl am Punkt oder im Meridianverlauf. Um die Information eines Punktes zu verstärken und dieser entsprechend der Diagnose und dem Krankheitsbild seine volle Wirkung erfüllen kann kennt man verschiedene Reiztechniken, die wichtigsten sind:
  - Sedierend: Kräftiger Reiz, dabei langsames Senken und schnelles Heben der Nadel, entsprechend der Vorstellung etwas herauszuziehen. Eine sedierende Wirkung kann auch durch den Einsatz des Sedativpunkts des Meridians erreicht werden.
  - Tonisierend: Sanfter Reiz, dabei schnelles Senken und langsames Heben der Nadel, entsprechend der Vorstellung etwas zuführen. Eine tonisierende Wirkung kann auch durch den Einsatz des Tonisierungspunkts erreicht werden.
- **Dauer** einer Akupunktur-Behandlung im Regelfall 20 – 30 Min. je Seite bei Nadelakupunktur. Bei Kindern wird meist auf eine Stimulierung der liegenden Akupunkturnadel verzichtet und die Nadel für ca. 5-10 Min. belassen. Sie kann aber je nach Erkrankung jedoch indiziert sein und wird dann 2-3 x durchgeführt.
- **Behandlungsabstand:** Normalerweise 1 Wo., bei akuten Beschwerden kann man auch häufiger, bis tägl. akupunktieren
- **Behandlungsserie:** umfasst je nach Erkrankungsbild 10 – 15 Sitzungen.

Richtlinien für die Punktewahl

- Bei akuten Erkrankungen eher **Fernpunkte** (z. B. nach der Oben/Unten-Regel. Sog. A-Shi-Punkte), bei chronischen Erkrankungen **lokale Punkte.**

- Wenige Nadeln verwenden: Einsatz von indizierten Reunions-, Kreuzungs-, Ho-, Quell- und Kardinalpunkten.
- Bei Yin-Symptomatik (Leere, Hypofunktion) tonisierend, bei Yang-Symptomatik (Fülle, Hyperfunktion) sedierend behandeln.
- Behandlungsvorschläge einsehen (☞ Kap. 2–12). Evtl. Modifizierung der Punktevorschläge nach den TCM-Regeln. Evtl. wichtige Punkte des betroffenen Meridians und seiner Partner nach **folgenden Regeln** auswählen:
  - Rechts/Links-Regel: Auf kontralateralem Meridian gleiche Punkte mitbehandeln
  - Oben/Unten-Regel: Auf anatomisch korrespondierender Stelle von Armen und Beinen mitbehandeln
  - Oppositionsregel: Punkte am entgegengesetzten Ende des Meridians mitbehandeln
  - Innen/Außen-Regel (auch Yin-Yang-Regel, System der gekoppelten Meridiane): Zu einem Yin-Meridian den gekoppelten Yang-Meridian mitbehandeln und umgekehrt

Mögliche Reaktionen

Auch bei der Akupunktur ist, wenn auch selten, mit Nebenwirkungen zu rechnen. Oft müssen sie aber dem Therapeuten zur Last gelegt werden:

- Schmerzen sowie Störungen der Sensibilität bei Irritation von Nerven werden häufig durch eine falsche Nadeltechnik ausgelöst.
- Blutungen: Bedauerlich aber nicht immer zu vermeiden. Empfehlung immer mit einem Tupfer sofort Stelle abdrücken wenn Blutung akut an der Einstichstelle auftritt.
- Kreislaufprobleme: Akupunktur ist eine Therapie von Energiestörungen. Wenn keine Energie vorhanden ist kann es zu Kreislaufproblemen kommen, z. B. Patienten die Fastenkuren machen oder nüchtern sind.
- Übermäßige oft durch Angst bedingte vegetative Reaktionen: z. B. Druckgefühle auf der Brust, Schweißausbrüche
- Übermäßige Entspannung und Ermüdung: Kann die Fahrtüchtigkeit von Erwachsenen beeinträchtigen, bei Kindern oft als Begleitwirkung gerne gesehen. „Das Kind schläft sich gesund." Auch Schlafstörungen treten gelegentlich auf und Kinder wirken dann „überdreht".
- Verschlechterung der Symptome: Bei vielen Reiztherapien durch falsche Reizstärke und Technik ausgelöst oder als Erstverschlechterung im Sinne einer Überreaktion zu deuten.

- Infektionen an der Einstichstelle, als Sekundärinfektion, bei Stich in infizierte Hautpunkte. z. B. in Ekzeme und schlecht durchblutetes Gewebe, in Wundränder, ungenügende Desinfektion des zu behandelnden Akupunkturpunkts.

Weitere Therapieformen

- **Akupressur:** Als Alternative zur Akupunktur können Punkte und Zonen auch massiert werden. Durch Druck und reibende, kreisförmige Bewegung wird ein Reiz auf die Akupunkturpunkte ausgeübt.
  Pro Punkt sollte etwa 30 Sek. massiert oder gedrückt werden. Zonen werden in gleicher Weise behandelt. Diese Methode ist schon bei Säuglingen durchführbar.
- **Farbpunktur nach Mandel:** Akupunkturpunkte werden mit unterschiedlichen Farben gemäß der Diagnose bestrahlt. Sehr bewährt hat sich diese Therapieform gerade auch bei Kindern da hier der Nadelstich fehlt.
  Bestrahlungsdauer: Orientiert sich an der Indikation und variiert zwischen wenigen Sekunden bis zu einer Minute.
- **Lasertherapie:** Behandelt wird mit infrarotem, rotem, neuerdings auch mit blauem und grünen Laserlicht.
  Behandlungsdauer: 5 bis 60 Sekunden, je nach Indikation und Therapiegerät (Laserstärke, Lasertyp). Bitte die Anweisungen des Herstellers beachten.
- **Moxa:** Moxa ist eine spezielle Wärmetherapie, die die Kinder sehr lieben. Ausgewählte Akupunkturpunkte werden mit einer Moxazigarre (chinesisches Beifußkraut) aus einem Abstand von einigen Zentimetern einige Male erwärmt und somit Energie zugeführt und Energiestauungen aufgelöst.
- **Pflaumenblütenhämmerchen:** auch „Seven Star" Hämmerchen genannt. Sieben kleine und feine Nadeln sind in einem wie ein kleiner Hammer aussehendem Kopf zusammengefasst. Dieser ist an einem leicht schwingenden und vibrierenden Griffteil befestigt. Durch zart hämmernde Klopfbewegungen wird auf Akupunkturpunkten oder Zonen ein Reiz oder Stimulus ausgeübt.

In den meisten Praxen wird die Akupunktur sinnvoll ergänzt durch andere naturheilkundliche Verfahren und Anwendungen, wie z. B. Homöopathie, Phytotherapie, Massagen, Wickel, Packungen, Bäder.

Indikationen

Die Akupunktur wirkt auf alle funktionellen Störungen, indem es den normalen Fluss des Qi beeinflusst. Ein Auszug aus der WHO Indikationsliste für Akupunktur und einer Akupunkturliste von führender deutscher Akupunkturgesellschaften nennt folgende Indikationen (Diese Listen haben Gültigkeit für Erwachsene und Kinder):

- **Erkrankungen des Stütz- und Bewegungsapparats:** Myofasziales Schmerzsyndrom, radikuläre und pseudoradikuläre Syndrome, Zervikalsyndrom, Schulter-Arm-Syndrom, Periarthritis humeroscapularis, Frozen shoulder, Karpaltunnelsyndrom, Tendinopathie, Prellungen, Zerrungen, Verstauchungen, M. Sudeck, Arthrose, Arthritis
- **Neurologische Erkrankungen:** Migräne, Kopfschmerz, Trigeminusneuralgie, Interkostalneuralgie, Zosterneuralgie, Polyneuropathie, Lähmungen, Hemiparese, Fazialisparese, Entwicklungsstörungen im Kindesalter, vegetative Dysfunktion
- **Psychische und psychosomatische Störungen:** Depression, depressive Verstimmung, Schlafstörungen, Erschöpfungszustände, Unruhezustände, Bulimie, Adipositas
- **Herz-Kreislauferkrankungen:** Funktionelle Herzerkrankungen, Hyper- und Hypotonie, Durchblutungsstörungen, Herzrhythmusstörungen
- **Gastrointestinale Erkrankungen:** Funktionelle Magen-Darm-Störungen, Ulcus ventriculi, Ulcus duodeni, Colon irritabile, Morbus Crohn, Colitis ulcerosa, Cholangitis
- **Urologische und gynäkologische Erkrankungen:** Zystitis, Prostatitis, Dysmenorrhö, prämenstruelles Syndrom, klimakterische Beschwerden
- **Traumata und postoperative Beschwerden:** Kollaps, Schockzustand, Ohnmacht, postoperativer Schmerz, Immunstörung.

Kontraindikationen

Da Akupunkturbehandlung das Vorhandensein von Energie in jeder Form voraussetzt, sollte Akupunktur nicht durchgeführt werden, wenn die Reserven des Organismus zur funktionellen Selbsthilfe nicht ausreichend vorhanden sind. Die Behandlung von Tumorerkrankungen und Kachexie sollten erfahrenen Akupunkteuren vorbehalten bleiben. Es gibt keine absoluten Kontraindikationen für Akupunkturbehandlungen, wohl aber relative Kontraindikationen. Es wird jedoch empfohlen die Akupunktur in folgenden Fällen nicht einzusetzen:

- Erkrankungen mit akut-chirurgischer Indikation: z. B. Blinddarmentzündung, Ileus, Hernien
- Traumata: blutende Wunden, Frakturen
- Infektionskrankheiten und fulminante Infektionen, die einer Antibiotikatherapie bedürfen
- Tumoren und irreparable Gewebsveränderungen

Zu den relativen Kontraindikationen zählen:

- Gerinnungsstörungen (bei Nadelakupunktur ab einem Quick unter 25 %, hier sollte Lasertherapie bevorzugt werden)
- Akute Psychosen

3 Das Kind in der naturheilkundlichen Praxis

3.1 Anamnese und körperliche Untersuchung

Peter Thilemann

3.1.1 Anamnese mit Kindern

Ein Kind kommt selten allein in die Praxis. Schon deswegen unterscheidet sich die Anamnese bei Erwachsenen und Kindern erheblich: Je kleiner das Kind, desto wahrscheinlicher ist der Ansprechpartner eine Drittperson. Bei der Erhebung der Vorgeschichte sind Kind und Begleitung gleichermaßen wichtig. Auch sehr junge Patienten können schon sehr viel über ihre Befindlichkeiten ausdrücken. Wenn noch nicht verbal exakt, dann doch durch die Art des Ausdrucks, der Haltung und Mimik. Die Angaben der Eltern können objektiv sein und sich auf tatsächliche Wahrnehmungen stützen. Oft sind sie jedoch von Emotionen, eigenen Wünschen und Vorstellungen geprägt.
Eine kindgerechte Umgebung und Zeit für das Erstgespräch erleichtern die gemeinsame Arbeit – auch für die Zukunft! Offene, einfache Fragen und eine allgemein verständliche Sprache ohne „Fachchinesisch" schaffen Vertrauen bei Eltern und Kind. Wo immer möglich, das Kind in das Gespräch und die Situation einbeziehen und vom ersten Tag an mit seinem Namen ansprechen.

Krankheitsbezogene Anamnese

Die aktuelle Anamnese sollte folgende grundsätzliche Fragenbereiche berücksichtigen:
- Art, Beginn und bisheriger Verlauf der Beschwerden/Symptome
- Liegt ein erstmaliges akutes Ereignis oder ein rezidivierendes Geschehen vor?
- Was besorgt die Eltern speziell an der Situation?
- Wurden bereits Therapiemaßnahmen durchgeführt, und wenn ja, mit welchem Ergebnis?

Zudem sollten Erwartungen der Eltern herausgearbeitet und gemeinsame Ziele formuliert werden.

Vollständige Anamnese

Die aktuelle Anamnese wird ergänzt durch wichtige Daten aus der weiteren individuellen Vorgeschichte, Schwangerschaft und Familienanamnese. Bei akuten Notfällen werden diese Daten ggf. später erhoben.

Vorerkrankungen
- Welche Vorerkrankungen hat das Kind, welche Kinderkrankheiten sind schon überwunden?
- Gab es Unfälle, Verletzungen, Operationen; evtl. auch gehäuftes Auftreten kleiner Verletzungen, Ungeschicklichkeiten
- Welche Infektionskrankheiten bestehen in der Umgebung (Kindergarten, Schule)
- Sind bereits Allergien bekannt oder saisonal gehäuft Symptome aufgetreten?

Entwicklungsanamnese
- **Säugling:**
  - Ernährung in den ersten Wochen und Monaten?
  - Probleme mit dem Gedeihen, Rhythmusfindung?
  - Frühe oder ungewöhnliche Infekte – Gesamtzahl der fieberhaften Infekte pro Jahr?
  - Medikamentenanamnese: Wie oft wurde bereits mit Antibiotika, Antipyretika, Kortikoiden behandelt?
  - Impfstatus (Impfheft), etwaige Impfreaktionen in der Folgezeit?
  - Ausbleiben oder Verspätungen von „Meilensteinen" in der Entwicklung. Die Durchsicht des gelben Vorsorgeheftes ergibt oft wichtige Hinweise auf Entwicklungsauffälligkeiten.
- **Klein- und Vorschulkind:**
  - Ernährungsgewohnheiten: Vorlieben und Abneigungen beim Essen
  - Ausscheidungsfunktionen
  - Schlafverhalten
  - „Sauberkeitsentwicklung"

– Altersgerechte soziale Kompetenzen, Feedback aus Kindergarten, Sportverein u.ä.
– Weiterentwicklung grob- und feinmotorischer Fähigkeiten
– Lieblingsbeschäftigungen
– Strategien beim Umgang mit frustrierenden Ereignissen

Familien- und Sozialanamnese

- Erfragt werden Hinweise auf
  – Genetische Risiken und Krankheitsdispositionen, z. B. Allergien, Organschwächen, Diabetes mellitus, Stoffwechselstörungen
  – Auffallende Häufungen von seelischen Problemen in der Familie (pathologische Familienstruktur?)
- Alter und Beschäftigung der Eltern
- Wer betreut das Kind?
- Hat das Kind Geschwister? Welche Reihenfolge besteht?
- Wo lebt das Kind? Wohnverhältnisse?
- Kindergartenbesuch bzw. Schulart und Klasse
- Soziales Umfeld der Familie

Schwangerschaft und Geburt

- Verlauf der Schwangerschaft und subjektives Befinden in dieser Zeit
- Sind gesundheitliche Störungen (z. B. auch traumatische Ereignisse), soziale und/oder partnerschaftliche Probleme aufgetreten?
- Einleitung der Geburt (termingerecht; zu Hause, Klinik, Geburtshaus)
- Ablauf der Entbindung, Entbindungsart
- Sind Probleme aufgetreten, wurden z. B. Medikamente verabreicht?
- Wie ist das Kind mit den Problemen zurechtgekommen (schnelle Erholungszeit? Lange Verarbeitungsphase? Anhalten von Stresssymptomen, Adaptationsstörungen?)

Erhebung altersspezifischer Besonderheiten

Neben diesen allgemeinen Gesichtspunkten gibt es zusätzliche Aspekte für eine erfolgreiche Anamneseerhebung in den verschiedenen Entwicklungsphasen der Kinder.

Säugling

Bei der Säuglingsanamnese hat das Gespräch mit den Eltern oder der begleitenden Bezugsperson einen hohen Stellenwert. Gezielte Fragen helfen, den Kern des Problems zu erfassen und die Dring-lichkeit der Beschwerden abzuschätzen. Je kleiner das Kind, desto wertvoller sind Fragen nach scheinbar „banalen" Dingen:

- Wann hat der Säugling zuletzt gegessen, bzw. wann wurde er zuletzt gestillt?
- Hat der Säugling Appetit?
- Wann war der letzte Stuhlgang? Waren Konsistenz und Farbe deutlich verändert?
- Sind die Windeln wie gewohnt regelmäßig nass, wann wurde die Windel zuletzt gewechselt?
- Verhält sich der Säugling wie sonst oder gibt es Auffälligkeiten? Besteht z. B. eine Überempfindlichkeit gegen Licht, Geräusche oder Berührung. Verhält sich das Kind bei Ansprache apathisch, will es getragen werden? Wie reagiert es auf optische oder akustische Stimuli?
- Darüber hinaus gilt die Frage nach allen Symptomen, die ungewöhnlich sind für den Säugling:
  – Erbrechen
  – Schmerzen bei Schlucken
  – Beschleunigte Atemfrequenz
  – Hörbar veränderte Atemgeräusche
  – Auffallende Hauterscheinungen

Ein kleines Kind, das guten Appetit zeigt, normale Atemfrequenz hat, sich für seine Umwelt interessiert und keine schmerzverdächtigen Abwehrreaktionen – lokal oder generalisiert – zeigt, ist meist nicht schwerwiegend erkrankt. ∎

Kleinkind

Die Anamnese beginnt bereits mit dem Öffnen der Wartezimmertür: Ist das Kind aufgeschlossen und gesprächig und nimmt gleich Kontakt auf, oder ist es schüchtern und versteckt sich hinter der Mama? Wie verhält es sich beim Gespräch mit den Eltern. Diese ersten Eindrücke können Sie als Untersucher im weiteren Gespräch mit den Eltern vertiefen. Für die Gestaltung des Anamnesegesprächs ist es vorteilhaft, Beschäftigungsmöglichkeiten für die kleinen Patienten bereit zu halten. Je nach Alter kommen Spielsachen, Kuscheltiere, Mal- oder Bastelmaterialien in Frage.

Soweit möglich, sollten – nach dem Gespräch mit den Eltern – auch die kleinen Patienten zu Wort kommen. Kinder wollen dabei altersgerecht angesprochen und wahrgenommen werden: Vielleicht eröffnen Sie das Gespräch mit einer Erwähnung, die nichts mit der Krankheit oder den Beschwerden direkt zu tun hat. Kinder freuen sich z. B., wenn Sie das hübsche Kleid, das vielleicht selbst ausgesucht wurde, bemerken, nach dem Namen des kleinen Stofftierbegleiters fragen oder nach dem Namen und Alter des Kindes. Eine Überleitung zum Anlass des Besuchs fällt auch leichter, wenn Sie den Ablauf der Anamnese und Untersuchung schildern und deren Wichtigkeit erklären, um bei dem kleinen oder großen Problem des kleinen Patienten die „richtige Medizin" finden können.

Folgende Fragen kann das Kind evtl. bereits beantworten:

- Weißt du, warum Ihr hier seid?
- Tut Dir etwas weh?
- Wie schlimm sind deine Beschwerden – ganz schlimm, ein bisschen oder fast gar nicht?
- Kannst Du mir zeigen, wo es genau weh tut?

Bei der Schilderung der Beschwerden zeigen sich manchmal deutliche Unterschiede in der Bewertung der Eltern und der der Kinder. Dann gilt es zu klären, ob z. B. Ängste und Kindheitserfahrungen der Eltern einer übertriebenen oder auch ungenügenden Wahrnehmung der Beschwerden des Kindes zugrunde liegen. Umgekehrt versuchen Kinder oft unbewusst, durch Krankheiten und rezidivierende Beschwerden Aufmerksamkeit zu erlangen. Besonders bei „infektanfälligen" Kindern und bei chronischen Erkrankungen sollte in der weiteren Betreuung der Familie der Frage nachgegangen werden, in welchem Kontext Krankheiten und deren Bewältigung stehen.

Manchmal ist ein zusätzlicher Termin, evtl. in Form eines Telefongesprächs notwendig. Denn nicht alle Gesprächsinhalte sind für die Ohren der Kinder bestimmt, wenn es z. B. um partnerschaftliche Probleme geht, die im Beisein des Kindes bislang noch nicht angesprochen wurden.

Kinder im Schulalter

Das Anamnesegespräch mit größeren Kindern und Jugendlichen wird zunehmend geprägt durch Eigenschilderung der Patienten. Je nach Temperament der Kinder erhalten Sie hier bereits einen lebhaften Eindruck von der vorliegenden Problematik. Bei schüchternen Kindern ist jedoch auch oft noch verbale Unterstützung durch Eltern notwendig. Für die Vollständigkeit der Erhebung sollten Sie immer auch die Eltern hören.

Besonders Jugendliche sollte man vorher allerdings darüber informieren und sich deren Einverständnis geben lassen. So unterschiedlich die Entwicklung der Kinder insgesamt verläuft ist gerade im Pubertätsalter auch die Glaubhaftigkeit der Schilderung seitens der Jugendlichen zu beurtei-

len. Sie haben es als betreuender Therapeut natürlich sehr viel leichter, wenn sich ihr Patient die letzten Jahre bereits öfters vorgestellt hat und ein Vertrauensverhältnis besteht. Für den Erstkontakt empfiehl sich hier vielleicht ein Vorgehen in kleinen Schritten. Gerade, wenn es um sensible Themen der Pubertät, Sexualität und Abhängigkeit von Drogen und Alkohol geht, müssen Sie oftmals erst eine Brücke bauen. Der Anlass der Konsultation mag evtl. ein hartnäckiger Husten, rezidivierende Bauchschmerzen oder Kopfschmerzen sein. Dahinter verbergen sich jedoch oft tief greifende Themen, wie z. B. Ängste nach heimlichem Nikotinabusus, Probleme mit der „erwachenden" Sexualität, sexueller Missbrauch oder schulischer Überforderung. Wichtig ist hierbei, Ihr kindlich-jugendliches Gegenüber mit seinen primär körperlichen Symptomen ernst zu nehmen. Gleichzeitig jedoch auch andere Aspekte dieser Symptome anzusprechen, vielleicht mit einer Formulierung wie: „Jugendliche in Deinem Alter machen sich oft Sorgen, dass…, wie steht's bei Dir damit". Dadurch signalisieren Sie auch Gesprächsbereitschaft zu anderen Themen und gewinnen das Vertrauen Ihrer jungen Patienten.

Ein Tipp noch zum Schluss: Epidemiologisch gesehen leiden Schulkinder häufig an rezidivierenden Kopfschmerzen, verschiedenen Formen von Asthma bronchiale, Übergewicht und nehmen bereits regelmäßig Schmerzmittel ein. Auch wenn das nicht der Anlass des Besuchs bei Ihnen ist – fragen sie danach! Eltern und Kinder nehmen Sie damit als umsichtigen Gesprächspartner wahr und sind Ihnen dankbar, wenn Sie auch für diese chronischen Beschwerden Lösungswege erarbeiten.

3.1.2 Körperliche Untersuchung

Für die Untersuchung von Säuglingen und Kindern brauchen Sie Zeit und Geduld sowie eine gute Beobachtungsgabe. Durch die Art der Kontaktaufnahme können Sie das Vertrauen Ihres kleinen Patienten gewinnen und so den Grundstein legen für einen unkomplizierten weiteren Untersuchungsverlauf. Versuchen Sie deshalb alles, was ängstigen könnte, zu vermeiden. Mit manchen Kindern kann man sofort „loslegen", manche Kinder brauchen erst eine „Adaptationszeit". Wenn Sie Geduld haben, lassen sie sich danach bereitwillig untersuchen. Die Anamnese gibt Ihnen oft bereits Hinweise, welchen Typ von Patient Sie vor sich haben (z. B. extrovertiert, introvertiert, ängstlich). Der Umfang einer körperlichen Untersuchung richtet sich nach dem Beschwerdebild des Kindes. Je kleiner das Kind, je ungenauer die Schilderung der Eltern, desto umfassender muss die Untersuchung sein.

Bei akuten Beschwerden werden zunächst nur die hierfür relevanten Untersuchungen durchgeführt. Bei unklarem Beschwerdebild ohne lokalisierbare Schmerzen erfolgt eine Untersuchung von „oben nach unten". Soweit möglich, sollte das Kind dazu entkleidet werden oder die Kleidungsstücke verschoben werden, so dass ein Blick auf die Haut möglich ist.

Sind die vermutlichen Auslöser der Beschwerden lokalisiert, werden anschließend ergänzende Untersuchungen durchgeführt. („Läuse schützen nicht vor Flöhen"). Falls keine Ursachenklärung möglich ist, können eventuell technische Untersuchungen (z. B. Sonographie, EKG, Röntgenuntersuchung, Spirometrie) und Laboruntersuchungen (Urinstatus, kapilläres Blutbild, Bestimmung des C-reaktiven Proteins „CRP" als Entzündungsmarker) wertvolle Hilfe geben (☞ unten) und ggf. veranlasst bzw. in Auftrag gegeben werden.

➡ **Kindgerechte Untersuchung**

Kinder sind keine kleinen Erwachsenen. Sie wollen altersgerecht angesprochen und untersucht werden:

- Eine Untersuchung nie gegen den Willen des Kindes durchführen (Ausnahme Notfall).
- Immer erklären, was gemacht wird.
- Das Kind in den Vorgang einbeziehen, z. B. Stethoskop selber halten lassen.
- Evtl. auch Eltern beteiligen (z. B. in de Ohren schauen lassen). ∎

Checkliste: Untersuchungsgang

Die folgende Auflistung dient der Übersicht über einen vollständigen Untersuchungsgang. Meist lassen sich die Untersuchungen nicht starr „von Kopf bis Fuß" durchführen, v.a. nicht bei Kleinkindern, denn nach der Racheninspektion lässt sich bei einem schreienden Kind der Bauch meist nicht mehr palpieren. Altersspezifische Besonderheiten sind zusätzlich unten aufgeführt.

Allgemeinzustand

Für die erste Abschätzung des Gesundheitszustands Ihres kleinen Patienten genügen oft einfache und allgemeine Parameter:

- Verhalten: Interesse an Ihnen oder der Umgebung, Interaktionen, aber auch gezieltes Ab-

wehrverhalten sprechen für einen ausreichenden Allgemeinzustand
- Bewegungsdrang während der Anamnese und Untersuchung
- Ernährungszustand und aktuelles Essverhalten (Hunger?) sowie körperliches Gedeihen (Erhebung der Größe und des Gewichts)
- Körpertemperatur
- Hautbeschaffenheit (Blässe, Rötung, Zyanose, atopische Stigmata), Exsikkosezeichen („stehende Hautfalten", trockene Schleimhäute)
- Blutdruck (bei größeren Kindern)

Kopf und Hals

Schädel
- Kopfumfang (Mikrozephalie, Makrozephalie)
- Kopfform (z. B. Asymmetrie, flacher Hinterkopf, „Caput quadratus")
- Gesichtsproportionen
- Stellung Oberkiefer-Unterkiefer (z. B. „Überbiss")
- Fontanellen: Sind diese bereits geschlossen (< 6 Mon.) bzw. noch offen (> 18 Mon.)
- Meningismus: Sollte bei allen unklaren fieberhaften Zuständen überprüft werden. Ist jedoch gerade bei Säuglingen nicht immer als prognostisches Zeichen von Hirnhautentzündung zu finden (☞ unten Neurologie)

Augen
- Pupillen: Größe, Form, Strabismus, Trübungen, Lichtreaktion (asymmetrisch als Herdzeichen, z. B. bei Trauma oder Tumor, vermindert als Hirndruckzeichen)
- Lidachse (z. B. Trisomie 21)
- Konjunktiven:
  - Rötung (Allergie? Infektion? Begleitreaktion, z. B. bei Masern)
  - Absonderung (ohne Entzündungszeichen), bei Säuglingen Hinweis auf Tränen-Nasengangsstenose
  - Lidspaltenweite symmetrisch? (Tumor, Paresen, Kopfgelenksblockade, KISS-Syndrom etc.)

Ohren
- Form und Position (z. B. Dysplasie/dysmorphischer Hinweis, Schädelasymmetrie)
- Otoskopie: Normalbefund? Ggf. Seitenvergleich, (Rötung, Mittelohrerguss, Verkalkungen, Fremdkörper oder Zerumen). Zur Durchführung Kind gut fixieren, um Verletzungen bei der Untersuchung zu vermeiden („Lieber kurz und mit Nachdruck festhalten, als ewig

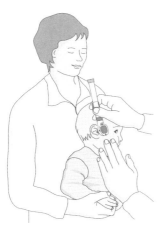

Abb. 3.1-1: Ohrinspektion

kämpfen"). Das Kind sitzt dazu mit dem Rücken an die Brust der Begleitperson gelehnt in deren Schoß. Die Begleitperson hält die Hände des Kindes eng an seinen Körper fest, der Untersucher fixiert mit der Hand den Kopf des Kindes, mit der anderen Hand führt er das Otoskop. Ohrspiegel mit abgespreizten Fingern gut am Schädel des Kindes abstützen, um Verletzungen durch plötzliche Bewegungen zu vermeiden. Beim Säugling Ohr nach hinten, unten ziehen, bei älteren Kindern nach hinten, oben ☞ Abb. 3.1-1

- Hörtests: Bei häufigem Nachfragen, lauter Aussprache oder auffallenden otoskopischen Befunden an Hörstörung denken. Bei Säuglingen orientierender Hörtest (Reaktion auf Geräusch)

Mundhöhle, Nase und Rachen
Wie die Ohrinspektion eine der wichtigsten Untersuchungen, v.a. im Vorschulalter. Beziehen Sie die Kinder soweit wie möglich in die Untersuchung ein (☞ unten). Bei mangelnder Kooperation gilt auch hier: Lieber schnell und eindeutig vorgehen als „unentschlossen ringen" (☞ Ohrinspektion). Bei Säuglingen wird oft bei der Inspektion ein kurzer Würgereflex ausgelöst. Sie haben dann meist nur einen kurzen Blick auf die Rachensituation (gedanklich speichern wie ein Foto):
- Beläge auf Zunge und/oder Schleimhäuten (z. B. Soor, Infektzunge, Scharlach)
- Aphten (Stomatitis herpetica, Herpangina)
- Tonsillen (Hyperplasie, Beläge, Krypten)
- Rachenhinterwand
- Zähne (Zahl und Stellung, Pflegezustand, Dysplasien)

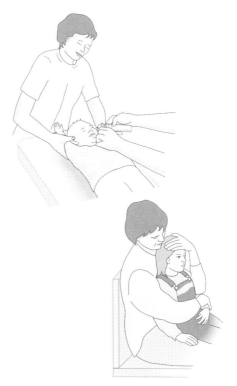

Abb. 3.1-2: Haltung des Säuglings und des Kindes bei der Racheninspektion

- Zunge („Himbeerzunge" bei Scharlach, Landkartenzunge, Verfärbungen, Schwellungen)
- Nasenschleimhäute (gerötet, livide als Allergiehinweis, Nasenscheidewandverkrümmung, Epistaxis)

Lymphknoten
Lymphknoten lassen sich bei kleineren Kindern besser tasten, als beim Erwachsenen.
- Vergrößerungen einzelner Lymphknotenstationen sind als Hinweis auf lokale Entzündungen (Tonsillitis, Paronychie, Kratzverletzungen, „offene" Ekzeme) zu werten. Eine Vergrößerung retroaurikalar symmetrisch liegt bei Röteln (plus Exanthem) vor.
- Generalisierte Lymphknotenvergrößerungen (evtl. mit Hepatosplenomegalie) liegen vor bei Virusinfekten (z. B. Pfeiffersches Drüsenfieber), Tumorerkrankungen
- Bei fehlenden Allgemeinsymptomen sind leicht vergrößerte, nicht druckdolente Lymphknoten auch bei lymphatischer Grunddisposition zu finden.

Schilddrüse

Sicht- oder tastbare Vergrößerung? (Struma, **Cave:** Pubertät, Schwangerschaft, Thyreoiditis?): Nähere Eingrenzung der Ursache durch Ultraschallmessung und Bestimmung der Schilddrüsenparameter im Blut.

Thorax und Lunge

- **Form:** Die Thoraxform gibt Hinweise auf Grunderkrankungen (z. B. bei chronischem Asthma bronchiale ist der Thorax „glockenförmig", bei verschiedenen Herzvitien „besteht ein Herzbuckel", bei Rachitis der „Rosenkranz", bei Mukoviszidose ein Fassthorax). Eine Trichterbrust ist meist genetisch bedingt und nur bei massiver Ausprägung therapiebedürftig (Einengung des Herzens). Kiel- und „Hühnerbrust" müssen ggf. aus kosmetischen Gründen korrigiert werden.
- **Atemexkursionen:** Rhythmisch, „stoßend"(-Dyspnoe?, Fieber?), verlängertes Inspirium oder Exspirium (Asthma bronchiale), interkostale Einziehungen (Asthma, Dyspnoe), Seitendifferenzen? (Pneumothorax, Pleuraerguss), verstärkte, niedrig frequente thorakale anstatt abdomineller Atmung (Hinweis bei Kleinkindern auf metabolische Entgleisung: „Kussmaulsche Atmung")
- **Atemfrequenz:** Abhängig vom Lebensalter (Auszählung beim ruhigen Kind oder besser im Schlaf):
  - Säuglinge: 30–60 Atemzüge/Min.
  - Krabbler: 24–40/Min.
  - Vorschulalter: 20–30/Min.
  - Schulalter: 15–24/Min.
  - Jugendliche: 12–16/Min.
- **Auskultation:** Atemgeräusche (geeignete Stethoskopgröße erleichtert die Untersuchung!)
  - Stridor inspiratorisch: Ursache sind Engen im Pharynx, Larynx (Pseudokrupp) und extrathorakale Trachea, exspiratorisch: Ursache intrathorakal (Asthma, Mukoviszidose, Bronchitiden)
  - Giemen (Asthma)
  - Rasselgeräusche trocken (beginnende Bronchitis, Asthma), feucht (fortgeschrittene, produktive Bronchitis oder Pneumonie), einseitig (Fremdkörperaspiration, Atelektase)
- **Perkussion:** Gibt Hinweise auf ausgedehnte Prozesse, z. B. gedämpft bei Erguss, Pneumonie, hypersonor bei Pneumothorax, Asthma
- **Risikoatmung** liegt bei folgenden Befunden vor:
  - Säugling/Krabbler: < 20 > 60 Atemzüge/Min.
  - Ältere Kinder: <12 > 50/Min.
  - Dyspnoezeichen (interkostale Einziehungen, Giemen, Stridor)

Herz und Kreislauf

- **Auskultation:** Das Herz wird mit einem Kinderstethoskop auskultiert. Die normale Herzfrequenz ist altersabhängig und beträgt bei entspannten/schlafenden Kind:
  - Säuglinge: 120–160 Schläge/Min.
  - Kleinkinder: 100–140 Schläge/Min.
  - Schulkinder: 60–100 Schläge/Min.
  - Jugendliche: 50–80 Schläge/Min.
  - Beim fiebernden Kind misst man pro Grad Temperaturerhöhung eine um ca.10 Schläge/Min. höhere Frequenz!
- **Begleitgeräusche:** Bei Kindern relativ häufig, meist in Form von Systolika. Die Einteilung der Lautstärke erfolgt nach Levine in 6 Lautstärkegraden, wobei ein 1/6-Systolikum mittels Stethoskop nur in einem ruhigen Raum zu auskultieren ist, 3/6-Systolikum als lautes Geräusch, noch ohne Begleitschwirren hörbar ist, und ein 6/6-Systolikum auch aus einer Entfernung von 1 cm von der Thoraxwand noch auskultierbar ist.
  - Akzidentelle (systolische) Herzgeräusche sind bei herzgesunden Kinder häufig (ca. 10 %), die Lautstärke ist lageabhängig (deswegen Auskultation am liegenden und sitzenden Kind) und zeigt nur geringe Fortleitungsintensität, meist im 3.–4. ICR links, Lautstärke max. 3/6, d. h. kein Schwirren tastbar. Eine weitere Abklärung oder Therapie ist nicht nötig.
  - Pathologische Geräusche treten bei verschiedenen Herzerkrankungen auf. Sie sind oft lageunabhängig, werden fortgeleitet, treten auch als Diastolikum auf, oft begleitet von weiteren Symptomen (z. B. Zyanose, Tachypnoe, Gedeihstörung, Herzbuckel). Bei Verdacht auf ein pathologisches Herzgeräusch sollte die weitere Abklärung durch einen Facharzt erfolgen (z. B. EKG, UKG).
- Die **Kreislaufbeurteilung** erfolgt neben den äußeren Merkmalen (z. B. Zyanose, Blässe, auffallende Rötung, kalte Extremitäten) durch Messung des Blutdrucks, Palpation der Pulse an allen Extremitäten, ggf. auch durch Funktionstestung (z. B. Schellong-Test bei Orthostaseproblemen). Säuglinge und Kleinkinder ha-

ben dabei einen systolischen Blutdruck von unter RR 100 mmHg, Schulkinder und Jugendliche ca. RR 100–120 (Cave: Richtige Manschettengröße: Die Breite sollte $^2/_3$ der kindlichem Oberarmlänge betragen). Seitendifferenzen im Blutdruck über 10 mmHg bedürfen der weiteren Abklärung. Eine Abschwächung der Fußpulse deutet auf Stenosen der Aorta hin (z. B. Aortenisthmus-Stenose).

Abdomen und Nieren

Die Untersuchung des Bauches gelingt leichter mit warmen Händen, evtl. Untersuchung durch ein dünnes Hemdchen vornehmen. Der Bauch ist beim gesunden Kind weich und nicht druckempfindlich. Bei Kindern im Vorschulalter bei der Abklärung von Bauchschmerzen immer die Ohren mit untersuchen, bei Kindern ab dem Kindergartenalter auch an Scharlachbeginn denken. Schulkinder und Jugendliche haben oft psychosomatische Schmerzen, daneben aber auch somatische Ursachen wie Appendizitis, Harnwegsinfektionen, Lymphadenitis mesenterialis, Bauchmigräne. Deshalb immer beide Ursachenfelder abklären.

- **Inspektion:** Form, z. B. gebläht, eingefallen, ausladend, Hernien? Fehlende abdominelle Atemexkursionen als akutes Schmerzzeichen?
- **Palpation:** Bei Säugling und Kleinkindern Beine im Hüftgelenk beugen, damit sich der Bauch entspannt. Ablenkung bzw. die Untersucherhand vom Kind mitführen lassen, entspannt die Untersuchungssituation. Ggf. die Phase des Luftholens beim Schreien zur Palpation nutzen.
  - Untersuchen auf Abwehrspannung, Druckschmerz (McBurney bei Appendizitis), vermehrte Flüssigkeit, Organvergrößerungen:
  - **Leber:** Größe, Konsistenz (Hepatomegalie kann bei obstruktiven Lungenerkrankungen und tief sitzenden Zwerchfellhernien vorgetäuscht sein)
  - **Milz:** Ist normalerweise bei tiefer Inspiration tastbar. Vergrößert tastbare Milz unter dem Rippenbogen als „Funktionszustand" bei lang anhaltenden Infekten (Sonderfall EBV-Infektion) oder als seltene Ursache bei Leukosen.
  - **Nierenlager:** Druckschmerz im Nierenlager ist nur ein unzuverlässiger Hinweis auf einen aszendierten Harnwegsinfekt.
- **Auskultation:** Darmgeräusche fehlend (Invagination, akutes Abdomen), lebhaft klingend (Enteritis)

- **Perkussion:** Dient der Feststellung von Meteorismus und Klopfempfindlichkeit der Bauchdecken.

Genitale

- **Weibliches Genitale:** Besonderheiten im Neugeborenenalter (Labiensynechie, Fluor vaginalis postpartal, Virilisierungszeichen, hormonelle Abbruchblutung bei Neugeborenen), im Vorschulalter (Fluor z. B. bei intravaginalem Fremdkörper, Pubertas praecox, Verletzungen u. a.) oder im Schulalter (Pubertas praecox, Ausbleiben der Pubertätsentwicklung, z. B. bei Ullrich-Turner-Syndrom). Bei Jugendlichen erfolgt die Pubertätsstadieneinteilung nach dem sog. Tanner Schema: Brustentwicklung B1–B5, Behaarung P1–P5, zusätzlich Menarche und axillärer Behaarungsstand. Als Faustregel der Stadienentwicklung kann dabei gelten:
  - Thelarche: 10 Jahre (8–12)
  - Pubarche: 11 Jahre (9–13)
  - Adrenarche: 12 Jahre (10–14)
  - Menarche: 13 Jahre (11–15)
- **Männliches Genitale:** Auch hier finden sich je nach Alter verschiedene Untersuchungsschwerpunkte:
  - **Hodendeszensus** beidseits abgeschlossen bis zum 2. Lebensjahr? Beobachtungsbedürftiger Pendelhoden (Lage abwechselnd im Skrotum oder Leistenregion) oder therapiebedürftiger Gleithoden (Lage in Leistenregion, lässt sich aber bei der Palpation ins Skrotum luxieren), Hoden gar nicht tastbar?
  - Praeputiale **Synechien** als physiologische Normvariante im Vorschulalter
  - Physiologische **Phimose** im 1. Lj., danach leichte Phimose (Urethra-Öffnung liegt sichtbar frei) als Kontrollbefund ohne dringliche OP-Indikation im Vorschulalter. **Paraphimose** als Notfall: Hier hat sich die enge Vorhaut über die Glans in den sulcus coronarius geschoben und führt zu einer venösen Stauung und Schwellung der Glans. Die manuelle Reposition gelingt am Anfang noch leicht, bei längerer Dauer oft chirurgische Intervention notwendig.
  - **Urethra-Öffnung** an richtiger Stelle (Hypospadie?)
  - **Hodenschwellungen** schmerzhaft (Hodentorsion, v. a. bei Jugendlichen!, Hodenprellung, Hydatidentorsion, Hodenentzündung,

z. B. bei Mumps, Leistenhernie) oder schmerzlos („Wasserbruch", Varikozele, Hernie, Tumor)

- **Pubertätsstadienentwicklung nach Tanner:** Entwicklung Genitale G1–G5, Pubesbehaarung P1–P5, zusätzlich Axillarbehaarung, Stimmbruch

Cave Jede unklare akute Hodenschwellung bedarf der umgehenden Abklärung (schmales therapeutisches Zeitfenster!) ■

Wirbelsäule, Hüfte und Extremitäten

Untersucht wird die Wirbelsäule in Ruhe, bei Haltemanövern und dynamisch in Bewegung. Bei Säuglingen ist eine echte Skoliose selten (dann aber therapiebedürftig, angeborene Fehlanlage). Häufig jedoch skoliotische Fehlhaltung (bei Kopfabhangversuch gleicht sich die Skoliose aus) durch Kopfgelenksblockaden, einseitige Hüftdysplasie, zentrale Koordinationsstörung u.a. und bessert sich bei Therapie der auslösenden Ursache. Bei Jugendlichen (Wachstumsschub) finden sich häufig therapiebedürftige Fehlhaltungen:

- **Skoliose:**
  - Aspekt, Schulterstand, Scapulae auf einer Horizontalen?
  - Vorbeugeversuch (Thoraxhälften gleich hoch? „Rippenbuckel, Lendenwulst")
  - Cave: Zunehmende Skoliose im pubertären Wachstumsschub, v.a. bei Mädchen! (idiopathische Skoliose ca. 7-fach häufiger bei Mädchen)
  - Kyphose: V.a. beim Jugendlichen (Morbus Scheuermann)
  - Hyperlordose: Oft Folge von muskulärer Hypotonie (verschiedene Grundkrankheiten), internistischen Grunderkrankungen (Zöliakie mit typischem Blähbauch) oder anderen Primärerkrankungen
- **Haltungsschwäche** ist je nach Ausprägungsgrad und Dynamik bzgl. der Therapiebedürftigkeit zu beurteilen (dabei die „Seele" nicht vergessen). Geeigneter Test ist der Armvorhalteversuch nach Matthiaß: Kind hält die Arme für mindestens 30 Sek. waagrecht vor sich ausgestreckt. Dabei nimmt die Lendenwirbelsäule eine zunehmende Lordosehaltung ein.
- Die **Hüft- und Extremitätenbeurteilung** gliedert sich in verschiedene Bereiche:
  - Inspektion: Fehlstellungen, Asymmetrien, Schwellungen Rötung, Muskeldefizite, z. B. Genua vara, Genua valga (physiologisch

bei Kleinkindern), Beckenschiefstand bei Beinlängendifferenz, Knick-, Senkfuß
  - Palpation: Druckschmerzhaftigkeit, Verhärtungen, z. B. bei Entzündungen, Degenerationen, Fehlhaltungen
  - Bewegungsuntersuchung: Testung der aktiven und passiven Beweglichkeit, Durchführung von definierten Tests

Haut, Nägel und Haare

Allgemeine Beurteilungskriterien der Haut sind Farbe und Durchblutungszustand, Trockenheit (Exsikkosezeichen wie „stehende Hautfalten"), Schwitzneigung (lokal, generalisiert), Geruch, Pflegezustand. Darüber hinaus zeigt die Haut eine Vielzahl von Symptomen wie kaum ein anderes Organ:

- **Exanthem** (makulopapulös, vesikulär, hämorrhagisch, urtikariell), z.B unspezifisches Virusexanthem, Kinderkrankheiten, Arzneimittelexanthem (z. B. Amoxycillin)
- **Ekzem** (akut oder chronisch, lokalisiert oder generalisiert, Pruritus?) mit einer Vielzahl von Ursachen (physikalisch, chemisch, Allergie, genetische Ursachen, Pilze, bakterielle Besiedelung)
- **Petechien:** Z.B im Gesicht bei Stauung durch Husten mit Würgereiz (z. B. Pertussis) oder generalisiert durch Gerinnungsstörungen und Thrombozytopenien, allergische Vaskulitis (Purpura Schoenlein-Henoch)
- **Hämatom:** Verletzung, hämorrhagische Diathese, Sepsis, Leukose, Misshandlung:
  - Bei Kleinkindern ab ca. 10 Mon. bis 2 J. sehr häufig Hämatome durch normale Stürze
  - Bei Kleinkindern bis 5 J. auch fast immer Hämatome an der Vorderseite der Unterschenkel
  - **Cave** bei untypischen Verletzungsmustern (Gesäß, streifenförmigen Hämatomen, viele alte und neue Hämatome nebeneinander) und fehlender Erklärung seitens der Eltern (Missbrauch?)
- **Naevi:** Zeitpunkt des Auftretens, Familienanamnese, Wachstumsdynamik, Begleitsymptome wie Jucken, Brennen, Pigmentzunahme, Blutungen? **Häufige Formen bei Kindern:**
  - Mongolenflecken (lumbosakrale Gegend, oft bei Orientalen, Schwarzen) bei Geburt vorhanden, verschwinden bis zum 5. Lj.
  - Cafe au lait-Flecken, hellbraun flächig, (bei mehr als 6 Flecken Abklärung Neurofibromatose?)

– Vaskuläre Naevi (Blutgefäßnaevi) entweder plan (Naevus flammeus), z. B. in der Mittellinie gelegen als „Storchenbiss" im Nacken (gute Rückbildungstendenz in den ersten Lebensjahren), oder kavernös als Blutschwamm, Auftreten erst 2-4 Wochen nach Geburt. Wachstum für ca. 8 Monate, dann oft spontane Rückbildung bis zum 2. Lj.

- **Nägel** haben in der Diagnostik von vielen Krankheiten einen hohen Stellenwert. Beispielhaft seien hier Eisenmangel (horizontale Aufsplitterungen, Brüchigkeit, „Löffelnägel"), Herz-Kreislauferkrankungen mit Hypoxie (Trommelschlägelfinger), Psoriasis („Tüpfelnägel") genannt. Daneben gibt es aber auch eigene Nagelerkrankungen und Traumafolgen (Nagelpilz, Ablösungen, weißliche Linien durch Fingerquetschungen)
- **Haare** haben ähnlich wie Nägel Aussagewert hinsichtlich systemischer und lokaler Erkrankungen, den Hormonstatus (☞ Pubertätsstadien) und hormonelle Erkrankungen (Schilddrüse), den Ernährungszustand, Mangelerkrankungen (z. B. Zink, Eisen) sowie Intoxikationen (Blei, Arsen, Quecksilber)

Neurologische Untersuchungen

Zur Einschätzung des neurologischen Zustands stehen eine Vielzahl von Parametern und Tests zur Verfügung. Anlass der Untersuchung bzw. die vorliegende (vermutete) Grunderkrankung bestimmen zunächst ob nur Teilbereiche untersucht werden, oder ein umfassender neurologischer Status notwendig ist (Hirnnerven, Motorik, Motoskopie, Vegetativum, Sensibilität, Koordination und Artikulation, Reflexprüfung, psychische Funktionen, Entwicklungsneurologie). In der Betreuung von Kindern stehen meist die Abklärung akuter Krankheitsbilder und Entwicklungsfragen (☞ auch Kap. 3.2 Vorsorgeuntersuchungen) im Vordergrund.

Ähnlich wie bei der sonstigen körperlichen Untersuchung können Sie zur **Beurteilung** der **neurologischen Situation** allgemeine Symptome wie Spielverhalten, Aufmerksamkeit, gezieltes Abwehrverhalten, Körperhaltung oder Ausdrucksweise heranziehen. Diese Parameter finden auch ihren Niederschlag in gebräuchlichen Kurzchecks, z. B. des Glasgow Coma Scale zur Einschätzung der Bewusstseinslage (z. B. bei Schädel-Hirn-Trauma): Gewertet werden die besten Reaktionen im Bereich Augenöffnung (spontan, auf Schmerz-reiz), verbale (spontan, orientiert, unverständlich) und motorische Antwort (spontan, nach Aufforderung, auf Schmerzreiz etc.).

Ein weiterer wichtiger Kurztest ist die Meningismusprüfung zur Feststellung der schmerzhaften Nackensteifigkeit bei Erkrankung und Reizung der Hirnhäute, z. B. bei intrakraniellen Entzündungen und Blutungen oder bei Sonnenstich.

- Es bestehen Schmerzen beim passiven Anheben und Beugen des Kopfes aus der Rückenlage
- „Kniekuss" ist nicht möglich, wenn das Kind versucht, aktiv oder passiv vom Untersucher geführt, sein Knie mit dem Gesicht zu erreichen
- Weitere Hinweise: Kind will seitlich liegen, opisthotone Kopfhaltung (Kopfbeugung nach hinten um die Hirnhäute zu entspannen).

Die **erweiterte neurologische Diagnostik** orientiert sich in ihren Methoden am Alter des Kindes. Im Gegensatz zu Erwachsenen spielen hierbei neben den klassischen neurologischen Untersuchungen v.a. die Motoskopie (Bewegungsbeurteilung in nicht standardisierten Situationen) und die sog. Provokationsdiagnostik eine große Rolle. Bei Säuglingen werden dabei sog. Lagereaktionen getestet: Durch definierte Lageänderungen werden alterstypische Reaktionen ausgelöst und beurteilt, z. B. Landaureaktion, Axillarhängeversuch, Vojtatests, Moro-Reaktion. Die Beurteilung sollte dabei nur beim entspannten Kind erfolgen, da Abwehrreaktionen (Schreien, Weinen, Unruhe, Hunger) die motorischen Antworten verfälschen. Besonders schwierig zu beurteilen sind dabei oft 2–3-jährige Kinder, da sie nicht mehr so leicht zu beeinflussen sind wie Säuglinge und verbalen Angeboten gegenüber noch nicht so zugänglich sind wie ältere Kinder und Jugendliche! Als Untersuchungsgang für dieses schwierige Alter können Sie sich an folgendem Schema (nach H.G. Schlack) orientieren:

- **Spontan beobachtbare Kriterien**, z. B. allgemeine motorische Aktivität, Aufmerksamkeit, spontane Bewegung und Haltung, Gangbild, Stehen (Beinstellung, Skoliose etc.), Sitzen, Aufstehen vom Boden, Umgang mit Spielmaterial (Dyskenesien, Tremor, unsichere Hand-Augen-Koordination)
- **Aktionen nach Aufforderung**, z. B. Finger-Nase-Versuch, Diadochkinese, Einbeinstand, Hüpfen beidbeinig, bei größeren Kindern einbeinig, „Seiltänzergang", Stufen oder Treppensteigen, Verfolgen einer Lichtquelle mit den Augen, Pupillenreaktion (Augenmuskelstörungen, Nystagmus, Strabismus), Lidschluss,

Lippenbewegungen (Blasen, Pfeifen, Saugen, Mundschluss,) und Zungenbeweglichkeit
- **Kriterien, bei denen man das Kind anfassen muss:** Traktionsversuch (passives Hochziehen aus dem Liegen in den Sitz), Gleichgewichtsbewahrung im Sitz, Prüfung des Muskeltonus und der Kraft, Muskeleigenreflexe, Babinski-Zeichen, Seitschwebelage.

Altersspezifische Besonderheiten

Säuglinge

Je jünger ein Kind, desto wichtiger sind zur **Einschätzung des Gesundheitszustands** Allgemeinsymptome, wie z. B. Atmung, Hautbeschaffenheit und motorisches Verhalten sowie Informationen zu Nahrungsaufnahme, Schlafverhalten und Ausscheidungsfunktionen. Beobachten Sie den Säugling schon während der Anamnese. Für einen **guten Allgemeinzustand** sprechen:
- Waches, interessiertes Kind
- Rosige Hautfarbe, rhythmische ruhige Atmung
- Bewegungsdrang des Säuglings (ein robbendes oder krabbelndes Kind ist meistens in ausreichendem Allgemeinzustand)
- Ergänzungen aus der **Vorgeschichte,** die für eine weniger gefährdende Erkrankung sprechen, sind:
  - Hunger
  - Ausreichendes Trinkverhalten („nasse Windeln" in den letzten Stunden)
  - Unauffällige Stuhlausscheidung
  - Normales Schlafverhalten
  - Annähernd normales Spielverhalten
  - Unauffälliges Gedeihen, Größenzunahme

Cave **Alarmzeichen**
Folgende Zeichen erfordern eine umgehende Abklärung/Therapie durch den Kinderarzt oder die Kinderklinik:
- Marmorierte oder blassgraue Haut, Zyanose, Petechien (respiratorische, kardiale Probleme, Sepsis)
- Starrer Blick, seltener Lidschlag, tief in ihren Höhlen liegende Augen mit dunklen Rändern. Trockene Windel für eine größere Zeitspanne (> 6 Std.), stehende Hautfalten am Bauch oder über der Wadenmuskulatur, Gewichtsverlust von > 10 % des Körpergewichts (Exsikkose)
- Schonhaltung des Kopfes, Lichtscheu, gesteigerte Berührungsempfindlichkeit (Meningismus)
- Anhaltend schnelle oder verlangsamte Atemfrequenz (☞ oben): angestrengte Atmung

mit Einziehungen über dem Schlüsselbein oder zwischen den Rippen ◾

⇨ **Untersuchungsdreieck**
Zur Einschätzung der Akutgefährdung von Säuglingen, aber auch größeren Kindern hat sich das sog. „30 Sekunden Schema" der American Academy of Pediatrics bewährt: Sie überprüfen die 3 Bereiche des Untersuchungsdreiecks (☞ Abb. 3.1-3).
Beobachtungen
- **Nimmt das Kind Kontakt auf?** Blick, soziales Lächeln, aber auch gezielte Abwehrmaßnahmen
- **Zeigt sich die Atmung normal?** Nasenflügeln, interkostale Einziehungen, Stridor, Giemen, Brady-Tachypnoe sind nicht ok!
- **Ist die Zirkulation in Ordnung?**
  - Sind die Lippen rosig, Hände und Füße warm? Wie verhält es sich mit der Mikrozirkulation?
  - „Hautstrichprobe" (weißer Streifen nach Strich über die Fußsohle, nach 2 Sek. wieder weg?) oder „Nagelprobe"(leichter Druck auf einen Fingernagel – das Nagelbett muss in 2 Sek. wieder rosig sein)

Auswertung: Für jede Frage mit Ja ☞ 1 Punkt.
- **3 Punkte:** Das Kind ist wahrscheinlich nicht akut gefährdet. Sie haben Zeit, weiter abzuklären. Das Kind kann wahrscheinlich zu Hause genesen.
- **2 Punkte:** Ihr kleiner Patient hat mind. in einem Organsystem erhebliche Probleme. Eingehende Abklärung ist notwendig. Die Behandlung ist evtl. zu Hause nicht möglich.
- **1 oder kein Punkt:** Das Kind ist bedrohlich krank. Die Klinikbehandlung ist vordringlich. Zögern Sie nicht, den Notarzt einzuschalten. ◾

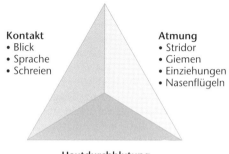

Kontakt
- Blick
- Sprache
- Schreien

Atmung
- Stridor
- Giemen
- Einziehungen
- Nasenflügeln

Hautdurchblutung
- Blässe
- Zyanose
- Rekapillarisierungszeit

Abb. 3.1-3: Untersuchungsdreieck der American Academy of Pediatrics

Tipps für die Untersuchung bei Säuglingen

Der Ablauf der körperlichen Untersuchung entspricht prinzipiell dem beim Erwachsenen und größeren Kindern, es bedarf jedoch einer größeren Flexibilität für die Untersuchung:

- Zunächst möglichst Herz und Lunge auskultieren, solange der Säugling noch ruhig ist. Ansonsten den kurzen Moment der tiefen Einatmung zwischen den Schreiattacken nutzen.
- Neurologischer Kurzcheck: Reaktion auf den Untersucher, Pupillenreaktion auf Licht, Muskeltonus, Nackensteifigkeit bei Kopfbeugemanöver, alterstypische Reflexmuster.
- Den Bauch möglichst bei im Hüftgelenk gebeugten Beinen beurteilen, evtl. Phase des Luftholens beim Schreien zur Palpation nutzen.
- Belastende Untersuchungen wie Ohren- und Racheninspektion sollten zuletzt durchgeführt werden (außer akuter Notfall).
- Abschließend Gewicht und sofern keine aktuellen Daten vorliegen auch Größe feststellen. Blutdruckmessung bei Kindern ab dem 2. Lj und bei allen relevanten Krankheiten, z. B. Herz-Kreislauferkrankungen. Achten Sie dabei auf kindgerechte Manschettengröße: ca. $^2/_3$ der Oberarmlänge.
- Sorgen Sie für einen warmen Untersuchungsplatz.
- Wärmen Sie ihre Hände vorher an.
- Stethoskop vorwärmen (in der Hosentasche oder Begleitperson vorher in die Hand geben).
- Verwenden sie verschiedene Stethoskopgrößen in den einzelnen Altersklassen (Säuglings-, Kinder-, Erwachsenengröße): Sie haben einen exakteren Hörbefund!
- Säuglinge im Wartezimmer noch stillen oder füttern lassen; satte Säuglinge sind ausgeglichener und schreien weniger.
- Kleine Säuglinge können auf der Liege untersucht werden. Dabei wegen Sturzgefahr immer eine Hand (Begleitperson oder Untersucher) am Säugling lassen.
- Größere Säuglinge, die „fremdeln", untersuchen Sie am besten auf dem Arm oder Schoß der Bezugsperson.

Kleinkinder

Ab dem 1. Lj. können Sie das Kind spielerisch in die körperliche Untersuchung einbeziehen, z. B. Demonstration der Untersuchungsschritte am Teddy oder Anfassen und „Ausprobieren" von Stethoskop und Spatelhalter. Manchmal hilft es auch, wenn statt Ihnen die Mutter das Stethoskop auf den Bauch hält.

Auch wenn das Kind noch nicht alles versteht, erklären Sie dem Kind die Untersuchungsschritte. Wie beim Säugling, sollten Sie den Untersuchungsgang so planen, dass Sie unangenehme Untersuchungsschritte zuletzt durchführen.

Tipps für die Untersuchung von Kleinkindern

- Bis zum Schulalter können Kinder Schmerzen schlecht lokalisieren und projizieren sie oft auf den Bauch (z. B. Otitis media). Daher sollten Sie bei Bauchschmerzen immer eine vollständige körperliche Untersuchung durchführen
- Bei fiebernden Kindern obligat: Trommelfellbefund und Racheninspektion
- Für die Trommelfellinspektion das Otoskop auf den Kopf stellen und mit Ihrem Kleinfinger am Kopf Ihres kleinen Patienten abstützen. Sie verringern damit die Gefahr von zufälligen Trommelfellverletzungen durch unvermutete Kopfbewegungen der Kinder erheblich (☞ Abb. 3.1-1)
- Bei der Racheninspektion die Kinder auffordern „äh" zu sagen oder „die Zunge ganz lang" zu machen. Oft brauchen sie dann nicht einmal einen Spatel zur Hilfe zu nehmen. Für Kinder, die sich nicht untersuchen lassen wollen, empfiehlt sich die Verwendung eines Spatelhalters. Dadurch können Sie mit einer Hand die Lichtquelle plus Spatel bedienen, mit der anderen Hand den Kopf des Kindes kurz fixieren. Die Begleitperson hat das Kind auf dem Schoß sitzen und fixiert mit den Händen die des Kindes ☞ Abb. 3.1-2

Cave: Bei fiebernden Kindern mit Speichelfluss und „kloßiger" Sprache, evtl. auch Schonhaltung des Kopfes ☞ sofortige Klinikeinweisung (Gefahr einer Epiglottis mit Glottiskrampf und Atemstillstand durch Racheninspektion!)

$\longrightarrow$

● Falls Sie keine Ursache für Fieber finden können, folgen ergänzende Untersuchungen (Harn, Blutbild, CRP). Bei anhaltendem Husten und Fieber oder auffallender Atmung auch Röntgenbild des Thorax veranlassen.

● Alle Fieberverläufe, die länger als 3 Tage dauern, sollten eingehend abgeklärt werden, auch wenn das Kind einen „zufriedenen" Eindruck macht, z. B. Gefahr seltener Ursachen, bakterielle Superinfektion, virale Infekte

Physiologische Besonderheiten im Vorschulalter

Bei kleinen Kindern werden Sie vielleicht Symptome finden, die Ihnen aus dem Blickwinkel einer „Erwachsenenmedizin" pathologisch erscheinen. Hierbei kann es sich um „Normvarianten" dieses Alters handeln:

● Leicht vergrößerte, tastbare, nicht schmerzhafte Lymphknoten (v.a. im Kieferwinkel) treten auch bei gesunden Kleinkindern auf (Lymphatismus)

● Ein dezent gerötetes, schmerzfreies Trommelfell, ohne Schwellung und Trübung bei der Ohrenspiegelung (kann auch allein durch Schreien entstehen)

● Die Atemgeräusche sind bei der Auskultation lauter als beim Erwachsenen

● Fortgeleitete feuchte Rasselgeräusche entstehen häufig in den oberen Luftwegen und nicht in der Lunge. Halten Sie das Stethoskop zur Differenzierung der Rasselgeräusche dem Kind vor den Mund.

● Häufig treten systolische (akzidentelle) Herzgeräusche bei gesunden Kindern und Jugendlichen auf. Diese sind oft lageabhängig (sitzen, liegen). Auch einzelne Extrasystolen sind oft supraventrikulär bedingt und bedürfen keiner weiteren Behandlung.

Cave **Alarmzeichen**

Alarmzeichen für eine akute Gefährdung des Kindes entsprechen in etwa denen des Säuglings (☞ oben). Da sich die Kinder verbal bereits äußern können, gelingt die Eingrenzung des Problems jedoch oft schneller.

● Eingeschränktes Essverhalten ist in diesem Alter nicht mehr so bedrohlich wie im Säuglingsalter, v.a. wenn die Kinder weiterhin gut trinken (Toilettengang, nasse Windel?)

● Eine Gewichtsabnahme von > 10 % des Körpergewichts bedeutet jedoch auch in dieser Altersgruppe akute Gefährdung.

● Bei fieberhaften Infekten zählt zur Beurteilung auch der Vergleich mit dem Verhalten bei früheren Fieberepisoden. Manche Kinder spielen noch gerne trotz Fieber über 39 °C, sind vielleicht nur etwas schneller müde und nicht so ausgeglichen wie sonst. Andere Kinder sind bei jedem Fieber anlehnungsbedürftig und wollen getragen und gekuschelt werden. Aber auch kleine Patienten mit großem Ruhe- und Schlafbedürfnis, die vielleicht auch gerne allein sein wollen, werden Sie in Ihrer Praxis sehen. Zeigen diese „Kindertypen" während der aktuellen Krankheitsepisode ein völlig anderes Verhalten, sollten Sie aufmerksam werden. Veränderte Verhaltensroutine in der Krankheitsbewältigung ist ein Alarmzeichen. ■

3.1.3 Labor

Folgende sinnvolle Labortests können durchgeführt oder veranlasst werden. Schnelltest A-Streptokokken, kapilläres Blutbild, CRP-Test, Urinstix, Uricult, bakteriologische Abstriche, z. B. Pertussis. Der apparative Aufwand ist dabei sehr unterschiedlich, der zeitliche Aufwand meist überschaubar. Sämtliche Tests sind lediglich zur schnellen Entscheidungshilfe in der Praxis geeignet, um z. B. zwischen bakteriellen Infekten (Einsatz von Antibiotika erwägen?) und viralen Infekten differenzieren zu können. Diese können in Einzelfällen jedoch nicht weitergehende Labortests, wie z. B. serologische Untersuchungen, ersetzen. Sofern sie diese Untersuchungen nicht in der eigenen Praxis durchführen (können), finden Sie dafür vielleicht eine geeignete Kinderarztpraxis (Allgemeinarztpraxis) in Ihrer Nähe.

● **Kapilläres Blutbild:** Entscheidungshilfe bakterieller vs. viraler Infekt (Leukozytose?, Linksverschiebung?), Anämie?

● **C-reaktives Protein (CRP):** Entscheidungshilfe bakterieller vs. viraler Infekt

● **Urinstix:** Schnelltest zum Nachweis pathologischer Urinbestandteile

● **Uricult:** Nährbodentest zum quantitativen Keimnachweis im Urin

In der Kinderärztlichen Praxis hat sich auch der Einsatz von bakteriologischen Schnelltests bewährt. Insbesondere der Nachweis von A-Streptokokken als Erreger von Scharlach wird häufig benötigt. Zudem gibt es im Fachhandel inzwischen eine Vielzahl von Schnelltests für verschiedene Keime, die je nach Praxisausrichtung die tägliche Arbeit unterstützen können.

3.2 Vorsorgeuntersuchungen

Peter Thilemann

Vorsorgeuntersuchungen werden meist vom Kinderarzt durchgeführt. Aber auch der Heilpraktiker sollte die Inhalte dieser Untersuchungen wissen, da sie die Meilensteine einer regelrechten Entwicklung aufzeigen und in einer Anamnese abgefragt werden können.

Regelmäßig stattfindende Vorsorgeuntersuchungen der Kinder vom 1. Tag (U1) an bis ins Jugendalter (U10) dienen der rechtzeitigen Erkennung von Krankheiten und Entwicklungsstörungen. Zeitgerecht eingeleitete Therapien helfen so oft, Fehlentwicklungen zu vermeiden. Gleichzeitig bieten diese Untersuchungen die Möglichkeit, Eltern auf Risiken des Alltags mit Kindern hinzuweisen und erfolgreiche Strategien zur Vermeidung von familiären Überlastungssituationen zu vermitteln. Die kindliche Entwicklung wird oft am zeitgerechten Erreichen sog. „Meilensteine", wie z. B. dem freien Laufen gemessen. Im Gegensatz zu früheren Jahren unterstreichen die Ergebnisse aktueller entwicklungsneurologischer Studien jedoch die große Varianz kindlicher Entwicklung. Umso mehr Erfahrung erfordert es daher vom Untersucher, zu entscheiden, ob z. B. ein motorisch leicht entwicklungsverzögertes Kind (Laufalter 18 statt 12 Monate) eine „Normvariante" darstellt oder Zeichen einer beginnenden motorischen Störung aufweist.

Grundsätzlich sollten daher alle Kinder in der Dynamik ihrer Entwicklung beurteilt werden, eventuelle Zwischenuntersuchungen vereinbart werden, und – wo nötig – weitere Untersuchungen veranlasst werden. Für die prognostische Einschätzung der Entwicklung spielen darüber hinaus Familienanamnese, Schwangerschafts- und Geburtsanamnese eine große Rolle (☞ Kap. 3.1).

Jede Vorsorgeuntersuchung hat neben der allgemeinen Routine (z. B. Erhebung der Messdaten Größe, Gewicht, Kopfumfang, später auch Blutdruck) dem Alter entsprechende Schwerpunkte, die einer besonderen Beachtung bedürfen.

U1: 1. Lebenstag

Die 1. Untersuchung des Neugeborenen findet gleich nach der Geburt statt und wird in der Regel von den Fachärzten der Entbindungsstation oder von Hebammen durchgeführt. Dabei werden insbesondere die Atmung, der Herzschlag, die Hautfarbe, Muskelspannung und Bewegungen des Säuglings beurteilt (Apgar Index) und die geburtshilflichen Daten dokumentiert. Daneben werden die Reifezeichen und evtl. vorhandene Dysmorphiezeichen beschrieben. Ein gesundes Neugeborenes zeigt ein rosiges Hautkolorit, regelmäßige Atmung mit ca. 40 Atemzügen/min., eine Herzfrequenz von > 100/Min. und Spontanbewegungen.

U2: 3.–10. Lebenstag

Die 2. Untersuchung, in der Regel durch den Kinderarzt, dient der Erkennung von sichtbaren Fehlbildungen und Anpassungsstörungen, Ernährungs- und Fütterungsstörungen sowie zur Beurteilung des Nabelschnurrestes und eines evtl. aufgetretenen Neugeborenen-Ikterus. Risikofaktoren aus der Familienanamnese und Schwangerschaft können bei diesem Termin ergänzend eruiert werden.

Für die Screening-Untersuchung auf verschiedene Stoffwechsel- und Schilddrüsen-Funktionsstörungen werden einige Tropfen Blut auf Filterpapierkarten an ein Speziallabor eingeschickt.

Eine ausführliche Elternberatung umfasst weitere Themen wie Handling des Babys, Stillen/Ernährung, Erkennung bzw. Vorbeugung von Rachitis, Vitamin-K-Mangelblutung und Karies.

U3: 4.–6. Lebenswoche

Die Entwicklung der Sinne, z. B. erkennbar am beginnenden Fixieren der Augen, an der Schreckreaktion auf laute Geräusche, und die Überprüfung der Motorik mit regelmäßigen Bewegungen aller Extremitäten und Beugehaltung in Ruhe sind Schwerpunkt dieser Untersuchung. Zusätzlich findet eine sonographische Untersuchung der Hüftgelenke statt.

Das Elterngespräch behandelt das Füttern und konstante Gedeihen (Gewichtszunahme mindestens 120–150, meist 150–250 g/Woche), fragt nach Verhaltensauffälligkeiten des Kindes (auffallendes Erbrechen, fehlendes oder ungewöhnliches Schreien, abnorme Bewegungen), Routinebildung im Alltag (erste feste Fütterungszeiten und -abstände, erster Schlafrhythmus) und sonstigen Problemen des „Elternseins" (Schlafmangel, Unterstützung im Haushalt u.ä.).

U4: 3.–4. Lebensmonat

Bei diesem Termin werden die Weiterentwicklung der Sinnesfunktionen (der Säugling lächelt zurück, „lautiert", wendet Kopf Geräuschquellen zu) und die Motorik (der Säugling wendet sich zur Seite, kann den Kopf im gehaltenen Sitz stabil halten, nimmt den Kopf beim Hochziehen an den Armen mit, setzt Arme in Bauchlage als Stütze ein) untersucht. Die Gewichtszunahme ist jetzt etwas verhaltener (ca. 150–200 g/Woche) und der Tagesablauf zeigt feste Rhythmen (Trinken, Schlafen).

Im Elterngespräch geht es häufig um Regulationsstörungen (Ein- und Durchschlafstörungen, Nabelkoliken, anhaltende Unruhe und übermäßiges Schreien).

Nach Empfehlung der Ständigen Impfkommission kann ab der 10. Lebenswoche auch mit den Impfungen der Grundimmunisierung begonnen werden.

U5: 5.–7. Lebensmonat

In diesem Alter sollten die Säuglinge ihre erworbenen Fähigkeiten weiter differenzieren. So wird nach dem ersten „Fremdeln" als Ausdruck mentaler Reifungsprozesse gefragt (Unterscheidung von fremd und eigen), nach sprachlicher Experimentierfreudigkeit (Entwickeln und freudiges Ausprobieren neuer Laute und Geräusche) und dem Auftreten von motorischen „Meilensteinen", wie z. B. Drehen auf den Bauch, Abstützen auf den Händen oder dem Greifen und Übergeben von Gegenständen.

Oft berichten die Eltern jetzt auch von unruhigen Nächten als Anzeichen des ersten Zahndurchbruchs und berichten von der Umstellung von vorwiegend Muttermilchernährung auf sog. Beikost. Liegen familiär gehäuft Allergien, Asthma oder Neurodermitis vor, sollten die Eltern jetzt spätestens auch über die Möglichkeiten einer sog. hypoallergenen Ernährung informiert werden. Groß angelegte Studien belegen die Wichtigkeit der Ernährung als Prophylaxefaktor bei diesen Krankheitsbildern.

Waren die Kleinen bislang weitgehend geschützt vor einem Zuviel an Infektionserkrankungen durch den mütterlichen Nestschutz, evtl. ergänzt durch das Stillen, so treten jetzt vielleicht gehäuft Erkältungen, Bindehautentzündung, Durchfall oder auch einfach nur Fieber auf.

Die Eltern sollten deshalb auch vorbereitet werden, wie sie mit den typischen Krankheitssymptomen oder Fieber sinnvoll umgehen können.

U6: 10.–12. Lebensmonat

In diesem Alter ist ein kleines Kind schon recht mobil und erkundet neugierig seine Umwelt.

Auf die neuen Fähigkeiten wie Krabbeln, Hochziehen am Schrank, die ersten Schritte an der Hand

oder an Möbeln entlang („Küstenschiffahrt") sowie das kurzfristige eigenständige Stehen ist bei diesem Untersuchungstermin besonders zu achten. Feinmotorisch zeigen kleine Kinder in diesem Alter großes Interesse an immer kleineren Dingen (Krümelpicken mittels „Pinzettengriff"), erstes Türmchenbauen oder Spaß bei einfachen Versteckspielen. Erfragt werden soll das Auftreten erster betonter Zweisilber („Mama", „Papa" oder auch „Auto"). Bei Jungen sollten die Hoden jetzt beidseits im Skrotum tastbar sein.

Im Verhalten wechseln die Kinder zwischen Fremdeln und großer Neugier. Die ersten Zähne sind jetzt meist „geschafft", der erste fieberhafte Infekt wurde gemeistert und das Geburtsgewicht hat sich ca. verdreifacht. Verlangsamungen der Längenentwicklung bedürfen einer sorgfältigen Überprüfung. Häufig spielen Nahrungsmittelunverträglichkeiten nach der Muttermilchernährung eine Rolle dabei (z. B. Glutenunverträglichkeit = Zöliakie).

Im Gespräch mit den Eltern gilt dem Erkennen von Unfallgefahren, v.a. im Haushalt, ein besonderes Augenmerk.

U7: 21.–24. Lebensmonat

Bei der U7 ist seit dem letzten Besuch im Rahmen der präventiven Kontrollen fast ein Jahr vergangen. Jetzt ist es besonders wichtig festzustellen, ob das Kind altersgerecht entwickelt ist.

Grobmotorisch ist das Treppensteigen mit geringer Unterstützung oder einseitigem Festhalten möglich. Das Türmchenbauen wird ergänzt durch „Schlüssel-Schloss-Spiele" oder auch das freudige Aufziehen von Schnürsenkeln.

Bei der Prüfung der Sprache ist meist eine große Variabilität bei den kleinen Patienten vorzufinden: Dabei reicht das Spektrum von geschickt gestisch unterstützten „Einwort-Sätzen" bis hin zu eloquenten 4–6 Wortsätzen. Reden in der dritten Person oder erste „Ich-Formen" begeistern die Eltern. Sollten Zweifel an der akustischen Hörfähigkeit oder dem passiven Sprachverständnis bestehen, ist eine Ursachenklärung und ggf. Therapieeinleitung nötig. Nach wenigen Monaten sollten diese Kinder zu einer erneuten Sprachbeurteilung vorgestellt werden.

Vielen Eltern macht in diesem Alter das Trotzen ihrer Kinder Probleme. Gerade hier ist der Therapeut in seiner beratenden Funktion gefordert: Wie viel Freiheit darf sein, wo sind Grenzen sinnvoll, und wie können Eltern ihre Kindern unterstützen bei der Entwicklung von Macht- und Willensbildung.

In der Körperhaltung fällt dem Untersucher oft noch ein Kleinkindbauch (weiche Bauchdecken) und eine X-Fußstellung (Genu valgus) als physiologische Übergangsfigur auf. Diese bedürfen keiner gesonderten Therapie im Gegensatz zu Skoliosen, die in diesem Alter häufig behandelt werden müssen.

Nach Impfplan der Ständigen Impfkommission (StIKo) haben die Kinder zu diesem Zeitpunkt alle empfohlenen Impfungen bekommen.

U8: 3 ½ – 4. Lebensjahr

Viel hat sich seit der letzten Untersuchung getan. Aus den Kleinkindern sind „kleine Persönlichkeiten" geworden. Die Kommunikationsmöglichkeiten sind sprunghaft angewachsen. Die Plural- und Gegensatzbildung gelingt meist mit kleinen Fehlern, die Aussprache ist bis auf kleinere Ungenauigkeiten (leichter Sigmatismus) auch für Außenstehende gut verständlich. Sollten hier Probleme auftreten, werden Sprachfähigkeit und Mundmotorik eingehender geprüft und evtl. eine logopädische Behandlung eingeleitet.

Feinmotorische Fähigkeiten werden mittels Zeichentest, Auf- und Zuknöpfen von Kleidungsstücken, Schleifenbinden oder Fingerspielen geprüft. Gut entwickelter Gleichgewichtssinn und Koordinationsfähigkeit zeigen sich an sicherem Einbeinstand über mind. 5 Sek., dem weichen Abfedern beim Sprung vom Stuhl oder dem harmonisch federnden Laufbild.

Besondere Beachtung widmet der Untersucher auch der Entwicklung sozialer Fähigkeiten. Kann das Kind Spielregeln anerkennen, nimmt es an Rollenspielen teil, kann es sich abgrenzen, wie stabil sind Freundschaften. Besonders schnell wütend reagierende, aufbrausende Kinder wecken oft Besorgnis bei den Eltern im Hinblick auf die Entwicklung eines Aufmerksamkeits-/ Hyperaktivitätssyndroms. Hier muss geprüft werden, ob es sich bei dem Verhalten um eine situative Problematik (anlassbezogen und nur in bestimmten Umgebungen) oder um ein globales Problem handelt, und entsprechende weitere Symptome dieses Verhaltens vorliegen. ADHS beginnt nicht erst in der Schule!

Für viele Kinder steht in diesem Alter auch der Beginn des Kindergartenbesuchs an. Ein großer Augenblick für die Kleinen und ihre Eltern. Zu empfehlen ist eine ausreichend lange Eingewöhnungszeit, zudem sind die die Eltern auf das jetzt eventuell gehäufte Auftreten von „importierten" Infektkrankheiten vorzubereiten. Das Immunsystem ist weiter in der Lernphase, auch wenn viele kleinere Angriffe von Bakterien und Viren schon ganz gut gemeistert werden.

U9: 5. – 5 ½. Lebensjahr

Diese Vorsorgeuntersuchung bietet eine gute Gelegenheit, die Entwicklung des Kindes, v.a. auch im Hinblick auf seine Schulfähigkeit ganzheitlich zu beurteilen. Ein unauffälliges Untersuchungsergebnis erlaubt es bei der später stattfindenden Schuleingangsuntersuchung, die Testung auf einen kurzen Screeningtest zu verkürzen. Es empfiehlt sich, sich eingehend bei den Eltern nach ihrer Meinung zu erkundigen und das Feedback von Kindergärtnerinnen, befreundeten Eltern oder Sportübungsleitern einzuholen.

Die Kinder sollten sich in diesem Alter morgens leicht von den Eltern trennen können, aktiv Beziehungen zu anderen Kindern gestalten können und Teil haben an den Aktivitäten des Kindergartens. Morgendliche Vermeidungsstrategien, Rückzugstendenzen im Kindergarten oder aber auch häufige und anhaltende Infektkrankheiten könnten Ausdruck einer psychosomatischen Problematik sein. Neben emotionalen Entwicklungsverzögerungen spielen oft auch innerfamiliäre Spannungen und partnerschaftliche Konfliktsituationen eine große Rolle. Daneben sind auch die sprachliche Ausdrucksfähigkeit, Selbstständigkeitsentwicklung, fein- und grobmotorische Koordinationsfähigkeit sowie die mentale Reife des Kindes zu überprüfen. Ergänzt wird die Untersuchung wie bei der U8 durch Testung von Seh- und Hörfähigkeit, sofern anamnestische oder beobachtbare Auffälligkeiten bestehen. Notwendige weitere Abklärungen oder Unterstützungsmassnahmen wie Logo- und Ergotherapie, Aufnahme von sportlichen Betätigungen oder auch nur das verstärkte Reden und Zuhören der Eltern können noch wichtige Korrekturimpulse liefern.

Ein relativ häufiges, wenn auch nicht immer offen geäußertes Problem ist die noch nicht vollständig abgeschlossene Blasenkontrolle der Kinder, v.a. bei Jungen. Dem Untersuchenden kommt hier die Aufgabe zu, zwischen entwicklungsbedingten (körperlichen bzw. primären) Reifungsverzögerungen (meist ADH-Regelkreis) und seelisch bedingten, sog. sekundärem Einnässen (Enuresis) zu unterscheiden. Familien, deren Kinder an primärer Enuresis leiden, sind oft sehr entlastet, wenn sie erfahren, dass sie und ihr Kind nichts falsch gemacht haben und ein abwartendes Verhalten durchaus gerechtfertigt sein kann. Bei hohem seelischen Leidensdruck der Kinder können auch jetzt schon therapeutische Vorschläge gemacht werden.

U10: 11.–14. Lebensjahr

Die sog. Jugenduntersuchung bietet die Möglichkeit, die Kinder/Jugendlichen nochmals vor Eintritt ins Erwachsenenleben hinsichtlich ihrer körperlichen, mentalen und seelischen Entwicklung zu untersuchen. Ein großes Problem besteht allerdings dabei, die groß gewordenen Patienten für diese Untersuchung zu motivieren. Denn Jugendliche in diesem Alter haben meist andere Interessen als zum Arzt bzw. Heilpraktiker zu gehen.

Umso wichtiger ist hier die Rolle des ehemals vertrauten Kinderarztes bzw. Behandlers. Viele Probleme der Pubertierenden werden aus Scheu oft weder den Eltern gegenüber noch vor Freunden geäußert. Hier bietet sich meist die Gelegenheit in einem Gespräch, über bevorstehende oder bereits stattfindende körperliche Veränderungen auch auf individuelle Probleme und Ängste der Jugendlichen überzuleiten. Ein vielleicht „cooles" Verhalten ist oft Ausdruck innerer Unsicherheit im Umgang mit dem eigenen Gestaltwandel. Auch beginnender Alkohol-, Nikotin- und Drogen-Abusus sind sensible Themen in diesem Alter. Gerade weil Ärzte bzw. Heilpraktiker der Schweigepflicht unterworfen sind und keine Erziehungsaufgabe haben, können und sollten sie als neutrale Mittler und Berater fungieren.

Körperlich wird die beginnende Pubertät in Stadien nach Tanner (☞ Kap. 3.1.2) eingeteilt. Stimmbruch und Menarche sind weitere Reifekriterien. Ein Ausbleiben oder verfrühtes Auftreten dieser Kriterien, bzw. ein fehlender pubertärer Wachstumsschub sind Anlass für weitere Abklärungen. Vor allem das hormonelle Zusammenspiel (Sexual-, Schilddrüsen und Wachstumshormon) wird durch Blutuntersuchungen abgeklärt. Zusätzlich werden auch Risikofaktoren wie erhöhter Cholesterinspiegel oder Hypertonus getestet.

Verformungen der Wirbelsäule (Skoliose, Kyphose und Hyperlordose) bedürfen der besonderen Beachtung, da sie sich im pubertären Wachstumsschub erheblich verschlechtern können.

Notwendige Auffrischungsimpfungen bzw. aufgeschobene Impfungen werden zu diesem Zeitpunkt gemacht oder nachgeholt.

3.3 Diagnostische und therapeutische Konzepte

3.3.1 Konstitutionsspezifische Typologien: Aspekte der Iridologie

Ursula v. Heimendahl

Die Iridologie kann Aufschluss geben über die genetischen Veranlagungen und die erworbenen Belastungen. Sie weist hin auf die Schwachstellen des Organismus und die Orte, an denen Toxine, Stress oder wiederkehrende Affektionen den geringsten Widerstand finden und sich dauerhaft einnisten. Je nach Autor bestehen unterschiedliche Unterteilungen der Iriszeichen.

Davon ausgehend, dass die Konstitution eine Art Leitschiene des Krankheitsgeschehens, aber auch der Gesundheit des Menschen darstellt, können durch die Bestimmung der Konstitution und des entsprechenden Konstitutionsmittels die grundlegenden Regulationsmechanismen individuell angesprochen werden.

In der Iridologie wird vor allem die Konstitutionslehre nach Josef Deck verwendet, die von Willy Hauser, Josef Karl und Rudolf Stolz weiter bearbeitet wurde. Mit Hilfe dieses Systems kann die Individualkonstitution gut erfasst werden. Dabei basiert die Individualkonstitution auf der Grundkonstitution, den Dispositionen und den Diathesen. Dispositionen und Diathesen sind Variationen der Grundkonstitutionen.

Relevante Zeichen im Säuglingsauge

Beim Neugeborenen ist die Iris hinsichtlich Farbe und Struktur noch nicht vollständig ausgebildet, diese Entwicklung findet erst im Kleinkindesalter statt. Beim Neugeborenen lassen sich zunächst nur reflektorische Organzeichen finden. **Pigmenteinlagerungen** sind nach meiner Erfahrung selten vor dem 2. Lebensjahr auszumachen, meist beginnt die Produktion der farbproduzierenden Zellen jedoch erst so richtig im Alter von 4–5 Jahren. Anfänge einer Verfärbung der **Krausenzone,** im Sinne einer zentralen Heterochromie können jedoch bereits im Alter von 6–7 Monaten beobachtet werden und weisen dann, je nach Farbrichtung, auf Leistungsschwäche des Darms, der Bauchspeicheldrüse, der Galle oder der Leber hin. Die Verfärbung nimmt im Laufe der Zeit an Intensität zu.

Im Hinblick auf die Situation des **Vegetativums** ist beim Säugling bereits das Pupillenspiel aufschlussreich. Bei regem Pupillenspiel ist der Säugling (vor allem in der aktuellen Situation) in einer Situation der Beunruhigung – es ist von Nöten, innere und äußere Ruhe herzustellen.

➡ Ungleiche Pupillengröße = Anisokorie bedarf immer der sofortigen neurologischen Kontrolle. ∎

Organzeichen

Beim **Neugeborenen** lassen sich vor allem Zeichen einer Dysbakterie der Schleimhäute sowie Zeichen einer genetisch bedingten Organbelastung ausmachen.

● **Zeichen einer Dysbakterie:** Betauung des Auges, Schaumbläschen im inneren oder äußeren Lidwinkel bzw. auf dem Unterlid und „Ölfilm"
  – Mögliche Ursachen: Kaiserschnitt-Geburt, krankhafte Scheidenflora der Mutter oder frühzeitige Antibiotika-Gaben, die die über den Geburtskanal aufgenommene Flora zunichte gemacht haben.
  – Symptome: Schmerzhafte Blähungen, wenn nicht gar massive Stuhlgangstörungen, die mit einer Aufforstung der Darmflora leicht behebbar sind, zudem Überforderung der Leber infolge Fäulnistoxinen, die mit einer erhöhten Allergiebereitschaft einhergeht.
  – Mögliche Therapie: Prosymbioflor, Symbioflor I, Symbioflor II entweder auf die Brustwarze der Mutter auftragen, damit über den Stillvorgang die fehlende Flora aufgenommen wird oder jeweils nacheinander 3 × 3 – 5 Tropfen auf Wasser mittels Pipette verabreichen.
● **Zeichen einer genetisch bedingten Organbelastung:** Selten schon Strukturzeichen im Sinne einer Lakune. Gefäßausbildungen im Sinne von Leitgefäßen, Tangentialgefäßen oder Traumagabeln, Kapillarformationen im Sinne der allergischen Diathese. Diese Gefäßausbildung ist entweder während der Embryonal- bzw. Fetalzeit oder während des Geburtsvorgangs selbst ausgebildet worden oder entstammt aus dem Erbgut der Eltern infolge übernommener Organbelastungen. Ursachen und mögliche Therapie:
  – Zerebrale Leitgefäße: z. B. nach schwierigen Geburten mit Glocke oder Zange lassen

auf Verletzungen oder Blutungen im Gehirn schließen
  – Mögliche Therapie: Arnica D 200 als einmalige Gabe regt nicht nur zur besseren Resorption an, sondern soll auch die frühe Information des Gehirntrauma löschen.
  – Tangentialgefäße um den äußeren oberen Quadranten: signalisieren mögliche zerebrale O_2-Mangelsituationen während der Reifungszeit, die eine latente Krampfbereitschaft nach sich ziehen können. Mögliche Therapie bei zerebraler Krampfbereitschaft: Lobelia Oplx. 3 – 5 × tägl. 5 – 10 Tr. auf Wasser, alternativ in gleicher Dosierung Oenanthe crocata D 4, Zincum cyanat. D 12.
  – Gefäßzeichnungen am Herzsektor: mögliche v. a. das Herz betreffende O_2-Mangelsituationen oder Ausreifungsstörungen während der Embryonal/Fetalzeit, mehr aber noch ein Hinweis auf eine Organschwäche des Herzens aus der Erbmasse. Genaue Familienanamnese bezüglich Herz-Kreislauf-Belastungen.
  – Langgestreckte feine Kapillaren nebeneinander oder feine in einander verzahnte Kapillaren am Limbus, die sich auf geringen Lichteinfall schon deutlich zeigen, verraten die allergische Bereitschaft infolge allergischer Diathese. Mögliche Therapie: Einhaltung konsequenter Ernährungsrichtlinien: Kuhmilchprodukte sind in jedem Fall zu meiden, um die Lymphe nicht zusätzlich zu reizen. Ferner sind Haut schützende Maßnahmen anzuraten, um die bereits vorhandene Hautsensibilität nicht zu fördern: Enzymhaltige Waschmittel sollten vermieden werden, da diese nicht nur die Flecken in der Wäsche bearbeiten, sondern Restsubstanzen, die nicht ausgespült wurden auch die Haut des Säuglings. Aus dem gleichen Grund sind Weichspüler abzulehnen. Beides fördert die bereits meist vorhandene Hautsensibilität.

Iriszeichen beim Kleinkind

Konstitution

Im Kleinkindalter findet die Ausprägung der Farbe und Struktur der Iris statt, so dass sich konstitutionelle Merkmale bestimmen lassen. Die Konstitution wird durch somatische, psychische, manifeste oder latente Merkmale ausgeprägt. Sie ist ererbt und bestimmt die Entwicklung des einzelnen Menschen (Deck). Sie dient als bestimmende

Basis. Dabei ist eine gute Grundkonstitution durchaus in der Lage, über einen gewissen Zeitraum die Schwachstellen des Organismus zu kompensieren. Die Grundkonstitution stellt das Klassifizierungsmerkmal innerhalb der Iridologie dar.

- Lymphatische Konstitution (blaues Auge)
- Hämatogene Konstitution (braunes Auge)
- Mischkonstitution (Blaues unteres Irisblatt, braunes oberes Irisblatt)

Lymphatische Konstitution

- **Farbe:** Alle Variationen vom blau bis grau, wobei die unterschiedlichen Blautöne u.a. auch durch unterschiedliche Iris-Zellstärke zustande kommen. Ins Graue übergehenden Blautönen wird eine größere lymphatische Schwäche nachgesagt als kräftig blauen Iriden.
- **Iridologische Merkmale:** die Faserführung ist locker, daher entstehen gewisse Lücken zwischen den Fasern. Die klassische lymphatische Iris weist keine oder nur wenig Lakunen auf, ebenso keine oder nur einzelne Pigmente. Sowohl Lakunen als auch Pigmente werden dann als topographischer Hinweis gewertet.
  Eine gewisse Aufhellung der äußeren Krausenzone = Blut-Lymphzone ist ihr eigen.
- **Krankheitsneigung:**
  - Ergibt sich aus der schwachen Anlage des lymphatischen Systems: Empfindlichkeit in allen Schleimhautarealen: Im Kindesalter Neigung zu Schnupfen, Mundschleimhautentzündungen, Husten, Halsschmerzen, Ohrenschmerzen. Man sollte aber auch Gelenke, Pleura und Perikard nicht übersehen, da sie sich als seröse Häute ebenfalls entzünden können.
  - Rasche und hohe Fieberaktivitäten sind zu erwarten, aber mit den bewährten Einläufen und Wadenwickel gut zu beherrschen.
  - Alle Erkältungskrankheiten müssen gut ausgeheilt werden. Das Lymphsystem benötigt infolge seiner Schwäche längere Zeit dazu.
  - Außerdem neigt die lymphatische Konstitution zur Fehlverarbeitung der zu bewältigenden Schlacken im Sinne von Allergien und autoaggressiven Erkrankungen.

Hämatogene Konstitution

- **Farbe:** Alle Brauntöne – gelbbraun, rotbraun, schwarzbraun
- **Iridologische Merkmale:**
  - Iriszellen nehmen so viel Pigment auf, dass die einzelne Faser nicht mehr erkennbar ist. Es treten also keine Zelllücken zwischen den einzelnen Zellen auf. Der Vergleich mit einem dicken Samtteppich wird gern ver-

wendet. Der Zellabbau im Sinne eines Strukturzeichens zeigt sich in der hämatogenen Konstitution als „Abrieb" d. h. die obere Irisschicht hat sich aufgelöst.
  - Strukturelle Zeichen wie z. B. Lakunen bilden sich selten aus, da u.a. infolge des hohen Pigmentanteils der oberen Schichten die Lakunen der unteren Schichten nicht sichtbar sind.
  - Fremdpigmente können sich zusätzlich auflagern.
  - Radiärfurchen, sowie Zirkulärfurchen sind in der Regel fast schon als konstitutionelles Merkmal vorhanden und deshalb in ihrer Auswirkung nicht so hoch zu werten.
- **Krankheitsneigung:**
  - Die Belastung der Menschen mit hämatogener Iris liegt in der Störung der Säfte, insbesondere des Bluts. Durch die Störungen der Säfte ergibt sich die Tendenz zu Stoffwechselerkrankungen, insbesondere aus dem Fehlverhalten des Verdauungstrakts.
  - Aber auch die Verschlackung der Transitstrecke Kapillare sollte frühzeitig beachtet werden.
  - Ein Gefahrenmoment muss im Kindesalter unbedingt berücksichtigt werden: Krankheitsverläufe spielen sich eher subakut ab und beinhalten dadurch die Gefahr ins chronische abzugleiten, z. B. subakute ins chronische übergehende Blinddarmentzündungen.
  - Fieberreaktionen sind ebenfalls schwach.
  - Der häufig anzutreffende Mangel an Spurenelementen wird auf die Belastung des Verdauungstraktes zurück zu führen sein.

Mischkonstitution

- **Farbe:** Braun-blau, braun-„grün", braun-gelb
- **Iridologische Merkmale:**
  - Das untere Irisblatt ist blau, die vordere Grenzschicht hingegen mehr oder weniger braun pigmentiert. Der Pigmentgehalt der einzelnen Zelle ist jedoch nicht sehr stark, so dass die braune Farbe transparent erscheint. Man kann einzelne Irisfasern unterscheiden. Das untere blaue Irisblatt beteiligt sich durch den geringen Pigmentgehalt des oberen an der Farbgebung mit.
  - Eine gewisse Anzahl von Radiär- und Zirkulärfurchen sind ähnlich der hämatogenen Konstitution üblicherweise vorhanden.
  - Strukturzeichen im Sinne von Lakunen und Pigmentanlagerung sind möglich und wiederum topographisch zu werten.

● **Krankheitsneigung:**
– Genetisch bedingte Fermentschwäche – wichtig frühzeitig in bezug auf die Ernährung bei Kindern auszuwerten. Süßigkeiten nur in geringen Maß akzeptieren. Ausschließlich optimale Fette verwenden. Wurstverbot, da der Fettanteil zu hoch und zu schlecht ist.
– Häufig Verdauungsstörungen mit Krämpfen auf Grund von Störungen im Leber-Galle-System.
– Durch den lymphatischen Anteil innerhalb der Mischkonstitution besonders auch auf die Bauchlymphe achten, die schnell überfordert ist: Die mangelnde immunologische Abwehr des Verdauungstraktes bewirkt eine Dauerschwächung, ist Allergie fördernd und bewirkt eine zu Gunsten der Verdauungsorgane veränderte Blutverteilung, die Ursache für Konzentrationsstörungen sein kann.

Disposition

Die Bestimmung der Disposition definiert sich durch bestimmte genetisch bedingte strukturelle Eigenschaften und lässt demzufolge Aussagen zu über genetisch bedingte körperliche Schwachpunkte, und damit Anfälligkeiten sowie Reaktionsweisen. Ich selbst verwende die Einteilung nach Josef Deck, die von Willy Hauser, Josef Karl und Rudolf Stolz weiter bearbeitet wurde:
● Neurogene Disposition
● Vegetativ-spastische Disposition
● Mesenschymal schwache Disposition
● Glandulär schwache Disposition
● Tuberkuline Disposition

Neurogene Disposition
● **Vorkommen**: Sie kann bei der lymphatischen und der Mischkonstituion mit hohem lymphatischen Anteil auftreten. Infolge des hohen Pigmentanteils der Zellen bei der hämatogenen Konstitution sind feine Irisfaserverläufe nicht erkennbar. Hier ist besonders Pupillengröße und -spiel, sowie der Pupillensaum einzubeziehen in Hinblick auf die vegetativen Spannungsverhältnisse einzubeziehen.
● **Iridologische Merkmale:** Eher dünne Irisfasern mit straffer Faserführung
– Abweichende Irisfasern können sowohl innerhalb der Krausenzone, als auch im Ziliarteil Netze oder Gitter bilden. Manche Irisfasern kringeln sich auch, man nennt sie Korkenzieherfasern. Netze, Gitter oder sich kringelnde Fasern verstärken die Aussage des ra-

schen Ansprechens des Vegetativums auf äußere und innere Reize.
– Lakunen und Pigmente sind möglich und topographisch zu bewerten.
● **Krankheitsneigung:**
– Die starke Spannung der Irisfasern lässt auf eine höhere Sensibilität des Menschen schließen. Um allerdings auf den akuten Zustand Rückschlüsse zu ziehen ist die Pupillengröße und das Pupillenspiel sowie die Bewegung der Iris mit einzubeziehen.
– Erkrankungen basieren in der Regel auf einer vegetativen Überforderung.
● **Therapeutische Strategie:**
– Beim Kind mit neurogener Disposition ist auf ausreichend Ruhephasen zu achten. Immer wieder Ruhephasen in den Alltag einbauen, sonst kommt es zu unnötigem Kräfteverschleiß und über diese Erschöpfung zu Krankheit.
– Fernsehen und Computerspiele werden über die optische Überreizung viel intensiver auf- und in den Schlaf mitgenommen, deshalb sind abends Spiele oder Vorlesen viel sinnvoller.
– Ruhe beim Essen ist eine Grundbedingung bei Kindern mit neurogener Disposition, sonst können sie der Nahrung nicht die notwendigen Vitalstoffe entnehmen.
– Kinder mit neurogener Disposition sind in der Regel sehr kreativ veranlagt. Sie bedürfen aber, um diese Kreativität auch leben zu können einer sinnvollen Einteilung der eigenen Kräfte, sonst erkranken sie. Dies ist sowohl den Eltern, als auch dem Kind selbst nahe zu bringen.

Vegetativ spastische Disposition
● **Vorkommen:** Bei allen Konstitutionen, also bei der lymphatischen Konstitution, hämatogenen Konstitution, Mischkonstitution
● **Iridologische Merkmale:** Ausgeprägte, zahlreiche radiäre und zirkuläre Furchenbildung. Radiärfurchen sind oft tief eingeschnitten und wirken daher dunkel. Zirkulärfurchen fallen im Zuge akuter Anspannung oft durch ihre Helligkeit auf. Besondere Beachtung verdienen die Stellen, wo sich Zirkulärfurchen überschneiden oder Radiärfurchen kreuzen.
● **Krankheitsneigung:** Mit überschüssigen psycho-somatischen Reaktionen ist zu rechnen, infolge einer sensiblen bis labilen Sympathikus-Parasympathikus-Anlage. Die Beschwerden haben meist krampfartige Begleitsym-

ptome, wie Kopfschmerzen oder Darmspasmen. Bei der lymphatischen Konstitution sind die psychosomatischen Auswirkungen der vegetativ spastischen Disposition stärker als bei der hämatogenen bzw. der Mischkonstitution.

- **Therapeutische Strategie:**
  - Kinder mit dieser iridologischen Prägung sind oft sehr ehrgeizig, überziehen so ihr Kräftepotential und werden z. B. über Kopfschmerzen „gebremst". Richtige Schwerpunktsetzung ist deshalb wichtig. Ferner ist darauf zu achten, dass Konfliktsituationen möglichst rasch gelöst werden, ansonsten stellen sich wiederum Krämpfe oder Verkrampfungen ein.
  - Keine anregenden Getränke, wie z. B. Coca Cola, Tonic Water zuführen.
  - Beruhigende und entkrampfende Teemischungen aus Lavendelblüten, Gänsefingerkraut und Melisse.
  - Bedenken, dass auch Gewürze wie Paprika, Pfeffer und Curry anregend wirken.
  - Für ausreichende Bewegung sorgen, um die Stresshormone zu verbrennen.

Mesenchymal schwache Disposition

- **Vorkommen:** Bei der lymphatischen Konstitution und der Mischkonstitution, nie bei der hämatogenen, wiederum durch den zu hohen Pigmentanteil der Iriszellen.
- **Iridologische Merkmale:** Große Lakunen, bzw. das Fehlen ganzer Teile der oberen Zellschichten der Ziliarzone lassen die Iris zerklüftet oder aufgerissen erscheinen. Das Erkennen der abgebauten Zellschichten vollzieht sich im Verlauf der ersten Lebensjahre.
- **Krankheitsneigung:** Schwäche des Bindegewebes. Davon ist der Stützapparat ebenso betroffen wie die Abwehrfunktion. Zu rechnen ist mit frühzeitigen Wirbelsäulenbelastungen (Skoliose), Muskel- und Sehnenschwäche (Überdehnungen), Senkungsbeschwerden, Leisten- oder Nabelbrüche, Gefäßwandlabilität = frühzeitiges Ausbilden von Krampfadern oder Hämorrhoiden, Speicherkrankheiten der Gewebe durch mangelnde Drainage und – oft zu wenig beachtet – die Abwehrschwäche. Mit keiner Erkältungskrankheit werden die Kinder richtig fertig.
- **Therapeutische Strategie:** Frühzeitige Stärkung des Bindegewebes durch sinnvolle, mineralienreiche (Müsli, Hirse, Dinkel etc.) Ernährung und gezielte Bewegung sind im wahrsten Sinn des Wortes lebensnotwendig. Bindegewebsstärkende Mineralien wie Calcium fluor. D 6 oder Silicea D 6, 3 × 1 im Wechsel sind frühzeitig angezeigt.

Glandulär schwache Disposition

- **Vorkommen:** Vorrangig bei der lymphatischen, bzw. Mischkonstitution, selten bei der hämatogenen.
- **Iridologische Merkmale:** In der Ziliarzone lagern sich rund um die Krause zahlreiche kleinere Lakunen an. Diese Zeichensetzung kann so ausgeprägt sein, dass sie einem Blütenkranz um die Krause ähnelt.
- **Krankheitsneigung:**
  - Dysregulationen und Erkrankungen im gesamten hormonellen Drüsenbereich werden mit dieser Zeichensetzung verbunden. Hypophyse, Schilddrüse, Nebennieren, Gonaden, Pankreas und ihre vielfältigen Störungen sind dem Träger dieser Disposition geradezu in die Wiege gelegt worden.
  - Bei Kindern spielen v.a. Belastungen der Schilddrüse und Pankreas eine große Rolle. Reizüberflutung beantworten Kinder mit einer glandulär schwachen Disposition meist mit Schilddrüsenüberfunktionen. Die angelegte Schwäche der Bauchspeicheldrüse sollte nicht durch Fast Food bzw. tote Kohlenhydrate gefördert werden.
  - Mit einsetzender Pubertät ist auch mit Rhythmusstörungen der Menstruation zu rechnen.

Tuberkuline Disposition

- **Vorkommen:** Bei allen iridologischen Konstitutionen.
- **Iridologische Merkmale:**
  - Resorptionsdefekte der Membrana pupillaris. Diese bedeckt und schützt in der Embryonalzeit die Pupille, sollte aber zum Zeitpunkt der Geburt komplett abgebaut sein. Ist dies nicht erfolgt können sich Reste der Pupillarmembran von der Krause ausgehend über die Pupille spannen. Diesen Defekt bezeichnet man als Kochschen Faden oder Kochsches Seil. Befindet sich im Verlauf des Fadens eine Verdickung, so ist diese unter dem Begriff Kochscher Reiter eingeordnet.
  - Die Krause selbst – verdichteter Rest dieser Pupillarmembran – kann infolge einer Resorptionsstörung besonders dick ausgeprägt sein = Wollfaden- oder Schnurkrause. Auch dieses Phänomen wird zu den Zeichenset-

zungen innerhalb der tuberkulinischen Disposition gerechnet.

– Ferner gehören auch Ablösungen der Iriskrause im Sinne eines Torbogens zu den Charakteristika.

– Bezüglich der Irisstruktur ist auf das sog. gekämmte Haar zu achten. Man versteht darunter jeweils 3–4 Irisfasern die sich parallel, mit gleichen Abständen, voneinander identisch schlängeln wie das Haar eines Rauschgoldengels.

– Nicht selten findet man auch eine rautenförmige Lakune im Lungensektor, die auf eine tuberkuline Belastung der Vorfahren schließen lässt.

● **Krankheitsneigung:**

– Erhöhte Infektanfälligkeit, besonders der Bronchien.

– Bronchitiden müssen gut ausgeheilt werden, da sich sonst frühzeitig eine Asthmaneigung aufbaut.

– Erhöhte Allergiebereitschaft durch tuberkulo-toxische Erbbelastung.

– Tuberkulose bei den Familienmitgliedern kann sich auch in anderen Organen als der Lunge abgespielt haben (z. B. Niere, Darm, Unterleib). Deswegen genaue Familienanamnese möglichst bis zu den Urgroßeltern durchführen, um die Schwachpunkte genau zu ermitteln.

– Andauernde Lymphpflege, unter Einbeziehung der Darmlymphe ist notwendig, um das latent vorhandene allergische Potential gering zu halten.

Diathese

Eine weitere Aussagemöglichkeit erhält man durch Einbeziehung der Diathese. Diese ergibt sich aus den Auflagerungen im Iris- und Korneagewebe, sowie über der Kapillarausbildung am Limbus. Die Diathese dient zu Aussagen über Veranlagungen und Erkrankungsbereitschaften. Die Diathesen sind ebenfalls meist genetisch angelegt. Unterschieden werden folgende Diathesen:

● Exsudative (früher hydrogenoide Diathese)
● Übersäuerungsdiathese (früher harnsaure Diathese)
● Dyskratische Diathese
● Lipämische Diathese
● Allergische Diathese.

Exsudative Diathese

● **Vorkommen:** Lymphatische und Mischkonstitution

● **Iridologische Merkmale:**

– Einlagerungen von kompakten wattebauschähnlichen Ablagerungen = Tophi in der Ziliarzone, vorrangig in der 5. oder 6. kleinen Zone, selten in der 4. In der Regel sind die Einlagerungen weiß. Sie können aber auch gelb oder selten beige-braun sein.

– Tophi können sich regelmäßig kreisrund anlagern, aber auch unregelmäßig verstreut in der Ziliarzone auftreten. Entgegen früherer Aussagen verlassen sie ihren Platz nicht

– Die Einlagerungen oder Aufschichtungen wurden von Schnabel und Deck als Ausdruck tuberkulinischer Erbgifte angesehen.

– Heute, unter dem Einfluss der multiplen toxischen Belastung sollte diese Aussage eine Erweiterung erfahren. So sind Belastungen der Lymphe infolge anderer Erkrankungen, Schadstoffen aus der Umwelt, Medikamente mit einzubeziehen.

● **Krankheitsneigung:**

– Schwäche des Abwehrgeschehens insbesondere durch toxische Belastung der Lymphe mit entsprechender Schleimhaut- und Hautbelastung

– Neigung zu Dysbakterien und Mykosen

– Rheuma in allen Ausformungen

– Herdbereitschaft berücksichtigen

– Bei Einfärbung der Tophi zusätzliche Nierenausscheidungsschwäche

● **Therapeutischer Ansatzpunkt:**

– In jedem Fall eine Unterstützung der Lymphe und unnötige Lymphbelastungen, wie z. B. Kuhmilch in der Ernährung, vermeiden.

– Schleimhautirritationen nicht mit einem Antibiotikum kupieren, sondern biologisch behandeln.

– Aktive Schleimhautpflege ist dringend anzuraten, z. B. mittels Rödern der Nasengänge, Aufziehen von lauwarmem Salzwasser über die Nase oder Gurgeln mit Thymiantee bzw. Dämpfe mit Kamillentee. Auch Ölkauen dient der Schleimhautpflege.

– Lymphdrainage zur Unterstützung der Lymphreinigung

– Eigenblut- oder Eigenurinkuren im Frühjahr und Herbst

– Regelmäßige Herdkontrolle: Mandel, Zahn, Nebenhöhlen, Ohr

Übersäuerungsdiathese

Vorkommen: Lymphatische und Mischkonstitution

- **Iridologische Merkmale:** Es kommt im Laufe des Lebens zu massiven Ein- bzw. Ablagerungen in den Iriszellen innerhalb der Ziliarzone. Dadurch verändert diese ihr Aussehen. Sie wirkt auf den Betrachter entweder aufgequollen, verwischt oder unscharf, bzw. verschmutzt. Beim Kind in der Regel noch nicht stark ausgeprägt, da sich die Einlagerung aufbaut.
- **Krankheitsneigung:** Früher nahm man an, dass ausschließlich eine genetisch bedingte Erhöhung der Harnsäure diese Veränderung des Irisgewebes bewirken würde. Die Harnsäurewerte im Blut sind jedoch eher selten erhöht. Dagegen kann man davon ausgehen, dass das Zwischenzellgewebe dieser Menschen alle möglichen „sauren" Stoffwechselschlacken intensiv speichert und sich dadurch eine frühzeitige Belastung bis Schädigung aufbaut. Es besteht folgende Krankheitsneigung:
  - Frühzeitige Gelenkbelastungen aller Art
  - Gicht
  - Schädigung des Kapillarsystems
  - Erhöhte Infektanfälligkeit, Allergieneigung und autoaggressive Erkrankungen infolge der massiven Lymphbelastung
  - Erhöhte Nierenbelastung, damit Gefahr der nephrogenen Hypertonie
- **Therapeutischer Ansatz:** Unbedingt auf die Ernährung achten, damit die Säurezufuhr gering bleibt.
  - Keinesfalls jeden Tag Fleisch oder Wurst zuführen. Immer nur eine Eiweißart pro Mahlzeit. Reduzierung der leeren Kohlenhydrate in Form von Süßigkeiten (Kakao ist neben den leeren Kohlenhydraten ein hoher Harnsäureträger)
  - Aktives Schwitzen durch Bewegung
  - Viel Trinken in Form von neutraler Flüssigkeit (Wasser, leichter Kräutertee)
  - Stress, Hektik und Ärger gering halten, sie fördern ebenfalls die Säureanreicherung, auch schon beim Kind.

Dyskratische Diathese
- **Vorkommen:** In allen Konstitutionen, seltener aber in der hämatogenen
- **Iridologische Merkmale:** Aufschichten einer Vielzahl von verschiedenen Pigmenten, vorrangig in der Ziliarzone. Die Aufschichtung erfolgt meist erst ab dem 2. Lj., aber erst massiv nach der Pubertät.
- **Krankheitsneigung:**
  - Durch genetisch bedingte Aus- und Ableitungsstörungen – genaue Familienanamnese

ist deshalb anzuraten – wird die Belastung aller „Körpersäfte" aufgebaut.
  - Frühzeitige Haut- und Schleimhautüberforderungen, da das Ausscheidungsdefizit über diese Felder vom Körper ausgeglichen werden will.
  - Leber-Galle und Pankreasschwächen führen frühzeitig zu falscher Aufspaltung der Nahrung. Über die daraus entstehenden Kotgifte erfolgt beispielsweise eine starke Belastung des Darms und des Lymphsystems.
  - Stoffwechselerkrankungen wie Diabetes Typ II sind bei dieser Diathese häufig zu finden.
  - Unspezifisches Malignitätsrisiko infolge der multiplen Belastung scheint aus meiner Beobachtung höher zu sein.
- **Therapeutischer Ansatz:**
  - Im Sinne von „Wehret den Anfängen": Extrem gesunde Ernährung, überhöhte Flüssigkeitszufuhr, um die Schlackenproduktion gering zu halten und auszuleiten.
  - Haut- und Schleimhautpflege in Form von Wechselduschen und Trockenbürsten sowie Aufziehen von lauwarmem Salzwasser, Ölkauen, Kamillendämpfen etc. Frühzeitig angeleitet wird es dem Kind zur Selbstverständlichkeit.
  - Unbedingt auf täglichen Stuhlgang achten, da wichtige Ausscheidungsfunktion auch beim Kind. Evtl. mit Darmmassagen und ballastreicher Kost fördern.
  - Lymphdrainagen
  - Aktiv Schwitzen

Lipämische Diathese
- **Vorkommen:** Bei allen Konstitutionen
- **Augendiagnostische Merkmale:** Einlagerung von Cholesterinkristallen in der Kornea ergeben den sog. Arcus lipoides oder Arcus senilis.
- **Iridologische Merkmale:** Keine, da es sich um ein Kornealphänomen handelt. Beim Kind bisher nicht beobachtet. Da aber Fettstoffwechselstörungen in immer jüngeren Jahren auftreten, bleibt abzuwarten, wie sich dieses Ablagerungsphänomen verhält. Intensive Familienanamnese
- **Krankheitsneigung:**
  - Verfrühte Atheromatose, Atherosklerose, Fettleber, doch auch frühzeitige Zellalterung durch gestörten Stoffwechsel infolge Sauerstoffmangels und gestörten Kapillaraustausch und damit verbundenen Sauerstoffmangels
  - Erhöhtes Malignitätsrisiko durch gestörten Stoffwechsel und verfrühter Zellalterung

● **Therapeutischer Ansatz:**
- Ernährungsumstellung, intensive Bewegung, Übergewicht vermeiden oder falls vorhanden abbauen
- Wechselduschen, Trockenbürsten als frühzeitiges Gefäßtraining
- Feuchtheiße Kompressen vor dem Essen unterstützen die für die Aufspaltung der Nahrung notwendige vermehrte Durchblutung der Verdauungsorgane
- Leberunterstützung: Heublumensäckchen auf Leber

Allergische Diathese
● **Vorkommen:** Bei allen Konstitutionen
● **Iridologische Merkmale:** Keine
- Bestimmte Gefäßformation innerhalb der Konjunktiva. Mehrere lang gestreckte feine Gefäße, die parallel auf den Irisrand zulaufen bzw. kleine sich kreuzende Kapillaren am Irisrand sind schon beim Neugeborenen erkennbar, wenn die allergische Diathese aus der Erbmasse kommt. Ansonsten bilden sie sich frühzeitig aus, wenn sich eine Allergiebereitschaft infolge Überforderung des Lymphsystems anbahnt. Immunbelastungen seitens des Verdauungstraktes, der Schleimhäute des Atemtraktes und der Psyche beachten.
● **Krankheitsneigung:** Allergieneigung; Mit Allergien aller Art: Allergische Bronchitis, Sinusitis, Konjunktivitis, Nahrungsmittelallergien, atopisches Ekzem, Neurodermitis, Rheuma- bzw. Autoaggressionskrankheiten etc. ist zu rechnen.
● **Therapeutischer Ansatz:**
- Intensivste Lymphpflege unter Einbeziehung der Darmlymphe: Eigenbluttherapie, Eigenurintherapie, Lymphdrainage, auf die Lymphtätigkeit bezogenen Tee
- Im Frühjahr und Herbst kindgerechte „Reinigungskur" in Form von modifiziertem Fasten, wenn bereits Allergien ausgebrochen sind
- Keinerlei Kuhmilchprodukte zuführen, ein Allergietest kann aufschlussreich sein, erfasst aber nicht immer alle Komponenten.
- Erhöhte Herdbereitschaft berücksichtigen.
- Vegetative Komponente einbeziehen.

3.3.2 Chronische Infektanfälligkeit

Dieter Grabow, Georg von Hannover

Ein häufig vorkommendes Phänomen sind Kinder, die jeden Infekt aus ihrer Umgebung auffangen und nicht richtig auskurieren. Diese erhöhte Infektanfälligkeit löst bei den Eltern große Verunsicherung und Sorgen aus. Ebenso häufig wie die chronisch rezidivierenden Atemwegserkrankungen treten Allergien und Hauterkrankungen auf. In der alten Fachliteratur der Naturheilkunde werden diese Erkrankungen mit dem Begriff der **Skrofulose** umschrieben. Die Skrofulose beschreibt folgende Symptome: Chronisch-katarrhalische Entzündungen, z. B. Bronchitis, Rhinitis, Sinusitis, Otitiden, aber auch Ekzeme, Lymphknotenschwellung, Lymphangitis, Tonsillenhyperthrophie. Die chronisch-katarrhalische Entzündungen (Otitis, Bronchitis) mit Schwellung der Lymphknoten und die Erkältungsneigung entsprechen in der Homöopathie dem Arzneimittelbild von **Tuberkulinum**. Die Begriffe der exsudativen oder **lymphatischen Diathese** aus der Irisdiagnose beschreiben ebenfalls diesen Symptomkomplex (☞ Kap. 3.3.1).

Mögliche Ursachen

Diese Schwäche kann konstitutionell bedingt (☞ Kap. 3.3.1) oder erworben sein. Bei erworbener Abwehrschwäche spielen neben der Ernährung, mangelnder Bewegung auch mögliche vorausgegangene Antibiotikabehandlungen eine wichtige Rolle (☞ Kap. 2.9 Mikrobiologische Therapie).

Therapiemaßnahmen

Eine wichtige Säule der Therapie stellt die Mikrobiologische Therapie dar. Als weitere Säule sollte bei der Infektanfälligkeit auch an stärkende Mittel im Sinne einer «Konstitutionsbehandlung» gedacht werden. Auch wenn der Begriff aus der Homöopathie stammt, verwendet man ihn in der Phytotherapie für Pflanzen, die umstimmend und kräftigend bei bestimmten Schwächezuständen oder Anfälligkeiten, der sog. Diathese, wirken. Wichtig ist bei einer solchen Konstitutionstherapie, dass die Behandlungsdauer je nach Pflanze etwa 3–6 Monate beträgt, um eine Umstimmung zu erreichen. Für diese Dauer sind eine niedrige Dosierung und eine 1–2-malige tägliche Gabe ausreichend.

Anthroposophie

- **Thymus/Mercurius, Globuli velati:** Thymusdrüse und Quecksilber. Die Thymusdrüse ist das Zentralorgan der lymphozytären Antigenerkennung und -bewältigung und damit Garant der Eigengestalt. Mit dem potenzierten Organpräparat Thymus wird der Bildekraftleib diesbezüglich gestärkt, wobei Mercurius dem funktionellen Auseinanderfallen des Lymphsystems begegnet. Gut zusammen mit Hypophysis-Präparaten.
  Je nach Alter des Kindes 1–3 × tägl. 5 Glob.
- **Roseneisen, Globuli velati:** Edelrosenauszug in Gegenwart von Hämatit. Speziell aufbereitetes Präparat für schwächliche Kinder mit infektanfälligem Atmungssystem (rezidivierende Bronchitiden, chronische Bronchitis). Die Eisenkomponente hat einen besonderen Einfluss auf das Erdenorgan Lunge.
  Je nach Alter des Kindes 1–3 × tägl. 5 Glob.
- **Lien comp., Globuli velati:** Dieses vielschichtig komponierte Pflanzen-Organpräparat regt speziell das gesamte mesenchymale Gewebe zur Entgiftung und Reaktivierung an. Erst die saturnisch-abgrenzende Kraft der Milz ermöglicht die Individualisierung des Kindes. Damit ist dieses Präparat neben dem Einsatz bei Abwehrschwäche auch bei Allergien geeignet.
  Je nach Alter des Kindes 1–3 × tägl. 5 Glob.
- **Equisetum arvense Silicea cultum RH D3:** Ackerschachtelhalm mit Quarz. Die ausgesprochene Kieselpflanze, erhöht durch den Quarz, hat eine besondere Bedeutung zu den Ich-bewahrenden lichten Kräften. Sie drängt die abbauenden Impulse des Astralleibes zurück und wirkt harmonisierend bei gestörtem Eiweißaufbau – besonders geeignet bei den zart geformten Nierenkindern.
  Je nach Alter des Kindes 1–3 × tägl. 5–10 Tr.

Eigenblutbehandlung

- 1 ml Metabiarex + 0,5–1 ml EB + 1 ml 1%iges Procain an 3E 15 oder i.m., 5–10 × im wöchentl. Abstand. Alternativ oder im wöchentl. Wechsel: Lymphaden.
- Zusätzlich: 3 × tägl. 1 Tabl. Derivatio. **Wichtig:** Entgiftung bei Nosodentherapie

Homöopathie

Wie bei allen chronischen Erkrankungen ist bei chronischer Infektanfälligkeit die Erhebung einer ausführlichen homöopathischen Anamnese nach biographischen und individuellen Symptomen erforderlich, um die tief sitzende Störung im Immunsystem dauerhaft zu kurieren. Mögliche Mittel, die in Betracht gezogen werden können: **Calcium carbonicum, Phosphor, Silicea, Sulfur, Thuja, Tuberculinum.**

Manuelle Therapie

Chronische Entzündungen hinterlassen im Körper immer eine Vielzahl von belastenden Toxinen, die unbedingt angeregt werden müssen, sich ausscheiden zu lassen. Diese Lymphbewegung, die auch im arteriellen und venösen Bereich abläuft, ist abhängig von der Blutzusammensetzung. Spannungen im seelischen Bereich lassen sich am besten mit der Craniosacralen Therapie behandeln.

Mikrobiologische Therapie

- Probiotik pur® oder Lacteol® 1 Beutel tägl. in Flüssigkeit, einrühren (nicht in heiße Getränke, maximal handwarm); zusätzlich Colibiogen Kinder® 3 × tägl. 10 Tr.
- Zusätzlich 2 × wöchentl. 1 ml Folliculi lymphatici aggregati D 5 Wala® als Trinkampulle zu geben.

Diese Therapie ist, je nach Situation, etwa ein halbes Jahr konsequent weiter zu führen. Wenn sich innerhalb dieses Zeitraums keine Verbesserung der Symptomatik einstellt, oder wenn gleich zu Beginn der Therapie die Symptomatik unklar ist, wäre eine Stuhluntersuchung bzw. ein „Gesundheitscheck Darm" empfehlenswert (Laborleistung).

Begleitend sollten gesäuerte Milchprodukte wie Joghurt, Dickmilch oder Quark gegessen werden, um den Aufbau der Darmflora zu unterstützen. Dies sollte, je nach Grad der Dysbiose, über 2–6 Wochen geschehen.

Physikalische Therapie

Durch Hydrotherapie werden unspezifische Abwehrmechanismen stimuliert. Im Rahmen von Durchblutungsförderung von Haut und Schleimhäuten wird u.a. auch die Menge des sekretorischen IgA erhöht. Geeignete Maßnahmen sind:

- Morgendliche wechselwarme Abwaschungen
- Ansteigende Fußbäder, evtl. mit Senfmehlzusatz (☞ Kap. 2.11.1).
- Im Winter ist kurzes Barfußlaufen im Schnee äußerst empfehlenswert.

Kurklimatische Maßnahmen in einem entsprechenden Reizklima können dazu beitragen, die Infektabwehr zu stabilisieren.

Phytotherapie

Zur konstitutionellen Behandlung können folgende Rezepturen und Fertigarzneimittel eingesetzt werden.

- **Bei lymphatischer Konstitution** (alternativ):
  - Scrophhularia nodosa ø (30.0), Juglans spag. Zimpel ø (20.0), Thuja D 4 (30.0), Galium aparine D 2 (20.0), Foeniculi mel (ad 200.0); M.D.S.: 3 × 1 TL a.c, bei Kleinkindern 1/2 TL
  - Bei tuberkulinischer Diathese (☞ Kap. 3.2.1) Scorotox dil (100.0), D.S.:3 × Tr. nach Kinderformel (Ausgangsdosis 30 Tr.)
  - Fertigarzneimittel: Cefalymphat (3 × 10–15 Tr. auf heißes Wasser), Infilymphekt (3 × 1)
- **Bei hämatogener Konstitution und Mischkonstitution:** Immer zuerst an Darmsanierung i.S. einer Symbioselenkung denken – im Sinn einer Substitution fehlender Symbionten (je nach Laborbefund) und ggf. entzündungswidrige Therapie mit Myrrhinil-Intest (3 × 2) ad.c.
  - Phytocortal (50.0) bzw. Phyto C (50.0) M.D.S.: 3 × nach Kinderformel a.c. (Ausgangsdosis 50 Tr.)
  - Alternativ: Lymphomyosot (3 × 1), Metabiarex (3 × 10), Cefasulfon (3 × 10)

Zur umstimmenden Behandlung der chronischen Infektanfälligkeit sind Adaptogene (z. B. Eleutherokokkus) – sie machen den Organismus widerstandsfähiger gegenüber physikalischen und chemischen biologischen „Stressoren" – und Immunmodulatoren (z. B. Echinacea-Präparate, Umckaloabo) einzusetzen.

- Eleu-Kokk M Lösung, ab dem Kleinkindalter 3 × tägl. 2,5 ml
- Echinacea-Präparate sollten früh zu Beginn einer infektiösen Erkrankung, bzw. bei rezidivierenden Infekten im Intervall für 4–6 Wochen, gegeben werden. Evtl. Wiederholung einer solchen Kur nach einer 2–3 wöchigen Pause. Esberitox N: 1–10 Jahre: 3 × tägl. 10–20 Tr.; > 10 Jahren: 3 × tägl. 25–40 Tr.
- Ein phytotherapeutisches Mischpräparat aus Echinacea angustifolia, Aconitum, Belladonna und Eupatorium (z. B. InfiGripp) wird in der gleichen Dosis gegeben.

TCM

- **Wind-Kälte-Syndrom:**
  - Symptome: Starkes Frösteln, leichtes Fieber, wenig Schweiß, verstopfte Nase, Schniefen, klares Nasensekret, Kratzen im Hals, Kopfschmerz
  - Befunde: Zunge: Dünner, weißer Zungenbelag, fließender, straff gespannter Puls, Fingervene oberflächlich, rot
  - Therapieprinzip: Äußere Beschwerden beheben, Wind vertreiben, Kälte auflösen
  - Relevante Punkte: Gb 20, Lu 7, Di 4, 3E 5
  - Schröpfen (alternativ zur Akupunktur): Über Bl 12 und Bl 13 sowie – meist effektiver – Behandlung der A Shi-Punkte oder Rückenverspannungen mit max. 3 Schröpfgläsern. Sehr gute Wirkung bei Verspannung am oberen Rücken. Wichtig: Warm Halten und zum Schwitzen bringen.
- **Wind-Hitze-Syndrom:**
  - Symptome: Leichtes Frösteln, Schwitzen, verstopfte Nase, Schniefen, Nasensekret dick, gelblich; Halsschmerzen, trockener Mund, Durst, Kopfschmerz; hohes Fieber
  - Befunde: Rote Zunge, dünner, weißer oder gelblicher Zungenbelag, Finger: oberflächlich, tief rot
  - Therapieprinzip: Äußere Beschwerden beheben, Wind vertreiben, Hitze ableiten
  - Relevante Punkte: Gb 20, LG 14, Di 11, Di 4
  - Therapie der Begleitsymptome: Kopfschmerz: Ex-HN 9; Husten mit Schleim: Ren 22; Schmerzen am ganzen Körper: Le 3; Bauchweh und Durchfälle: Ma 25, Ma 37; Schwindel und Erbrechen: Pe 6, Ma 36; Halsweh: Di 11 blutig!!, Lu 11; Heiserkeit: 3E 6, KG 15

Tipps für die Eltern

- Cellagon aurum zur Ergänzung des Vitamin- und Mineralstoffhaushalts.
- Gesunde ausgewogene Ernährung, d. h. eine vitamin- und spurenelementreiche Mischkost. Zu achten ist auf die Qualität der Lebensmittel, auf eine schonende Zubereitung sowie auf eine gewisse Regelmäßigkeit und Vielfalt der Mahlzeiten.
- Ausgewogene körperliche Bewegung, v.a. auch im Freien, trägt dazu bei, die Infektionsanfälligkeit zu reduzieren. Voraussetzung ist eine der jeweiligen Witterung angepasste Kleidung.

3.3.3 Entschlackung und Abwehrstärkung

Georg von Hannover

Aufgrund der Vernetzung sämtlicher Organe und Systeme des Körpers mit Lymphgefäßen, in denen die Lymphflüssigkeit fließt, ist das **Lymphsystem** bei jeder Erkrankung des menschlichen Organismus beteiligt. Die dünnen Lymphgefäße durchziehen das Körpergewebe wie eine Art Drainagesystem, in dem die sich vorwärts bewegende Lymphflüssigkeit (Lymphe = griech. klare Flüssigkeit) über die Lymphknoten bis in den Blutkreislauf transportiert wird und von dort über das venöse System zu den Ausscheidungsorganen Leber, Niere, Darm. Über das Lymphsystem wird abgeleitet, entgiftet, entschlackt und entstaut. So können z. B. großmolekulare Stoffe wie Eiweiße, nicht mobile Zellen, Zelltrümmer, Schlackenstoffe, Bakterien, Viren sowie überschüssiges Wasser und langkettige Fettsäuren nur über das Lymphsystem aus dem Gewebe entfernt werden.

Bei Kindern ist das lymphatische System im Rahmen des kindlichen Entwicklungsprozesses vor allem in der Zeit vom Zahnen bis zur Pubertät ständig gefordert. So sind ständige Erkältungen oder geschwollene Lymphknoten ein Zeichen dafür, dass das lymphatische System sozusagen Probeläufe macht und dabei eindringende Krankheitserreger identifiziert und zerstört. Vor allem für Kinder mit lymphatischer Konstitution (☞ Kap. 3.3.1) ist diese Zeit, in der das Immunsystem die passive Immunität ausbildet, eine Phase chronischer Infekte. Zudem werden grundsätzlich alle äußeren Reize (Infekt, Toxine) mit Reaktionen des Lymphsystems beantwortet, was aufgrund multipler Negativfaktoren schnell zu einer Überlastung und damit zu einem Stau führen wird. Dieser Stau wird begünstigt durch eine langsame Reaktionsfähigkeit.

Mögliche Ursachen

Als Bestandteil des lymphatischen Systems werden in den Lymphgefäßen auch immunkompetetente Zellen transportiert, die in unterschiedlichen Strukturen des Monozyten-makrophagen-Systems und des lymphretikulären Gewebes produziert und aktiviert werden. Aufgrund dieser gleichermaßen metabolischen und immunologischen Doppelfunktion, sollte eine Aktivierung des Lymphsystems zur Stärkung des Immunsystems aber auch zur Entgiftung und Entschlackung integraler Bestandteil einer naturheilkundlichen Behandlung sein.

Lymphbelastende Faktoren aus naturheilkundlicher Sicht sind:

- Impfungen stellen immer höchste Anforderungen an das Lymphsystem und können das ganze System regelrecht blockieren (☞ Kap. 4.3.5). Diese Blockaden müssen gelöst werden, ohne dass der Impfschutz dadurch beeinträchtigt wird.
- Kuhmilch und Milchprodukte können aufgrund ihrer schweren Verdaulichkeit die Darmlymphe belasten
- Säurehaltige Nahrungsmittel: Zucker (überreichlich enthalten in Limo, Spezi und Colagetränken), tierische Eiweiße
- Bewegungsmangel
- Chemikalien aller Art: Baustoffe, Herbizide und Pestizide, Medikamente (Antibiotika, Glukokortikoide), Abgase

Therapiemaßnahmen

Bei der lymphatischen Konstitution besteht zusätzlich eine Neigung zu entzündlichen Darmerkrankungen sowie zu Infektionen des urogenitalen Systems. Bei Patienten mit lymphatischer Konstitution sollte im Rahmen einer Basisbehandlung also auf die therapeutische Unterstützung der Nieren, Lungen und der Haut geachtet werden. Lymphatiker reagieren sehr empfindsam auf Schmerzen sowie auf thermische, mechanische und akustische Reize. Aus diesem Grund sollten vegetative und psychische Belastungen in der Behandlung besondere Beachtung finden.

Allgemeinmaßnahmen

- **Bewegung:** Da das Lymphsystem keine zentrale Pumpvorrichtung hat, ist **Bewegung** eine der wichtigsten Maßnahmen! Über die Hälfte aller Schulkinder leiden an Bewegungsmangel.
- **Ernährung:**
  - Zu achten ist darauf, dass ein Teil des Milchkonsums durch Soja- oder Mandelmilch ersetzt wird. Diese beiden Produkte belasten die Lymphe nicht und sind leichter verdaulich.
  - Die Ernährung sollte nicht zu viele Säuren enthalten. Zu den säurehaltigen Nahrungsmitteln gehören z. B. Zucker und tierische Eiweiße.
- **Hydrotherapie:** Täglich zur Aktivierung der Blut- und Lymphzirkulation; individuelle Dosierung

Medikamentöse Therapie

- **Pflanzen mit Wirkung auf das Lymphsystem:**
  - Thuja occidentalis (Lebensbaum): Chronische Infekte, entzündliche Schleimhäute, Parotisschwellungen, Pflanze ist toxisch! Homöopath. Verwendung ab D 4, Tinktur nur zur äußerlichen Anwendung bei Warzen.
  - Scrophularia nodosa (knotige Braunwurz): Vergrößerte und verhärtete Drüsen, Milchschorf, Atemnot, auch als Tee verwendbar. Fertigarzneimittel Scrophularia comp., Scrophularia comp. Cosmoplex, Scrophularia Hevert.
  - Myosotis arvensis (Ackervergißmeinnicht): Bronchitis, Schwindsucht, Nachtschweiße, wird meist als Homöopathikum verwendet, gängige Potenz: D 3
  - Teucrium scorodonia (Gamander): V.a. bei tuberkulinischer Diathese, Bronchitis, Atemwegskatarrhen, Polypen. Frisches, blühendes Kraut als Infus oder Kaltauszug, homöopathisch ab D 2 sowie als Fertigarzneimittel.
  - Aethusa cynapium (Hundspetersilie): Milchunverträglichkeit!, Lymphknotenschwellung, dicker Schleim, nur als Homöopathicum verwendbar! Gängige Potenz: D 4, Pflanze ist toxisch. Enthalten z.B. in dem Fertigarzneimittel Lymphomyosot.
  - Calendula (Ringelblume): Starke Erkältungsneigung, bes. bei feuchtem Wetter, katarrhalische Zustände, verwendbar als Infus, Salbe und Homöopathikum ab D 2, Enthalten z. B. in dem Fertigarzneimittel Cefalymphat.
  - Gentiana lutea (gelber Enzian): Magen- und Darmsymptome (Kolik), gestaute Darmlymphe, verwendbar als Dekokt oder Kaltauszug, als Homöopathikum ab D 4. Enthalten z.B. in dem Fertigarzneimittel Lymphomyosot.
  - Ceanothus (Seckelblume): Milztherapeut, verwendbar als Homöopathikum ab der D 2. Enthalten z. B. in dem Fertigarzneimittel Lymphomyosot.
- **Homöopathische Mittel mit Wirkung auf das Lymphsystem:**
  - Calc. phos: Drüsenvergrößerung und -verhärtung, Scrophulose
  - Calc. carb.: Polychrest, wichtiges Gewebemittel, Haut-, Drüsen-, Knochenveränderungen, Milchunverträglichkeit
  - Barium carb: Geschwollene Mandeln und Polypen, Kinder mit offenem Mund

In unterschiedlichen Kombinationen sind die aufgeführten Pflanzen in den gängigen lymphtherapeutischen Komplexmitteln enthalten, z. B.: Infi-Myosotis, Lymphomyosot, Lymphaden, Cefalymphat, Lymphdiaral.

Äußere Anwendungen zur Anregung des Lymphflusses

Die Anregung des Lymphflusses ist gleichermaßen wichtig für die Entschlackung des Gewebes, wie auch für die Abwehr von Infekten und Toxinen.

- Lymphdrainage
- Schröpfen (bei Kindern nur trocken (☞ Kap. 2.1.2)
- Eigenblut-Injektionen (☞ Kap. 2.4.1)
- Retromolare Injektionen („Mandelspritze" bei mutigen Kindern)
- Tipps für die Eltern ☞ unten

Altersspezifische Unterstützung des Lymphsystems

- **Säuglinge und Kleinkinder:**
  - Lymphomyosot® Tabl., 1 × tägl. 1 Tabl. in Flüssigkeit gelöst geben, alternativ: Lymphaden® Tr., 1 – 2 × tägl. 5 Tr.
  - 1 × wöchentl. Schröpfkopf über dem Bauchnabel, Schröpfglas mit Gummibällchen verwenden, das Vakuum sehr sanft dosieren
  - 1 × tägl. mit Lymphdiaral-Salbe® den Bauch einreiben
- **Schulkinder und Jugendliche:**
  - Lymphomyosot® Tabl., 3 × tägl. 1 – 2 Tabl. lutschen, alternativ: Hewelymphon® Tabl., 3 × tägl. 1 – 2 Tabl. lutschen
  - Trocken schröpfen über dem Bauchnabel wechselweise am „toxischen Dreieck" (= 3E 15), Bl 13, Bl 20; 1 × wöchentl., mind. 6 Wochen
  - Einreibungen mit Lymphdiaral-Salbe 1 – 2 × tägl., alle betroffenen Lymphknoten und Lymphbahnen, zusätzlich 3E 15
  - Bei Kindern und Jugendlichen, die sich Injektionen geben lassen, Cefasept® + Cefalymphat + 0,5 ml 1 % Procain retromolar in den Kieferwinkel injizieren (zentrale Punkte für das **gesamte** Lymphsystem), 1 – 5 × im wöchentl. Abstand, anschließend: EB-Injektionen mit Lymphaden®+ 0,5 – 1 ml EB + 0,5 ml 1% Procain, i.m. oder an das „toxische Dreieck", 1 – 5 × im wöchentl. Abstand

- Bei Säuglingen und Kleinkindern: Kuhmilch meiden! Alternativ: Soja- oder Mandelmilch.
- Bei Schulkindern und Jugendlichen: Kuhmilch und säurehaltige Nahrungsmittel meiden, Kinder zur Bewegung animieren (evtl. Sportverein o.ä.), Bewegung hält die Lymphe im Fluss.

3.3.4 Therapieblockaden lösen

Georg von Hannover

Wenn bei sorgfältig ausgesuchten und abgestimmten Therapiekonzepten jegliche Reaktion ausbleibt, liegt die Vermutung nahe, dass Therapieblockaden (☞ Kap. 4.2) eine Heilreaktion verhindern. Hat man eine oder mehrere dieser Blockadeformen als Grund für die Therapieresistenz ausfindig gemacht, müssen diese beseitigt werden.

Herde

Chronische Entzündungen wie z. B. Sinusitiden, Bronchitiden, Otitiden, Tonsillitiden können als Herde fungieren und Therapieblockaden verursachen.

Sinusitis maxillaris und/oder frontalis als Herde

- Sinusitis Hevert®, 3 × tägl. 1–2 Tabl. lutschen, alternativ Sinuselekt®, Dreluso, 3 × tägl. 10–15 Tr. in Tee oder Wasser
- Zusätzlich Eigenblut-Injektionen mit 1 ml Schwörosin® + 1 ml Cefasept® + 0,5–1 ml EB i.m. oder an 3E 15, alternativ: 1 ml Antiflammin® + 1 ml Infi-Eupatorium® + 0,5–1 ml EB, im wöchentl. Abstand, je nach Schweregrad 5–10 ×, jeweils 1 ml 1% Procain zumischen.
- Neuraltherapie: Injektionen retromolar in den Kieferwinkel mit 1 ml Cefasept® + 1 ml Schwörosin® + 1 ml 1 % Procain, 1–3 Injektionen innerhalb 6 Wochen. Die Injektion ist schmerzarm, weil in besagtem Gebiet keine Schmerzrezeptoren vorhanden sind.
- Für die Lymphe: Lymphomyosot® 3 × tägl. 1–2 Tabl., alternativ Lymphaden oder Cefalymphat, Lymphdiaral, jeweils nach Angabe
- Trocken schröpfen: An den Punkten Bl 12, wechselweise über dem Bauchnabel, 1 × wöchentl.

- Euphorbium comp.® Nasenspray
- Cantharidenpflaster an beide Mastoide
- Entgiften mit Derivatio®, 3 × tägl. 1–2 Tabl., Cefasel® 50 µg, 1–2 Tabl. tägl.

- Die Kinder an kalten Tagen (ab ca. 5 °C plus) nicht ohne Mütze ins Freie lassen!
- Kopf, Hände und Füße sollen immer warm sein!
- Kinder zum Wassertrinken anhalten! (mind. 1 l/Tag)
- Kopfdampfbäder mit Kamille – nicht zu oft, nicht zu heiß, nicht zu lang!

Bronchitis als Herd

- Roths Ropulmin®, 3 × tägl. 10–15 Tr., alternativ Pulmo-Kattwiga®, 3 × tägl. 10–20 Tr., alternativ Bomapekt®, 3 × tägl. 10–15 Tr.
- Zusätzlich für das Lymphsystem: Lympomyosot®, alternativ Lympaden®, Infilymhect®, Dosierung nach Angabe
- Zusätzlich Metabiarex®, 3 × tägl. 2 Tr./Lebensalter
- Eigenblut-Injektionen: 1 ml Infi-Drosera® + 1 ml Infi-Eupatorium® + 0,5–1 ml EB + 1 ml 1% Procain i.m. oder an 3E 15 oder Bl 13
- Evtl. EB-Injektionen abwechselnd mit Metabiarex-Ampullen
- Bei kleineren Kindern Eigenbluttherapie nach Imhäuser
- Trocken schröpfen: Auf Bl 12–13, 3E 15, wechselweise über dem Bauchnabel, 1 × wöchentl.

- Quarkwickel 1 × wöchentl.
- Inhalieren mit Broncho-Injektopas, alternativ Inf-Drosera jeden 2. Tag
- Retterspitz Quick abends einreiben

Otitis media als Herd

- Otimed®, 3 × tägl. 10–15 Tr., alternativ Otovowen®
- Aconit-Ohrentropfen Wala, lokal
- Injektionen retromolar in den Kieferwinkel mit Cefasept® und 1 ml 1% Procain, 1 × wöchentl., alternativ Antiflammin®
- Canthariden-Pflaster an beide Mastoide (evtl. nach 6 Wochen wiederholen)
- Lymphmittel (☞ oben)

- Eigenblut-Injektionen mit Cefasept® + Cefalymphat® + 0,5–1 ml EB i.m. oder 3E 15, alternativ Infi-Eupatorium® und Infi-Myosotis®
- Trocken schröpfen auf 3E 15, wechselweise über dem Bauchnabel
- Bei kleineren Kindern EB-Therapie nach Imhäuser

Tipps für zu Hause
- Kopf, Hände und Füße immer vor Kälte schützen!
- Zwiebelwickel oder Zwiebelsocken

Tonsillitis als Herd
- Tonsiotren® 3 × tägl. 1–2 Tabl. lutschen, im akuten Stadium bis zu stündl.
- Alternativ: Mandelokatt® Tabl., Einnahme s.o.; oder Meditonsin®, 3 × tägl. 10–15 Tr.
- Zuätzlich Lymphomyosot® 3 × tägl. 1 Tabl. lutschen
- Injektionen retromolar in den Kieferwinkel mit Cefasept® + 1 ml 1 % Procain, alternativ Anti-flammin®
- Zusätzlich Tonsilla comp.Ampullen 1 × wöchentl. i.m. oder i.v., evtl. mit Eigenblut; bei kleineren Kindern als Trinkampullen 1–2 × wöchentl. 1 Ampulle in einem Glas Wasser gelöst schluckweise einnehmen
- Canthariden-Pflaster an beide Masoide
- Trocken schröpfen an 3E 15, 1–2 × wöchentl.

Tipps für zu Hause
- Quarkwickel am Hals, jeden 2.–3.Tag
- Neben Kopf und Gliedern auch den Hals warm halten!

Narben als Herde
Durch Verletzung oder Operation entstandene Narben kann man mit einer Calcium fluoratum-Salbe aufweichen und somit als Störfeld unschädlich machen. Bei größeren Kindern evtl. neuraltherapeutisch mit 1 % Procain unterspritzen – nur wenn unumgänglich, da meist schmerzhaft.

Zahnherde
Für den Fall, dass man mit den Eltern übereinkommt, die Amalgamfüllungen entfernen zu lassen, ist es dringend erforderlich, den jungen Organismus gründlich zu entgiften.
Nachdem die kontaminierenden Inlays nach allen Regeln der Kunst (langsamer Bohrer, Kofferdam,

höchstens 2 Füllungen/Sitzung herausbohren etc.) entfernt wurden, gibt man die Nosode Kupfer- oder Silberamalgam – je nachdem, welche Legierung verwendet wurde – in der D 30, tägl. 5 Glob., über einen Zeitraum von 4 Wochen. In dieser Zeit sollten die Zähne möglichst nur mit Zement gefüllt sein, dass Restgifte noch ausgeleitet werden können (☞ Entgiften). Erst dann sollten die endgültigen Inlays, deren Konsistenz sorgfältig nach Verträglichkeit (auch vom Preis her) auszuwählen ist, eingesetzt werden.
Zähne, die auf Eiter sitzen (Fistel oder Granulom), wird man früher oder später entfernen müssen, weil der Eiter nicht nur den Kieferknochen zerstört, sondern sich über Blut- und Lymphbahnen im ganzen Körper ausbreiten kann. Verheerende Folgeerscheinungen wie Myokarditis, Nephritis oder rheumatoide Arthritis können sich Bahn brechen und den wachsenden Körper nachhaltig schädigen. Mit Antibiotika kann man den Eiter zwar in Schach halten, aber nie ganz beseitigen!

Resttoxine, allopathische Medikamente

Resttoxine
Mit Allopathika behandelte Krankheiten hinterlassen ihre Spuren, auch wenn das Kind gesund scheint. Diese Resttoxine schwächen zum einen die Abwehrkräfte und zum anderen verstärken sie die Therapieresistenz bei anderen Erkrankungen. Die Blockade kann verursacht sein durch Krankheit selbst und ihre Erreger, eingesetzte Medikamente (Antibiotika, Kortikoide) sowie durch die Resttoxine der abgetöteten Bakterien (Zersetzungsgifte). Möglich ist auch jede Kombination dieser drei Faktoren. Die Schwierigkeit besteht darin, herauszufinden, welche durchgemachte Krankheit die gesuchte Blockade bildet. Als Testmethode werden zwei Verfahren empfohlen: Die Elektroakupunktur nach Voll (EAV) sowie die kinesiologische Austestung (Testung über den Muskelreflex).
Anhand dieser Testmethoden und der entsprechenden Nosoden (☞ Kap. 4.3) kann man die Blockaden aufspüren und mit der Gabe der getesteten Nosode diese restlichen Gifte ausleiten. Entscheidend für das Gelingen dieser Ausleitung ist die Unterstützung der körperlichen Entgiftungssysteme, Leber, Nieren und Lymphsystem ☞ Basiskonzepte Entgiften.
Alternativ:
- 1. Tag: Lymphomyosot, 3 × tägl. 1 Tabl. lutschen

- 2. Tag: Solidago-Synergon Nr. 78, 3 × tägl. 10 – 15 Tr.
- 3. Tag: Taraxacum-Synergon Nr. 164, 3 × tägl. 10 – 15 Tr.
  Danach wieder von vorne beginnen – über einen Zeitraum von ca. 8 Wochen.

Tipps für die Eltern

- Zufuhr von Neutralflüssigkeit sichern – mind. 1l/Tag!
- Naturbelassene Lebensmittel und Getränke!

Allopathische Medikamente

Viele Kinder mussten oder müssen vom Kinderarzt verordnete allopathische Medikamente einnehmen. Hauptsächlich handelt es sich dabei um **Antibiotika** (bei bakteriellen Entzündungen) oder **Kortikoide** (z. B. bei Autoimmunerkrankungen). Immer häufiger werden auch **Schmerzmittel** (meist bei Kopfschmerzen, aber auch bei Fieber) und **Tranquillizer** (Beruhigungsmittel aller Art) verordnet. Selbstverständlich müssen diese Medikamente bei gegebener Indikation verordnet werden, dennoch belasten sie den im Aufbau befindlichen Organismus.

- Auch hier sollte man nach Möglichkeit Nosoden von den Grundstoffen der Medikamente in der D 30 verabreichen. Die übliche Dosierung beträgt 1 × tägl. 5 Glob., über 4 – 6 Wochen
- Begleitend zu den Nosoden entgiften! Selen nicht vergessen! Cefasel oder Selen-loges, 1 – 2 Tabl. à 50 µg tägl.
- Stuhluntersuchung auf Darmmykosen; wo Bakterien zerstört werden, können sich Pilze besser ausbreiten; außerdem ist die Stuhlkontrolle notwendig, um Symbioselenkung gezielt einzusetzen.
- Nach Antibiotikagaben zusätzlich Symbioselenkung (☞ Kap. 2.9) mit Prosymbioflor®, Symbioflor®1 und Symbioflor®2 nach Herstellerangabe. Gerade nach Antibiotika ist die Entgiftung besonders wichtig, weil die abgetöteten Bakterien Zersetzungsgifte produzieren, die aber normalerweise in Stuhlproben oder auch im Blutbild nicht zu erkennen sind.

Tipps für die Eltern

- Auf genügend Zufuhr von Neutralflüssigkeit achten (ab 1l/Tag aufwärts).
- Naturbelassene Nahrung bevorzugen.

Impfungen

Impfungen belasten den kindlichen Organismus Durch die abgeschwächten bzw. abgetöteten Krankheitserreger sowie durch die Zusatzstoffe, die dem jeweiligen Impfstoff beigefügt sind (Phenol, Aluminium-Hydroxid, Formaldehyd, Quecksilber, Antibiotika). Auch die Mehrfachimpfung (5- oder 7-fach) bedeutet eine hohe Anforderung, oftmals auch eine Überforderung des sich im Aufbau befindenden Immunsystems. (☞ auch Kap. 3.3.4).

- Impfbelastungen können zunächst mit einer einmaligen Gabe von Thuja C 30, 3 Glob., ausgeglichen werden, mit Derivatio®, 3 × tägl. 1 Tabl. ausleiten
- Nach einer Woche Impfnosode austesten. Die ausgetestete Nosode in der D 30 geben. Die Häufigkeit der Gabe muss individuell angepasst werden. 1 × wöchentl. 3 Glob. bis möglicherweise tägl. 3 – 5 Glob.

Zusätzlich entgiften (☞ Kap. 3.3.4)!

➡ Mit dieser Therapie wird der Impfschutz nicht beeinträchtigt! ∎

Wichtig ist, dass man immer auch nach den **Zusatzstoffen** fahndet und sie entsprechend ausleitet!

Tipps für die Eltern

- Zufuhr von Neutralflüssigkeit sichern – mind. 1 l/Tag!
- Naturbelassene Lebensmittel und Getränke!

Geopathische Störfelder (Wasseradern, Gitternetze) und Elektrosmog

- Wasseradern, die unter dem Schlafplatz verlaufen, können beträchtliche gesundheitliche Beeinträchtigungen hervorrufen. Sowohl psychische als auch physische Symptomenkomplexe können die Folge sein. Diese Reizzonen sollte ein professioneller Radiästhesist (Wünschelrutengänger) austesten, und den Schlafplatz entsprechend umgestalten lassen, damit die Kinder (Erwachsene natürlich auch!) außerhalb dieser Störfelder schlafen können. **Cave:** Eine Entstörung mit dubiosen Geräten ist nicht möglich!
- Die Belastung des menschlichen Organismus durch Elektrik und Elektronik nimmt zu. Noch wird diskutiert, in welchem Ausmaß

Handys, schnurlose Telefone, PC, den menschlichen Organismus beeinträchtigen und so mögliche Fehlfunktionen nach sich ziehen. Durch die Eltern sollte für eine zumindest reizarme Umgebung gesorgt werden:

– Keine elektrischen oder elektronischen Geräte (PC, Radiowecker, Handy, Fernsehgerät u.a.) im Schlafzimmer
– Schnurlose Telefone sollten nicht verwendet werden, da die Frequenzen vergleichsweise hoch sind
– Handys sollten generell so wenig wie möglich verwendet werden! Auf jeden Fall nachts ausschalten!
– Kinder (aber auch Erwachsene) sollten keine batteriebetriebenen Quarzuhren tragen! Die Schwingung des Quarzes ist wesentlich höher als die der menschlichen Zelle und daher schädlich. Im Übrigen beeinflusst die Elektrizität der Uhr in Pulsnähe auch die Herzfrequenz.
– Nachts Stromfreischaltung!

3.3.5 Erstellen eines Therapiekonzepts

Dieter Grabow, Georg von Hannover

Eine naturheilkundliche Therapie würdigt alle Störungen und versucht diese zu minimieren oder auszuschalten, um mit vielen nebenwirkungsarmen oder feinstofflichen Therapieschritten einen möglichst umfassenden Erfolg zu erzielen. Dabei ist es von größter Bedeutung, die Konstitution und Diathese zu beachten (z. B. aus der Irisdiagnose), durch eine mikrobiologische Therapie die Darmflora aufzubauen und evtl. vorhandene Störfelder (z. B. Narben, Zahnherde), welche als Therapieblockaden fungieren können, auszuschalten.
Um einen Therapieplan zu erstellen, sollten in der Fallaufnahme und Fallanalyse folgende Punkte berücksichtigt werden.

Fallaufnahme

Anamnese

(☞ auch Kap. 3.1)
● Hauptbeschwerden (akutes, chronisches Geschehen); Gewichtung der Symptome (funktionell, degenerativ, entzündlich), betroffene Organsysteme

● Exogene (z. B. Noxen und endogene Belastungen (Vorerkrankungen, Familienanamnese: genetische Belastungen)
● Mögliche krankheitsunterhaltende Faktoren:
  – Tremor oder Hyperhidrosis als Ausdruck eines gestörten Vegetativums?
  – Trinkt das Kind ausreichend?
  – Hat das Kind eine ausgewogene Ernährung?
  – Hat das Kind ausreichend Bewegung – besonders auch an der frischen Luft?
  – Ist das Verhältnis zwischen elektronischen Medien (Fernsehen, Computer) und nicht-elektronischen Freizeitbeschäftigungen (Bücher, Karten- und Brettspiele) stimmig?
  – Bekommt das Kind ausreichend Schlaf? Ist der Schlaf erholsam, wacht das Kind häufig auf oder träumt es schlecht? Ist der Schlafplatz störungsfrei (elektrische und geopathische Störfelder)?
● Psychische Belastungsfaktoren: Gibt es Hinweise auf Mobbing, Schulstress, Stress mit Gleichaltrigen, familiäre Disharmonien?

Körperliche Untersuchung

Ganzkörperstatus (☞ Kap. 3.1.2) unter besonderer Berücksichtigung der naturheilkundlich relevanten Untersuchungen (z. B. topographische und funktionelle Beziehungen des Verdauungstrakts).
Zusätzlich sind folgende Hinweizeichen und Faktoren zu berücksichtigen:
● Schluckauf als Nierenzeichen
● Hüftgelenkschmerzen rechts als Hinweis auf Gallenprobleme
● Organbezüge zwischen Ohren und Blase
● Haut als Indikator für Fehlfunktionen von Leber/Niere/Lymphe
● Kniebeschwerden durch belastete Tonsillen hervorgerufen (☞ Herde)
● Chronische Schulterprobleme als Hinweis auf Darmstörungen
● Leistungsmangel und Herzprobleme durch Darmdysbakterien (Roemheld)
● Kopfschmerzen als Symptom:
  – HWS-Störungen
  – Intestinale Autointoxikationen
  – Statikprobleme
  – Hormonelle Ursachen
  – Ernährungsfehler
  – Oligodipsie
  – Stress psychisch und/oder physisch
  – Zahnfehlstellungen und Bissanomalien
● Pathologische Gasansammlungen im Bauchraum (☞ Overgrowthsyndrom, Roemheld)?

- Verdauung – Stuhlgang regelmäßig und geformt?

Iridologische Befunderhebung

Um ein individuelles Therapiekonzept zu erstellen, kann die Bestimmung der Individualkonstitution, die sich zusammensetzt aus der Grundkonstitution (z. B. lymphatisch, hämatogen), der genetisch geprägten Disposition (z. B. neurogen) und der Diathese (z. B. Übersäuerungsdiathese) sehr hilfreich und wegweisend für die weitere Therapie sein (☞ Kap. 2.1-2.12).

Fallanalyse

Ursachen

- Stellenwert möglicher Ursachen, krankheitsunterhaltender Faktoren, systemischer Belastungen (genetische, familiäre Disposition, endogene und/oder exogene Belastungen)
- Irisdiagnose: Auf dem Hintergrund der Individualkonstitution werden die Dominanzfaktoren bestimmt. Liegt eher ein glanduläres Geschehen (Hormonsystem) vor, ein psycho-vegetativer Prozess (psychisch-neurologischer Hintergrund), oder ist das Immunsystem der Schwachpunkt des Individuums?

Weitere Charakteristika

- Welche Besonderheiten kennzeichnen den Fall?
- Welche Reize können gesetzt werden? Eine Regel der Naturheilkunde, das Arndt-Schulz-Gesetz, besagt: „Kleine Reize fachen die Lebenstätigkeit an, mittelstarke fördern sie, starke hemmen sie und stärkste heben sie auf – wobei es individuell verschieden ist, was als starker oder schwacher Reiz zu gelten hat." Individualität ist also auch hier wieder oberstes Gebot: Es ist wichtig, die Reize individuell auszuwählen und ebenso ihre Dauer und Intensität individuell zu dosieren: Werden z. B. starke Reize zu oft gegeben und über eine zu lange Zeit verabfolgt, kann der Organismus den Reiz nicht mehr beantworten, da die Widerstandskraft erschöpft ist. Als erste grobe Unterscheidung kann eine Differenzierung in folgendes Vorgehen sinnvoll sein.

Behandlungskonzepte und Therapieziele

Die in den „Therapieempfehlungen" (☞ einzelne Indikationen) angegebenen Präparate sind als Auswahl für die unterschiedlichen Modalitäten zu verstehen.

- **Stärkung der Konstitution**
- **Organotrop-funktionelle Unterstützung:** Durch eine auf die Beschwerden abgestimmte symptomatische oder kausale Verordnung können die Organe bzw. Organsysteme und Funktionen gestärkt werden.
- **Basiskonzepte:**
  - Irisdiagnose (☞ Kap. 3.3.1)
  - Ausleitung und Entschlackung (Lymphsystem): Bei Kindern reicht in der Regel ein (komplexhomöopathisches) Lymphmittel aus.
  - Mikrobiologische Therapie (☞ Kap. 2.9)
- **Gesunderhaltung** durch notwendige Ernährungsumstellung, Empfehlungen zur Bewegungs- und Ordnungstherapie. Generell gilt: Reizüberflutung mindern, optimierte Bewegungskonzepte, situationsangepasste Optimierung des Schlaf/Wach-Rhythmus, Regulation des Vegetativums durch homöopathische, biochemische oder phytotherapeutische Medikamente, v.a. jedoch durch Meditation und Bewegung
  - Kinder brauchen eine möglichst ausgewogene vitaminreiche Ernährung, die in 3 Mahlzeiten verabreicht werden sollte. Auf Ausgewogenheit des Säure-Basen-Haushaltes sollte geachtet werden (20 % Säure-Anteil, 80 % Basen- und Neutralanteil). Stark kohlenhydrat- und säurehaltige Zwischenmahlzeiten (Schokolade, Kuchen etc.) sollten gemieden werden. (☞ Kap.)
  - Langsames Essen, gutes Kauen und Vermeidung übermäßigen Trinkens zum Essen sind Grundvoraussetzungen zur Behebung dieser Störungen. Weitere Maßnahmen ☞ Kap.
  - Die täglich notwendige Trinkmenge wird in Abhängigkeit vom Körpergewicht ermittelt. Sie wird berechnet nach der Formel Körpergewicht $\times$ 0,035 ist gleich Trinkmenge in Litern Wasser. Bei einem 30 kg schweren Kind ist das ziemlich genau 1 Liter täglich. Bei der Auswahl der Getränke ist darauf zu achten, dass nur Wasser ohne Kohlensäure und Kräutertee als Neutralflüssigkeit gelten.
  - Bewegung – möglichst an frischer Luft – ist der dringend notwendige Ausgleich für den häufig bewegungsarmen Tagesablauf in Familie, Kindergarten und Schule.
  - Man sollte die Kinder möglichst von den elektronischen Unterhaltungsmedien – die nicht unbedingt nur verdammt werden soll-

ten – zurück zu den bewährten Freizeitbeschäftigungen führen, um ihre Kreativität verstärkt zu fördern und sie vor Reizüberflutung zu bewahren.

- **Psychische und seelische Aspekte:** Mögliche psychische Belastungen sind in Gesprächen mit Eltern und Kind herauszuarbeiten. Geeignete Therapiemaßnahmen wären z. B. klass. Homöopathie, Psychotherapie, Bachblütentherapie, Familienaufstellung.

3.4 Spezielle Erkrankungen von Säuglingen

3.4.1 Gedeihstörungen

Gedeihstörung bezeichnet eine Verzögerung der somatischen und meist damit verbundenen motorischen und psychosozialen Entwicklung. Die Verlaufskurve von Körpergewicht und Größe fällt unter die 3. Perzentile (Hundertstelwert) oder (im Vergleich zur genetischen Zielhöhe des Patienten) mehr als 2 Hauptperzentilen ab.

Der Begriff Gedeihstörung bezieht sich auf eine Symptomatik, der unterschiedliche Krankheitsbilder zugrunde liegen. Die pathogenetischen Faktoren dieser Krankheitsbilder sind unzureichende Nahrungsaufnahme, mangelnde Resorption von Nährstoffen (Malabsorption) und gesteigerter Energieumsatz.

Ursachen und Symptome

Ursachen: Die Hauptursache liegt in der ungenügenden Nahrungsaufnahme, in einem Eiweiß- sowie Vitaminmangel bei Kwashiorkor (trop. Form der Eiweißmangeldystrophie) sowie in einseitiger Ernährung. Dabei sind Stillkinder eher betroffen.

Cave: Ein unauffälliges Neugeborenes darf 10 % seines Geburtsgewichtes verlieren. Zwischen dem 10. und 14. Lebenstag sollte das Geburtsgewicht wieder erreicht sein. Auch organische Ursachen wie Atresien im Magen-Darm-Trakt, Pylorusstenose, M. Hirschsprung, Malrotation, Mikrokolon, Mekoniumileus, ungenügende Nahrungsverwertung durch Zöliakie, Mukoviszidose, Laktose-, Kuhmilchintoleranz, Durchfallerkrankungen unterschiedlicher Genese, übermäßiges Erbrechen über einen längeren Zeitraum oder ein vermindertes Nahrungsangebot können zu Gewichtsverlust führen.

Symptome: Das Kind leidet an Untergewicht, welches durch mangelndes bis fehlendes Unterhaut-

fettgewebe sowie faltige (Falten bleiben stehen!) und trockene Haut sichtbar wird. Häufig ist das Abdomen aufgetrieben und die Extremitäten dünn. Durch die Unterversorgung kommt es zu unterentwickelter Muskulatur, körpereigener Abwehrschwäche, das Kind ist blass. Die Kinder schreien viel. Neugeborene leiden zudem häufig unter Durstfieber und zeigen eine eingefallene Fontanelle. Oft bleibt ein Neugeborenen-Ikterus länger bestehen.

Komplikationen: Neben Fieber, das in diesem Fall eine Gefahr darstellt, kann es zu einer Entwicklungsverzögerung kommen, die, wenn sie nicht erkannt wird, mit lebenslangen Folgen für das Kind einhergeht. Eine nicht behandelte Gedeihstörung kann zum Tode führen!

Differenzialdiagnose: Eine Vernachlässigung des Kindes ist auszuschließen.

Cave Pylorusstenose:
- Oft kann Gedeihstörungen eine Pylorusstenose zugrunde liegen. Leitsymptom ist das Erbrechen, das regelmäßig zeitversetzt nach den Mahlzeiten stattfindet. Erbrochen wird meist sauer riechendes Anverdautes mit großer Wucht und in hohem Bogen. Gelegentlich ist auch eine Blutbeimengung (niemals Galle!) möglich. Eine sichtbare Magenperistaltik, sowie Pseudoobstipation (da keine Nahrung mehr im Darm ankommt) und Oligurie sind weitere Symptome. Der Säugling hat ein „greisenhaftes" Aussehen mit gequältem Gesichtsausdruck.
- Bei Nichterkennen oder -behandlung führt das anhaltende Erbrechen zu massiven Flüssigkeits- und Mineralstoffverlusten, die aufgrund der Exsikkose und Elektrolytverschiebung bis zum Koma führen können! ▪

Diagnostik und schulmedizinische Therapie

Diagnostik:
Regelmäßiges Messen und Wiegen sind unerlässlich!

Schulmedizinische Therapie:
- **Primär ist die Ursache der Gedeihstörung zu ergründen!** Dazu sollte eine gründliche Anamnese und körperliche Untersuchung durchgeführt werden sowie die 3 Ursachengruppen eines erhöhten Verbrauchs (z. B. durch Tumoren, Herzfehler, chronische Erkrankungen der Lunge oder Leber, Hyperthyreose, Hyperkinesie), verminderte Resorption von Nährstoffen (z. B. Mukoviszidose, Pylorusstenose, Lakto-

seintoleranz, glutensensitive Enteropathie, Malabsorption von Kohlenhydraten, Kuhmilchproteinintoleranz, chronische Diarrhö) sowie eine zu geringe Nahrungszufuhr (Mangelernährung, Choanalatresie) abgeklärt werden.

- **Bei echter Mangelernährung** sollten dem Kind **energiereiche Speisen** angeboten werden. Im 1. Lj. kann die Nahrung zu diesem Zweck mit Öl oder Maltodextrin angereichert werden. Des Weiteren gibt es speziell abgestimmte Nährstofflösungen. Bei sehr schlechtem Allgemeinzustand muss im Rahmen einer stationären Therapie eine Ernährung über Magensonde und eine parenterale Rehydratation erwogen werden.

Naturheilkundliche Behandlung

Therapie-Empfehlungen von Claudia Zanker-Belz

Die Art der Therapie ist abhängig vom Grundleiden und dem Ausmaß der Gedeihstörung. Wichtig ist primär eine intensive Betreuung der Eltern, v.a. eine Stillberatung, bei Bedarf, oft auch nur temporär, die Zufuhr von Extranahrung sowie regelmäßige Wiege- und Entwicklungskontrollen. In schwerwiegenden Fällen ist eine Infusionstherapie und parenterale Ernährung erforderlich. **Nicht vergessen:** Manche Säuglinge werden auch vernachlässigt!

- Juve-Cal: 1 TL vor dem Füttern, bei Stillkindern 1 TL für die Mutter
- Carminativum Hetterich: Bei Stillkindern 3 × 15 Tr. für die Mutter, bei Flaschenkindern 3 × 5 Tr. in die Flasche, um über die Stärkung der Verdauungsdrüsen, Appetit und Nahrungsverwertung zu verbessern
- Infifer: 3 × 5 Tr. in die Flasche oder 3 × 15 Tr. für die Mutter bei Stillkindern, zur allgemeinen Kräftigung

Anthroposophie

- **Argentum metallicum praeparatum D 6, Trituration**: Speziell aufbereitetes Silberpräparat. Es dient zur Anregung und Strukturierung aller aufbauenden Stoffwechselprozesse, indem es die höheren Wesensglieder wieder fester mit dem physischen Leib verbindet. Das Grundmittel bei allen Aufbaustörungen.
  Je nach Alter des Kindes 1–3 × tägl. 1 MSP.
- **Gentiana comp., Globuli velati:** Diese Komposition aus gelber Enzianwurzel, Wermut, Löwenzahn und Brechnuss harmonisiert synergistisch den Leberstoffwechsel, insbesondere seinen aufbauenden Pol im Hinblick auf die Glykogenbildung und reguliert eine zu stark gewordene Reizüberflutung im Verdauungstrakt. Verdauungsschwäche, Aufbauschwäche und Blähungen.
  Je nach Alter des Kindes 1–3 × tägl. 1–3 Glob.
- **Glandulae suprarenales comp., Globuli velati:** Organpräparat. Anregung der ätherischen Aufbauprozesse bei Resorptionsschwäche im Verdauungssystem. Auch gut geeignet bei alimentären Überempfindlichkeitsreaktionen.
  Je nach Alter des Kindes 1–3 × tägl. 3–5 Glob.

Ausleitungsverfahren

Bei Gedeihstörungen sind Ausleitungsverfahren nicht angezeigt, da der Körper gestärkt werden muss. Ausleitungsverfahren hingegen benötigen zusätzliche Körperenergie und könnten somit zu einer weiteren Schwächung des Organismus führen. Als aufbauende Maßnahmen sind neben Moxa (☞ TCM) zu empfehlen: „Kletteräffchen", dabei wird paravertebral eine Hautfalte nach oben verschoben. So werden alle Zustimmungspunkte zu den inneren Organen angeregt, und diese damit gekräftigt. 1–2 × pro Woche, danach wird der gesamte Rücken mit Schlehenblütenöl eingerieben.

Bachblüten

Bei Geburtstrauma als mögliche Ursache ist Star of Bethlehem angezeigt.

Biochemie

- **Nr. 2 Calcium phosphoricum D 6:** Antiskrofulosum und Kräftigungsmittel. Je nach Alter des Kindes 3 × tägl. 1–2 Tabl.
- **Nr. 8 Natrium chloratum D 6:** Anabolikum, fördert die Zell- und Gewebsernährung. Je nach Alter des Kindes 3 × tägl. 1–2 Tabl.
- **Nr. 22 Calcium carbonicum D 6:** Regulator des Kalziumhaushaltes und des Lymphsystems; Antiskrofulosum und Antirachitikum; Neigung zu Wurmbefall. Je nach Alter des Kindes 3 × tägl. 1–2 Tabl.

Klassische Homöopathie

- **Calcium carbonicum:** Abmagerung trotz sehr gutem Appetit, mit aufgetriebenem Abdomen. Verweigert oder erbricht die Muttermilch. Alles ist verlangsamt: später Fontanellenschluss, späte Zahnung, spätes Laufen. Das Kind hat einen schlaffen Muskeltonus, dickliche pastöse

Beine und einen im Verhältnis zum Körper großen Kopf, der Nacken ist eher mager. Mittel der Wahl, v.a. im Zusammenhang mit Hauterkrankungen (z. B. Milchschorf).

- **Calcium phosphoricum:** Ähnlich Calc-c., mit gutem Appetit und allgemeiner Entwicklungsverzögerung. Aber das Kind ist sehr mager mit eingesunkenem, schlaffem Abdomen. Oft Verweigerung oder Erbrechen der Muttermilch, Bauchkoliken bereits während des Essens. Ein sehr unruhiges und unzufriedenes Kind, das viel jammert und schreit.
- **Natrium muriaticum:** Marasmus bei gutem Appetit mit seitlich aufgetriebenem Abdomen. Besonders Brust, Hals, Arme sowie das Gesäß sind sehr mager. Muttermilch ist oft unverträglich. Ein braves ruhiges Kind, das selten schreit. Hintergründe sind oft großer Kummer der Mutter in der Schwangerschaft, Trennungssituationen, Frühgeburt oder das Kind war unerwünscht.
- **Magnesium carbonicum:** Wichtiges Mittel bei mangelhaftem Gedeihen eines Säuglings trotz Heißhunger, nimmt nicht an Gewicht zu. Mageres Kind, kränklich wirkend, sehr mürrisch und gereizt. Allgemein verzögerte Entwicklung, wegen muskulärer Schwäche kann das Baby den Kopf nicht hochhalten und lernt erst spät zu stehen und zu gehen. Schreit sehr viel, wacht schreiend auf mit Beschwerden des Verdauungsapparates. Oft Waisenkind-Situation, nach Brutkasten, vernachlässigtes oder unerwünschtes Kind. (☞ auch 3.3.4 Milchunverträglichkeit).
- **Silicea:** Marasmus bei chronischem Erbrechen der Muttermilch oder Verweigerung der Muttermilch. Die Beine sind dünn, der Bauch aufgetrieben und der Kopf überproportional groß. Baby mit altem greisenhaften Aussehen, zart und zerbrechlich wirkend. Auffallende Entwicklungsverzögerung. Häufig bei Frühgeburten und untergewichtigen Neugeborenen. Folgen von Impfungen.

Weitere Mittel: Lycopodium, Tuberculinum.

Komplexmittel-Homöopathie

Phyto-L bzw. Phyto-C 3 × tägl. 10 – 15 Tr. zur Anregung der Hypophyse und Förderung der Wachstumssteuerung.

Manuelle Therapie

Die Einflussnahme auf das Zentralnervensystem in Verbindung mit Atembewegungen bringt eine effektive Verbesserung. Vor allem viszerale Einflüsse führen zu einer passiven Bewegung über das ZNS. Die Anregung des Liquor cerebrospinalis durch die Cranio-sakrale Therapie führt zu einer effizienten Pumpbewegung vor allem über das venöse System.

Zur Erweiterung der manuellen Therapie können harmonisierende Techniken im thorakalen Bereich angewendet werden.

Mikrobiologische Therapie

Probiotik pur® oder Lacteol® 1 Beutel tägl. in Flüssigkeit einrühren (nicht in heiße Getränke, maximal handwarm), zusätzlich Symbioflor1® 3 × tägl. 7 Tr.

Tipps für die Eltern

- Liegt einer Gedeihstörung keine organische Ursache zugrunde, an eine Hebamme oder Stillgruppe wenden. Wichtig ist es, auf Ruhe beim Stillen oder Füttern zu achten.
- Häufiges Stillen oder Füttern ist wichtig.
- Nach TCM „kühlende" Lebensmittel wie Milchprodukte und Südfrüchte (Bananen) sind für Mutter und Kind gleichermaßen zu vermeiden. Getreide, gekochtes Gemüse wie Kartoffeln, Karotten, Erbsen und Fenchel kräftigen und wärmen die für die Verdauung nötigen Systeme und sollen reichlich verzehrt werden.
- Lebensrhythmus von Eltern und Kind auf Stress- und Ruhephasen überprüfen.
- Moxa von Ma 36, Ni 1 1 × tägl., dabei wird jeder Punkt einige Male erwärmt (Eltern anleiten).
- Cellagon aurum 1 ml pro Lj. mit Pipette in die Flasche geben, über mehrere Monate oder am besten als tägl. Ergänzung zur Ernährung.
- Tägl. Ganzkörpereinreibungen mit Schlehenblütenöl vornehmen.

TCM

Therapieprinzip: Milz energetisch auffüllen, den Magen ins Gleichgewicht bringen, Nahrungsstau beseitigen, Ansammlungen umwandeln. In der TCM gilt die Milz als das Organ, das den Körper in die Lage versetzt, das aus der Nahrung aufzunehmen, was er benötigt.

Relevante Punkte, die auf das Syndrom einwirken:

- Thorax und Abdomen: Ren 12, Ma 25, Ren 6, Ma 36
- Sonderpunkt: Ex-UE 10 in den distalen phalangealen und den metacarpophalangealen Gelenken, in der Mitte der Gelenkfalten
- Rücken: Bl 20, Bl 23, Bl 18, Bl 19

Technik und Behandlungsdauer: Tägl.; wenn nach einigen Tagen keine deutliche Besserung eintritt, Moxa einsetzen.

3.4.2 Milchunverträglichkeit

Zugefütterte Milch, Muttermilch oder Flaschennahrung werden vom Körper nicht aufgenommen und verwertet. Es gibt zwei Arten: 1. Unverträglichkeit von Eiweiß, betrifft nur Flaschenkinder und 2. Unverträglichkeit von Laktose (Milchzucker) kann Flaschen- und Stillkinder betreffen. Die Störungen können angeboren oder erworben sein.

Ursachen und Symptome

Ursachen: Hintergrund der Unverträglichkeit können Kuhmilcheiweißintoleranz (KMPI), Laktoseintoleranz, Galaktosämie oder Disaccharidmangelabsorption sein.

Symptome: Die Galaktoseintoleranz äußert sich meist durch Erbrechen bereits nach den ersten Mahlzeiten, schweren Ikterus, Trinkunlust, Durchfälle, oft wässrig-sauer, Blähungen sowie Wachstums- und Gedeihstörung. Bei der KMPI treten die Reaktionen erst bei Kontakt mit Kuhmilcheiweiß (also nach dem ausschließlichen Stillen) auf. Milchunverträglichkeit kann in Einzelfällen zu blutigen Durchfällen und Hautekzemen (☞ Milchschorf) führen. **Merke:** In der Regel basieren alle gängigen Flaschennahrungen auf Kuhmilcheiweiß!

Komplikationen: Nur bei Nichtbehandlung (☞ Gedeihstörung)

Differenzialdiagnose: Blutige Durchfälle bei Infektion mit Salmonellen, E. coli, Shigellen oder Amöben.

Diagnostik und schulmedizinische Therapie

Diagnostik: Anamnese, Nahrungsmittelprotokoll, evtl. Eliminationsdiät (☞ auch Kap. 3.13.1).

Schulmedizinische Therapie: Milchfreie Diät für 6–12 Monate: Diese erfolgt zu Beginn mit extensiv hydrolysierter oder Aminosäureformelnahrung, später mit Sojamilch bzw. Reis-, Hafer-, Ziegenmilch.

- **Cave:** Viele Kuhmilcheiweißallergiker reagieren auch auf Soja allergisch! Meist wird ab Beginn des 1. Lj. bzw. spätestens mit 18 Mon. Kuhmilch wieder vertragen. Deshalb 6–12 Mon. nach Beginn der Diät eine erneute Provokation durchführen, um die Diät nicht unnötig lange zu halten.
- Bei der Gewöhnung an Breikost sollten die Lebensmittel einzeln nacheinander eingeführt werden, damit allergische Reaktionen sofort festgestellt werden können. Nüsse, Eier und Fisch sollten im 1. Lj. gemieden werden.

Naturheilkundliche Behandlung

Therapieempfehlungen von Claudia Zanker-Belz

- Zusätzlich zum Vermeiden des Allergens, Aufbautherapie für Kinder mit Mercurius sol Phcp; Dulcamara S Phcp, Acidum nitricum Phcp jeweils 3 × am Tag 1–5 Glob. Je nach Alter, immer 3 Tage lang, danach wechseln. Über mehrere Wochen durchführen.
- Darm sanieren, um das Verdauungssystem der Kinder zu stabilisieren, so dass sie später Milch in Maßen vertragen.
- Ziegenmilch ist eine sehr gute Alternative zu Kuh- und Sojamilch. Ziegenmilch ist von ihrer Zusammensetzung her der Muttermilch am ähnlichsten und wird deswegen, bei Milcheiweißunverträglichkeit immer gut vertragen. Sie ist basenbildend. Ziegenmilch ist auch als Pulver erhältlich.
- Vollhydralasatnahrung (Apotheke)
- Durch einen Guthrie-Test und die Bestimmung des IgE-Titer bzw. der Kuhmilchantikörper ist eine gute Diagnose möglich. Wurde eine Galaktosämie diagnostiziert, darf nicht gestillt werden. Gemäß der Diagnose erfolgt die Nahrungsauswahl. Liegt eine auffällige Hautsymptomatik (Milchschorf, Hautekzem) in den Beugen bzw. Juckreiz oder Allergiebelastung in der Familie vor, die auf eine Eiweißunverträglichkeit hinweisen, zeigt das Präparat LGG (Lactobacillus Goldin und Gorbach) gute Erfolge, da es schon als Prophylaxe eingesetzt werden kann. Auch tägliche Einreibungen der betroffenen Stellen mit dem Mohnblütenöl haben sich bewährt.
- Bei Unverträglichkeit von Milchzucker nur Soja-, Hafer- oder Reismilch verwenden.

Anthroposophie

- **Conchae D 4–D 12, Trituration:** Austernschalenkalk. Wirkt auf den Ätherkörper belebend, wenn dieser nicht mehr in der Lage ist, das Eiweißgeschehen zu beherrschen. Am Bild der Auster (innen lebendes Eiweiß, außen Kalk) lässt sich der gesunde Naturprozess beobachten. Geeignet besonders für das lymphatische Kind. Je nach Alter des Kindes 2–3 × tägl. 1 MSP
- **Calcium carbonicum/Cortex Quercus, Globuli velati:** Pflanzlicher Kalk aus Eichenrinde. Ordnet vom Astralleib her den Ätherkörper, was eine Regulierung des Eiweißgeschehens bedeutet und somit bei allen exsudativen Prozessen sehr hilfreich wirkt. Das Mittel ist z. B. angezeigt bei Eiweißüberempfindlichkeit, Urtikaria, Allergien. Auch das Bild des mächtigen Eichenbaumes gibt einen therapeutisch relevanten Hinweis. Je nach Alter des Kindes 2–3 × tägl. 5 Glob.

Biochemie

- **Nr. 2 Calcium phosphoricum D 6:** Erbrechen durch Milchgenuss; Nutritionsstörungen. Je nach Alter des Kindes mehrmals tägl. 1–2 Tabl.
- **Nr. 22 Calcium carbonicum D 6:** Träge Funktion der Verdauungsdrüsen; schlechte Milchverträglichkeit; saures Aufstoßen und Erbrechen. Je nach Alter des Kindes mehrmals tägl. 1–2 Tabl.
- **Nr. 11 Silicea D 12/6:** Absorptionsstörungen; Verdauungsschwäche; Stauungen der Bauchlymphdrüsen. Je nach Alter des Kindes abends 1–3 Tabl.

Klassische Homöopathie

- **Aethusa cynapium:** Milch wird sofort nach dem Trinken im großen Schwall erbrochen. Das Kind hat nach dem Spucken von großen Mengen geronnener Milch sofort wieder Hunger, trinkt dann gierig, um erneut zu spucken. Erbrechen ist begleitet von Schweißausbruch und sehr großer Schwäche. Auch Diarrhö nach Milch, unverdaute grünliche Stühle, gefolgt von Erschöpfung. Häufiges Schreien, viel Unruhe.
- **Antimonium crudum:** Abneigung gegen Muttermilch und Erbrechen der Muttermilch, wird sofort nach dem Trinken in einem Schwall erbrochen, will im Gegensatz zu **Aethusa** danach nicht mehr trinken. Viel Luftaufstoßen, Zunge ist weiß belegt. Meist dickliches Kind, widerspenstig, möchte nicht angesprochen oder berührt werden.
- **Calcium carbonicum:** Häufiges Mittel bei ständig spuckenden Stillkindern. Milchunverträglichkeit mit nachfolgender Diarrhö mit saurem Stuhl, Auftreibung des Bauches, oft sofortige Reaktion mit Hautausschlägen. Beim Saugen schwitzt das Kind übermäßig, v.a. am behaarten Kopf, und hat feuchtklamme Extremitäten.
- **Magnesium carbonicum:** Kind verweigert die Muttermilch, Unverträglichkeit der Muttermilch mit nachfolgendem Erbrechen, saurem Aufstoßen, aufgetriebenem Abdomen und starken Bauchkoliken. Diarrhö mit unverdauter Milch oder grün-schleimigem Stuhl. Saure Schweiße im Gesicht und am Oberkörper. Viele Ähnlichkeiten mit Calc-c, aber Calc-c ist ein eher zufriedenes Kind mit Schweiß am Kopf. (☞ auch 3.3.1 Gedeihstörungen).
- **Natrium carbonicum:** Abneigung und Unverträglichkeit von Milch, Diarrhö und Blähungen nach Milch. Allgemein schwache Verdauung, „reagiert prompt auf jede Veränderung in der Ernährung der Stillmutter" (Graf). Ein schwächliches Kind, nervös, erschrickt leicht. Sehr frostig, aber nachts reichliches Schwitzen. Zucken im Schlaf, frühes Erwachen morgens.
- **Silicea:** Erbrechen von Muttermilch unmittelbar nach dem Trinken oder Verweigerung der Muttermilch. Verliert schnell an Gewicht. Das Kind hat einen stark aufgetriebenen Bauch, dünne Beine und einen großen Kopf, oft weit ausladender Hinterkopf. Untergewichtige Neugeborene oder Frühgeborene mit greisenhaftem altem Aussehen, zart und zerbrechlich wirkend.

Komplexmittel-Homöopathie

Lymphomyosot® 3 × 1 Tabl., in Wasser gelöst in die Flasche geben.

Manuelle Therapie

Die Beschwerden ähneln meist denen eines Pylorospasmus. Effektiv sind Dehntechniken im Sitzen mit Ansatz an den Rippen und dem Diaphragma und indirekte Techniken in Rückenlage.

Mikrobiologische Therapie

Probiotik pur® oder Lacteol® 1 Beutel tägl. in Flüssigkeit einrühren. Nicht in heiße Getränke, maximal handwarm!

Phytotherapie

Kuhmilch meiden; auch im Sinne einer Allergie-prophylaxe Ziegenmilch bevorzugen!

- **Bei Muttermilchunverträglichkeit:** Aethusa D 6 Glob. (10.0); D.S.: Vor jeder Mahlzeit 5 Glob. lutschen lassen
- **Lymphtee:** Meliloti herb (20.0), Lavandulae flor (20.0), Calendulae flor. (20,0). D.S.: 1 TL auf ¼ l Wasser 7–10 Min. ziehen lassen, 3 × 1 Tasse tägl.

> **Tipps für die Eltern**
>
> - Wichtig ist es, die Eltern auf Kuhmilchalter-nativen hinzuweisen, und ihnen zu verdeut-lichen, dass die Kinder nicht unbedingt gro-ße Mengen an Kuhmilch benötigen, um sich gesund zu entwickeln. Die Kalziumzufuhr wird auch durch Ziegenmilch oder durch eine ausgewogene Ernährung gewährleistet.
> - Falls die Eltern die Kalziumzufuhr unterstüt-zen wollen, kann man den Kindern den Auf-baukalk 1 und 2 über die ersten Monate hin-weg verordnen.
> - Auch an mögliche Unverträglichkeit von Muttermilch denken. In diesen Fällen Be-handlung gegen Allergie- oder Unverträg-lichkeit durchführen (☞ Allergie).

TCM

- **Relevante Punkte:** Dü 1, Bl 18 Milchunver-träglichkeit kleiner Kinder, Bl 19 Milcherbre-chen der Kinder, Bl 21 Übelkeit, Unverträglich-keit von Milch, die sofort erbrochen wird; Heißhunger – ist satt nach wenigen Bissen; Ren 6 Erbrechen, Milcherbrechen bei Säuglin-gen, unstillbares Erbrechen der Kleinkinder ☞ Moxa
- **Pflaumenblütenhämmerchen:** Ren 18, Ren 16, Ren 17, Ren 18
- **Laser- und Farbpunktur**

3.4.3 Dreimonatskoliken

10–20 % aller Babys leiden unter Dreimonatsko-liken. Diese können in der 2. Woche beginnen und bis in den 3. Monat anhalten. Eine Häufung der Beschwerden (Verdauungsprobleme mit Blä-hungen und Bauchschmerzen) tritt oft im 2. Le-bensmonat auf. Danach lassen die Beschwerden meistens allmählich nach.

Ursachen und Symptome

Ursachen: Die landläufige Meinung, dass die Hauptursache der Dreimonatskolik die Ernäh-rung der Mutter sei, ist nicht haltbar, da auch Fla-schenkinder Koliken bekommen und Säuglinge anderer europäischer Kulturen, die keine Rück-sicht auf die Ernährung der Mutter nehmen, nicht mehr Kolikkinder aufweisen. Gelegentlich reagie-ren Säuglinge auf einzelne Bestandteile, meist auf diejenigen, auf die auch die Mutter mit Blähungen reagiert. Auch das Schlucken von Luft kann eine Ursache sein, da Schreikinder und sehr hastig trin-kende Flaschenkinder verstärkt Koliken haben. Eine echte Eiweißunverträglichkeit ist an Zusatz-symptomen wie geröteter und juckender Haut-stellen zu erkennen. Zudem ist an eine erhöhte Spannung innerer Organe nach Geburtstraumata sowie bei Kaiserschnittkindern an eine Fehlbesie-delung des Darms (☞ Kap. 2.9) zu denken.

Symptome: Auffallend ist der pralle Bauch, Darmgeräusche und der Abgang von Winden. Da-bei ist das Kind unruhig, zieht die Beine an und hat einen leidenden Gesichtsausdruck. Manchmal kommt es auch zu Schreiattacken, die aber nicht unstillbar sind.

Komplikationen: Nabelbrüche

Differenzialdiagnose: Ileus

Diagnostik und schulmedizinische Therapie

Diagnostik:

Durch Beobachten des Kindes, eine gründliche Anamnese und Untersuchung, insbesondere Ab-tasten des Bauches, Ausschluss anderer Ursachen wie Hunger, Frieren, beengende Kleidung, volle Windeln, wunder Hintern und organische Er-krankungen

Schulmedizinische Therapie:

- Die Eltern beruhigen, über die Harmlosigkeit der „Erkrankung" aufklären und ihnen mittei-len, dass die Symptome im 2. Lj. von selbst ver-schwinden werden!
- Überstimulation des Babys vermeiden!
- Kümmel- oder Fencheltee wirkt entblähend. **Cave:** Auf richtige Zubereitung achten!
- Versuch einer allergenarmen Ernährung für 1–2 Wochen (nicht gestillte Kinder: extensiv hydrolysierte oder Aminosäureformelnahrung, gestillte Kinder: allergenarme (Fisch, Milch, Ei und Nüsse meiden!) Diät der Mutter.
- Oft werden entblähende Medikamente (z. B. Dimethicon) verschrieben, deren Wirksamkeit aber nicht sicher erwiesen ist.

Naturheilkundliche Behandlung

Therapieempfehlungen von Claudia Zanker-Belz

Äußere Anwendungen

- Herumtragen und schaukeln
- Osteopathische Behandlungen und Cranio-Sakral-Therapie zeigen gute Erfolge.
- Babymassage
- **Cave:** Nicht jede Blähung bereitet einem Kind Probleme. Falls doch, empfehlen sich Bauchmassagen, Windöl oder -salbe und feucht-warme Wickel.

Innere Anwendungen

- Abklären, ob eine echte Eiweißunverträglichkeit vorliegt, dann Ernährungsumstellung (☞ Kap. 3.3.1)
- Test bei Verdacht auf Nahrungsunverträglichkeit bei der Mutter. Meiden des vermuteten Lebensmittels über 3 Tage. Besserung der Beschwerden beim Kind: weiterhin weglassen. Keine Besserung: wieder in Speiseplan aufnehmen.
- Änderung der Füttergewohnheiten bei Flaschenkinder, wie aufrechter Füttern, kleineres Saugerloch, gutes Aufstoßen, bei gierigen Kindern 2–3 Löffel Tee vor der Mahlzeit
- Organotrop-funktionelle Unterstützung: Magnesium phosphoricum D 12, Carminativum Hetterich (3–5 Tr. in jede Flasche oder 10–15 Tr. für die Mutter vor jedem Stillen), homöopathische Arzneimittel

Anthroposophie

- **Belladonna/Chamomilla, Globuli velati:** Tollkirsche und Kamille. Diese Komposition dient zum rhythmischen Ausgleich. Besonders schmerzhafte krampfartige Zustände des Magen-Darm-Trakts werden damit günstig beeinflusst. Je nach Alter 2–3 × tägl. 5 Glob.
- **Chamomilla/Nicotiana, Globuli velati:** Kamille und Tabak. Das Nachtschattengewächs Tabacum wirkt wie die Tollkirsche auf das seelische Geschehen ein und entspannt die damit verbundenen arteriellen Gefäßspasmen. Gut wirksam bei Magenkrämpfen und Darmkoliken. Je nach Alter 2–3 × tägl. 5 Glob.
- **Nux vomica/Nicotiana comp., Globuli velati:** Diese Heilmittelkomposition mit den Bestandteilen Kamille, Tabak, Birkenholzkohle, Brechnuss u.a. wirkt besonders bei Koliken der Hohlorgane, Verstopfungsneigung und Blähungen.

Ursächlich hierfür sind v.a. Stressfaktoren infolge zivilisatorischer Belastungen (Lärm, Medienterror usw.). Kinder reagieren auf nervlichen Stress gerne mit Bauchschmerzen. Je nach Alter des Kindes 2–3 × tägl. 5 Glob.

- **Carum carvi comp., Suppositorien:** Kümmel, Tollkirsche, Kamille und Tabak. Verdauungsschwäche und Blähungen stehen im Vordergrund der Kümmelwirkung. Die weiteren Bestandteile sind in ihrer Wirksamkeit in den vorigen Mitteln angegeben. Je nach Alter des Kindes 1–3 × 1 Zäpfchen tägl.

Bachblüten

Bei Angst: Cherry Plum, Mimulus

Biochemie

- **Nr. 3 Ferrum phosphoricum D 12:** Verbessert die Funktion der Zottenpumpe und wirkt somit druckmindernd und entstauend. 3–7 × tägl. 3–5 Tabl.
- **Nr. 7 Magnesium phosphoricum D 6/3:** Meteorismus durch muskuläre Druckerhöhung. Krampfhafte Peristaltikstörungen. 3–7 × tägl. 1–2 Tabl., später abends 5 Tabl. in heißem Wasser lösen und schluckweise trinken lassen.
- **Nr. 9 Natrium phosphoricum D 6:** Gärungsdyspepsie mit gelb-schaumigem Durchfall; Wurmbefall; gestörte Fettverdauung. 3–5 × tägl. 1–2 Tabl.
- **Nr. 6 Kalium sulfuricum D 6:** Fäulnis- und Gärungsdyspepsie als Folge verminderter Verdauungsdrüsenfunktion. Atonischer Gasbauch. Je nach Alter des Kindes 3–5 × tägl. 1–2 Tabl.
- **Nr. 20 Kalium aluminium sulfuricum D 6:** Hartnäckiger Meteorismus mit Kollern im Leib. Tonus- und Sekretionsstörungen im Bereich von Galle und Pankreas. 3–5 × tägl. 1–2 Tabl.
- **Nr. 10 Natrium sulfuricum D 6:** Verbessert die sekretorische Leistung der Verdauungsdrüsen und dient der Erhaltung der Elastizität der Verdauungsorgane. Wirkt entspannend durch Förderung der Ausscheidung. Versetzte Winde. 3–7 × tägl. 1–2 Tabl.
- **Nr. 19 Cuprum arsenicosum D 6:** Vermindert die Erregbarkeit der Muskulatur. 3–5 × tägl. 1–2 Tabl.

Klassische Homöopathie

- **Carbo vegetabilis:** Blähungskoliken nach jedem Stillen, mit stark aufgetriebenem, sehr hartem

Bauch. Gurgeln und Rumoren im Bauch. Besserung der Beschwerden durch stinkenden Blähungsabgang und lautes Aufstoßen. Das Kind ist blass und kalt mit marmorierter Haut. Ausgeprägte Kälte der Füße und Unterschenkel. Wirkt schwächlich und fast teilnahmslos, das Schreien klingt fast heiser. Vitalitätsmangel (noch schwächlicher als Lycopodium).

- **Chamomilla:** Heftige anfallsartige Koliken bei sehr gereizter Grundstimmung, krümmt sich zusammen. Zorniges Schreien Tag und Nacht, bei Schreiattacken ist häufig eine Wange rot, eine blass. Nur ständiges Herumtragen oder Schaukeln kann das Kind beruhigen. Besserung auch durch Wärme auf dem Bauch. Verschlechterung durch Zorn und Kaffeetrinken der stillenden Mutter.
- **Colocynthis:** Plötzlich auftretende Kolik, das Kind krümmt sich zusammen und liegt am liebsten bauchwärts über der Schulter oder dem Arm der Mutter. Besserung durch nach vorne Beugen, festen Druck, Liegen auf dem Abdomen und nach Stuhlgang. Koliken werden oft ausgelöst durch Erregung, Entrüstung und Zorn der Mutter.
- **Cuprum metallicum:** Enorme Verkrampfungen bei Neugeborenen, plötzlich auftretende Bauchkoliken mit heftigem Aufschreien, Beinchen werden krampfartig angezogen oder abwechselnd ausgestreckt und gebeugt. Hartes berührungsempfindliches Abdomen. Der Säugling ist unruhig, schreckhaft und schreit bei Schmerzen schrill und lang anhaltend. Liegen auf dem Bauch schafft Erleichterung. Typisch sind Konvulsionen der Gesichtsmuskulatur bei bläulichem Gesicht, sowie die zu Fäusten geballten Händchen mit eingeschlagenem Daumen.
- **Dioscera:** Anfallsweise auftretende Blähungskoliken, der Säugling streckt den Rücken oder biegt sich nach hinten durch (bei Colocynthis hingegen Besserung durch nach vorne Beugen). Aufstoßen bessert die krampfartigen Schmerzen.
- **Lycopodium:** Heftige Koliken bei aufgetriebenem Abdomen schon bald nach dem Essen, viel Aufstoßen und Abgang von Flati, die aber nur kurzzeitig bessern. Heftiges, schrilles und zorniges Schreien, v.a. am späten Nachmittag und am frühen Abend, „Schreistunden" zwischen 16 und 20 Uhr. Das Kind weint schnell, wenn die Mutter sich entfernt.

Weitere wichtige Mittel: Argentum nitricum, Belladonna, Magnesium phosphoricum, Magnesium carbonicum, Nux vomica.

Manuelle Therapie

Dieses Beschwerdebild reagiert am besten auf die Diaphragmatechnik mit einer kombinierten Druck-Impulstechnik im Bereich des Unterbauchs und auch gut auf die Fußreflexzonenmassage.

Mikrobiologische Therapie

Probiotik pur® oder Lacteol® 1 Beutel tägl. in Flüssigkeit einrühren (nicht in heiße Getränke, maximal handwarm); zusätzlich Symbioflor 1® und Colibiogen Kinder® jeweils 7 Tr. morgens, mittags und abends.

Physikalische Therapie

Oxaliswickel und Kamillenauflage (☞ Kap. 2.11.1).

Phytotherapie

- **Externum-Kümmelöl zur Einreibung:** Rezeptur: Carvi ol. (10.0); D.S.: 1–3 Tr. bei Bedarf periumbilical im Darmverlauf, d. h. zentrifugal im Uhrzeigersinn vorsichtig mit einem Finger einreiben.
- **Teemischung** (für die stillende Mutter) aus Kümmel-, Fenchel- und Anisfrüchten sowie Pfefferminzblättern. Rezeptur: Carvi fruct. (30.0), Foeniculi fruct. (30.0), Anisi fruct./Coriandri fruct. (30.0), Menthae piperitae fol. (ad 100.0); M.f.spec. D.S.:1 TL/ 200 ml. Infus, 10 Min. ziehen lassen. Die Mischung vor Anwendung mörsern/zerreiben! 3–4 Tassen tägl.; der Tee kann beim Flaschenkind auch (1:3) dem Fläschchen beigegeben werden.

Tipps für die Eltern

- Auch bei den Dreimonatskoliken kann ein ausgewogener Rhythmus zur Erleichterung der Beschwerden beitragen. Hier ist im speziellen der Still-, oder Fütterungsrhythmus wichtig. Zwischen den einzelnen Mahlzeiten sollen 3–4 Std. liegen, damit das Verdauungssystem seine Aufgabe erfüllen kann und auch eine Ruhepause hat.
- Das Tragetuch ist auch hier eine gute Alternative zum Liegen auf dem Boden, im Bett oder im Kinderwagen. Die Babys beruhigen sich.
- Bei jedem Wickeln den Bauch im Uhrzeigersinn sanft mit der Vier-Winde-Salbe eincremen.

TCM

Meist liegt ein **Mangel-Schwäche Syndrom** (Insuffizienz der Verdauungsorgane) zugrunde:

- **Ursachen:** konstitutionelle Schwäche (bei noch nicht ausreichender Fermentleistung des Magen-Darm-Trakts)
- **Symptome:** Stumpfer Bauchschmerz, besser durch Druck und Wärme, Bauch schlaff, weich, Aussehen blass, kränklich, Abmagerung, wenig Appetit, Neigung zu Durchfall
- **Therapieprinzip:** Milz auffüllen, Magen beruhigen, Schmerz beheben, Moxatherapie
- **Relevante Punkte:**
  - Hauptpunkte: Ren 12 (Alarmpunkt des Magens), Ma 25 (Alarmpunkt des Di), Ma 36 (stärkt Milz und Magen), MP 4 (Kardinalpunkt, klärt Füllezustände und reguliert den Mittleren Erwärmer), Ex UE 10 (alle kindlichen Verdauungsstörungen exzessiver Natur)
  - Zusatzpunkte: Di 4 (beruhigt Fülle), Mi 6 (Zusammenfluss der Yin-Meridiane des Beines, gleicht den Bauch aus), Bl 20 (stärkt und gleicht die Milz aus), P 6 (Erbrechen), Le 3 (starke Schmerzen), Ma 43 (Beheben der Blockierung im Magen, lässt das Essen durch)

3.4.4 Windeldermatitis

Toxische Dermatitis infolge mechanischer Reibung, Wärme und Sekretstau bzw. chemischer Irritation im Windelbereich. Reicht von leichter Rötung unterschiedlicher Größe bis zum Ablösen der Haut mit Blutungen. Oft finden wir alle Entzündungszeichen (Rubor, Dolor, Tumor, Calor und Functio laesa).

Ursachen und Symptome

Ursachen: Ein ungünstiges Milieu im Windelbereich durch Feuchtigkeit und Wärme (Gummiunterlagen, Plastikhöschen), sowie längeres Verweilen in Stuhl und Urin (zu seltener Windelwechsel) sind die Hauptursachen für die Entzündung der Haut. Gelegentlich ist sie auch eine Unverträglichkeitsreaktion des Stillkindes auf die Nahrung der Mutter (scharf und sauer). In eher seltenen Fällen können eine Unverträglichkeit der Windelmarke, bzw. der chemischen Stoffe in den Höschenwindeln, Pilzinfektionen oder das Zahnen erosive Rötungen verursachen.

Symptome: Windeldermatitis ist an Rötungen und Schwellungen unterschiedlicher Intensität und Größe im Bereich des Gesäßes, der Genitalien und der Oberschenkel zu erkennen. Die entzündete Haut ist heiß, leuchtend rot und kann in ausgeprägten Fällen sogar zu offenen Läsionen evtl. mit Blutungen führen. Die betroffenen Stellen sind dabei meist berührungsempfindlich.

Komplikationen: Sekundäre Besiedlung mit Candida, Staphylokokken oder Streptokokken

Differenzialdiagnose: Sonnenbrand

Diagnostik und schulmedizinische Therapie

Diagnostik: ☞ Symptome

Schulmedizinische Therapie:

- Häufiger Windelwechsel, Reinigung des Pos mit warmem Wasser (keine Seife), evtl. Sitzbäder nach dem Stuhlgang bei älteren Kindern. Anschließend trocken fönen. Die Region um den Anus mit Zinkpaste schützen. Die Kinder ab und zu ohne Windel lassen, damit viel Luft an die Haut kommt.
- Bei Candida-Windeldermatitis kommen die Erreger aus dem Magendarmtrakt. Oft liegt daher auch ein Mundsoor vor. Daher muss die lokale Behandlung mit Antimykotika (z. B. Imidazolderivate, Nystatin) ggf. auf den Mund ausgedehnt werden! Falls damit kein Erfolg erreicht wird, kann man Antimykotika (Fluconazol) oral geben.
- Bei besonders hartnäckigen Fällen kann zusätzlich eine Steroidcreme eingesetzt werden.

Naturheilkundliche Behandlung

Therapieempfehlungen von Claudia Zanker-Belz

Äußere Anwendungen

- Am Wichtigsten ist die Veränderung des warm-feuchten Milieus. Viel Luft und häufiges Windelwechseln ist dabei erste Therapie. Weiterhin sollten alle Pflegetücher weggelassen und der Po nur mit einer verdünnten Calendulaessenz (Verdünnung steht auf der Verpackung) oder mit Calendulaöl gereinigt werden. Falls der Verdacht einer Windelunverträglichkeit besteht, ist die Windelmarke zu wechseln (bzw. Umstellung auf Stoffwindeln, Windeleinlagen aus Bouretteseide oder Heilwolle).
- Bei Stillkindern ist es sinnvoll, die betroffenen Stellen bei jedem Wickeln mit Muttermilch zu benetzen. Im Sommer empfehlen sich Sonnenbäder (2 – 3 × tägl. 15 – 20 Min.; **Cave:** Sonnen-

brand), sonst kann auf Rotlicht ausgewichen werden (Dosierung wie Sonnenbäder). **Cave:** Nicht direkt ins Licht sehen, da dies die Netzhaut schädigen kann!

■ Zudem 2 – 3 × tägl. Sitzbäder mit Eichenrinde oder ein Wundheilungsbad nach Stadelmann. Alternativ Töpfer Kleie Bad 1 – 2 × pro Woche. Bei starker Rötung und Hitze hilft die Ferrum phosphoricum-Salbe von Dr. Schüßler hervorragend und hat erste Priorität (ganz dünn auftragen bei jedem Windelwechsel). In leichteren Fällen hilft eine Wund- und Heilsalbe mit Dexpanthenol- oder die Rose-Teebaum-Salbe (Bahnhofsapotheke Kempten).

■ Bei offenen Stellen eignet sich Zinkoxyd (trocknet aus) sehr gut, z. B. dicke, weiße Penatencreme oder Mirfulan-Salbe. Alternativ Calendula Salbe nach dem Säubern.

■ Bei einer unzureichenden Behandlung von Pilzinfektionen – **Cave:** Unterscheidung oft sehr schwer; nur ein Abstrich gibt genaue Auskunft! – kann sich der Pilz bis in den Mund erstrecken.
Dagegen helfen Sitzbäder oder Waschungen mit Borax D 4 (2 Glob. aufgelöst in einem Glas Wasser, 200 ml). Auch eine orale Verabreichung ist möglich. Die Dosierung ist abhängig vom Schweregrad.

Innere Anwendungen
■ Calendula C 6, 3 × 2 Glob. tägl., besonders wenn offene Stellen vorhanden sind
■ Traumeel 3 × 1 Tabl. aufgelöst zur besseren Wundheilung

Anthroposophie

● **Calendula-Salbe/Gelatum-Öl:** Ringelblume. Diese sonnenhafte Blüte regt durch Überwindung der destruierenden Kräfte die Regeneration der Haut an, was zu vermehrter Bildung von Granulationsgewebe führt. Dies führt zu einer rascheren Heilung der Haut. 2 × tägl. auftragen

● **Wecesin Salbe/Gel:** Diese Komposition aus Arnika, Calendula, Echinacea, Quarz und Antimon vereint die Haut regenerierenden und entzündungshemmenden Kräfte der Pflanzen mit den ordnenden Impulsen der beiden Mineralien. Gut einsetzbar bei der Gefahr einer Superinfektion. 2 × tägl. etwas Salbe auftragen.

● **Rosalicum Heilsalbe:** Salbe mit ätherischen Ölen aus Rose und Geranium-Arten mit Kieselsäure. Die Öle wirken durch ihre milde antibakterielle Wirkung einer Ausbreitung vom Keimen entgegen. Die wesenhafte Beziehung der Rose zur Ich-Organisation lässt das Hautorgan rascher heilen. Die Kieselsäure regt die inneren Formkräfte der Haut an. Mehrmals tägl. etwas Salbe auftragen.

● **Urtica comp., Globuli velati:** Komposition aus Brennnessel, Zinn und Austernschalenkalk. Innerlich einzusetzen nach mehr konstitutionellen Gesichtspunkten, also bei exsudativer und allergischer Diathese der Haut (beim lymphatischen Kind). Der einseitig wirkende Ätherkörper (Wasserorganismus) wird wieder an die anderen Wesensglieder angeschlossen. Je nach Alter des Kindes 2 – 3 × tägl. 5 Glob.

Bachblüten

Bei Ängstlichkeit, Unsicherheit: Aspen, Mimulus. Bei Aufmerksamkeitsbedürftigkeit: Heather.

Biochemie

● **Nr. 3 Ferrum phosphoricum D 12:** Erstes Entzündungsstadium; Hautausschläge mit vorwiegend geröteter Haut. Je nach Alter des Kindes mehrmals tägl. 1 – 2 Tabl.

● **Nr. 9 Natrium phosphoricum D 6:** Trockene und gerötete Hautausschläge; stark riechender Urin und wund machende Schweiße. Je nach Alter des Kindes mehrmals tägl. 1 – 2 Tabl.

● **Nr. 22 Calcium carbonicum D 6:** Saure Schweiße mit Ekzemneigung; exsudative Reaktionen. Je nach Alter des Kindes mehrmals tägl. 1 – 2 Tabl.

Klassische Homöopathie

● **Chamomilla:** Exkoriation im Windelbereich bis zu den Oberschenkeln ausdehnend, Haut wund und leicht nässend. Verschlechterung bei der Zahnung, die mit Durchfall einhergeht. Grüner unverdauter Stuhl, wie zerhackter Spinat aussehend, nach faulen Eiern riechend. Ein zorniges, sehr reizbares und heftig schreiendes Kind, möchte ständig herumgetragen werden.

● **Kreosotum:** Intertrigo nässend, schorfig, kann leicht bluten, dehnt sich bis zwischen die Oberschenkel aus, besonders während der Zahnung. Sehr reizbares und missmutiges Kind mit viel Weinen. Aufschreien während der Stuhlentleerung bei hochgradiger Obstipation. Schwarzfärbung der Zähne bereits beim Durchbruch.

● **Medorrhinum:** Säuglinge mit erythematösem Windelausschlag, wie abgeschürft oder viele kleine Eiterpickel. Starke Rötung, scharf begrenzt um After und vor allem um die Genitalien (bis zur Penisspitze). Nach Ammoniak oder Fisch riechendes Genitale. Rotes flüchtiges Exanthem. Eigenwilliges Kind, hat bereits sehr früh chronisch rezidivierende Erkrankungen. Wie alle Nosoden wird Medorrhinum nur verordnet, wenn es konstitutionell angezeigt ist. Auf keinen Fall nur aufgrund der lokalen Hautsymptome auswählen. (☞ auch 2.2.7 Klassische Homöopathie).

- **Rheum:** Windeldermatitis während der Zahnung. Saurer und wund machender gelb-grüner Durchfall mit Koliken. Ganzes Kind riecht sauer, wie Rhabarber. Sehr reizbares Kind, ist mit nichts zufrieden zu stellen und schreit sehr viel. Weinen im Schlaf, Schreien vor und während des Stuhlgangs. (☞ auch unter 3.3.5 Zahnen).
- **Sulfur:** Feuerrote, heiße Haut um den Anus, stark juckend, Kinder kratzen, bis es blutet. Ausschlag mit Pickeln, feuchter Ausschlag, flüchtiges Exanthem am Oberschenkel. Haut trocken und insgesamt schmutzig wirkend. Oft nach Antibiotikabehandlung. Aber unbedingt die Gesamtheit der Symptome beachten, denn Sulfur kann die Ausscheidung über die Haut stark intensivieren und damit alle Hautsymptome verstärken.

Komplexmittel-Homöopathie

Dercut Tropfen: 3 × tägl. 10–15 Tr.

Mikrobiologische Therapie

Probiotik pur® oder Lacteol® 1 Beutel tägl. in Flüssigkeit, am besten Milch, einrühren (nicht in heiße Getränke, maximal handwarm); zusätzlich Colibiogen Kinder® 3 × tägl. 14 Tr.

Phytotherapie

Kind möglichst oft ohne Windeln lagern; viel Luft und Wärme; synthetische Baby-Öle meiden!

Externa

Nur an die betroffenen Stellen geben, u.U. auch im Anus ☞ Rhagaden! Wasser und Fett gleichzeitig macht keinen Sinn. Daher u.a. Waschungen mehrmals tägl., die Salbe über Nacht einwirken lassen:
- **Salben:**
  - Rezeptur: Ekzevowen Salbe (35.0), Penatencreme (80.0), Vaselina alba (ad 200.0); M.f. ungt.: Befallene Stellen 2 × oder öfter tägl. bestreichen. Cave: Vaseline enthält Erdöl!

- Fertigarzneimittel (alternativ): Rephaderm Salbe, Cefabenesalbe, Dercut Salbe mehrmals tägl. auftragen
- **Waschungen/Kompressen** (alternativ):
  - Mit wässrigem Auszug aus Walnussblättern und Ackerstiefmütterchenkraut Rezeptur: Juglandis fol. (100.0), Violae tricoloris hb. (100.0); M.f.spec.: 3 EL/1l Infus, 15 Min. ziehen lassen, auf Körpertemperatur abkühlen lassen. D S.: ad us. ext.
  - Alternativ Waschungen mit Mutaflor-Suspension

Innere Anwendungen

- **Tee** aus Ackerstiefmütterchenkraut und Fenchelsamen (beim Stillkind von der Mutter zu trinken, ansonsten ins Fläschchen (ca. 1:3) beimischen; bei Säuglingen unter 9 Mon. keinen Honig in den Tee!) Rezeptur: Violae tricoloris hb. (25.0), Foeniculi fruct. (25.0); D 1 TL/150 ml. Infus 5 Min. ziehen lassen. 3 Anwendungen tägl.
- **Rezepturen** (homöopathische Tiefpotenzen mit pflanzlichen Ausgangsstoffen) – Rezeptur: Viola tricolor D 1 – D 3 Tabl. 1 Op.; D.S.: mehrmals tägl. 1 Tabl. lutschen lassen; alternativ: Viola tricolor spag. D 4 (Staufen) 1 Op., Dto.; homöopathische Tiefpotenzen (alternativ): Bellis perennis ∅ oder D 1, Fumaria ∅ oder D 1 (alternativ, gleiche Dosierung ☞ oben)

> **Tipps für die Eltern**
>
> - In jedes Bad Töpfer Kleiebad geben, 2–3 × wöchentl. baden, kräftigt alle Hautfunktionen und macht die Haut geschmeidig.
> - Den Kinderpo nicht mit fertig gekauften „Feuchttüchern", sondern nur mit warmem Wasser reinigen. Feuchttücher können Konservierungsstoffe und andere Substanzen enthalten, die Allergien auslösen und die Haut reizen können.

TCM

Relevante Punkte:
- **Laserakupunktur:** Mi 10, Mi 6, Bl 40, Lu 5, Di 11, Di 4, Gb 31. Diese Punkte sollten mit dem Laser therapiert und jeweils für 20–30 Sek. bestrahlt werden. Zusätzlich zeigt eine flächenförmige Bestrahlung des befallenen Areals eine gute Wirkung. Man bestreicht dabei mit dem Laser im Zickzackmuster das befallene Areal

oder setzt sog. Energiespots im Abstand von 1 cm um die befallene Haut.

- **Moxa** über den Punkten Lu 5 und Bl 40 sowie über den befallenen Arealen: Es zeigt sich, dass der Moxarauch eine sehr gute, juckreizstillende Wirkung hat. Damit genügend Rauch entsteht, kann man Folgendes selbst herstellen: in einen kleinen weichen Pappkarton in die Mitte des Bodens ein kleines Loch machen, durch das eine brennende Moxazigarre gesteckt wird. Der Pappkarton wird mit seiner großen Öffnung über das befallene Areal so gehalten, dass der Rand des Kartons fast die Haut berührt. Durch den relativen Luftmangel in dem Karton glimmt die Moxazigarre und es bildet sich starker Rauch, der über das betroffene Areal aus der Kiste geblasen wird, um die Haut großflächig zu bestreichen.
- **Plaumenblütenhämmerchen:** Diese Punkte können auch mit dem Pflaumenblütenhämmerchen mehrfach beklopft werden – jedoch nicht in superinfizierten Arealen.
- **Technik und Behandlungsdauer:** Laser pro Punkt etwa 20 Sek., Moxa 30 – 60 Sek./Punkt

3.4.5 Milchschorf

Atopisches Ekzem im Gesicht und auf der Kopfhaut eines Säuglings. In jedem 5. Fall entwickelt sich eine manifeste Neurodermitis.

Cave Milchschorf darf nicht mit dem, wie in vielen Fällen üblich, harmlosen Gneis oder Kopfgrind verwechselt werden. Diese teigig-gelben Schuppen, vorwiegend auf dem Oberkopf, die etwas unangenehm riechen und außer einer gelegentlichen Reinigung mit Öl keiner Behandlung bedürfen, bereiten dem Säugling keine Probleme. ∎

Ursachen und Symptome

Ursachen: Häufig steckt hinter dem Ekzem bei Flaschenkindern eine Kuhmilcheiweißunverträglichkeit. Oft sind die Ursachen jedoch auch unbekannt.

Symptome: Es bilden sich Ekzeme mit Rötung, Schwellung, Schuppung und Krusten. Vorwiegend im Gesicht und auf der Kopfhaut kann es zu Juckreiz, bei nässenden Formen auch in Arm- und Kniebeugen, kommen.

Komplikationen: Bakterielle Infektion der aufgekratzten Stellen

Diagnostik und schulmedizinische Therapie

Diagnostik: ☞ Kap. 3.11.1 Neurodermitis
Schulmedizinische Therapie: ☞ Kap. 3.11.1 Neurodermitis

Naturheilkundliche Behandlung

Therapieempfehlungen von Claudia Zanker-Belz

Äußere Anwendungen

Es wurden gute Erfahrungen mit Mohnblütenöl von Nuhrovia gemacht (1 – 2 × tägl. auftragen) ☞ auch Kap. 3.11.1 Neurodermitis

Innere Anwendungen

☞ Kap. 3.11.1 Neurodermitis
- Gute Erfahrungen liegen vor mit LGG. In Atopikerfamilien ist die Verabreichung von LGG bereits in der Schwangerschaft empfehlenswert.
- Lymphomyosot 3 × 1 Tabl. über mehrere Wochen hinweg, um das Lymphsystem in seiner ausleitenden Funktion zu unterstützen

Anthroposophie

☞ Kap. 3.11 Neurodermitis

Biochemie

- **Nr. 22 Calcium carbonicum D 6:** Skrofulöse und allergische Hautreaktionen. 3 – 5 × tägl. 1 – 2 Tabl.
- **Nr. 9 Natrium phosphoricum D 6:** Milchschorf mit honiggelben Borken. 3 – 5 × tägl. 1 – 2 Tabl.
- **Nr. 6 Kalium sulfuricum D 6:** Hauterkrankungen mit vermehrter Abschuppung. 3 – 5 × tägl. 1 – 2 Tabl.

Klassische Homöopathie

Das Kind zeigt erste Zeichen einer Immunstörung. Wie bei allen Hauterkrankungen ist hier zu beachten: Niemals ein homöopathisches Arzneimittel nur aufgrund von Lokalsymptomen der Haut auswählen. Nur eine ausführliche Anamnese einschließlich Elternanamnese und sorgfältige Repertorisation der charakteristischen Symptome unter Beachtung des zugrunde liegenden Miasmas kann zu dem passenden konstitutionellen Arzneimittel führen.
- **Calcium carbonicum:** Milchschorf mit dicken Krusten und gelblichem Sekret. Beginnt am

Hinterkopf und breitet sich nach vorne aus. Juckende und feuchte Hautausschläge oft auch im Gesicht, v.a. auf der Stirn, dabei Neigung zu Drüsenschwellungen. Viel Schweiß, besonders am behaarten Kopf und im Nacken, v.a. nachts.

- **Lycopodium:** Krustiger Milchschorf meist am Hinterkopf, bisweilen kupferfarben. Im Gesicht und hinter den Ohren feuchtes oder schorfiges Ekzem. Fremdelt sehr früh, schreit wenn die Mutter den Raum verlässt.
- **Natrium muriaticum:** Weiße Schuppen und Schorfe am gesamten Kopf und im Gesicht, v.a. um die Augenbrauen. Auch Ekzeme am Haaransatz und in den Gelenkbeugen. Braves Baby, das selten schreit. Milchschorf bei Früh- und untergewichtigen Neugeborenen.

Weitere mögliche Mittel: Arsenicum album, Graphites, Rhus toxicodendron, Silicea.

Komplexmittel-Homöopathie

Psorinum Homobion (3 × tägl. 5–10 Tr.)

Mikrobiologische Therapie

Probiotik pur® oder Lacteol® 1 Beutel tägl. in Flüssigkeit, einrühren (nicht in heiße Getränke, maximal handwarm), zusätzlich Colibiogen Kinder® 3 × tägl. 10 Tr. Zusätzlich 2 × pro Woche 1 Ampulle Folliculi lymphatici aggregati D 5 Wala® als Trinkampulle geben.

Phytotherapie

Bei Kopfgrind liegt kein Krankheitsgeschehen vor, doch sollte eine Allergieprophylaxe in Erwägung gezogen werden.

- **Externa:**
  - Kompressen mit wässrigem Auszug aus Walnussblättern und Ackerstiefmütterchenkraut Juglandis fol. (100.0), Violae tricoloris hb. (100.0); M.f.spec.: 3 EL/1L Infus, 15 Min. ziehen lassen, auf Körpertemperatur abkühlen lassen. D.S.: ad us. ext.
  - Betupfen mit Olivenöl
- **Innere Anwendung** – Umstimmungsmittel (alternativ):
  - Fertigpräparate: Fumaria ∅ (3 × 5 Tr. auf heißes Wasser)
  - Eva Aschenbrenner's Tee Nr. 6 (für die Mutter) aus Brennnessel, Schafgarbe, Melisse, Ringelblume, Melisse und Birke, 2–3 Tassen tägl.

Tipp für die Eltern

- **Kopfgrind:** Haut über Nacht mit Olivenöl einreiben, um am nächsten Tag die Hautschuppung abzulösen oder auszukämmen.
- **Cave:** Bei Milchschorf ist Olivenöl kontraindiziert!

TCM

- **Relevante Punkte:** Du 14, Di 11, Mi 6, Mi 10, Ma 36, Lu 5, Di 4
- **Technik und Behandlungsdauer:** Therapie mit Laser oder Punktmassage. Je Punkt zw. 20–30 Sek., 1–2 × wöchentl. Längeren Therapiezeitraum einplanen.

3.4.6 Zahnen

Physiologischer Prozess des Einschießens und Durchbrechens der bereits pränatal angelegten Zahnanlage, der meist mit Schmerzen verbunden ist. Der Zeitraum ist individuell sehr unterschiedlich: Einschießen (Zähne schieben vom Knochen ins Zahnfleisch) zwischen 10.–16. Lebenswoche, Durchbruch zwischen 6.–12. Lebensmonat. Auch die Reihenfolge, in der die Zähne kommen, ist individuell verschieden. Normalerweise kommen die unteren Schneidezähne zuerst. Es gibt aber auch Babys, die bereits mit intakten Milchzähnen geboren werden.

Ursachen und Symptome

Manche Säuglinge zeigen keinerlei Symptome, andere werden bei jedem Durchbruch sehr krank.

- **Allgemeinsymptome:** Meist ändert sich das Verhalten, es kommt zu häufigem Weinen und Jammern. Das Baby ist gereizt, unzufrieden oder anhänglich und neigt zu Ein- und Durchschlafproblemen. Aufgrund des erhöhten Stoffwechsels kommt es zu teils übel riechenden und wund machenden Durchfällen. Auch erhöhter Speichelfluss mit Sabbern und Blasenbildung, „wässrige Augen", Schnupfen mit klarem Sekret, Trinkunlust bis zur Verweigerung, Verfärbung der Wangen (meist sehr rot, gelegentlich eine rot, eine weiß), raue Haut der Wangen oder mäßiges Fieber können Anzeichen der Dentition sein.
- **Besondere Symptome:** In seltenen Fällen geht die Zahnung mit Bronchitis, einem Neurodermitis-Schub oder hohem bis sehr hohem Fieber einher.

- **Komplikationen:** Bronchitis, Neurodermitis-schub, Fieber
- **Differenzialdiagnose:** Keine

Diagnostik und schulmedizinische Therapie

Schulmedizinische Therapie:

- Zahnen ist ein physiologischer Vorgang, der allerdings leider mit Schmerzen verbunden ist. Eine schulmedizinische Therapie im engeren Sinne gibt es daher nicht.
- Beißringe, evtl. auch gekühlt, Ablenken des Kindes, vorsichtige Zahnfleischmassage mit dem kleinem Finger, dabei evtl. mit Salbeitee einreiben etc. können als symptomatische Maßnahmen die Beschwerden lindern.
- Sollten weitere Maßnahmen wirklich nötig sein, können lokalanästhetische Lösungen bis hin zu schmerzstillenden Zäpfchen (Paracetamol) erwogen werden. Da aber das Zahnen ein längerer Vorgang ist und all diese Mittel auch Nebenwirkungen haben, sollte der Einsatz dieser Medikamente gut überdacht werden.

Naturheilkundliche Behandlung

Therapieempfehlungen von Claudia Zanker-Belz

Äußere Anwendungen

Zahnungsschübe dauern in der Regel 10–14 Tage. Allerdings gibt es auch Säuglinge, die über Monate in diesem Geschehen gefangen sind. Sie erfordern v.a. Geduld und ein erhöhtes Maß an Zuwendung! Klären Sie die Eltern darüber auf, denn gerade im Alter von 3 Mon. denken viele noch nicht an Zähne. Behandelt werden können lediglich auftretende Symptome. Beißgelegenheiten (gerne auch aus dem Kühlschrank) können dem Säugling das Zahnen jedoch erleichtern. Auch eine Verwendung von Zahnungsöl äußerlich in die betroffene Seite eingerieben, und Bernsteinketten (auf gute Qualität achten! Ab der 6. Woche anlegen und nicht abnehmen) ist möglich.

Innere Anwendungen

- Ist das Kind sehr zornig, schreit schrill, lässt sich nicht ablegen und hat dabei eine rote und eine weiße Wange, kann mit 2 Glob. Chamomilla C 30 behandelt werden, die nach deutlicher Besserung und erneuter Verschlechterung wiederholt werden kann. **Cave:** Nicht

alle Zahnungsbeschwerden sprechen auf Chamomilla an.

- Ist das Zahnfleisch sehr rot und geschwollen (evtl. Fieber), empfiehlt sich Belladonna ebenfalls in C 30 2 Glob. oder Osanit (2–3 Glob. mehrmals tägl.).

Anthroposophie

- **Chamomilla e radice D 3/D 6/D 20, Globuli velati:** Kamillenwurzel. Der Klassiker unter den Zahnungsmitteln, wirkt oft verblüffend schnell. Die seelische zarte Empfindsamkeit und damit Schmerzüberempfindlichkeit des Kindes beim Zahnen wird durch diese ebenso zarte, nach außen gewendete Pflanze (Blütenköpfchen!) überwunden. Die Wurzeln haben eine besondere Beziehung zum Nervensystem. Je nach Alter des Kindes bei Bedarf 5 Glob.
- **Belladonna/Chamomilla, Globuli velati:** Tollkirsche und Kamille. Ein bewährtes Schmerzmittel, speziell durch seinen Anteil an Belladonna. Das Überhandnehmen seelischer, astraler Impulse, besonders Krämpfe (Zahnungskrämpfe) und Wutausbrüche stehen im Mittelpunkt des Bildes. Je nach Alter des Kindes bei Bedarf 5 Glob.
- **Chamomilla comp., Zäpfchen:** Speziell für Säuglinge und Kleinkinder bei Schmerz- und Unruhezuständen während der Zahnung und Schmerzüberempfindlichkeit. 2–4 × tägl. 1 Zäpfchen

Bachblüten

Walnut: Zur Unterstützung des Neubeginns während einer Wachstumsphase. Impatiens: Zusätzlich bei Unruhe

Biochemie

- **Nr. 1 Calcium fluoratum D 12:** Fördert den Durchbruch des Zahnes; skrofulöse und kariöse Zähne. Je nach Alter des Kindes mehrmals tägl. 1–2 Tabl.
- **Nr. 2 Calcium phosphoricum D 6:** Langsames und schmerzhaftes Zahnen; rascher Zahnzerfall. Je nach Alter des Kindes mehrmals tägl. 1–2 Tabl.
- **Nr. 3 Ferrum phosphoricum D 12:** Fieberhafte Beschwerden beim Zahnen, mit katarrhalischen Erscheinungen und Ohrenschmerzen. Je nach Alter des Kindes mehrmals tägl. 1–2 Tabl.

Klassische Homöopathie

- **Belladonna:** Fieber während der Zahnung, das Gesicht ist heiß und rot, während Hände und Füße kalt sind, glänzende Augen mit erweiterten Pupillen. Das Zahnfleisch ist glänzend rot und dick angeschwollen. Plötzlich auftretende Schmerzen, mit Schlaflosigkeit, Schreien beim Wickeln. Das Kind ist reizbar, unruhig, schreckhaft und überempfindlich auf Geräusche, Licht und Erschütterung.
- **Calcium carbonicum:** Späte Zahnung, schwierige und langsame, über Wochen anhaltende Zahnung, oft begleitet von juckendem Hautausschlag oder Windeldermatitis. Während der Zahnung Schwäche und sauer riechende Diarrhö, ansonsten meistens chronische Obstipation. Allgemeine Entwicklungsverzögerung, Schweißneigung. Freundliche und ruhige Kinder.
- **Calcium phosphoricum:** Verspätete und schwierige Zahnung, Zähne sehr weich und früh kariös. Allgemeine Entwicklungsverzögerung (ähnlich Calc-c). Aber ein dünnes, ängstliches, unzufriedenes und reizbares Kind, jammert und stöhnt viel, auch während des Schlafs. Weint und verlangt nach ständiger Aufmerksamkeit, will getragen werden (wie Cham), bekommt aber Angst, wenn es aus der Wiege gehoben wird.
- **Chamomilla:** Sehr schmerzhafte und schwierige Zahnung, wundes Zahnfleisch, steckt die Finger in den Mund. Muss ständig herumgetragen werden, kann nur so beruhigt werden, schreit heftig wenn es abgesetzt wird. Viele Beschwerden treten während der Zahnung auf oder werden schlimmer bei der Zahnung: Schlaflosigkeit, Ohrenschmerzen, Fieber, Bauchkoliken und Diarrhö (Stuhl wie gehackter Spinat aussehend, Geruch nach faulen Eiern).
- **Kreosotum:** Schwierige, schmerzhafte Zahnung, Zahnfleisch ist stark entzündet und schwammig, blutet leicht. Früher Verfall der Milchzähne, Zähne beim Durchbruch bereits mit schwärzlicher Verfärbung. Diarrhö während Zahnung, scharfer Stuhl verursacht Wundheit. Alle Ausscheidungen extrem ätzend (Stuhl, Urin, Speichel, Tränen). Sehr viel Reizbarkeit, Missmut und Weinen (wie Calc-p, Cham). Hochgradige Obstipation mit Aufschreien während der Stuhlentleerung.
- **Rheum:** Subakute und chronische Diarrhö, allgemeine Verschlechterung während der Zahnung. Alle Absonderungen sind sauer, extrem sauer riechender Körper. Windeldermatitis während Zahnung. Viel Schweiß am Kopf und im Gesicht, v.a. an der Oberlippe, leichtes Schwitzen im Schlaf und durch geringfügige Bewegung. Das Kind ist sehr weinerlich und extrem reizbar, kreischt auf, aggressives Schreien, kann nicht zufrieden gestellt werden (ähnlich Cham).

Weitere Mittel: Silicea, Staphisagria.

Manuelle Therapie

Es ist ein riesiger Kraftakt für die „Kleinen" diese regulativen Vorgänge zu ordnen. Eine optimale Ernährung ist die wichtigste Vorraussetzung. Durch eine regelmäßige Cranio-Sacrale-Therapie mit leichter, weicher Massage an den Mm. masseter lässt sich viel erreichen. Zusätzlich ist auf Nebenschilddrüsenprobleme in der Familie zu achten.

Phytotherapie

Beißring bzw. -pflöckchen aus Iridis rhiz. (Schwertlilienwurzelstock; fälschlich als Veilchenwurzel bezeichnet, da das Aroma an Veilchenduft erinnert).

- **Externa** (alternativ):
  - **Öleinreibung** aus ätherischem Gewürznelkenöl: Caryophylli aether ol. (5.0); D.S.: 1–3 Tr. in einem Glas Wasser verdünnen und Zahnleiste vorsichtig einreiben und/oder: Wala Mundbalsam 1 Op. (u.a. mit Echinacea und Rosenöl); D.S.. mehrmals tägl. anwenden.
  - Lymphdiaral Salbe (äußerlich auftragen) oder Aconit Schmerzöl
  - **Bei starken Schmerzen:** Dentinox Gel (10.0); D.S.: mehrmals tägl. ein erbsengroßes Stückchen auf die Zahnleisten auftragen und sanft einmassieren. **Cave:** Lidocainhaltig ☞ höchstens alle 4 Std. anwenden.
- **Innere Anwendungen:**
  - Chamomilla spag. D 4 (Staufen Pharma) 1 Op.; D.S.: 3 × altersgem. Glob.
  - Iso Biokomplex 30: Die Mutter soll mehrmals tägl. 1 Tabl. lutschen, wenn noch gestillt wird, alternativ Neuralgie Oplx. mehrmals tägl. 10 Tr. auf Wasser.

Tipps für die Eltern

● Es ist wichtig, den Eltern zu erklären, dass das Zahnen den ganzen Menschen betrifft und eine tief greifende Veränderung bedeutet. Unbedingt auf die möglichen Symptome aufmerksam machen!

● Ein altes und bewährtes Hausmittel ist das Tragen einer echten Bernsteinkette. Einerseits wirkt der Bernstein beruhigend und heilend auf das schmerzhafte Hervorbrechen der Zähne, andererseits tut es den Säuglingen gut, auf dem warmen und weichen „Stein" herumzukauen. Bernstein ist ein hart gewordenes Baumharz aus Urzeiten. Alternativ dazu gibt es in Naturkostläden diverse Beißringe, die in Wirkung dem Bernstein fast entsprechen.

TCM

● **Therapieprinzip:** Meridiane durchgängig machen und Schmerz beheben
● **Relevante Punkte:**
  – Schmerz im **Oberkiefer** auf der gegenüber liegenden Seite, Schmerz im **Unterkiefer** der gleichen Seite: Di 4
  – Schmerzen im Oberkiefer: Ma 44
  – Schwellung und Schmerz in der Mundhöhle: Di 1 (gilt als der „Zahnschmerzpunkt")
  – Zahnungsprobleme: Ma 42, sollte immer mitbehandelt werden, sowie Ni 3
● **Technik und Behandlungsdauer:** Die Punkte können genadelt oder auch massiert werden. Bei Kleinkindern nur Massage oder Laser anwenden. Zusätzlich zur Akupunktur kann Lasern der gereizten Stellen im Mund sehr gut sein.

3.4.7 Schreikinder

Schreikinder sind Säuglinge, die 3 Std. am Tag, an mind. 3 Tagen in der Woche und an 3 aufeinander folgenden Wochen scheinbar grundlos und unstillbar schreien (klassische Dreierregel nach Wessel). Diese Definition wurde erweitert. Nun spricht man von Schreikindern, wenn Eltern und Fachleute das Schreien als Problem ansehen. Organische Ursachen werden ausgeschlossen.

Ursachen und Symptome

Ursachen: Als häufigste Ursache für das untröstliche Schreien werden Koliken und Milchunverträglichkeiten genannt. Haltbare Beweise dafür gibt es jedoch keine. Ebenso gibt es keinen Nachweis, dass Jungen bzw. Kinder aus sozial schwächeren Gruppen häufiger betroffen sind. Eine Unreife des ZNS führt zu mangelnder Reaktionsfähigkeit auf Reize und somit zu einer übergroßen Reizüberflutung, Unsicherheit und verminderter Selbstregulation. Merke für die Eltern: Säuglingsgeschrei gehört zu einer normalen Entwicklung. Schreien ist das einzige Kommunikationsmittel, das dem Kind zur Verfügung steht, um auf seine Not aufmerksam zu machen. Zudem sind Säuglinge Traglinge und keine Lieglinge. Oft veranlasst die Distanz zu den beschützenden Eltern ein Kind dazu, zu schreien.

Auch an Geburtstraumata ist zu denken (muskuläre Verspannungen, Gelenksblockaden, Todesangsterfahrung des Kindes, psychische Traumen der Mutter, schwierige Lebenssituation der Eltern (Partnerproblem, materielle Not), psychische Erkrankung der Mutter (allein erziehend).

Symptome: Offensichtliche Anzeichen sind unstillbares Schreien ohne organische Ursache, ein oft geblähter Bauch, ein roter Kopf und ständige Unruhe.

Komplikationen: I.d.R. keine; evtl. Nabelbruch.

Cave: Unstillbares Säuglingsschreien ist einer der häufigsten Gründe für Misshandlungen!

Differenzialdiagnose: Neonatales Abstinenzsyndrom, Schädel-Hirn-Trauma, Meningitis, KISS-Syndrom, Wurmerkrankungen, Dreimonatskoliken, Nahrungsmittelunverträglichkeiten, Harnwegsinfekte, Schmerzen, akutes Abdomen

Diagnostik und schulmedizinische Therapie

Diagnostik: Keine

Schulmedizinische Therapie:
● Häufige Ursachen (z. B. Hunger, Frieren, beengende Kleidung, volle Windeln und wunder Po) sowie organische Krankheiten (z. B. Refluxösophagitis) durch eine gründliche Anamnese und Untersuchung ausschließen!
● Oft ist die Eltern-Kind-Interaktion gestört. Den Umgang mit dem schreienden Kind und Beruhigungsmaßnahmen daher besprechen. Überstimulationen des Kindes sind zu meiden! Die Eltern beruhigen und ihnen klar machen, dass ihr Kind gesund ist, Kinder in einem bestimmten Alter auch aus physiologischen Gründen schreien (Dreimonatskoliken sind eine häufige Ursache, ☞ dort) und manche Kinder im Vergleich mit anderen einfach unruhiger sind.

Naturheilkundliche Behandlung

Therapieempfehlungen von Claudia Zanker-Belz

Wichtig ist zu Anfang eine gründliche Aufklärung der Eltern über das Verhalten ihres Säuglings. Bei Verdacht auf ein Geburtstrauma kann die Osteopathie bzw. Cranio-Sakral-Therapie längerfristig helfen. Im Akutfall helfen Notfall-Tropfen. Es ist zudem wichtig, feste Rhythmen einzuführen, das Kind von Reizen abzuschirmen, es häufig zu tragen (Tragetuch) und die Eltern gleichzeitig zu entlasten (z. B. durch eine Haushaltshilfe, Jugendamt, Beratungsstellen).

Merke: Der ständige Wechsel zwischen unterschiedlichen Beruhigungsmaßnahmen trägt eher zur Überforderung eines Schreikindes als zu dessen Beruhigung bei.

Cave Durch die ständige Überforderung der Eltern (Säuglingsgeschrei wirkt direkt auf das ZNS und der Körper antwortet mit Stresssymptomen) kann es zu Vernachlässigung und Misshandlung der Kinder kommen. Deshalb ist die Mitbehandlung der Eltern immer sinnvoll (Bachblüten, Osteopathie, Cranio-Sakral-Therapie). ▪

Anthroposophie

Bei dieser Störung ist intensive Ursachenforschung angezeigt – evtl. müssen die Eltern mittherapiert werden. Bei Stillkindern die Mittel über die Mutter geben.

- **Amnion Gl D 12, Ampullen:** Amnion bovis. Dient zum Aufbau einer schützenden Hülle. Als Trinkampulle (einige Tropfen) zu verwenden oder wenige Tropfen in die Haut einmassieren, bis 2 × wöchentl. anwenden.
- **Argentum metallicum praeparatum D 6, Trituration:** Speziell aufbereitetes Silberpräparat. Speziell bei Schock- und Verlassenheitserlebnissen des Kindes (und der Mutter) und Verlust des Urvertrauens. Gut in Verbindung mit Amnion. Je nach Alter des Kindes 1–3 × tägl. 1 MSP.
- **Aurum/Apis regina**, Wala, 3 × tägl. 5 Glob.

Bachblüten

Je nach vorherrschender Symptomatik sind folgende Blüten angezeigt und evtl. zu kombinieren: Bei Aggressivität: Cherry Plum, Heather, bei Zorn: Holly, bei Angst Mimulus, Rock Rose. Als „Seelentröster": Star of Bethlehem.

Biochemie

- **Nr. 2 Calcium phosphoricum D 6:** Erhöhte nervöse Erregbarkeit; hyperaktives Kind; Lymphatismus mit erhöhter nervöser Erregbarkeit; Funktionsstörungen im Bereich der Bauchlymphe. Je nach Alter des Kindes mehrmals tägl. 1–2 Tabl.
- **Nr. 5 Kalium phosphoricum D 6:** Folgen von Erregung; hyperaktive und ängstliche Kinder. Je nach Alter des Kindes mehrmals tägl. 1–2 Tabl.
- **Nr. 7 Magnesium phosphoricum D 6:** Angstzustände und Spasmophilie. Blähungskoliken. Je nach Alter des Kindes abends 5–10 Tabl. in heißem Wasser lösen und schluckweise trinken.
- **Nr. 19 Cuprum arsenicosum D 6:** Nervöse Krampfbereitschaft; umstimmend bei Krämpfen; Hyperästhesie der Bauchorgane, besonders vom Plexus solaris ausgehend. Je nach Alter des Kindes 3 × tägl. 1–2 Tabl.

Klassische Homöopathie

- **Borax:** Große Furcht vor jeder Abwärtsbewegung. Säuglinge schreien laut auf, wenn sie ins Bett oder zum Wickeln gelegt, geschaukelt oder gewiegt werden. Heftiges Schreien im Schlaf, beim Erwachen und Stillen, besonders im Zusammenhang mit Aphthen und Mundsoor. Angst und Weinen während Stuhlgang und Urinieren. Reizbar und sehr schreckhaft bei unerwarteten Geräuschen.
- **Chamomilla:** Der Säugling schreit Tag und Nacht, heftiges zorniges Schreien meist im Zusammenhang mit der Zahnung, Bauchkoliken oder Fieber, ist verzweifelt und außer sich vor Schmerzen. Ruheloser Schlaf mit häufigem Erwachen und Schreien. Äußerst reizbar und unruhig, nur zu beruhigen durch ständiges Herumtragen und Schaukeln. Eine völlig überforderte Mutter, die das Schreien kaum aushält.
- **Jalapa:** Unruhige und untröstliche Säuglinge, v.a. nachts. Werfen sich im Bett herum und schreien die ganze Nacht lang, aber schlafen am Tag (bei Lycopodium umgekehrt). Oft mit Koliken und Durchfällen nachts, schlammiger Stuhl, wird in einem Schwall entleert. Viel Schreien bei der Zahnung mit Diarrhö.
- **Lac caninum:** Kinder schreien bei jedem Anlass, schreien die ganze Nacht. Äußerst reizbar und sehr unruhig. Bewegen ständig die Hände und halten die Finger gespreizt, ertragen die Berührung der Finger untereinander nicht.

Häufig ungestillte Kinder oder plötzliches Abstillen. Meistens ist die Mutter-Kind-Beziehung von Anfang an gestört, z. B. frühe Trennung von der Mutter, Mangel an Fürsorge, Adoptionskinder.

- **Lycopodium:** Reizbare und heftig schreiende Kinder, zorniges und schrilles Schreien besonders tagsüber, nachts dagegen ruhig (bei Jalapa umgekehrt). Wütende Schreiattacken v.a. zwischen 16 und 20 Uhr, die bei den Eltern oft Aggressionen auslösen. Dabei viele Verdauungsprobleme mit Blähungen und Koliken.
- **Rheum:** Säuglinge sind reizbar und launenhaft, schreien bei Tag und bei Nacht (ähnlich Chamomilla). Große Ruhelosigkeit, das Kind schreit im Schlaf und wirft sich die ganze Nacht im Bett herum. Heftiges Schreien besonders vor und während Stuhlgang, bei Bauchkoliken und beim Zahnen. Extrem saurer Geruch der Ausscheidungen und des ganzen Körpers.
- **Nosoden (Carc, Med, Psor, Syph, Tub):** Ständiges Schreien bereits seit der Geburt. Ausführliche homöopathische Anamnese nach den Regeln der klassischen Homöopathie einschließlich Eltern-Anamnese ist unbedingt erforderlich. Nur als konstitutionelle oder miasmatische Verschreibung bei Vorhandensein der charakteristischen Gemüts- und Allgemeinsymptome.

Manuelle Therapie

Die Beobachtung des Kindes ist hier wichtig und dient der Analyse der Muster elementarer Bewegung zur möglichen Korrektur. Angezeigt ist meist eine Fixationslösung im Bereich der Kavitäten, wie dem Schädel, dem Thorax und dem Abdomen, die leicht verformbar sind.
Zudem ist die Fußreflexzonenmassage wirkungsvoll.

Mikrobiologische Therapie

Probiotik pur® oder Lacteol® 1 Beutel tägl. in Flüssigkeit einrühren (nicht in heiße Getränke, maximal handwarm).

Phytotherapie

Palliativ können folgende **Fertigpräparate** gegeben werden: Zappelin Iso (3 × 10 – 15 Glob.), alternativ Sedinfant (3 × ¼ TL auf heißes Wasser), alternativ Acid. Phos. D 4 (3 × 5 – 10 Tr. auf heißes Wasser).

Zu bedenken ist auch, dass Kinder möglicherweise wegen eines mangelnden Geborgenheitsgefühls zu Schreikindern werden (Schreiambulanzen in Kinderschutzzentren).

TCM

Nächtliches Weinen tritt bei Kindern unter 6 Mon. öfter auf, wobei häufig Bauchkrämpfe mit auftreten. Kinder können dann phasenweise oder auch die ganze Nacht hindurch weinen. Es muss als erstes die Ursache des Schreiens erkannt werden, um diesen Kindern zu helfen.
Therapieprinzip: Syndromzuordnung unbekannt. Es sind möglich: Füllestörung des Herzens (Nervosität, überreizt), Insuffizienz der Milz (Verdauungsstörungen), aufsteigendes oder hitzig empor flammendes Leberfeuer (Aggressivität ohne Grund, schreit und weiß nicht warum).
Relevante Punkte:

- **Zur allgemeinen Beruhigung:** He 7, Ma 36, MP 6,
- **Bei Kleinkindern und Säuglingen:** Für den Bauchraum He 7, Ni 1 und 6, Bl 15, Bl 10, Ni 27

Tipps für die Eltern

- Notfalltropfen für Kind und Eltern, mehrmals tägl. 1 – 2 Tr. direkt auf die Zunge oder auf die Fontanelle des Säuglings geben, beruhigt Eltern und Kind gleichermaßen.
- Allabendliches Einreiben von Füßen und Rücken mit Lavendelöl. Hierzu 1 TL Olivenöl mit 1 TL Lavendelöl mischen. Alternativ Kupfersalbe „rot" zur allabendlichen Einreibung.
- Durch die rhythmische Bewegung und die Nähe zur Mama, die die Säuglinge im Tragetuch erleben, beruhigen sich viele weinende Säuglinge von selbst. Außerdem können die Mütter so ihre normalen Tätigkeiten erledigen.
- Schreiambulanzen in Kinderschutzzentren: Hauptproblem können die Mütter sein, die den Kindern kein Geborgenheitsgefühl geben können!

3.4.8 Schlafstörungen

Einteilung: Einschlafstörung (lange Einschlafzeit), Durchschlafstörung (vorzeitiges Aufwachen nach einer Schlafzeit von < 6 Std.); Schlaflosigkeit (Insomnie; über mind. 1 Monat andauernde Schlafstörungen).

Ursachen und Symptome

Störungen des physiologischen Schlaf-Wach-Rhythmus. Während des Schlafes unterscheiden wir 2 Phasen, den REM-Schlaf (oberflächliche Phase) und den non-REM-Schlaf (Tiefschlafphase). Diese beiden Phasen wechseln sich bei Erwachsenen und älteren Kindern mehrmals in der Nacht ab. **Beachte: Unterschied bei Säuglingen.** Ab der 36. Schwangerschaftswoche entwickeln sich Wach- und Schlafrhythmen, wobei die Schlafphasen zwischen 20–50 Min. dauern und hauptsächlich aus REM-Schlaf bestehen. Diese Phasen sind weder an Tag und Nacht noch an den Schlafrhythmus der Mutter gebunden. So kommt dieses Kind auf die Welt und benötigt bis zu 3 Monate, um einen Wach- und Schlafrhythmus entwickeln zu können. Das Tempo dieser Entwicklung ist abhängig von der Reifung des Gehirns.

Ursachen: Häufig liegt die vermeintliche „Schlafstörung" des Babys an der Unkenntnis der Eltern über die Andersartigkeit des Schlafens eines Säuglings und einem zu hohen Anspruch. Ein 6-std. Schlaf am Stück in der Kernzeit zwischen 24 und 6 Uhr gilt als Durchschlafen. Länger ist es Säuglingen, besonders wenn sie gestillt werden, im 1. Halbjahr nicht möglich zu schlafen, da sie Nahrung aufnehmen müssen. Bedenke: Auch bei Säuglingen gibt es welche mit geringem Schlafbedarf (Schreikinder ☞ Kapitel 3.3.8).

Symptome: Die gesamte Dauer des normalen Babyschlafs beträgt im 1. Jahr ca. 16 Std. (d. h. 8 Std. wach) und ist nicht an den Erwachsenenrhythmus angepasst. Jeder Schlafzyklus dauert nur ca. 50 Min., dann erfolgt ein kurzes Erwachen. In den ersten 4 Wochen überwiegt der REM-Schlaf, d. h. geringste Reize (Fremd- und Selbstreize) können das Kind wecken. D. h. viele Schlafstörungen sind gar keine, sondern eher physiologisch, werden von den Eltern aufgrund einer anderen Erwartungshaltung aber als solche interpretiert.

Komplikationen: Keine

Differenzialdiagnose: Pavor nocturnus, Schlafstörungen im Rahmen von Erkrankungen oder Schmerzzuständen.

Diagnostik und schulmedizinische Therapie

Diagnostik: Bei begründetem Verdacht auf eine Schlafstörung ist ein Schlafprotokoll zu führen.

Schulmedizinische Therapie:

- Ausschluss körperlicher Erkrankungen. Reine Schlafstörungen geben sich beim Säugling meist in kurzer Zeit von selbst.
- Schlafzeiten mit den Eltern besprechen! Der Mittagsschlaf zählt zu Schlafzeit dazu! Oft bestehen bei den Eltern falsche Vorstellungen, wie lange ihr Kind schlafen sollte und müsste. In der Regel holt sich ein Kind den Schlaf, den es braucht! Strukturierter Tagesablauf mit Berücksichtigung der Zeiten, in denen das Kind von selbst des Schlafes bedarf.
- Tagsüber Aufenthalt im Freien und Bewegung!
- Keine Überstimulation vor dem Einschlafen! Einschlafrituale einführen, die jeden Abend gleich ablaufen.

Naturheilkundliche Behandlung

Therapieempfehlungen von Claudia Zanker-Belz

Äußere Anwendungen

- Wichtig ist eine Aufklärung der Eltern über die Physiologie des Kindes. Manchmal ist es auch sinnvoll, für Säuglinge ab 6 Monaten ein Schlafprotokoll anzufertigen. Auch sollten Eltern darüber informiert werden, dass es unnötig ist, das Baby bei jedem Jammern aufzunehmen (REM-Schlafphase ☞ auch Kap. 3.4.7 Schreikinder)
- Heißer Bauchwickel mit Kamille abends vor dem Einschlafen ☞ Kap. 2.11.2
- Gute Erfahrung mit sehr engem Einwickeln ☞ Kap. 3.4.7 Schreikinder

Innere Anwendungen

Bei wirklichen Störungen des Schlafes: Tee: Melissae folium conc. 30.0, Lavandulae flos tot. 30.0, Passiflorae herba conc. 30.0, Hyperici herba conc. 10.0 M.D.S. 1 EL auf 200 ml heißes Wasser, 5 Min. ziehen lassen. Je nach Alter 1–3 Tassen/Tag, bei Stillkindern für die Mutter.

Anthroposophie

- **Malvenöl:** Ölauszug aus Johanniskraut, Malve, Schlehe, Holunder und Linde mit ätherischen Ölen aus Geranium-Arten. Wunderbar zum Einreiben und Einmassieren, um die Aufbaukräfte anzuregen, vertieft daneben auch noch die Beziehung zwischen Eltern und Kind durch diese Art der Zuwendung. Auch bei Schlaflosigkeit nach erschöpfenden Krankheiten. Je nach Alter des Kindes 1 – 2 × tägl. Anwendung.

- **Avena comp., Globuli velati:** Speziell bei Ein- und Durchschlafstörungen. Nach anthroposophischer Auffassung trennt sich bei diesen Störungen der Astralleib und das Ich nicht genügend von den beiden anderen Körpern, die Phosphor- und Schwefelkomponenten in dieser Heilmittelkomposition ermöglichen diesen Prozess wieder. Ein bewährtes Mittel, besonders bei neurasthenischen Kindern! 1 – 3 × tägl. je nach Alter des Kindes.
- **Valeriana comp., Globuli velati:** Ähnliche Zusammensetzung wie Avena comp., speziell bei Kindern, die stark träumen, jedoch nicht tief schlafen können. Nervöse und unruhige Kinder. 1 – 3 × tägl. je nach Alter und Nervosität des Kindes.

Bachblüten

Je nach vorherrschender Symptomatik sind folgende Blüten angezeigt und evtl. zu kombinieren: Bei Angst: Aspen, Mimulus, bei nervöser Unruhe: Impatiens, bei Gedankenzudrang: White Chestnut.

Biochemie

- **Nr. 2 Calcium phosphoricum D 6:** Unerquicklicher Schlaf; oft zu starker Calciumabfall am Abend. Je nach Alter des Kindes abends 1 – 3 Tabl.
- **Nr. 5 Kalium phosphoricum D 6:** Nervöse Schlaflosigkeit, Folgen von Erregung; hyperaktives Kind. Je nach Alter des Kindes mehrmals tägl. 1 – 2 Tabl.
- **Nr. 7 Magnesium phosphoricum D 6:** Einschlafstörungen; Angstzustände mit Herzklopfen. Störungen der biologischen Rhythmik. Je nach Alter des Kindes abends 5 – 10 Tabl. in heißem Wasser lösen und schluckweise trinken.
- **Nr. 14 Kalium bromatum D 6**: Schlaflosigkeit bei erhöhter Geräuschempfindlichkeit; Halslymphschwellungen mit Neigung zu Ohrenerkrankungen. Je nach Alter des Kindes 3 × tägl. 1 – 2 Tabl.
- **Nr. 21 Zinkum chloratum D 6:** Nervöse Schlaflosigkeit mit Unruhe der Beine. Je nach Alter des Kindes 3 × 1 – 2 Tabl.

Klassische Homöopathie

- **Chamomilla:** Sehr ruheloser Schlaf, erwacht häufig, schon in den ersten Lebenswochen ist der Schlaf gestört. Das Kind ist unruhig, quengelig oder reizbar-verstimmt. Die Situation spitzt sich zu, wenn das Kind Zähne bekommt oder fiebert. Zorniges Weinen, Jammern und Stöhnen im Schlaf. Nur ständiges Herumtragen oder heftiges Schaukeln hilft dann.
- **Cina:** Extreme Schlaflosigkeit, kann nur einschlafen wenn es heftig geschaukelt oder herumgetragen wird. Fortgesetzte Bewegung bessert, möchte aber nicht berührt werden. Unruhiger Schlaf mit häufigem Erwachen, schreit beim Erwachen. Das Kind ist immer hungrig bereits kurz nach der Mahlzeit und auch nachts, erwacht durch Hunger und trinkt gierig aus der Flasche. Verweigert die Muttermilch. Ein äußerst reizbarer (noch reizbarer als Cham), unzufriedener Säugling, der viel schreit und heftig um sich schlägt.
- **Coffea:** Schlaflosigkeit bei Neugeborenen, nach akuten Krankheiten, während der Zahnung, nach starken Emotionen (Freude, Zorn, Erwartungsspannung). Erwacht mit Aufschrecken durch das geringste Geräusch. Erregung und Überempfindlichkeit aller Sinne, überwach, nachts munterer als am Tag. Ansonsten ein ruhiger Säugling.
- **Phosphorus:** Einschlafen ist nur bei Licht möglich, spätes Einschlafen und häufiges Erwachen nachts. Schlaflos durch Hunger, kann nicht auf linker Seite einschlafen, kurzer Schlaf bessert. Das Kind hat viele Ängste: vor der Dunkelheit, Dämmerung, Gewitter und v.a. vor dem Alleinsein. Fühlt sich wohl in Gesellschaft, ist sehr offen und fremdelt kaum.
- **Stramonium:** Extrem ruheloser Schlaf, mit halboffenen Augen. Schreien im Halbschlaf, Erwachen mit entsetztem Blick. Das Kind ist sehr schreckhaft, reagiert heftig auf äußere Reize, oft mit Krampfanfällen, mit zornigem, aggressivem Schreien. Neigung zu Opisthotonushaltung, Schluckstörungen und Schluckauf. Phobische Ängste, v.a. in der Dunkelheit. Hintergrund ist oft ein Schock, eine Gewaltsituation während der Schwangerschaft oder eine traumatische Geburt.
- **Nosoden (Carc, Med, Psor, Syph, Tub):** Meist schlaflos seit Geburt. Ausführliche homöopathische Anamnese nach den Regeln der klassischen Homöopathie einschließlich Eltern-Anamnese ist unbedingt erforderlich. Nur als

konstitutionelle oder miasmatische Verschreibung bei Vorhandensein der charakteristischen Gemüts- und Allgemeinsymptome.

Komplexmittel-Homöopathie

- **Bei nervöser Unruhe:** Neurexan Tropfen (3 × 10 Tr. bzw. 3 × 1 Tabl.): Alternativ Avena sativa Synergon Nr.168 (3 × 10 Tr.)
- **Bei ängstlicher Grundstimmung:** Sedinfant (abends $1/4$–$1/2$ TL je nach Alter auf heißes Wasser), Stramonium Synergon (abends 5 Tr. auf heißes Wasser).

Manuelle Therapie

Auf mögliche Unstimmigkeiten im familiären Bereich und geopathogene Störzonen ist sorgfältig zu achten. Ausgleichende, harmonisierende Techniken an der gesamten Wirbelsäule genügen oft, um eine Verbesserung zu erreichen. Atlanto-Occipitaldehnungen sind hier sehr effektiv.

Mikrobiologische Therapie

Probiotik pur® oder Lacteol® 1 Beutel tägl. in Flüssigkeit, am besten Milch, einrühren (nicht in heiße Getränke, maximal handwarm) vor dem Schlafengehen

Phytotherapie

Bei Einschlafstörungen kalte Abreibung des Oberkörpers bzw. der Arme.

- **Externa:** Duftlämpchen-Öl aus ätherischem Melissenöl. Melissae ol. aether. Tr. Nr. II–V ins Duftlämpchen neben der Wiege; Rezeptur: Melissae ol. (10.0); D.S..: mit 2–3 Tr. Stirn und Schläfen sanft bestreichen.
- **Interna:** Spagyrische Mischung Zappelin ISO 1 Op.; D.S.: 3 × altersgem. Glob. a.c. und vor dem Schlafen extra

TCM

- **Therapieprinzip:** Herz-Qi Mangel in den meisten Fällen
- **Relevante Punkte:** He 7, der Hauptpunkt für alle Schlafprobleme immer mitbehandeln, Bl 62, Ni 6, Du 14 zusätzlich als symptomatischen Punkt: Ex-Ue 10, bei Kleinkindern immer Ni 1
- **Technik und Behandlungsdauer:** Es sollte 1–2 × wöchentl. behandelt werden, und zwar wie gewohnt: Punktmassage etwa 30 Sek. pro Punkt, 20–30 Sek. mit Laserbestrahlung, 10 Min. mit Akupunktur.

Tipps für die Eltern

- Aufklärung über Babyschlaf
- Auf Rhythmus im Tagesverlauf achten
- Anerkennung der Bedürfnisse der Eltern; sie in ihrem Elternsein bestätigen
- Ganzkörpereinreibungen jeden Abend vor dem Schlafen mit warmem Lavendelöl. Dazu mischt man einen Teil biologisches Olivenöl mit 2 Tropfen Lavendelöl. Auch das Aufstellen einer Duftlampe mit einem Tropfen ätherisches Lavendelöl kann hilfreich sein.
- Außerdem ist der Schlafplatz des Säuglings oft für eine Schlafstörung verantwortlich. Es sollte nach Wasseradern und anderen geopathischen Störzonen gesucht werden. Wenn das Bett auf einer solchen steht, muss es umgestellt werden. Jegliche Entstörungsempfehlung ist nach unserer Meinung nicht wirkungsvoll. Elektrogeräte wie Fernseher, Radiowecker, Stereoanlage und auch PC beeinträchtigen wegen des Elektrosmogs den Schlaf der Kinder. Schnurlose digitale Telefone und Handys gehören nicht ins Schlafzimmer und müssen nachts ausgeschaltet sein.
- Abendliche Einreibung der Füße mit 1–2 Tropfen Lavendelöl in Olivenöl

3.5 Fieber und Fieberkrampf

3.5.1 Fieber

Die normale Körpertemperatur eines Kindes beträgt 36,6 °C – 37,3 °C. Bis 38,0 °C spricht man von subfebrilen Temperaturen. Bei Temperaturen bis 38,5 °C handelt es sich um mäßiges Fieber, ab 39 °C um hohes Fieber. Die Temperatur des Kindes soll rektal gemessen werden.

Kinder fiebern häufig und entwickeln dabei oft hohe Temperaturen. Im Durchschnitt macht ein Vorschulkind jährlich 6–8 fieberhafte Erkrankungen durch, meist im Zusammenhang mit Infektionen und den typischen Kinderkrankheiten (Masern, Röteln oder Mumps).

Ursachen und Symptome

Ursachen: Eine Temperaturerhöhung kann physiologisch bedingt sein durch normale Einflüsse auf das Regulationszentrum, z. B. bei allgemeiner

Anspannung (Lampenfieber) oder körperlicher Arbeit. Da Kinder in ihrer Temperaturregelung noch sehr labil sind, kann grundsätzlich die Temperatur durch Sport, Aufregung und Erwartungsspannung schnell in die Höhe gehen, um bei Entspannung der Situation sofort wieder abzusinken. Die Werte liegen jedoch selten über 38 °C. Meist liegen jedoch pathophysiologische Einflüsse vor: Die häufigste Fieberursache im Kindesalter sind virale und bakterielle Infektionskrankheiten. Aber auch nach Impfungen und bei Flüssigkeitsmangel kann Fieber auftreten. Seltene Ursachen sind rheumatische Erkrankungen, Vergiftungen sowie Tumorerkrankungen (z. B. Leukämie).

Symptome: Fieber ist ein häufiges Symptom für sehr viele, meist undramatisch verlaufende Erkrankungen. Es kann aber auch Symptom einer schweren Grunderkrankung sein. Es bestehen eine Temperatur über 38 °C mit oder ohne Schweißbildung, Frösteln, Schüttelfrost (meist bei bakteriellen und viralen Infekten). Kinder können bei Temperaturen ab 39,5 °C in ein Fieberdelirium kommen. In diesem Zustand kann es passieren, dass sie die eigenen Eltern nicht erkennen und sehr schwer aufzuwecken sind.

Unterschieden werden verschiedene Fiebertypen:

- **Kontinuierliches Fieber** (febris continua): Meist hohes Fieber ohne größere Temperaturschwankungen (weniger als 1 °C). Dieser Fiebertyp ist typisch z. B. für Virusinfektionen, die im Kindesalter häufig sind.
- **Remittierendes Fieber** (febris remittens = zurückkehrendes Fieber): Starke Schwankungen der Temperatur im Tagesverlauf (– 2 °C), wobei keine normalen Temperaturen erreicht werden. Typisch für lokal begrenzte bakterielle Infektionen wie Mittelohrentzündungen, Nasennebenhöhlenentzündungen und Harnwegsinfektionen.
- **Intermittierendes Fieber** (febris intermittens): Stärkste Temperaturschwankungen über 2 °C im Tagesverlauf, phasenweise werden Normaltemperaturen erreicht.
  Dieser Fieberverlauf ist typisch für eitrige Infektionen mit wiederkehrender Ausschwemmung von Erregern in die Blutbahn, wie bei Blutvergiftung (Sepsis) oder Eitergeschwüren (Abszessen).
- **Infektbedingtes Fieber:**
  - Infektionen der oberen Atemwege: Schnupfen, Husten, Halsschmerzen
  - Mittelohrentzündung (Otitis media): Kind klagt über Ohrenschmerzen, kleine Kinder fassen sich häufig ans Ohr

- Bronchitis: Husten, evtl. Luftnot
- Mandelentzündung (Angina tonsillaris): Halsschmerzen, eitrige Mandeln, Mundgeruch
- Magen-Darm-Infektion: Durchfall und Erbrechen
- Lungenentzündung (Pneumonie): Husten, Atemnot, Brustschmerzen
- Blasenentzündung: Häufiges, schmerzhaftes Wasserlassen, bei Kindern oft nur „Bauchweh"
- Hirnhautentzündung (Meningitis): Kopfschmerzen, Nackensteife, Lichtscheu
- Kinderkrankheiten wie Windpocken, Dreitagefieber, Röteln, Scharlach, Masern und Mumps mit den charakteristischen Begleiterscheinungen und Hautausschlägen
- Blinddarmentzündung (Appendizitis): Bauchschmerzen, evtl. Erbrechen

- **Andere Ursachen:**
  - Fieber beim Zahnen, also beim Einschießen oder Durchbrechen der Milchzähne
  - Fieber durch Flüssigkeitsmangel (Durstfieber): Weitere Zeichen des Flüssigkeitsmangels wie schlaffe Haut, Schläfrigkeit, Durchfall oder Erbrechen, trockene Zunge und Schleimhäute, starker Durst
  - Impfreaktion: Leichtes Fieber, meist ohne Begleiterscheinungen
  - Seltene Infektionskrankheiten, z. B. Borreliose, Tuberkulose, Malaria, andere Tropenkrankheiten
  - Rheumatische Erkrankungen
  - Entzündliche Darmerkrankungen, z. B. Morbus Crohn
  - Tumorerkrankungen (z. B. Leukämie, Lymphome): Schwäche, Blässe, Lymphknotenschwellung, unklare Gewichtsabnahme, häufiges starkes Nasen- oder Zahnfleischbluten
  - Fieber durch Medikamente

Komplikationen: Je jünger ein Kind ist, desto labiler ist sein **Flüssigkeitshaushalt.** Bei Fieber besteht infolge der häufigen Trinkunlust und des erhöhten Wasserverlusts durch Schwitzen die Gefahr einer Exsikkose (Austrocknung). Meist kann dies jedoch durch zusätzliches Trinken ausgeglichen werden.

Differenzialdiagnose: Bei Temperaturen um 40,5 °C und kühler Haut kann das Fieberzentrum in der Medulla oblongata im Gehirn geschädigt sein. Dahinter stehen schwerwiegende Erkrankungen oder Traumen, wie z. B. meningeale Reizung, Pneumonie, Appendizitis, intrakranielles Hämatom oder Tumoren.

Diagnostik und schulmedizinische Therapie

Diagnostik: Da sehr viele Erkrankungen für Fieber verantwortlich sind, ist eine genaue Befragung der Eltern und des Kindes sehr wichtig. Hier nur eine Auswahl der in unseren Praxen am häufigsten gestellten Fragen:

- **Anamnese:**
  - Höhe und Art der Fiebermessung: Genaue Angabe der Temperatur, wann und wo gemessen, die Temperaturmessungen werden mehrmals tägl. wiederholt
  - Zeitpunkt des Beginns und Verlauf
  - Begleitsymptome: Kopfschmerzen, Gelenkschmerzen, Bauch- oder Ohrenschmerzen; Schmerzen beim Wasserlassen; Hauterscheinungen
  - Zecken- oder Tierbiss
  - Kontakt mit Kranken (Infekte in der Umgebung?)
- **Körperliche Untersuchung:**
  - Palpation der Lymphknoten zur Lokalisation des Infekts
  - Racheninspektion, sowie Inspektion der Schleimhäute von Augen, Nase und Mund
  - Auskultation/Perkussion der Lunge
  - Palpation/Auskultation des Abdomens (z. B. Milzvergrößerung, Abwehrspannung, Blinddarm)
  - Otoskopie
- **Weitere Diagnostik:** Urinstatus, evtl. Röntgen-Thorax-Aufnahme
- **Schulmedizinische Therapie:**
  - Das gebräuchlichste Mittel zur Fiebersenkung bei Kindern ist Paracetamol. Wegen seiner lebertoxischen Wirkung in hohen Dosen ist es sorgsam zu dosieren und bei unzuverlässigen Eltern, suizidaler Tendenz oder unsicherer Aufbewahrung zurückhaltend einzusetzen.
  - Die physikalischen Maßnahmen der Fiebersenkung können alleine oder kombiniert mit der pharmakologischen Fiebersenkung angewandt werden: **Flüssigkeitszufuhr** (führt manchmal alleine schon zur Fiebersenkung), **Wadenwickel** (☞ unten).

Naturheilkundliche Behandlung

Viele Erkrankungen der Kinder sind Bestandteil des natürlichen Entwicklungsprozesses. Sie sind dazu da, die körperliche, seelische und geistige Reifung zu fördern. So treten z. B. fieberhafte Erkältungs- und Infektionskrankheiten gehäuft zwischen der Säuglingszeit und dem Zahnwechsel auf, also in der Phase, in der das Kind seine motorischen und geistigen Fähigkeiten entwickelt. Das Symptom Fieber hat also viele nützliche Aspekte für die kindliche Entwicklung: Nach einem fieberhaften Infekt sehen die Kinder oft viel reifer aus als vorher, auch zuvor bestehende Unausgeglichenheiten sind nach dem Fieber wie weggeblasen.

Bei Temperaturen ab 38 °C arbeitet das körpereigene Immunsystem auf Hochtouren. Die Leukozyten weisen eine höhere Aktivität auf, die Lebensbedingungen von Viren und Bakterien sind eingeschränkt, als sie sich nicht mehr so gut vermehren, wie bei niedereren Temperaturen. Giftstoffe werden schneller ausgeschieden. Zudem stellt der Stoffwechsel seine Funktionen auf „Immun-Abwehr" um, indem z. B. bestimmte Eiweiße mit Viren hemmender Wirkung gebildet und die Antikörperproduktion („Immunglobuline") angekurbelt wird. Der reibungslose Ablauf dieser Abwehrmechanismen stellt die Grundlage für ein gut funktionierendes Abwehrsystem dar. Fieberspitzen werden von einem Kind in gutem Allgemeinzustand bis zu 40,8 °C gut vertragen.

Therapieempfehlungen von Christine Steinbrecht Baade und Jutta Wensauer

Da der Körper bei fieberhaften Erkrankungen sozusagen Schwerstarbeit leistet, ist es sehr wichtig dem kleinen Patienten Ruhe zu verordnen. Ansonsten verzögert sich die Heilung, der Entstehung von Komplikationen wird Vorschub geleistet. Lang andauernde Erkrankungen sind häufig die Folge inkonsequenter Bettruhe.

Fiebernde Kinder kommen grundsätzlich nicht in die Praxis. Die naturheilkundliche Begleitung beschränkt sich in diesem Fall auf Hausbesuche und engmaschige telefonische Begleitung.

Äußere Anwendungen

Injektion von 1 ml Antiflammin + 1 ml 1 % Procain an das toxische Dreieck, um die Entzündung auszuheilen.

Innere Anwendungen

- Grippetee nach Prof. Schilcher: R: Salicis cortex conc. (30.0), Tiliae flos conc (40.0), Spireae flos conc (10.0), Matricariae flos (10.0), Aurantii pericarp.conc. (10.0), M.f.spec. 1 EL auf eine große Tasse, 10 Min. ziehen lassen
- Aconit C 30 in der Phase des Fieberanstiegs, bei trockener Haut

- Belladonna planta tota D 6 dil. stündl. 3–5 Tr. bei plötzlichem Beginn, Schweißneigung am Kopf, Neigung zu Fieberphantasien
- Zur verbesserten Lymphentgiftung Lymphomyosot 3 × tägl. 1 Tabl.

Anthroposophie

- **Ferrum phosphoricum comp.:** Das Basismittel bei grippoiden Infekten mit mäßigem Fieber. Es hilft dem Kind – ohne Unterdrückung des hierbei positiv zu bewertenden Fiebergeschehens – über die Anregung von Willensimpulsen das infektiöse Geschehen zu überwinden. Hierbei spielt das Eisen eine wesentliche Rolle.
  Je nach Alter des Kindes 1–2–3 × stündl. 3–5–10 Glob.
- **Infludo, Dilution:** Ähnlich zusammengesetzt wie Ferrum phosphoricum comp., jedoch mit deutlichem Schwerpunkt auf den Phosphorbestandteil. Der Phosphorprozess ermöglicht es dem Kind, sich gegen Fremdeinflüsse über Stärkung der Ich-Kräfte abzugrenzen, was einer Festigung des gesamten immunologischen Geschehens bedeutet. Mehr für ältere Kinder geeignet, da 64 % Alkoholgehalt.
  Je nach Alter des Kindes 1–2 stündl. 5 Tr., bis das Fieber gesunken ist, dann 2–4 × 5 Tr.
- **Aconitum/China comp., Suppositorien für Kinder/Globuli velati:** Diese Heilmittelkomposition ordnet den Blutprozess bei fieberhaften Erkrankungen, insbesondere bei grippoiden Infekten mit der Tendenz, das Lungensystem anzugreifen.
  Bei Kindern bis 7 Jahre 1–2 × tägl. Zäpfchen, sonst 3– 5 × tägl. 5 Glob.

Bachblüten

Rescue remedy, bei unterdrückter Wut zusätzlich Holly.

Biochemie

- **Fieber bis 39 °C – Nr. 3 Ferrum phosphoricum D 12:** Fieber bei gleichzeitig gutem Allgemeinbefinden. Das Mittel entspricht dem Zustand der granulozytären Kampfphase, die mit Gefäßkonstriktionen bei erhöhter Gefäßirritabilität einhergeht. Zu Beginn stündl. 1–2 Tabl., später 3–5 × tägl. 1–2 Tabl.
- **Fieber über 39 °C – Nr. 5 Kalium phosphoricum D 6:** Zur Erhaltung der Energie bei höheren Fiebergraden; Zellerhaltungsmittel, zur Vermeidung des Übermaßes der trüben Schwellung. Zu Beginn stündl. 1–2 Tabl., später 3–5 × tägl. 1–2 Tabl.

Klassische Homöopathie

- **Aconitum:** Sehr schnell einsetzendes, hohes Fieber, aus vollem Wohlbefinden heraus. Meist infolge von kaltem Wind oder trockener eisiger Kälte. Heiße und trockene Haut, ohne Schweiß. Das Kind ist sehr unruhig, auch im Schlaf, und hat große Angst bis zur Todesangst. Schreien vor Schmerzen und bei Berührung. Das Gesicht ist heiß und rot im Liegen, wird blass beim Aufsetzen. Viel Durst auf kalte Getränke. Oft im Anfangsstadium von heftigen entzündlichen fieberhaften Erkrankungen.
- **Belladonna:** Plötzlich auftretendes sehr hohes Fieber, oft mit Fieberkrämpfen. Alle Symptome sind äußerst heftig. Kopf und Gesicht sind glühend heiß und rot, gestaut, mit glänzenden Augen und weiten Pupillen. Schweiß auf der Stirn, Hände und Füße sind eiskalt. Sehr trockene Schleimhäute, dabei meist ohne Durst. Überempfindlichkeit auf Licht, Geräusche und Berührung. Das Kind wirkt benommen, wie im Delirium, mit Fieberphantasien (sieht Gespenster, wilde Tiere). Zuckungen und Krämpfe können folgen.
- **Chamomilla:** Fieber mit Schwitzen und großem Durst, dabei eine Wange rot und heiß, die andere Wange blass und kalt. Das Kind ist äußerst ruhelos, reizbar und ungeduldig, es schreit und stöhnt, verlangt Anwesenheit der Mutter und stößt sie dann weg. Große Empfindlichkeit auf Schmerzen. Abneigung gegen Berührung und Untersuchung, will aber herumgetragen werden. Zahnungsfieber mit grünem Durchfall.
- **Ferrum phosphoricum:** Fieber in abgeschwächter Form, selten über 39,5 °C, langsam steigend, ohne Frösteln. Das Gesicht kann abwechselnd rot und blass werden, oftmals mit scharf abgegrenzten roten Flecken auf den Wangen. Typisch sind Blutungszeichen: Nasenbluten bei Fieber, Blut im Auswurf. Oder auch frühes Entzündungsstadium ohne klare Indikation, wenn keine charakteristischen Symptome vorhanden sind und das Wohlbefinden wenig beeinträchtigt ist.
- **Pulsatilla:** Ohne Durst im Fieber, mit Frieren und Frösteln. Verlangt dennoch nach frischer, kühler Luft. Absonderungen sind gelb bis gelbgrün, rahmig und mild. Veränderliche Beschwerden. Fieberanfälle unregelmäßig, mit

steigender Heftigkeit. Schlechter nachmittags, abends, im Bett und im warmen Zimmer. Stimmung ist sehr wechselhaft. Das Kind stöhnt und jammert leise vor sich hin, lässt sich gerne trösten, fordert viel Aufmerksamkeit und Zuwendung.

- **Rhus toxicodendron:** Fieber mit Frösteln, mit extremer Ruhelosigkeit und Unruhe. Das Kind streckt sich aus, wechselt ständig die Lage und dreht sich fortwährend im Bett herum, auch im Schlaf, die Beine sind dauernd in Bewegung. Neigung zu Fieberbläschen, Lymphknotenschwellung und Hautreaktionen wie Rötung und Jucken, während des Fieberanstiegs. Oft rotes Dreieck an der Zungenspitze und gerötete Nasenspitze. Großer Durst, v.a. auf kalte Milch, trinkt aber nur in kleinen Schlucken. Fieber nach Überanstrengung, Durchnässung und Unterkühlung.

Weitere Mittel: ☞ Kap. 3.7.2 Grippoider Infekt.

Komplexmittel-Homöopathie

- Zur Abwehrsteigerung: Antiflammin, stündl. 10 Tr., alternativ Naranotox, stündl. 10 Tr.
- Alternativ oder zusammen, je nach Ursache und Fieber Viburcol Zäpfchen bzw. Cosmochemo Fieberzäpfchen, mehrmals tägl., Cefasept stündl, bis zu 10 Tr. auf Honigwasser

Mikrobiologische Therapie

Als Basistherapie Probiotik pur® oder Lacteol® 1 Beutel tägl. in Flüssigkeit einrühren (nicht in heiße Getränke, maximal handwarm). Weitere mikrobiologische Therapieergänzungen nach speziellem mikrobiologischen Befund.

Physikalische Therapie

- Essigsocken, Wadenwickel (☞ Kap. 2.11.1)
- Um einem Flüssigkeitsverlust vorzubeugen und um die Ausscheidungsvorgänge zu unterstützen, sollte bei Fieber ab 39,0° C ein Klistier angewendet werden. Dadurch sinkt die Körpertemperatur um $1/2$ bis 1° C.

Phytotherapie

Cave Bei Fieber sind Echinacea-Zubereitungen u.a. die Abwehr steigernde Mittel kontraindiziert! ∎

- **Vollbad mit Heublumen** ($>$ 38 °C): 1−2 EL Heublumen/1l Wasser kalt zusetzen, aufkochen, 20 Min. ziehen lassen, dem Bad zugeben.

- **Tees zum Ausleiten** (beide im Tagesverlauf anwenden!)
  - Lymphagog (aus Labkraut, Berberitzenwurzelrinde, Kamillenblüten, Hagebuttenfrüchte ohne Samen). Rezeptur: Galii veri hb. (20.0), Berberidis rad. e. cort. (30.0), Chamomillae flor. (30.0), Cynosbati fruct. sin. Sem. (20.0); M.f.spec. D.S.: 1 TL/200 ml. Infus, 6−8 Min. ziehen lassen, 2−3 Tassen tägl.
  - Diaphoretisch (Holunder-, Linden-, Malvenblüten). Rezeptur: Sambuci flor. (40.0), Tiliae flor. (40.0), Malvae flor. (ad 100.0); M.f.spec. D.S.: 2−3 TL/$^1/_4$ l nicht kochendes Wasser, 10 Min. ziehen lassen, die gesamte Menge schnell trinken. 2−3 × tägl. anwenden.
- **Zur Ausleitung über die Haut:** Holunderblütenelixier 180 ml (= Holundersirup); vermehrtes Schwitzen führt zu Temperatursenkung; D.S.: 3 × 1 TL Sirup a.c.
- **Schmerzstillende Mischung**: Rezeptur: Arnica oplx. (25.0), Eupatorium oplx. (25.0); M.D.S.: 3 × Tr. nach der Kinderformel (Ausgangsdosis 30 Tr.) in Wasser gelöst, schluckweise trinken.
- **Kalte Wadenwickel/Pulswickel** (Radialispuls) zum Fiebersenken (kalt = keine „Eispackungen" sondern ca. 2−3 °C geringer als Körpertemperatur!)
- **Ultima ratio** (zur Prophylaxe eines Fieberkrampfes): Ben-U-ron Suppositorien, D.S.: nach Anw.; Lebertoxizität beachten!

TCM

Behandlung der Akupunkturpunkte mittels Akupressur, Laser oder Massage.

- **Grundtherapie:** Gb 20, Lu 7, Di 4, 3 E5, Di 11.
- **Bei hohem Fieber** ist die Lasertherapie der Fingerspitzen erfolgreich. Es sind dies die Punkte Ex-UE 11 − an den Spitzen aller fünf Finger etwa 0,1 cun vom Nagel entfernt. Dauer: je 20 Sek. (Diese Punkte können auch blutig bei Temperaturen über 40,5° C und geistiger Eintrübung, Bewusstlosigkeit genadelt werden.)
- **Massage:** Ex-UE 11 (☞ oben). Diese Punkte werden ab einer Temperatur von 39,5 °C massiert. Erfahrungsgemäß fällt die Temperatur um etwa 1 °C in der nächsten Stunde.

Tipps für die Eltern

- Bettruhe
- Klistier (☞ Kap. 2.11.2)
- Leichte Kost, keine Kuhmilch, kein Schweinefleisch (z. B. Wurstwaren) und keine Süßigkeiten zuführen, stattdessen gekochten Reis, geriebene Äpfel, Zwieback, Knäckebrot essen und viel Flüssigkeit zu sich nehmen.
- Lauwarmer Zitronensaft erleichtert das Schwitzen bei trockener Haut.
- Kleine Kinder sind selbst mit Fieber oft schlecht im Bett zu halten, trotzdem sollten sie soviel Ruhe wie möglich bekommen. Manchmal sind ein warmer Lindenblütentee und eine vorgelesene Geschichte sehr hilfreich, um wenigstens einen ausgedehnten Mittagsschlaf herbeizuführen.
- Evtl. Eigenurin (☞ Kap. 2.4.2) zur Stärkung der Abwehr.

3.5.2 Fieberkrampf

Ein Fieberkrampf ist ein Krampfanfall, eine Art epileptischer Anfall, den besonders Kleinkinder manchmal im Rahmen von Fieber erleiden. Der infektbedingte Fieberkrampf entsteht entweder durch zu schnelles Steigen oder Abfallen der Körpertemperatur oder bei sehr hohen Temperaturen ab 40 °C.

Er tritt typischerweise bei raschem Temperaturanstieg zu Beginn einer Infektionskrankheit und bevorzugt bei Kleinkindern im Alter zwischen dem 1. und 4. Lj. auf, da das kindliche Gehirn aufgrund seiner Unreife noch sehr viel empfindlicher auf Temperaturerhöhungen und Temperaturschwankungen reagiert.
3–4 % aller Kinder erleiden im Laufe der Kindheit einen Fieberkrampf, bei 20–30 % kommt es zu einem erneuten Anfall.

Ursachen und Symptome

Ursachen: Das schnelle und plötzliche Ansteigen der Temperatur kann bedingt sein durch eine allgemeine schwache Abwehrlage des Kindes, erneutes Auftreten von Fieber in der Rekonvaleszenz, chronische Erkrankungen, und vorangegangene Lebendimpfungen.
Symptome: Obwohl Fieberkrämpfe von ihrer Symptomatik her sehr gefährlich aussehen, sind

sie es in den meisten Fällen nicht. Die Kinder verlieren das Bewusstsein, sind nicht ansprechbar, können sich überstrecken und/oder mit Armen und Beinen rhythmisch zucken. Ein normaler Fieberkrampf dauert ca. 5–10 Min. Der Fieberkrampf kann in seltenen Fällen ein Hinweiszeichen für ein späteres Anfallsleiden darstellen. Die Angst vieler Eltern jedoch, dass es aufgrund dieses Fieberkrampfes zu dem Anfallsleiden kommt, ist unbegründet und rechtfertigt nicht die Gabe von fiebersenkenden Medikamenten.
Komplikationen: Bei jeder anfallsartigen, erstmalig auftretenden Bewusstlosigkeit, mit oder ohne Krämpfe ist sofort der Notarzt zu rufen. In seltenen Fällen ist eine vorübergehende stationäre Behandlung und Überwachung in einer Kinderklinik notwendig. Besonders dann, wenn es sich um den ersten Fieberkrampf handelt, noch auffällige Symptome, wie z. B ansteigendes oder nicht kontrollierbares Fieber bestehen oder der Verdacht auf eine Hirnhautentzündung begründet ist.
Differenzialdiagnose: Schüttelfrost, Meningitis, Enzephalitis, Epilepsie

Diagnostik und schulmedizinische Therapie

Diagnostik: EEG
Schulmedizinische Therapie: Prophylaktisch medikamentöse Fiebersenkung ab 38,5 °C–39 °C. Bei Fieberkrampf. Notarzt! Diazepam rectal, 0,5 mg pro kg eventuell nach 5–10 Min. wiederholen, wenn der Anfall noch nicht abgeklungen ist.

Naturheilkundliche Behandlung

Kinder kommen erst nach dem ersten Fieberkrampf in die naturheilkundliche Praxis. Eine homöopathische Konstitutionsbehandlung ist sehr zu empfehlen. Mögliche Impfschäden sind auszuleiten (☞ Kap. 4.3.5).
Es ist wichtig, die Eltern beim nächsten fieberhaften Infekt zuverlässig zu unterstützen und ihnen die Angst zu nehmen und sie in allen fiebersenkenden Anwendungen anzuleiten (☞ oben). Der kindliche Organismus muss das Fiebern erst einmal lernen. Es ist nicht ratsam, das Kind einfach hoch fiebern zu lassen, ebenso sei noch einmal vor einer generellen Fiebersenkung gewarnt. Sehr wünschenswert wäre die Zusammenarbeit mit dem behandelnden Kinderarzt.

3.6 Hals-Nasen-Ohren-Erkrankungen

3.6.1 Rezidivierendes Nasenbluten

Epistaxis. Wiederkehrendes Nasenbluten durch Gefäßverletzungen bzw. Schädigung der Nasenschleimhaut.

Säuglinge haben selten Nasenbluten!

Ursachen und Symptome

Ursachen: Das spontane Nasenbluten ist in den meisten Fällen eine harmlose Folge von Nasenbohren, Schnäuzen, einer trockenen Nasenschleimhaut oder Fremdkörpern. Kleine Gefäße platzen und bluten.
Symptome: Meist tropft hellrotes Blut spontan aus einem Nasenloch.

Diagnostik und schulmedizinische Therapie

Diagnostik: Immer gilt es abzuklären, ob kürzlich ein Trauma am Kopf stattgefunden hat, das zu einer Verletzung der Schädelbasis geführt haben könnte. Bei rezidivierendem Nasenbluten sind systemische Erkrankungen wie z. B. eine Hypertonie, Hämophilie oder Leukämie auszuschließen.
Schulmedizinische Therapie (Allgemeinmaßnahmen):

- Nasenflügel kräftig zudrücken, 5–10 Min. lang durchführen.
- Eispackung/kalten Lappen in den Nacken legen.
- Kind sitzend bzw. mit erhöhtem Kopf lagern. Blut nicht schlucken, sondern ausspucken lassen.

Diese Maßnamen helfen in den meisten Fällen, sonst sollte ggf. eine Behandlung durch HNO-Arzt erfolgen: Beidseitige Nasentamponade bzw. Elektrokoagulation, Ätzung, Gefäßclip oder Embolisation.

Naturheilkundliche Behandlung

Im Vordergrund stehen die symptomatische Therapie sowie die Behandlung eines möglichen Eisenmangels, der bei häufig wiederkehrendem, spontanem Nasenbluten auftreten kann.

Therapieempfehlungen von Christine Steinbrecht-Baade und Jutta Wensauer

- Zunächst das Kind beruhigen, Rescue-Tropfen alle 5 Min.
- Phosphor C 30, um Blutung zu stoppen; 1 × 2 Glob.
- Arnika C 30, wenn das Nasenbluten traumatisch bedingt ist (Schnäuzen, Verletzung, Fremdkörper) 1 × 2 Glob.
- Meteoreisen Globuli velati bei häufig wiederkehrendem Nasenbluten zur allgemeinen Stärkung; 3 × 5 Glob.

Anthroposophie

Tormentilla comp., Globuli velati: Unbedingt Ursache klären! Dann erst medikamentösen Versuch. Die Blutwurz ist eng mit dem Blutgeschehen verbunden, indem die Form gebenden Wurzelprozesse die ungenügend eingreifenden Gerinnungskräfte aktivieren. Die übrigen Bestandteile des Mittels unterstützen dieses Geschehen. 3 × tägl. 5 Glob.

Bachblüten

Entsprechend der Gemütslage behandeln. Häufig angezeigte Blüte Heather (braucht Aufmerksamkeit). Wenn die Kinder sehr erschrecken durch das Blut: Notfalltropfen.

Biochemie

Nr. 3 Ferrum phosphoricum D 12: Hellrote Blutungen und frische Wunden. Zu Beginn alle 2 Std. 1 Tabl. , später 3–5 × tägl. 1–2 Tabl.

Klassische Homöopathie

- **Ferrum metallicum:** Neigung zu reichlichem, hartnäckigem Nasenbluten, die Nase ist voll von geronnenem klumpigen Blut. Nasenbluten beim Bücken. Schwäche durch Nasenbluten. Das Kind hat ein gerötetes Gesicht oder ist anämisch blass und errötet leicht.
- **Ferrum phosphoricum:** Sehr wichtiges Mittel bei anämischen Kindern mit blassem Gesicht und schneller Erschöpfung. Hellrotes Blut. Nasenbluten bei entzündlichen Prozessen oder während Fieber, wenn keine anderen charakteristischen Symptome vorhanden sind.
- **Phosphorus:** Mittel der ersten Wahl bei heller Blutung. Nasenbluten wird sehr leicht ausgelöst, z. B. durch Pressen beim Stuhlgang, durch Schnäuzen der Nase. Hartnäckiges Nasenblu-

ten oft begleitet von Schweiß. Das Kind bekommt schnell blaue Flecke, bei hämorrhagischer Diathese.

Weitere Mittel: Calcium carbonicum, Hamamelis, Natrium muriaticum, Silicea: Hellrotes, blasses Blut.

Komplexmittel-Homöopathie

- Gentiana Oplx. (3 × 15 Tr. auf heißes Wasser)
- Millefolium Pflügerplex (3–5 × 10 Tr. auf heißes Wasser)

Phytotherapie

Grundsätzlich für feuchteres Raumklima im Schlafzimmer sorgen: Schalen mit Salz- oder Essigwasser auf die Heizkörper stellen. Zur Langzeitbehandlung/Rezidivprophylaxe:

- **Nasendusche** (Tinkturenmischung): Rezeptur: Millefolii tinct. (20.0), Bursae pastoris extr. fluid (20.0), Arnica D1 (20.0). M.D.S.: Über längeren Zeitraum 3 × Tr. nach der Kinderformel (Ausgangsdosis 30 Tr.); alternativ: morgens und abends 3 Tr. der Mischung in Emser Sole gelöst als Nasendusche bzw. aufschnupfen.
- Nach der **Nasendusche** mit Bepanthenol-haltiger Salbe (z. B. Bepanthen) die Schleimhaut vor Austrocknen schützen und beruhigen.
- **Fertigarzneimittel** (Monopräparat): Styptysat Bürger Drg. L: D.S.: 3 × 1 Drg. ad. c.
- **Äußerlich:** Varico-cylum-Salbe, alternativ: Hamamelis-Salbe äußerlich auf der Nase einreiben

TCM

Relevante Punkte:
- **Akutes Nasenbluten:**
  - Di 4, Du 23 (symptomatisch wirksam)
  - Lu 3, Di 6, Di 19, Ma 3, Ma 45, Bl 4, Du 22.
  - Beste Wirkung zeigt das Akupunktieren von Dü 1 auf der Seite, die blutet.
- **Chronisches Nasenbluten:** Bl 17, Bl 18, ZP 67 moxen

Technik und **Behandlungsdauer:** ☞ Kap. 2.12

> **Tipps für die Eltern**
> - Ruhe bewahren.
> - Kalte Umschläge in den Nacken zur Vasokonstriktion.
> - Nasenflügel kräftig für mehrere Minuten zudrücken.
> - Cellagon aurum zur allgemeinen Kräftigung der Kinder.

3.6.2 Grippoider Infekt

Sammelbezeichnung für eine meist durch Viren verursachte fieberhafte Erkrankung mit Katarrh der oberen Luftwege, deren Symptome denen eines leichten Verlaufs der echten Grippe ähnlich sind.

Ursachen und Symptome

Ursachen: Eine geschwächte Abwehr und gleichzeitige Unterkühlung leisten Vorschub für das Eindringen und Verbreiten von Erregern.

Symptome: Ein grippeähnlicher Infekt verläuft mit Schnupfen, Husten, leicht erhöhter Temperatur, eingeschränktem Allgemeinbefinden und manchmal auch Halsschmerzen. Er dauert etwa 1 Woche. Gerade bei grippoiden Infekten sollten die Kinder, trotz des verminderten Appetits und der eingeschränkten Nahrungsaufnahme, 1 × tägl. Stuhlgang haben. Vor allem Säuglinge sind von banalen grippeähnlichen Infekten geplagt. Die behinderte Nasenatmung führt dazu, dass sie nicht mehr gut trinken, hungrig bleiben und deswegen viel schreien. Der daraus entstehende Flüssigkeitsmangel stellt besonders für die ganz Kleinen eine große Gefahr dar.

Diagnostik und schulmedizinische Therapie

Diagnostik: Die Diagnose ergibt sich aus den sichtbaren Symptomen. Zusätzlich ist es erforderlich, die Lunge abzuhören und die Ohren zu untersuchen.

Schulmedizinische Therapie: Viel Flüssigkeit zuführen, ggf. abschwellende Nasentropfen (oder Meer-, bzw. Kochsalzlösung). Bei Fieber > 39 °C zusätzlich Antipyretika.

Naturheilkundliche Behandlung

Die oft zahlreich auftretenden grippeähnlicher Infekte im Kleinkindalter sind ein Training für das Immunsystem. Mit einer naturheilkundlichen Begleitung ist die kindliche Abwehr fast immer fähig, diese aus eigener Kraft zu überwinden. Mehr als 4–5 grippeähnlichen Infekte pro Jahr sprechen für eine Abwehrschwäche, und bedürfen einer Therapie. Immer muss die Abwehr gestärkt (☞ unten), der Darm saniert (☞ Kap. 2.9) und das Lymphsystem in Fluss gebracht werden (☞ Kap. 3.3.3).

Therapieempfehlungen von Christine Steinbrecht-Baade und Jutta Wensauer

- Organotrop-funktionelle Unterstützung:
  - Ferrum phosphoricum D 12, 5 Tabl. in heißem Wasser, gelöst, 2 × tägl. trinken
  - Metavirulent® Tr. D.S.: 6 × tägl. 10 Tr.
  - Lymphomyosot 3 × tägl. 1 Tabl., bis alle Beschwerden abgeklungen sind
- Bei heftigen Infekten zusätzlich Spenglersan G als Spray in die Nase 3 × tägl. und 3–5 Tr. in die Bauchdecke oder Ellenbeuge einklopfen, um die Abwehr allgemein zu stärken.
- Bei starkem Schnupfen Luffanest, 3–5 × 1 Tabl. lutschen lassen, Euphorbium comp. Nasenspray 3 × tägl. in jedes Nasenloch.

Anthroposophie

- **Agropyron comp., Globuli velati:** Ein bewährtes Kindermittel bei Erkältungskrankheiten mit Schwerpunkt Schnupfen. Durch seine Wirkrichtung Leber vermag es, ein Übergreifen des Ätherkörpers zu beherrschen und damit die überschießenden exsudativen Geschehnisse zu regulieren. Je nach Alter des Kindes 2–4 × 3–5 Glob.
- **Oleum rhinale, Nasenöl:** Dieses wunderbar milde Öl ist auch für Kleinkinder geeignet. Die regenerierenden Eigenschaften von Kamille und Calendula vereinigen sich mit den Milieu regulierenden Fähigkeiten von Thymian, Eukalyptus und Pfefferminzöl. Die homöopathisch aufgearbeitete Quecksilberverbindung wirkt bei Entzündungsprozessen gestaltend und auflösend. 2–4 × tägl. 1–2 Tr. in die Nase geben.
- **Speziell für das Lymphsystem:**
- **Pyrit/Zinnober, Tabletten:** Das Eisen-Schwefelmineral Pyrit und das Quecksilber-Schwefelmineral Zinnober in dieser Kombination bewirken einerseits eine physiologische Durchatmung des Kehlkopfes und andererseits eine Entstauung des Lymphsystems bei entzündlichen Schleimhautaffektionen. 2–5 × tägl. 1 Tabl. im Mund zergehen lassen.
- **Anis-Pyrit, Tabletten:** Aus anthroposophischer Sicht wird der Anis von feinen Eisenprozessen durchzogen und ergänzt in idealer Weise das Eisenmineral Pyrit. Eisen hat eine tief greifende Wirkung auf alle Atmungsprozesse im Menschen. 2-stündl. 1 Tabl. im Mund zergehen lassen.

Ausleitungsverfahren

Um die Lymphe in Fluss zu bringen, 1–2 × wöchentl. Schröpfkopf auf den Bauchnabel (☞ Kap. 2.1.2), bis zum Abklingen der Beschwerden. Zusätzlich, um den lokalen Lymphfluss zu verbessern, Schröpfkopf-Massage entlang der Halslymphknoten zum 3 E 15, dort Schröpfgläser einige Minuten belassen.

Biochemie

☞ Kap. 3.4.1 Gedeihstörungen, Kap. 3.5.1 Fieber, Kap. 3.6 3 Angina tonsillaris, 3.6 4 adenoide Vegetation und Polypen, 3.6 5 Sinusitis, 3.6 6 Otitis media.

Eigenbluttherapie

- **Grippoider Infekt** (zur Abwehrsteigerung):
  - 1 ml Metavirulent + 0,5–1 ml EB + 1 ml 1% Procain an 3E 15 oder Bl 12 oder i.m., 1–5 Anwendungen mit mind. 3 Tage Abstand
  - Alternativ: 1 ml Grippeel + 1 ml Engystol + 0,5–1 ml EB + 1 ml 1% Procain an 3E 15 oder i.m.
- **Chronische Infektanfälligkeit::**
  - 1 ml Metabiarex + 0,5–1 ml EB + 1 ml 1% Procain an 3E 15 oder i.m., 5–10 × im wöchentl. Abstand
  - Zusätzlich: 3 × tägl. 1 Tabl. Derivatio. **Wichtig**: Entgiftung bei Nosodentherapie!
  - Alternativ oder im wöchentl. Wechsel mit Metabiarex: Lymphaden + 0,5–1 ml EB + 1 ml 1% Procain an 3E 15 oder i.m.

Klassische Homöopathie

- **Arsenicum album:** Grippe mit hohem Fieber und äußerlicher Kälte. Dabei großer Durst, trinkt aber nur in kleinen Schlucken. Das Kind friert stark und ist sehr ruhelos, wechselt ständig die Lage, bleibt nicht im Bett liegen. Fieberanstieg und Verschlechterung des Zustands um Mitternacht (0 – 2 Uhr) und mittags (12 – 14 Uhr). Mit enormer Angst und Erschöpfung.

- **Eupatorium perfoliatum:** Grippaler Infekt mit hohem Fieber, Gesicht stark gerötet. Fiebrige Hitze, v.a. morgens und tagsüber. Frostschauer über den Rücken, Schüttelfrost, dabei Durst auf kalte Getränke. Das Kind fühlt sich zerschlagen, klagt über intensive Gliederschmerzen, „als seien die Knochen gebrochen" (Morrison).
- **Gelsemium:** Grippaler Infekt mit Schwäche, Zittern und Benommenheit. Gefühl von Schwere in den Gliedern, das Kind kann nicht stehen und gehen, möchte still liegen und festgehalten werden. Das Fieber entwickelt sich nur langsam. Das Kind ist durstlos, kann die Augen kaum offen halten und klagt über dumpfe Kopfschmerzen. Fühlt sich besser nach reichlichem Urinabgang. Grippe im Sommer.
- **Nux vomica:** Grippe mit hohem Fieber und heftigem Schüttelfrost. Das Kind ist überreizt und sehr empfindlich auf Kälte und Zugluft, jede Bewegung verschlechtert, sogar das Heben der Bettdecke verursacht Frösteln. Verlangen nach warmen Getränken und Ruhe, will warm zugedeckt sein. Oft mit Übelkeit. Folge von Verkühlung, Zugluft und Stress.

Weitere wichtige Mittel: ☞ Kap. 3.5 Das fiebernde Kind.

Komplexmittel-Homöopathie

Echinacin 3 – 5 × tägl. 1 Tabl. Alternativ: Toxiloges bzw. Infigripp, jeweils 2-stündl. 10 – 15 Tr.

Mikrobiologische Therapie

Mikrobiologische Basistherapie: Probiotik pur® oder Lacteol®1 Beutel tägl. in Flüssigkeit einrühren. Nicht in heiße Getränke, maximal handwarm!

Physikalische Therapie

- Zwiebelsocken ☞ Kap. 2.11.1
- Bei Fieber Wadenwickel, Klistier ☞ Kap. 2.11.1

Phytotherapie

Bei beginnenden Beschwerden v.a Heublumenbäder (☞ Kap. 3.4) bzw. aufsteigende Fußbäder (10 – 15 Min.) mit 1 erbsengroßen Stückchen Tumarol Kinderbalsam. Beginnen bei Körpertemperatur, langsam auf 40 °C steigern. Abtrocknen und anschließend warme Socken anziehen, Füße warm halten und ins Bett gehen.

Bei Stockschnupfen (zähes, schwer lösliches borkiges Sekret)

- **Tinkturenmischungen:**
  - Rezeptur: Umckaloabo (50.0), Sinuselect (30.0), Kreosotum D 4 (10.0, ☞ oben), Guajacum D 4 (10.0); M.D.S.: 3 × Tr. nach Kinderformel (Ausgangsdosis 30 Tr.) a.c.
  - Alcea Sambucus Ø 1 Op.; D.S.: mehrmals tägl. 2 – 5 Tr. in Tee
- **Teemischung** aus Lindenblüten, Eibischwurzel, Spitzwegerichkraut, Holunder- und Hibiskusblüten. Rezeptur: Tiliae flor., Althaeae rad., Plantaginis hb, Sambuci flor., Hibisci flor.; aa add. 100.0; M.f. spec. D.S.: 1 TL/150 ml. Infus, 6 – 8 Min. ziehen lassen, 2 – 3 Tassen tägl.
- **Ätherisches Öl:** Für freie(re) Nasenatmung sorgen mit lokal wirksamer Nasensalbe Nasulind Salbe (Pfefferminze, Thymian)
- **Inhalationen/Dampfbäder:** Tumarol Kinderbalsam (Eukalyptus); D.S.: 1 erbsengroßes Stückchen in heißem Wasser verdampfen lassen. Diese Anwendung lässt sich besser als „Indianer-Kopf-Schwitzzelt oder als Indianerzelt unterm mit Wolldecken verhängten Tisch ans Kind bringen. **Cave:** Keine Kamille verwenden, trocknet zusätzlich aus! Bei Kleinkindern unter 2 Jahren keine mentholhaltigen Präparate verwenden und überhaupt diese Anwendungsart überdenken (Überhitzungssymptome: Reizung von Gesichtshaut und Konjunktiven).

Bei Fließschnupfen

- **Naseneinreibung** aus Ringelblumenöl und äther. Lorbeeröl. Rezeptur: Calendulae ol. (50.0), Lauri nobilis ol. aether. Tr. Nr. V; M.D.S.: ad us. ext.; mehrmals tägl. Nüstern innen und außen bestreichen.
- **Fertigarzneimittel** (alternativ):
  - Luffa operculata D 4 Tabl. (20.0), Allium cepa D 1 Tabl. (20.0); M.f.pulv. D.S.:: mehrmals tägl. 1 Msp. perlingual; auch in Emser Sole zur Nasendusche (wenn durchlässig genug).
  - Luffanest (3 × 1 Tr.), v.a. bei Infekten Sinuselect (3 – 5 × 10 Tr.)

TCM

Basistherapie

- **Hauptpunkte:** Di 4, Di 11, Lu 7, Du 14
- **Symptomatische Punkte:**

- Bei hohem Fieber zur Fiebersenkung Punkte an den Fingerspitzen bestrahlen: Ex-UE 11, Lu 11 (☞ Kap. 3.4)
- Bei starkem Husten: Bl 13
- Bei Heiserkeit: Lu 11
- Bei Schweiß, zuviel oder keine Schweißbildung: Ni 7

Wind-Kälte-Syndrom
- **Symptome:** Niedriges Fieber, starkes Frösteln; kein Schweiß; verstopfte Nase; klares Nasensekret; Kratzen im Hals, Kopfschmerz
- **Relevante Punkte:** Gb 20, Lu 7 (Wind beseitigen), Di 4 (Nase wieder sauber machen), SJ 5
- **Schröpfen** (alternativ zur Akupunktur): über Bl 12 und Bl 13 sowie – meist effektiver – Behandlung der A-Shi-Punkte oder Rückenverspannungen mit max. je 3 Schröpfgläsern re. und li. der Wirbelsäule. Wichtig: warm halten und zum Schwitzen bringen. Als Monotherapie anwendbar, aber auch sehr gute Wirksamkeit mit Akupunktur.

Wind-Hitze-Syndrom
- **Symptome:** Hohes Fieber, leichtes Frösteln, leichtes Schwitzen; verstopfte Nase, dicker, gelber Schleim; Durst, trockener Mund; Halsschmerzen, Kopfschmerzen
- **Relevante Punkte:**
  - Grundtherapie: Gb 20, Du 14 (klärt den Wind), Di 11 (Vertreiben der Hitze aus dem Körper), Di 4. Akupunktur ist hier effektiver als Schröpfen (☞ 3.7.1)
  - Bei Schleimverlegung: Ma 40 (transformiert Schleim), Ma 36 (stärkt Milzfunktion der Umwandlung von Schleim), Mi 9 (Auflösen von Feuchtigkeit), Ren 6 (Auflösen von Feuchtigkeit und Stärken des Qi) (☞ 3.7.1)

Massage (Tuina)
- Ableiten der Hitze, Kühlen des Bluts, Auflösen von Giftstoffen durch „gerades Schieben an den sechs Därmen: das Reiben auf der Innenseite des Unterarms auf der Seite des Elle, vom Ellenbogen in Richtung Handgelenk.
- Vertreiben pathogener Hitze, Öffnen des Darms, Ableiten des Feuers durch Schieben an der Wirbelsäule: Schieben und Reiben an der Wirbelsäule von C 7 bis nach unten zum Steißbein. Die Bewegung geht nur in eine Richtung.

Zusatztherapie bei Stauungen
☞ auch Kap. 3.7.1
- **Symptome:** Blähbauch, Völlegefühl, rote Wangen, Appetitlosigkeit, Erbrechen von Galle, schlechter Mundgeschmack, sauer riechender Stuhl, Bauchschmerz und Diarrhö, oder Obstipation
- **Befunde:** Grauer, weißer oder gelber Zungenbelag, schlüpfriger, kraftvoller Puls, Fingervene: violett, breit
- **Relevante Punkte:** Ex-UE 10 (zur Behandlung von Babys, Reduzieren der Blockade durch Essen), Ren 12 (Stärken der Milz, Beheben der Lebensmittelblockade), Ma 25 (Kräftigen der Milz, Beheben der Lebensmittelblockade), Ma 36 (Kräftigen der Milz, Beheben der Lebensmittelblockade)

Zusatztherapie bei Angst
☞ auch Kap. 3.7.1
- **Symptome:** Schreien, anschmiegen, laut rufen, Schlaf traumreich, unruhig, Zähneknirschen, delirante Zustände
- **Befunde:** Rote Zungenspitze, schneller, drahtiger Puls, blau-violette Fingervene
- **Relevante Punkte:** He 7 (beruhigt den Geist), Le 2 (Auflösen der Hitze und Beruhigen des Geistes)

Tipps für die Eltern
- Bei Säuglingen einige Tropfen Muttermilch mehrmals tägl. in die verstopfte Nase tropfen.
- Zwiebelsäckchen über Nacht an das Bett hängen.
- Für körperliche Ruhe und ausreichende Flüssigkeitsaufnahme sorgen.
- Cellagon aurum, um den Vitaminbedarf der Kinder zu decken.
- Evtl. Eigenurin: (☞ Kap. 2.4.2) zur Stärkung der Abwehr.

3.6.3 Angina tonsillaris/Tonsillitis

Die einfache Mandelentzündung ist eine Entzündung der Gaumenmandeln, die hauptsächlich von Bakterien (meist Streptokokken), verursacht wird. Sie betrifft vorzugsweise Kinder im Schulalter, seltener Kleinkinder. Die Übertragung erfolgt meist über Tröpfcheninfektion.

Ursachen und Symptome

Der lymphatische Rachenring ist das Abwehrorgan an vorderster Front für den gesamten Atem- und Verdauungstrakt. Die Hauptauseinandersetzung mit ankommenden Erregern findet hier statt. Aufgrund dieser erhöhten Aktivität sind die Gaumenmandeln, die den lymphatischen Rachenring zum Großteil ausmachen, bei vielen Kindern vergrößert.

Ursachen: Als Erreger von akuten Tonsillitiden kommen hauptsächlich Viren, manchmal auch Bakterien in Frage. Wichtig ist das Erkennen einer durch beta-haemolysierende Streptokokkken der Serogruppe A ausgelösten Tonsillitis. Diese spezielle Bakterienart birgt die Gefahr einer Herzklappenschädigung, einer Glomerulonephritis oder eines rheumatischen Fiebers, die 1–5 Wochen nach der Tonsillitis auftreten können.

Symptome: Hauptmerkmal einer akuten Tonsillitis sind schmerzhafte Schluckbeschwerden. Weitere Symptome sind hohe Temperaturen und ein deutlich reduzierter Allgemeinzustand. Die lokalen Halslymphknoten sind meist geschwollen. Bei Schnupfen, Husten, Heiserkeit und Konjunktivitis und evtl. Diarrhö ist eine virale Ursache wahrscheinlich.

DD: Scharlach, Herpangina, Diphtherie, infektiöse Mononukleose und Angina Plaut Vincent

Komplikationen: Mastoiditis, Otitis, Pneumonie, Peritonsillar- oder Retropharyngealabszesse

Diagnostik und schulmedizinische Therapie

Diagnostik: Die Racheninspektion ergibt einen geröteten Rachen, gerötete, geschwollene Tonsillen, manchmal weiß bis gelbliche Beläge oder Stippchen. Bei positivem Streptokokkenschnelltest – dieser ist nicht unbedingt verlässlich (oft findet man beta-haemolysierende Streptokokkken der Serogruppe A, ohne dass irgendwelche Krankheitserscheinungen auftreten) – oder nach 3 Tagen intensiver naturheilkundlicher Therapie ohne deutliche Beschwerdelinderung ist eine schulmedizinisch Behandlung erforderlich.

➡ Nicht ausgeheilte Mandelinfekte können als Fokus den Körper ein Leben lang belasten! ▪

Schulmedizinische Therapie: Bei positivem Streptokokken-Schnelltest: Oralantibiotika (i.d.R. Penicilline) für 10 Tage. Mit der Antibiotikatherapie wird wegen der schwerwiegenden Folgekrankheiten der Streptokokkenangina (rheumatisches Fieber mit Glomerulonephritis, Endokarditis etc.) großzügig umgegangen. Ein negativer Streptokokkentest schließt eine Streptokokkenangina nicht völlig aus (Erreger sitzen schwer erreichbar in Krypten, korrekte Durchführung wegen Würgereiz oft schwierig). Daher wird bei schwerer Symptomatik und Verdacht auf bakterielle Tonsillitis eine Antibiotikatherapie empfohlen. Dazu Antiphlogistika (z. B. Ibuprofen) sowie lokalanästhetische Lutschtabletten sowie Bettruhe.

Cave Nach jeder Tonsillitis sollte sicherheitshalber nach ca. 2 Wochen eine Urinkontrolle auf Blut und Eiweiß durchgeführt, die Herztöne auskultiert, der Blutdruck gemessen und nach Gelenkschmerzen gefragt werden, um rheumatisches Fieber mit Nieren- und Herzbefall auszuschließen! ▪

Naturheilkundliche Behandlung

Aus naturheilkundlicher Sicht ist eine Überlastung des lymphatischen Systems oft Wegbereiter einer Tonsillitis. Besonders Kinder mit lymphatischer Konstitution reagieren mit Erkrankungen des lymphatischen Systems (Kap. 3.3.1). Allgemein lymphbelastend wirken Kuhmilch, Kuhmilchprodukte oder tierisches Eiweiß bzw. sog. eingeschlossene pathogene Faktoren: Impfungen, Antipyretika, Antibiotika, Kortikoide und nicht ausgeheilte Krankheiten. Auch Umweltgifte und Bewegungsmangel belasten das Lymphsystem (☞ Kap. 3.3

Die naturheilkundliche Therapie besteht in Abwehr stärkenden und das Lymphsystem unterstützenden Therapiemaßnahmen.

Therapieempfehlungen von Christine Steinbrecht-Baade und Jutta Wensauer

Äußere Anwendungen
- Schröpfen und Cantharidenpflaster (alternativ anwenden):
  - Schröpfkopfmassage mit kleinen Schröpfgläsern im Nackenbereich mit Lymphdiaral Salbe, um den Lymphabfluss und damit den Abtransport der Schlackenstoffe zu verbessern
  - Schröpfkopf auf den Bauchnabel entlastet über die Bauchlymphe das gesamte Lymphsystem
  - 1 × 1 cm großes Cantharidenpflaster auf das Mastoid, um die Lymphe lokal zu entgiften.
- Bei Kindern ab dem 7. Lj. Injektion mit 0,5 ml Cefasept, 0,5 ml Cefalymphat und 0,5 ml 1 % Procain an das toxische Dreieck. Dies dient der Abwehrsteigerung und der Lymphentlastung.

Innere Anwendungen

■ Zur Ausheilung des Infekts: Apis/Belladonna cum Mercurio Globuli velati (wenn die Mandeln eitrig sind) je nach Alter des Kindes anfangs stündlich 3–5 Glob., danach 3 × tägl. 3–5 Glob. Bei hochroten, entzündeten Mandeln (ohne Eiter), Apis/Belladonna comp. einsetzen.

■ Zur Stärkung des Lymphsystems: Lymphomyosot, 3 × 5–10 Tabl.; Echinacea Mund-, und Rachenspray zur lokalen Abwehrsteigerung

Anthroposophie

● **Pyrit/Zinnober, Tabletten:** Das Eisen-Schwefelmineral Pyrit und das Quecksilber-Schwefelmineral Zinnober in dieser Kombination bewirken einerseits eine physiologische Durchatmung des Kehlkopfes und andererseits eine Entstauung des Lymphsystems bei entzündlichen Schleimhautaffektionen. 2–5 × tägl. 1 Tabl. im Mund zergehen lassen.

● **Anis-Pyrit, Tabletten:** Aus anthroposophischer Sicht wird der Anis von feinen Eisenprozessen durchzogen und ergänzt in idealer Weise das Eisenmineral Pyrit. Eisen hat eine tief greifende Wirkung auf alle Atmungsprozesse im Menschen. 2-stündl. 1 Tabl. im Mund zergehen lassen.

Bachblüten

Häufig angezeigte Blüten: Cherry Plum, Chestnut Bud.

Biochemie

● **Nr. 3 Ferrum phosphoricum D 12:** Hauptmittel bei allen Erkältungskrankheiten und Infekten; trockene Vorphase und 1. Entzündungsstadium; akute Halsentzündung mit Rötung und Schwellung des Rachens. Zu Beginn alle 2 Std. 1 Tabl. , später 3–5 × tägl. 1–2 Tabl.

● **Nr. 4 Kalium chloratum D 6:** 2. Entzündungsstadium; Halsentzündungen mit Pseudomembranbildung. Zu Beginn alle 2 Std. 1 Tabl. , später 3–5 × tägl. 1–2 Tabl.

● **Nr. 5 Kalium phosphoricum D 6:** Schleimhautschädigungen mit übel riechendem Sekret und Mundgeruch. Zu Beginn alle 2 Std. 1 Tabl., später 3–5 × tägl. 1–2 Tabl.

Eigenbluttherapie

● 1 ml Cefasept +1 ml Cefalymphat sowie 0,5–1 ml EB an das toxische Dreieck (3E 15) oder i.m.; 1–5 Anwendungen mit mind. 3 Tagen Abstand.

● Alternativ: 1 ml Infi-Eupatorium + 1 ml Infi-Myosotis + 0,5–1 ml EB, 1–5 Anwendungen mit mind. 3 Tagen Abstand.

Klassische Homöopathie

● **Belladonna:** Wichtigstes Mittel bei akuter Tonsillitis. Plötzlicher Beginn und heftige Symptomatik der Beschwerden, intensive, tiefrote Verfärbung und Schwellung des Rachens und der Tonsillen. Rechtsseitig beginnend und schlimmer auf der rechten Seite. Hals fühlt sich wie zusammengeschnürt an. Trockene Schleimhaut und starke Schluckbeschwerden, v.a. bei Flüssigkeiten. Hohes Fieber bei kalten Extremitäten.

● **Hepar sulfuris:** Eitrige Tonsillitis mit stechenden, splitterartigen Schmerzen, beim Schlucken bis in die Ohren ausstrahlend. Starke Eiterungsneigung. Besserung durch Wärme. Das Kind ist überempfindlich auf Berührung und auf jegliche Art von Kälte und auf Schmerzen. Bei drohendem Peritonsilliarabszess.

● **Lac caninum:** Tonsillitis mit weißem Belag, der wie glasiert, perlfarben oder ganz unregelmäßig aussehen kann. Belag dehnt sich oft auf Rachen, Uvula und Gaumen aus. Sehr schmerzhaftes Schlucken, bis zu den Ohren ausstrahlend. Der Hals fühlt sich roh an, ist empfindlich gegen Berührung. Schmerzen sind abwechselnd auf der linken oder rechten Seite, werden besser durch kalte Getränke.

● **Lachesis:** Tonsillitis und Pharyngitis linksseitig oder von links nach rechts wandernd. Tonsillen und Rachen sind purpurfarben bis bläulich verfärbt und stark geschwollen, Kloßgefühl im Hals mit ständigem Verlangen zu schlucken. Halsschmerzen strahlen bis ins Ohr aus und sind schlimmer bei Berührung, durch heiße Getränke, beim Schlucken von Flüssigkeiten und beim Leerschlucken. Besser hingegen beim Schlucken fester Nahrung und durch kalte Getränke.

● **Lycopodium:** Tonsillitis und Pharyngitis rechtsseitig oder beginnt rechts und wandert nach links. Starke Schluckbeschwerden bei trockenem Hals, aber kaum Durst. Besserung durch warme Getränke, schlimmer beim Schlucken kalter Speisen. Bei chronisch rezidivierender Halsentzündung und bei Tonsillenhyperplasie, v.a. rechts.

● **Mercurius solubilis:** Eitrige Tonsillitis mit bläulich-roter Schwellung und mit Ulzerationen bei ekelhaft stinkendem, faulig-süßlichem Mundgeruch. Harte und schmerzhafte Schwellung der Halslymphknoten. Die Zunge ist schlaff und schmutziggelb belegt, mit Zahneindrücken. Starker Speichelfluss und nächtliches Schwitzen. Bei fortgeschrittener Entzündung mit drohender Abszessbildung.

Weitere Mittel: z. B. Apis, Nux vomica, Phytolacca. Bei rezidivierender Tonsillitis: Barium carbonicum, Silicea, Nosoden (Carc, Psor, Syph, Tub).

Komplexmittel-Homöopathie

Infilymphect (3–5 × 1–2 Tr.), bei starker Entzündung Meditonsin (5 × tägl. 10 Tr. auf heißes Wasser) und Metavirulent (5 × 10 Tr. auf heißes Wasser).

Mikrobiologische Therapie

Symbioflor1® 10 Tr. auf Wasser zum Gurgeln, mindestens 3 × tägl.

Physikalische Therapie

Als Halswickel: Zitronen-, Retterspitz-, oder Salzwickel (☞ Kap. 2.11.1) mehrmals tägl. anwenden.

Phytotherapie

Externa:
- **Teemischung zum Spülen und Gurgeln** aus Salbeiblättern und Thymiankraut:
  Rezeptur: Salviae fol. (50.0), Thymi hb. (50.0); M.f.spec. D.S.: 2 TL/150 ml kalt ansetzen, aufkochen, dann 10 Min. ziehen lassen (nur spülen, nicht hinunterschlucken)
- **Gagarisma** (Salbei, Ratanhia, Wundsanikel, Myrrhe, Teeebaumöl)
  Rezeptur: Salviae Tct. (20.0), Ratanhiae Tct. (10.0), Saniculae Tct. (10.0), u.U. Beschaffungsprobleme!, Myrrhae Tct. (10.0), Melaleucae alternifoliae aether Ol. Gtt. Nr V; D.S.: 10–20 gtt. in den Tee geben, und alle 1–2 h spülen/gurgeln lassen
- **Halswickel:** Rezeptur Topfen/Quark (am besten Magerstufe) und Lavandulae ol. aether. 10.0; D.S.: 5–10 Tr. des ätherischen Öls in den Quark einrühren und als „Schlafkragen" über Nacht einwirken lassen

Innere Anwendungen: Angocin Antiinfekt Drg. L (Meerrettich, Kapuzinerkresse); D.S.: 3 × 1–2 Drg. p.c.

TCM

Relevante Punkte
- **Körperakupunktur:** Di 4, Ma 44, Dü 17, 3 E 17, Di 11. Besonders gute Wirkung entfalten folgende Punkte bei Beachtung der entsprechenden Hinweise:

- Ren 22: Bei akuter Entzündung und Schmerz. Nadelung nach Pothmann, Nadelspitze leicht bis an das Periost des Sternum-Oberrands einleiten und den Punkt reizen durch Heben und Senken der Nadel und Stichelung des Periosts (4–5 x). Geignet ist auch eine feste Massage des Maximalpunkts am Sternum-Oberrand.
- Lu 11: Bei starker Halsentzündung. Mit einer Dreikantnadel, besser mit einer kleinen Blutzuckerlanzette stechen, so dass ein Tropfen Blut abfließen kann.
- **Ohrakupunktur:** Blutiges Nadeln der deutlich auf der Ohrrückseite sichtbaren Ohrvene
- **„Moxen ohne Hitze":** Auf den Akupunkturpunkt Di 4 streicht man eine Paste aus klein gehackten Knoblauchzehen und belässt diese für 1–2 Std. auf dieser Stelle bis die Haut anfängt irritiert zu reagieren, d. h. eine leichte Rötung auftritt. Wenn diese Paste zu lange aufgetragen bleibt, können Blasen entstehen.

Tipps für die Eltern

- Gurgeln mit Salzlösung, mit Lactisol oder Zitronenwasser, oder Symbioflor 1 (auch prophylaktisch für die anderen Familienmitglieder). Evtl. auch Eigenurin verwenden (☞ Kap. 2.4.2).
- Viel Flüssigkeit trinken zur Nierenspülung und zur Ausleitung der Giftstoffe.
- Spenglersan G, 5 Tr. tägl. in die Bauchhaut einklopfen.
- Cellagon aurum, um eine ausreichende Versorgung mit Vitaminen und Mineralstoffen zu gewährleisten.
- Während der Erkrankung absoluter Verzicht von Kuhmilch und Kuhmilchprodukten!

3.6.4 Vergrößerung der Rachenmandel und der Gaumenmandeln, chronische Tonsillitiden

Chronisch bakterielle Entzündung mit Hypertrophie oder Atrophie (weitaus häufiger) der Gaumenmandeln mit dünnflüssigem, eitrigem, meist fötidem Exprimat.

Ursachen und Symptome

Diese Krankheitsbilder gehen einher mit einer erhöhten Aktivität des lymphatischen Gewebes. Die

Tonsillen sind physiologisch vergrößert. Bis zur Pubertät bildet sich diese Vergrößerung oft zurück. Meist sind Kinder mit lymphatischer Konstitution betroffen. Leider ist dies auch häufig die Grundlage für chronische Entzündungen.

Ursachen: Durch die Vergrößerung der Gaumenmandeln kann es zu chronischen Entzündungen kommen, die Narben und Krypten hinterlassen. Narben bedeuten ein nicht mehr funktionsfähiges Abwehrgewebe, was wiederum zu einer erhöhten Erkältungsneigung und stark reduziertem Allgemeinbefinden führen kann. In den Krypten der Mandeln sammeln sich Stoffwechselendprodukte und Bakterien. Die Mandeln können so zu einem gefährlichen Streuherd für den ganzen Körper werden.

Symptome: Eltern berichten in der Praxis oft nur, dass die Kinder nachts lauter atmen oder schnarchen. Bei fortschreitendem Krankheitsbild entwickelt sich durch die Verlegung des Nasen-Rachenraumes eine nasale Sprache. Die Kinder atmen fast ausschließlich durch den meist leicht geöffneten Mund.

Diagnostik und schulmedizinische Therapie

Diagnostik: Chronische Mandelentzündungen gehen mit einer druckschmerzhaften Schwellung der lokalen Halslymphknoten einher. Eine Verhärtung der Halslymphknoten kann auch nach einer infektiösen Mononukleose bestehen bleiben.

Schulmedizinische Therapie: Bei Tonsillenhyperplasie und chron. Tonsillitis: Tonsillektomie. Bei Vergrößerung der Rachenmandel Adenotomie.

Cave Eine septische Angina, eine postinfektiöse Sepsis und ein Peritonsillarabszess stellen eine absolute Operationsindikation dar. ■

Naturheilkundliche Behandlung

Es ist grundsätzlich wichtig, das gesamte Lymphsystem zu stärken und in Fluss zu bringen, um damit die lokale Stoffwechsellage und Ausleitungsfähigkeit zu verbessern (Kap. 3.3.4). Bleibt die Symptomatik trotz intensiver Therapie, über mehrere Monate bestehen, ist eine chirurgische Entfernung der Rachenmandel (Polypektomie) bzw. Tonsillektomie unumgänglich, um die Entwicklung des Kindes nicht zu gefährden. Denn durch die die mangelhafte Belüftung der Nasennebenhöhlen wird auch die Tätigkeit der Hypophyse (Hormonproduktion) in ihrer Tätigkeit beeinträchtigt.

Zusätzlich zur Behandlung der akuten Beschwerden sind ausleitende und abwehrsteigernde Therapiemaßnahmen einzusetzen. Zudem sind in Betracht zu ziehen: Darm sanieren (☞ Kap. 2.9), Blockaden lösen (☞ Kap. 3.3.4).

Therapieempfehlungen von Christine Steinbrecht-Baade und Jutta Wensauer

Äußere Anwendungen

Akutbehandlung: Kinder ab dem 7. Lj.: Injektion mit 0,5 ml Cefalymphat mit 0,5 ml 1 % Procain an das toxische Dreieck, wenn möglich mit $1/2$ ml Eigenblut.

Innere Anwendungen

- Zur Unterstützung des Lymphsystems: Lymphozil pro® 3 – 5 × tägl. 1 Tabl. je nach Alter
- Darm sanieren ☞ Kap. 2.9
- Organotrop-funktionelle Unterstützung: Tonsilla compositum Ampullen, 1 – 2 × wöchentl. als Trinkampulle verabreichen; Metavirulent Tropfen® 3 × 10 Tr. mit Metabiarex® 3 × 10 Tr. im tägl. Wechsel
  Zusätzlich Derivatio (3 × 1 Tabl.) als Drainage zur Nosodentherapie

Anthroposophie

- **Berberis/Quarz, Globuli velati:** Sauerdorn und Bergkristall. Durch die Anregung der Ich-Organisation und Formgestaltung des wuchernden ätherischen Geschehens im Bereich der Schleimhäute werden Hypertrophien des lymphatischen Gewebes besonders im HNO-Gebiet günstig beeinflusst. Bei der betroffenen lymphatischen Konstitution ist allerdings Geduld angesagt. Je nach Alter des Kindes 1 – 3 × tägl. 5 Glob. über längere Zeit.
- **Barium comp., Trituration:** Speziell bei Kindern mit torpider lymphatischer Konstitution mit Drüsenwucherungen (Pankreas, Speicheldrüsen) und adenoider Vegetation und rezidivierenden Entzündungen. Speziell bei Tonsillarhypertrophie: **Barium citricum D4**, gemäß dem Bariumbild der Homöopathie. Rudolf Steiner verweist darüber hinaus auf den Zusammenhang mit der Verdauung. Je nach Alter des Kindes 1 – 3 × tägl. 1 MSP.

Biochemie

Lokale und allgemeine Hypertrophie

- **Nr. 1 Calcium fluoratum D 12/6:** Faserhypertrophie und -hyperplasie; Drüsenschwellung und -verhärtung; Rachitis. Je nach Alter des Kindes 3 × tägl. 1–2 Tabl.

- **Nr. 4 Kalium chloratum D 6:** Lymphatische Hypertrophie mit Stockungen und Stauungen; teigige Lymphdrüsenschwellungen. Je nach Alter des Kindes 3 × tägl. 1–2 Tabl.

Konstitutioneller Hintergrund

- **Nr. 2 Calcium phosphoricum D 6:** Adenoide Vegetation bei **Lymphatismus mit nervaler Überreizung;** Trichterbrust, Kahnbauch, Anämie. Je nach Alter des Kindes mehrmals tägl. 1–2 Tabl.
- **Nr. 11 Silicea D 12/6:** Adenoide Vegetation mit skrofulösen Nutritionsstörungen der Gewebe. Je nach Alter des Kindes mehrmals tägl. 1–2 Tabl.
- **Nr. 22 Calcium carbonicum:** Adenoide Vegetation bei Lymphatismus mit Nerven- und Stoffwechselunterfunktion; pastöse Bauchdrüsen; exsudative Reaktionen. Je nach Alter des Kindes mehrmals tägl. 1–2 Tabl.

Klassische Homöopathie

Die Behandlung von Polypen wird nur unter Beachtung der Konstitution erfolgreich sein können. Hierzu ist eine ausführliche homöopathische Anamnese nach den Regeln der klassischen Homöopathie notwendig.
Versuchsweise:

- **Calcium carbonicum:** Polypen und Tonsillenhyperplasie. Bei gleichzeitigem chronischem Schnupfen mit ständig verstopfter Nase (Rotznasen-Kinder). Allgemeine Neigung zu Drüsenschwellungen und zu rezidivierenden Infekten der Atemwege.
- **Phosphorus:** Leicht blutende Nasenpolypen. Chronischer Katarrh immer mit kleinen Blutungen.
- **Teucrium marum verum:** Hauptmittel bei Nasenpolypen, Polypen an den Choanen. Ständige Neigung sich die Nase zu schnäuzen, aber meist ohne Absonderung. Das Ablösen von harten, krustigen grünen Massen verursacht Schmerzen und Wundheit. Kribbeln und Jucken in der Nase, v.a. rechts, löst Niesen aus. Das Kind zupft ständig an der Nase. Oft in Verbindung mit Würmerbefall.
- **Thuja:** Allgemeine starke Tendenz zu Wucherungen an Schleimhaut und Haut. Leicht blutende Polypen (wie Phosphor). Wucherung vor allem an den Rachenmandeln. Das Kind hat auch Kondylome, Warzen und Nageldeformationen.

Weitere Mittel ☞ Kap. 3.3.2 chronische Infektanfälligkeit

Komplexmittel-Homöopathie

Sinusitis Hevert, 3 × tägl. 1–2 Tabl. , alternativ Lymphomyosot 3 × tägl. 1–2 Tabl.

Manuelle Therapie

Eine Operation ist möglicherweise angezeigt, um die Ausreifung des lymphatischen Systems und die allgemeine Entwicklung nicht zu gefährden. Um ein Nachwachsen der Polypen zu verhindern, sind an den Nasennebenhöhlen sowie an den reflektorischen Zonen von HWS Querfortsätzen und der Nackenmuskulatur Strain/Counterstraintechniken anzuwenden.

Mikrobiologische Therapie

Symbioflor 1® mit Wasser verdünnt aufschnupfen oder mittels Pipette oder Zerstäuber in beide Nasenlöcher 3–5 × tägl. einbringen.

Phytotherapie

Eine Operation kann notwendig sein!
- **Nasendusche** mit Emser Sole: Sankombi 1 Op. entweder 2–5 Tr. in die Nasendusche, oder jeweils 3 Tr. in jedes Nasenloch aufziehen
- **Dauerbehandlung bzw. postoperativ:** Sinuselect (50.0), Thujactiv (50.0); M.D.S.: 3 × tägl. nach Kinderformel (Ausgangsdosis 30 Tr.)

TCM

- **Relevante Punkte:** Bei Polypen der Nase: Di 20, Di 20, SJ 17, Dü 18. Auch als Homöopunktur möglich: Dabei wird eine Akupunkturnadel in das passende homöopathische Mittel getaucht und dann mit dieser Nadel akupunktiert.
- **Technik und Behandlungsdauer:** ☞ Kap. 2.12
Hinweis aus der Praxis: An eine mögliche Allergie auf Weizen und Weizenprodukte denken. Diese für etwa 3 Monate meiden und durch andere Produkte wie Roggen, Dinkel, u.a. ersetzen.

> **Tipps für die Eltern**
> - Meiden von Kuhmilch.
> - Auf viel Bewegung an der frischen Luft achten.
> - Evtl. Eigenurin (☞ Kap. 2.4.2) lokal und oral anwenden.

3.6.5 Sinusitis

I.d.R. virale Entzündung der Schleimhaut der Nasenhaupt und -nebenhöhlen. Bei einer Infektion der Nebenhöhlen sind bis zum 7. Lj. die Siebbeinzellen (Sinus ethmoidalis) und die Kieferhöhlen (Sinus maxillaris) betroffen. Eine Entzündung der Stirnhöhlen (Sinus frontalis) ist ab dem 8. Lj. möglich, weil diese erst dann voll ausgebildet sind.

Ursachen und Symptome

Ursachen: Die Sinusitiden sind meist viral bedingt, eine bakterielle Superinfektion ist möglich. Chronisch kalte Füße begünstigen das Geschehen. Auch infizierte Zähne können als Herd für eine Sinusitis verantwortlich sein.

Symptome: Hauptsymptom ist der Schmerz. Zum einen der Kopfschmerz, der sich v.a. beim Bücken verschlechtert, zum anderen der lokale Druckschmerz beim sanften Abklopfen der Nebenhöhlen Weitere Symptome sind lokale Schwellung und Rötung und leicht erhöhte Temperatur bis intensives Fieber. Sinusitiden können mit völlig freier Nase oder mit eitrig gelbem Schnupfen verlaufen.

Diagnostik und schulmedizinische Therapie

Diagnostik: Die Racheninspektion ergibt eine sog. Schleimstraße an der hinteren Rachenwand. Die Kinder husten oft, v. a. nachts. Bei einseitig auftretender Sinusitis muss ein Zahnherd ausgeschlossen werden.

Schulmedizinische Therapie:
- Abschwellende Nasentropfen (☞ Kap. 3.6.6 akut seröse Otitis media), feuchte (Inhalationen) oder trockene Wärme (Rotlicht)
- Antibiotikatherapie (z. B. Amoxicillin) für mind. 10 Tage bei bakterieller Sinusitis
- Bei stärkeren Kopfschmerzen Analgetika (z. B. Ibuprofen)

Naturheilkundliche Behandlung

Eine Sinusitis entwickelt sich meist auf dem Boden eines nicht ausgeheilten oder mit Antibiotika unterdrückten Schnupfens. Es ist davon auszugehen, dass die Darmflora gestört, und damit wiederum das Lymphsystem überlastet ist. Ziel der Therapie ist das Lösen des zähen Schleims und dessen Abtransport, die Sanierung des Darmes (☞ Kap. 2.9) und die Steigerung der Immunabwehr. Zu behandeln sind zudem evtl. bestehende Therapieblockaden (Kap. 3.3.4).

Beachte: Die Nasennebenhöhlen sind erst etwa mit der Pubertät voll ausgebildet. Körperliche Schonung, bei Fieber Bettruhe!

Therapieempfehlungen von Christine Steinbrecht-Baade und Jutta Wensauer

Äußere Anwendungen
- Unisol Lampe 3 Min. auf den Bereich der Nebenhöhle, 5 – 10 Behandlungen. Lichtundurchlässige Brille tragen.
- Lymphdrainage: Mit den kleinen Schröpfgläsern die Halslymphe behandeln, 1 – 2 × wöchentl., bis die Beschwerden abgeklungen sind, danach mit Lymphdiaralsalbe eincremen
- Cranio-sakrale Therapie (☞ Kap. 2.8)
- Injektion mit 0,5 ml Lymphomyosot + 0,5 ml 1 % Procain an das toxische Dreieck (3E 15) 1 – 2 × wöchentl., bis die Beschwerden abgeklungen sind
- Nase rödern mit Nasenreflexöl 2 – 3 × wöchentl.
- Eupatorium Nasenspray mehrmals tägl., um die Nase frei zu bekommen
- Als einmalige Anwendung 1 × 1 cm großes Cantharidenpflaster auf das Mastoid (☞ Kap. 2.1.1)

Innere Anwendungen
- Luffanest® 3 – 4 × 1 Tabl. im Munde zergehen lassen, Metavirulent® Tr. stündl. 5 – 10 Tr. in heißer Flüssigkeit
- Lindenblütentee mit 1 EL Holunderblütensirup und 1 Spritzer Zitronensaft, 2 – 3 Tassen tägl., löst zähflüssigen Schleim und erwärmt
- Darm sanieren ☞Kap. 2.9
- Inhalation mit Inhalationstee (☞ unten)

Anthroposophie
- **Myristica sebifera comp., Globuli velati:** Talgmuskatnussbaum, Silbernitrat und Kaliumdichromat in Kombination, ist besonders für eitrige Formen und Austrocknungstendenzen der Nasenschleimhaut konzipiert. Die Silberkomponente drängt ein zu starkes Eingreifen astraler Impulse auf die ätherische Organisation zurück und wirkt damit einer Geschwürsbildung entgegen. In dieselbe Richtung zielt auch die Chromverbindung, die in der Homöopathie ebenfalls bei Sinusitis mit verstopfter Nase eingesetzt wird – ebenso wie Myristica. Je nach Alter des Kindes 1 – 3 × tägl. 5 Glob.

● **Berberis/Prunus, Unguentum:** Äußerlich über den Nebenhöhlen eingerieben vermögen Sauerdorn und Schlehe die Lebensorganisation in diesem Gebiet zu formen und dem destruierenden Einfluss des Astralkörpers entgegenzutreten. 1–2 × tägl. Einreibungen.

Bachblüten

Bei Unsicherheit, Ängstlichkeit, ungeweinten Tränen: Larch, Mimulus.

Biochemie

Akute Sinusitis

● **Nr. 3 Ferrum phosphoricum D 12:** Akute Schleimhautkatarrhe, erstes Entzündungsstadium. Wässriges Sekret bei trockener Vorphase. Zu Beginn alle 2 Std. 1 Tabl., später 3–5 × tägl. 1–2 Tabl.

● **Nr. 10 Natrium sulfuricum D 6:** Schwellungskatarrhe im akuten und chronischen Stadium. Wässriges bis eitriges Sekret. Zu Beginn alle 2 Std. 1 Tabl., später 3–5 × tägl. 1–2 Tabl.

● **Nr. 4 Kalium chloratum D 6:** Zweites Entzündungsstadium; subakute bis chronische Katarrhe; fibrinöse Katarrhe mit weiß-gelblichem Sekret. Zu Beginn alle 2 Std. 1 Tabl., später 3–5 × tägl. 1–2 Tabl.

● **Nr. 5 Kalium phosphoricum D 6:** Schleimhautschädigungen mit übel riechendem Sekret; großes Krankheitsgefühl mit Temperatur über 39 °C. Zu Beginn alle 2 Std. 1 Tabl., später 3–5 × tägl. 1–2 Tabl.

Chronische Sinusitis

● **Nr. 6 Kalium sulfuricum D 6:** 3. Entzündungsstadium; chronisch-eitrige Katarrhe; Abschlussmittel nach akuten Entzündungen. Zu Beginn alle 2 Std. 1 Tabl., später 3–5 × tägl. 1–2 Tabl.

● **Nr. 11 Silicea D 6/12:** Alle Formen des chronischen Katarrhs mit mesenchymaler Insuffizienz. 3 × tägl. 1 Tabl. oder abends 2–3 Tabl.

● **Nr. 12 Calcium sulfuricum D 12/6:** Chronisch-eitrige Katarrhe mit freiem Abfluss. 3 × tägl. 1 Tabl.

Eigenblut

1 ml Schwörosin + 0,5–1 ml EB + 0,5 ml 1% Procain an den 3E 15 oder Bl 12 oder i.m., 1–5 Anwendungen mit mind. 3 Tage Abstand. Alternativ: 1 ml Cefasept + 1 ml Cefaluffa oder 1 ml Metavirulent sowie EB und Procain.

Klassische Homöopathie

● **Hepar sulfuris:** Schmerzhafte, eitrige Sinusitis und Retronasalkatarrh. Dick-gelbe stinkende Absonderungen, die nach altem Käse riechen. Wundheit der Nasenöffnungen. Schmerzen an der Nasenwurzel, erstrecken sich zu den Augen. Verstopfte Nase und Niesen, wenn das Kind in die kalte Luft hinausgeht.

● **Hydrastis canadensis:** Schleimig-eitrige Sinusitis nach einem Schnupfen. Retronasale Schleimstraße mit großen Mengen von dickgelbem, zähem Sekret. Das Kind erwacht plötzlich durch das retronasale Herabtropfen Faden ziehenden Schleims aus den Choanen. Meist mit Kopfschmerzen, v.a. über dem linken Auge. Neigung, sich ständig die Nase zu schnäuzen.

● **Kalium bichromicum:** Hauptmittel bei Sinusitis. Drückender pulsierender Schmerz und Völlegefühl an der Nasenwurzel. Stockschnupfen mit dickem, Faden ziehendem, grünlichgelbem Sekret. Trockenheit der Nase mit Verlangen zu schnäuzen, es kommt aber nichts. Zähe Pfropfen (wie Gummi) und Krusten, die sich schwer lösen und wunde Stellen hinterlassen. Ulzerationen der Nasenschleimhaut. Retronasale Schleimstraße. Verstopfte Nase, oft abwechselnd rechte oder linke Seite. Chronischer Schnupfen bei Säuglingen.

● **Mercurius solubilis:** Sinusitis der Stirnhöhle, eitrige, grünliche und stinkende Absonderungen. Schmerz an der Nasenwurzel mit Kopfschmerzen. Schwellung in der Nase und der Nasenknochen. Zunge ist dick belegt, mit Zahneindrücken. Schlechter Mundgeruch und viel Speichelfluss mit Metallgeschmack. Starkes nächtliches Schwitzen. Schlechter nachts und durch Bettwärme.

● **Silicea:** Sinusitis der Stirnhöhlen und Nasennebenhöhlen. Dick-eitrige Absonderungen, oft retronasal, oder trockener Katarrh mit eitrig verstopfter Nase. Krusten in der Nase, das Kind versucht sie durch Nasenbohren herauszubekommen. Schmerzen beim Schnäuzen. Nasenseptum wund schmerzend, strahlt ins Gehirn aus. Das Kind friert leicht, möchte den Kopf warm haben und verlangt nach einer Kopfbedeckung. Oft chronisch-rezidivierende eitrige Infektionen.

Weitere Mittel: Cinnabaris, Kalium sulfuricum, Natrium muriaticum.

Komplexmittel-Homöopathie

- Sinusitis Hevert: 2-stündl. 1 Tabl. bei akuter Sinusitis, 3 × tägl. 1 Tabl. bei chronischen Beschwerden
- Luffanest, 2-stündl. 1 Tabl. lutschen, bzw. Sinfrontal, stündl. 1 Tabl. lutschen

Manuelle Therapie

Angezeigt sind Strain-Counterstrain-Techniken im Bereich der Nebenhöhlen sowie der reflektorischen Zonen der HWS-Querfortsätze und der Nackenmuskulatur.

Mikrobiologische Therapie

Probiotik pur® oder Lacteol® 1 Beutel tägl. in Flüssigkeit einrühren (nicht in heiße Getränke, max. handwarm); zusätzlich Symbioflor 1® mit Wasser verdünnt aufschnupfen oder mittels Pipette oder Zerstäuber in beide Nasenlöcher 3–5 × tägl. einbringen.

Physikalische Therapie

Ansteigendes Fußbad mit Senfmehl (☞ Kap. 2.11.1), mehrmals tägl. durchführen.

Phytotherapie

Prophylaxe (☞ Kap. 3.6.3): Sekret aufziehen und dann ausspucken statt schnäuzen! Zusätzlich mit lokal wirksamer Nasensalbe für freie(re) Nasenatmung sorgen.
- **Externa:**
  - Nasulind Salbe (Pfefferminz, Thymian), D.S.: mehrmals tägl. anwenden
  - Euphorbium comp. Nasenspray 1 Op.; D.S.: mehrmals tägl. anwenden
- **Innere Anwendung:**
  - Spezificum: Gelomyrtol Kps. 1 Op.; D.S.: 3 × 1 (–2) ca. 30 Min. a.c. (Herstellerempfehlung, um häufig auftretende Magenreizungen zu vermeiden, ist Gabe p.c. zu bevorzugen)
  - Vor allem zur **Rezidivprophylaxe:** Sinupret (forte) Drg; D.S.: morgens 1 ad.c.; die empfohlene Akuttherapie mit mehrmals tägl. 2 Drg. ist wenig Erfolg versprechend!

TCM

Therapieprinzip: Nase befreien und Atemwege freimachen
- **Grundtherapie:** Di 4 (evtl. Moxa), Lu 7, Bl 10, 3E 17, Du 14, DI 20

- Bei folgenden **Formen** der **Sinusitis:**
  - Sinusitis frontalis: Di 4, Lu 7, Bl 2, Ex-HN 3, Bl 10, Gb 14
  - Sinusitis maxillaris: Di 4, Lu 7, Ma 2, Ex-HN 8, Dü 18, Di 20, Bl 10, Gb 20
  - Sinusitis ethmoidalis: Du 20, Di 20, Ex-HN 3, Bl 2
- Homöosiniatrie: Di 20, kleine Quaddel mit Chamomilla D 3 bei Ohr- und Kiefereiterungen der Kinder
- **Technik und Behandlungsdauer:** ☞ Kap. 2.12

Tipps für die Eltern

- Inhalationstee Rp. Strob. Lupuli, Fol. Rosmarini, Flos. Lavandulae, Hb. Absinthi, Hb. Thymi aa ad 100.00. M.f.spez D.S.: 1 EL auf 2 l heißes Wasser, zum Inhalieren
- Nasendusche (☞ Kap. 2.1.12) möglichst jeden Morgen durchführen lassen. Sie eignet sich sehr gut (für Kinder ab 3. J.) zur Rezidivprophylaxe auch im beschwerdefreien Intervall.

3.6.6 Otitis media

Seröse oder eitrige ein- oder beidseitige entzündliche Erkrankung des Mittelohres. Meist handelt es sich um eine Sekundärinfektion bei Nasenracheninfekt, aufsteigend über die Tuba eustachii, bzw. als Folge einer Belüftungsstörung.

Therapeutisch relevant sind 3 Formen der Otitis: Die meist harmlose, abakterielle, akut seröse Otitis media, die für die Kinder oft recht dramatisch verlaufende akut eitrige Otitis media und das oft über Wochen und Monate bestehende Seromukothympanon.

Ursachen und Symptome

Akute, seröse Otitis media

Ursachen: Meist entwickelt sich die entzündliche Reaktion der Ohrtrompeten- und Mittelohrschleimhaut mit nachfolgendem Paukenerguss im Rahmen einer akuten viralen Rhinitis. Bei Kleinkindern kann sich aus jeder Störung der Nasenatmung (z.B. akuter Schnupfen, vergrößerte Rachenmandeln, Nasennebenhöhlenentzündung), die mit einer Belüftungsstörung im Mittelohr einhergeht, eine seröse Otitis entwickeln.

Symptome: Meist wenig schmerzhaft. Bei Babys kann der einzige Hinweis auf eine seröse Otitis ein vermehrtes Greifen ans Ohr oder ein Reiben des betroffenen Ohres sein. Größere Kinder klagen über mäßige Schmerzen. Die Hörfähigkeit ist leicht eingeschränkt. Die Temperatur ist manchmal leicht erhöht.

Komplikationen: Eine mögliche Komplikation ist die Meningitis mit starken Kopfschmerzen, Licht- und Geräuschempfindlichkeit, Übelkeit und Erbrechen und positiven Meningitiszeichen. V.a. bei Säuglingen bis zum 6. Mon. treten die Komplikationen schneller auf. Es kann sich auch eine Mastoidits mit Rötung, Druckschmerzhaftigkeit und Vorwölbung des Warzenfortsatzes entwickeln. Eine oft unbemerkte Verminderung der Hörfähigkeit kann eine Verzögerung der kindlichen Sprachentwicklung nach sich ziehen.

Akut eitrige Otitis media

Ursachen: Diese entwickelt sich als Folge eines meist viralen Infektes der oberen Luftwege, in Form einer bakteriellen Superinfektion.

Symptome: Meist entwickeln sich die Symptome rasch, im Laufe der Nacht: Die Kinder gehen subjektiv gesund ins Bett und werden von Schmerzen geweckt. Die Entzündung beginnt meist einseitig, in vielen Fällen breitet sich die Otitis auch auf das andere Ohr aus. Die Ohrenschmerzen sind stark klopfend oder stechend, das Fieber ist meist hoch. Oft leiden die Kinder unter Kopfschmerzen, manchmal sogar unter Bauchschmerzen, Erbrechen und Durchfall. Als Allgemeinsymptom treten verhärtete Halslymphknoten auf.

Komplikationen: ☞ oben

Seromukotympanon

Ursachen: Flüssigkeitsansammlung im Mittelohr, aufgrund rezidivierender, nicht ausgeheilter Otitiden.

Symptome: Im Vordergrund steht die verminderte Hörfähigkeit. Sonst haben die Kinder keine Beschwerden.

Komplikationen: Entwicklungsverzögerung, evtl. verzögerte Sprachentwicklung durch das schlechte Hören. Die Schulleistungen können deutlich eingeschränkt sein.

Diagnostik und schulmedizinische Therapie

Akute seröse Otitis media

Diagnostik: Druckschmerzhaftigkeit des Tragus. Eine Otoskopie muss von beiden Ohren gemacht werden: Auf der erkrankten Seite ist eine Rötung oder Einziehung des Trommelfells bzw. bei serösem Erguss eine Vorwölbung feststellbar. Gerötete Gefäße am Rand des Trommelfells oder das Trommelfell durchziehend können bei allen Formen der Otitis auftreten. Bei jeder Otitis media, die nach 1–3 Tagen nicht deutlich gebessert oder nach einer Woche noch nicht abgeheilt ist, muss man den kleinen Patienten zum Kinderarzt schicken.

Schulmedizinische Therapie:
- Tubendurchblasung, z. B. durch Valsalva-Pressmanöver, Luftballonaufblasen, Politzern
- Analgetika (z. B. Ibuprofen) bzw. Antipyretika (z. B. Paracetamol) bei Bedarf für 1–2 Tage
- Abschwellende Nasensprays zur Verbesserung der Tubenbelüftung nur bei gleichzeitiger Rhinitis sinnvoll, da Wirkung fraglich: Studien ergaben weder bei Gesunden noch Kranken eine Belüftungsverbesserung des Mittelohres! NW: Epithelschäden und reaktive Hyperämie mit Rhinitis bei Daueranwendung > 10 Tage, unbedingt Kindersprays mit niedrigerer Dosierung verwenden wegen Gefahr von ZNS- und kardialen NW!

Kontrolle nach 6 Wochen bzw. 3 Monaten. Hat sich der Befund bis dahin nicht normalisiert, ist die Otitis chronifiziert und es müssen weitere Maßnahmen in Erwägung gezogen werden: Trommelfellschnitt (Parazentese), Paukenröhrchen zur Entlastung bzw. Adenotomie.

Akut eitrige Otitis media

Diagnostik: Bei der Inspektion mit dem Otoskop sieht man ein gerötetes vorgewölbtes Trommelfell mit Gefäßinjektionen und durchschimmerndem gelblichem Inhalt. Eine tägl. Inspektion des Ohres ist zur Beurteilung des Krankheitsverlaufs notwendig. Bei spontanem Durchbruch des Trommelfells, fließt rahmiges Sekret ab und der Schmerz lässt sofort nach. Das Trommelfell heilt mit einer harmlosen Vernarbung ab.

Bei Säuglingen äußert sich eine Ohrenentzündung häufig nur durch Bauchschmerzen, Durchfall und allgemeine Unruhe. Bei perforierendem Trommelfell sistieren die Schmerzen spontan, zudem Absonderung aus dem Ohr (rahmig aussehender Eiter).

▶ Jedes Kind mit einer Otitis media, die nach 1–3 Tagen nicht deutlich besser ist, oder die nach einer Woche immer noch nicht abgeheilt ist, sollte zum Kinderarzt geschickt werden. ■

Schulmedizinische Therapie:
- Symptomatisch mit Analgetika (z. B. Ibuprofen) und Antipyretika (z. B. Paracetamol), gut helfen auch analgetische Ohrentropfen
- Antibiotika (Amoxicillin, Cephalosporine, evtl. Makrolide), dienen vor allem zur Vermeidung von Komplikationen. Gabe bei schwerem Krankheitsbild, Fieber > 38,5 °C, heftigen Schmerzen, fehlender Besserung nach ca. 3 Tagen
- Parazentese (Trommelfellschnitt) bei starker Trommelfellvorwölbung und starken Schmerzen, nach 3–4 Tagen, wenn unter Antibiotika keine Besserung oder Spontanperforation eintritt.

Naturheilkundliche Behandlung

Eine **akut seröse Otitis** ist eine relativ harmlose Erkrankung, bei der hinter dem Trommelfell seröse, also nicht infektiöse Flüssigkeit ist. Das chronische, nichtentzündliche Seromukotympanon macht den Kindern durch die eingeschränkte Hörfähigkeit Schwierigkeiten.

Ziel der naturheilkundlichen Behandlung ist, für eine freie Nasenatmung und für die Resorption der Flüssigkeit zu sorgen. Das Seromukotympanon wird behandelt wie die seröse Otitis. Hier steht die Ausleitung der Flüssigkeit im Vordergrund, um die Hörfähigkeit wieder zu erlangen. Die Nasenatmung muss verbessert, die Lymphe in Fluss gebracht werden.

Basiskonzepte: Darm sanieren (☞ Kap. 2.9), Blockaden lösen (☞ Kap. 3.3.4), Lymphsystem in Fluss bringen (☞ Kap. 3.3.3). Ohrenschmerzen können auch Zeichen des nicht mehr Hörens-Wollens sein. Zusätzlich an die Behandlung der Eltern denken und erfragen, welche Begebenheiten die Kinder evtl. nicht mehr hören wollen (z. B. Familienstreit, Probleme der Eltern).

Therapieempfehlungen bei akut seröser Otitis von Christine Steinbrecht-Baade und Jutta Wensauer

Äußere Anwendungen
- Rödern: Q-Tip mit 1–2 Tr. Nasenreflexöl mild benetzen und damit beidseitig den inneren, vorderen Nasenbereich sanft massieren. Damit das Öl einwirken kann, nicht sofort schnäuzen. Erst bei Kindern ab dem 3. Lj. anwenden; 1–2 × wöchentl.

- Ohrkerzen 1 × wöchentl., über mehrere Wochen hinweg
- Schröpfen: mit kleinen Schröpfgläsern vom Mastoid zum Schulterblatt ziehen. Schröpfkopf evtl. am sekundären Lymphpunkt bzw. toxischen Dreieck (3 E 15) für etwa 5 Min. belassen
- Heilsonne: max. 1 Min. aus großem Abstand oder 5–10 Min. mit Rotlicht bestrahlen
- Bei rezidivierenden Otitiden, Halswirbelsäule kontrollieren, da eine Blockade in dem Bereich auslösend sein kann.
- Luffeel Nasenspray, mehrmals täglich, um die Nase zu befreien

Innere Anwendungen
- Zur Schmerzlinderung und Entzündungshemmung: Aconit Ohrentropfen, 1–2 Tr. in jedes Nasenloch; Otimed ® stündl. 5–10 Tr. in heißem Wasser einnehmen
- Biochemie: Ferrum phosphoricum D 6, das Mittel der ersten Entzündungsphase zur generellen Abwehrstärkung. 5 Tabl. in heißem Wasser, 2 × tägl.
- Fertigarzneimittel: Zur Schmerzlinderung und Entzündungshemmung: Apis, Belladonna Globuli velati 3–5 × tägl. 5–10 Globuli. Zur Stärkung des Lymphsystems: Lymphomyosot 3 × 1–2 Tabl.
- Homöopathie: Pulsatilla C 30 (bei starkem Schnupfen), Chamomilla C 30 (Otitis während des Zahnens; Schreien und große Anhänglichkeit)

Therapieempfehlungen bei akut eitriger Otitis media von Christine Steinbrecht-Baade und Jutta Wensauer

Aufgrund der starken Schmerzen steht die Schmerzlinderung im Vordergrund. Sobald der Eiter durch das Trommelfell abfließt, lässt der Schmerz nach, das akute Geschehen geht in die Abheilungsphase über, die Rekonvaleszenz beginnt. Zusätzlich ist eine Lymphtherapie angezeigt, um den entzündlichen Prozess im Ohr auszuheilen. Bei Rezidivneigung Darmsanierung (mikrobiologische Therapie) durchführen, um das lymphatische System zu stärken.

Äußere Anwendungen
Eine **schmerzlindernde Standardtherapie** kombiniert folgende Maßnahmen:

- Bei akuten starken Schmerzen bevorzugt einzusetzen. Injektion mit Silicea comp. s.c. 0,3 – 0,5 ml Apis comp. mit einer kurzen 20er Microlance oder Insulinkanüle über dem Mastoid auf beiden Seiten, meist sind bereits nach der ersten Injektion die Schmerzen verschwunden.
- Cantharidenpflaster: Ein etwa 1 × 1 cm großes Cantharidenpflaster wird über dem Mastoid befestigt, für 8 – 12 Std. belassen, bei starken Schmerzen auch nach der Injektion, als einmalige Anwendung (☞ Kap. 2.1.1).
- Zur Lymphentlastung: Mit kleinen Schröpfgläsern vom Mastoid zum Schulterblatt ziehen. Schröpfkopf evtl. am sekundären Lymphpunkt bzw. toxischen Dreieck (3 E 15) für etwa 5 Min. belassen 1 – 2 × pro Woche. Diese Anwendung kann man über das Bestehen der akuten Beschwerden hinaus weiter machen, um die Lymphentgiftung aufrecht zu erhalten und so Rezidiven vorzubeugen.
- Zur Schmerzlinderung: Das Schröpfen des Bauchnabels wirkt unmittelbar schmerzlindernd, dabei wird reflektorisch über die Entstauung der Bauchlymphe die Lymphe im Halsbereich in Fluss gebracht(☞ Kap. 2.1.2).
- Bei rezidivierenden Otitiden immer die Halswirbelsäule kontrollieren, da eine Blockade in dem Bereich auslösend sein kann.
- In der TCM wird die Otitis meist als lokales Meridianproblem des Gallenblasen- und 3 E-Meridians bewertet, den Meridianen, die das Ohr energetisch versorgen 3 E 5, 3 E 17 und Gbl. 41. Grundsätzlich nur die schmerzhafte Seite nadeln.

Innere Anwendungen

- Sehr bewährtes Schmerzmittel im akuten Notfall, also meist nachts, das auch die Eltern, nach einer telefonischen Beratung, den Kindern verabreichen können: Aconit C 30, Chamomilla C 30, Coffea C 30 im 5 Min.-Abstand 1 – 2 Glob., als einmalige Gabe.
- Holunderblütensirup 1 TL bis 1 EL in einer Tasse Lindenblütentee mit etwas Zitrone, löst Schleim, verbessert dadurch die Nasenatmung und durchwärmt den gesamten Körper
- Bei akut eitrigem Geschehen: Apis /Belladonna cum mercurio Glob./Wala D.S. anfangs stündl. 5 Glob.
- Rescue Tr. (viertelstündlich 1 – 2 Tr.) helfen den Kleinen, sich wieder zu beruhigen.
- Zur Stärkung des Lymphsystems: v.a. bei lymphatischen Kindern Lymphabfluss: Lymphomyosot; 3 × tägl. 1 Tabl., je nach Alter des Kindes

- Je nach Modalitäten und Symptomen kommen folgende homöopathischen Mittel infrage:
  - Aconit C 30: Bei plötzlich beginnender Otitis, hohem Fieber, starken Schmerzen
  - Pulsatilla C 30: Bei starkem Schnupfen
  - Belladonna C 30: Bei feuchtheißer Haut, hohem Fieber, plötzlichem Beginn; Verwirrtheit, Unruhe
  - Tuberculinum Q 12: Bei rezidivierenden Otitiden; 2 – 3 Tr. in einem Glas Wasser, 2 × tägl., 1 – 2 Wochen lang

Anthroposophie

Nur die unkomplizierte, nichteitrige akute und chronische Form sei hier erwähnt. Bei der eitrigen Form sollte der Einsatz eines Antibiotikums rechtzeitig überdacht werden (Mastoiditis, Meningitis!).

- **Vivianit, Trituration:** Dieses natürlich vorkommende Mineral (Eisenphosphat) regt die Ich-Organisation im Blut an und wirkt daher bei initialen Entzündungsgeschehen abwehrsteigernd und entzündungsüberwindend. Wenn es jedoch bereits zu Eiterung gekommen ist, wirkt das Mittel nicht mehr. Also Vorsicht. Wichtig ist die häufige Mittelgabe: je nach Alter des Kindes $^{1}/_{4}$-1 stündl. 1 MSP.
- **Silicea comp., Suppositorien/Globuli velati:** Quarz, Silbernitrat, Tollkirsche. Mit Hilfe der ordnenden Quarz -Kraft werden durch die Ich-Organisation die übrigen Wesensglieder in Harmonie gebracht. Die Tollkirsche wirkt schmerzlindernd (Astralkörperwirkung!) und beherrscht die arterielle Kongestion. Die Silberverbindung normalisiert das Verhältnis vom Äther- zum Astralkörper. Daneben ist die Wirkung des Höllensteins auf die Schleimhäute hinreichend bekannt. Je nach Alter des Kindes bei akuten Formen 1 – 2 × tägl. 1 Zäpfchen oder 1 – 2 stündl. 5 – 10 Glob., bei chronischen 1 × tägl. 5 – 10 Glob.
- **Aconitum comp., Ohrentropfen:** Diese Heilmittelkomposition aus Quarz, Lavendelöl, Kampfer und Sturmhut reguliert den Wärmeorganismus im Ohrenbereich bei Einwirkung von Kälte. Der Sturmhut gilt auch in der Homöopathie als klassische Pflanze bei Folgen von Kälteeinwirkung. Nicht anwenden bei perforiertem Trommelfell! Je nach Alter des Kindes 3 – 5 × tägl. 1 Tr. in den äußeren Gehörgang geben.

Ausleitungsverfahren

Bei chronisch rezidivierender Otitis media sollte an eine durchgeführte Pertussis-Impfung gedacht werden. Diese kann als chronisch auslösender Faktor betrachtet werden und therapeutisch durch die entsprechende Ausleitung des Pertussistoxins mit Homöopathie oder dem SMAP (St. Moritzer Ausleitungsprogramm) therapiert werden. Dieses Programm besteht aus mehreren therapeutischen Komponenten.

- Therapie an Akupunkturpunkten mit Punktmassage oder Laserbehandlung
- Fester Reihenfolge der zu behandelnden Punkte
- Zuführen oder Einschwingen feinstofflicher Informationen am Akupunkturpunkt Ren 6 Qi Hai während der ganzen Behandlungszeit
- Schröpfkopfbehandlung am Akupunkturpunkt Ren 8 (☞ Kap. 2.1.2)

Bachblüten

Entsprechen der Gemütslage anwenden. Häufig angezeigte Blüten: Chestnut Bud (weigert sich zu gehorchen), Mimulus, Honeysuckle (möchte nichts Unangenehmes hören z. B. Streit der Eltern).

Biochemie

Nach Erkrankungsstadium

- **Nr. 3 Ferrum phosphoricum D 12:** Hauptmittel bei allen Erkältungskrankheiten und Infekten; trockene Vorphase und 1. Entzündungsstadium; akute Ohrenentzündung mit Rötung des Trommelfelles. Zu Beginn alle 2 Std. 1 Tabl., später 3–5 × tägl. 1–2 Tabl.
- **Nr. 4 Kalium chloratum D 6:** 2. Entzündungsstadium; fibrinöse Ablagerungen am Trommelfell. Schwellungen im Gehörgang und der Eustachio-Röhre. Zu Beginn alle 2 Std. 1 Tabl., später 3–5 × tägl. 1–2 Tabl.
- **Nr. 6 Kalium sulfuricum D 6:** 3. Entzündungsstadium; chronische Mittelohrentzündung mit und ohne eitrige Katarrhe; Cerumenbildung. Zu Beginn alle 2 Std. 1 Tabl., später 3–5 × tägl. 1–2 Tabl.

Spezifische Symptomatik

- **Nr. 5 Kalium phosphoricum D 6:** Schwere Entzündungen, zur Verhütung von nekrotisierenden Entzündungen mit stinkendem Ausfluss. Zu Beginn alle 2 Std. 1 Tabl., später 3–5 × tägl. 1–2 Tabl.
- **Nr. 10 Natrium sulfuricum D 6:** Akute und chronische Schwellungskatarrhe im Mittelohr.

Wässriges bis eitriges Sekret. Zu Beginn alle 2 Std. 1 Tabl. , später 3–5 × tägl. 1–2 Tabl.
- **Nr. 11 Silicea D 12/6:** Eitrige Erkrankungen des Mittelohres; chronische Form und Abschlussmittel. Je nach Alter des Kindes mehrmals tägl. 1–2 Tabl.
- **Nr. 12 Calcium sulfuricum D12/6:** Chronisch-eitrige Katarrhe mit freiem Abfluss. 3 × tägl. 1 Tabl.

Eigenbluttherapie

1 ml Schwörotox + 1 ml Schwörosin + 0,5–1 ml EB an den 3E 15 oder i.m., 1–5 Anwendungen, mind. 3 Tage Abstand. Alternativ: 1 ml Infi-Echinacea + 0,5–1 ml EB i.m.

Klassische Homöopathie

- **Aconitum:** Plötzlich einsetzende Otitis media, meistens nächtlicher Beginn mit intensiven Schmerzen und hohem Fieber. Häufig ausgelöst durch kalten Wind. Die äußeren Ohren sind heiß, rot und sehr schmerzhaft. Starke Geräuschempfindlichkeit, Unruhe und Ängstlichkeit. Das Kind schreit vor Schmerzen und hat großen Durst.
- **Belladonna:** Plötzlicher Beginn der Beschwerden mit heftigen, klopfenden, pulsierenden Schmerzen, die ins Gesicht und bis zum Hals ausstrahlen. Otitis media meistens rechtsseitig mit vorgewölbtem und hochrotem Trommelfell. Das gesamte Ohr ist stark gerötet, sehr schmerzhaft und empfindlich auf Berührung und Lärm. Meist in Verbindung mit Halsschmerzen und hohem Fieber bei Durstlosigkeit. Das Kind ist durch die extremen Schmerzen wie im Delirium, schreit plötzlich im Schlaf auf.
- **Chamomilla:** Hauptmittel bei Otitis media mit heftigsten, unerträglichen Schmerzen. Anfallsweise auftretende Schmerzen, die sich beim Bücken, bei Kälte, Geräusche und Berührung des Ohres verstärken. Das Kind ist äußerst schmerzempfindlich, reizbar, zornig, und wehrt sich schreiend gegen die Untersuchung. Warmes Einhüllen bessert, das Kind legt die Hand aufs Ohr. Oft in Verbindung mit Halsentzündung oder Zahnungsbeschwerden.
- **Ferrum phosphoricum:** Akute Otitis media im ersten Entzündungsstadium, wenn charakteristische Symptome fehlen. Meist langsamer Beginn und milder Verlauf. Oft rechtsseitige Otitis media bei gutem Allgemeinzustand.
- **Hepar sulfuris:** Eitrige Otitis media mit stinkender grünlicher Absonderung. Die Ohren

sind extrem empfindlich gegenüber Kälte und Zugluft. Schmerzen sind schlimmer beim Gähnen und Schnäuzen. Verlangen nach Wärme, Besserung der Beschwerden durch warmes Einhüllen. Sehr schmerzempfindlich, das Kind will nicht am Ohr berührt werden. Die Entzündung kann leicht in eine Mastoiditis übergehen.

- **Pulsatilla:** Akute und chronische Otitis media mit pulsierenden Schmerzen, v.a. nachts und bei Hitze. Schmerzen erstrecken sich bis zum Auge, besser an frischer Luft und bei langsamem Gehen. Reichlich dick-gelblicher und oft übel riechender Ausfluss aus dem Ohr. Verstopfungsgefühl im Ohr. Weinerliche Stimmung, das Kind ist wehleidig und möchte getröstet werden. Nachfolgend oft vermindertes Hörvermögen.

Weitere Mittel: Apis, Calcium carbonicum, Dulcamara, Lachesis, Lycopodium, Silicea.

Komplexmittel-Homöopathie

- Akute eitrige Otitis: Otovowen und Mezereum Kplx. (stündl. je 10 Tr.) oder Cepa Nestmann stündl. je 10 Tr.
- Seromukotympanon: Thujactiv (100.0); D.S.: 3 × nach Kinderformel (Ausgangsdosis 20 Tr.)

Manuelle Therapie

Bei chronischer Otitis media soll zusätzlich zur Symbioselenkung und Lymphdrainage eine Strain-Counterstrain-Technik durchgeführt werden.

Mikrobiologische Therapie

Symbioflor 1® 5 Tr. mit Wasser verdünnt lange im Mund behalten, ggf. einen mit dieser Mischung benetzten Wattebausch in den äußeren Gehörgang einbringen.

Physikalische Therapie

- Zwiebelsäckchen auf das Ohr und/oder Zwiebelsocken an die Füße / ☞ Kap. 2.11.1)
- Bei akut fieberhafter Otitis vor allem im Säuglings-, und Kleinkindesalter ist ein ca. 30 °C warmes Klistier mit Kamillentee oder 1 Prise Salz zu empfehlen, der von den Eltern mit Gummiklistier selbst gemacht werden kann über die Entlastung des Darmes wird sofort der gesamte Allgemeinzustand verbessert.
- Inhalationen mit Salzwasser
- Senffußbäder ansteigend

Phytotherapie

Keine Behandlung ohne Inspektion des Tympanons! Die Behandlungsbedingungen sind in den unten differenzierten Fällen gleich, Antibiose auf Phyto-Basis (☞ unten) erscheint mir allerdings riskant ☞ Verschleppungs- und Ausdehnungsgefahr! In allen Fällen auch Cantharidenpflaster an den Processus mastoideus anbringen.

Cave Die lokalen Anwendungen sind bei perforiertem Trommelfell/Paukenröhrcheneinsatz kontraindiziert!

Akute seröse Otitis

- Für freie Nasenatmung sorgen! (☞ Kap. 3.6.3)
- **Sofort-Erstmaßnahme:** Zwiebelkompresse (☞ Kap. 2.11.1) aufs Ohr
- **Lokaltherapie** mit Lavendel- und Teebaumöl. Rezeptur: Lavandul aether ol. (10.0), Melaleucae alternifoliae aether. Ol. (10.0); von beiden Ölen 3–5 Tr. in 1 EL handwarmem Olivenöl lösen und vorsichtig per Pipette ins Ohr geben, anschließend kleinen Wattebausch mit demselben Gemisch tränken und Ohr damit verschließen. Über Nacht einwirken lassen. Diese Mischung ist dem oftmals empfohlenen Aconit Schmerzöl deutlich überlegen! Mit letzterem evtl. äußerliche Einreibung des Proc. Mastoideus und der Squama occipitalis, um ggf. auftretende Ausstrahlungsschmerzen zu lindern.
- **Akuttherapie** mit Otovowen dil. (100.0) D.S.: mehrmals tägl. bis zu 1/2-stündl. Tr. nach Kinderformel (Ausgangsdosis 30 Tr.)
- **Rezidivprophylaxe** mit Otimed; D.S.: Kinder bis 6 Jahre: 3 × 5 Tr. a.c.; Kleinkinder nach der Kinderformel (Ausgangsdosis 20 Tr.)

Akute eitrige Otitis media

- **Lokaltherapie** ☞ akut seröse Otitis
- **Antibiotische Extraktmischung** aus Spitzwegerich, Ringelblume, Blutwurz und Johanniskraut. Rezeptur: Plantaginis fluid. Extr. (25.0), Calendulae fluid. Extr. (25.0), Tormentillae fluid. Extr. (25.0), Hyperici fluid. Extr. (25.0); M.D.S.: 3 × Tr. nach Kinderformel (Ausgangsdosis 30 Tr.)
- **Seromukotympanon** – entspricht der chronischen Verlaufsform des Tubenkatarrhs: Lokaltherapie mit Lavandula/Melaleuca (☞ akut seröse Otitis)
- **Hausmittel zur Inhalation:** 1/2–1 Zehe Knoblauch klein geschnitten (nicht zerquetscht, da bessere Ausbeute), 1 TL Schwarzkümmelsamen, 2 EL Honig; zusammen auf ca. 2–3 l hei-

ßes Wasser ins „Indianerschwitzzelt", das anhand der Ingredienzien in eine Hunnenschwitzhütte umgewandelt wird.

TCM

In der TCM wird Otitis media oft als Folge von „Ansammlung von innerer Hitze in Leber und Gallenblase" aber auch als „Eintreten von pathologischem Wind" gesehen.

Akute seröse Otitis media

- **Körperakupunktur:** Bei älteren Kindern sollte 3 × tägl. therapiert werden. Dazu hat sich die Methode mit den Akupunkturpflästerchen sehr bewährt, die zuhause nur noch von den Eltern 3 × tägl. fest massierend gedrückt werden müssen. Ähnlich gut ist es, die Akupunkturpunkte mit einem Tintenstift aufzumalen und den Eltern dann zu zeigen, wie diese Punkte mit einem Stift oder Q-Tip massiert werden
  - Lokale Punkte: Das Ohr wird vom 3E-Meridian umschlungen. Sekundärgefäße aus 3E 17 und 3E 20 verlaufen durch das Ohr. 3E 5, Gbl 41, Gbl 2, SJ 17
  - Bei emotionalem Stress: Gb 20, Gb 40, Le 3
  - Zur Vertreibung von Wind (zusätzlich): Di 4, bei Kleinkindern genügt oft schon, nur die Distalpunkte zu punktieren. Dabei geraten die Kinder oft in Schweiß und schlafen danach direkt ein und erwachen gesund.
- **Lasertakupunktur:** Direkte Bestrahlung des Trommelfells für 30 Sek., häufig mit sofortigen analgetischen Effekt

Akute eitrige Otitis media

- **Lasertherapie** des Trommelfells, zusätzlich über dem Mastoid die dort sichtbaren Blutgefäße mit einer Blutzuckerlanzette anritzen. Das Austreten von Blut gilt hier als Zeichen, dass der Druck vom Ohr genommen wird und Hitze gelöst wird.
- **Seromukotympanon:** Grundbehandlung wie oben, zusätzliche Punkte, die den Schleim verflüssigen. Dafür gelten als syndromatisch wirkende (relevante) Punkte: Ma 40, Ren 12, Pe 6, Ren 14, Bl 20 sowie Toxine lösen: Du 10, Di 4, Bl 40

Tipps für die Eltern

Akute seröse Otitis media

- Mit Johanniskrautöl (Oleum hyperici) das gesamte Ohr sowie die Ohrmuschel sanft massieren. Zusätzlich zur antiphlogistischen, antibakteriellen sowie durchblutungsfördernden Wirkung empfinden Kinder diese Anwendung als äußerst wohltuend.
- Zur Schleimlösung und Förderung der Nasenatmung 1 TL bis 1 EL Holunderblütensirup in einer Tasse Lindenblütentee mit etwas Zitrone einnehmen.
- Keine Milch und Milchprodukte zu sich nehmen, da diese zusätzlich Schleim im Körper produzieren.
- Bereits zu Beginn der kalten Jahreszeit sowie an kalten Sommertagen auf eine ausreichende Kopfbedeckung, Halstuch und warme Füße achten.

Akute eitrige Otitis media

- Die Kinder sollen keine Milch und Milchprodukte zu sich nehmen, da diese zusätzlich Schleim im Körper produzieren.
- Nasenatmung fördern mit Duftlampe mit Pfefferminzöl, Lavendelöl.
- Spenglersan G hoch schnupfen lassen.
- Evtl. Eigenurin (☞ Kap. 2.4.2) zur Abwehrstärkung.

3.7 Erkrankungen der Atemwege

Die meisten im Kindesalter vor allem bis zur Einschulung auftretenden Beschwerden sind banale grippale Infekte, die keiner Behandlung in der Praxis bedürfen. Für die besorgten Eltern ist eine Beratung am Telefon oder in der Praxis allerdings oft eine große Hilfe, so dass sie zu Hause aktiv zur Gesundung ihrer Kinder beitragen können. So kann ein Gespräch über die wichtige Bedeutung des Fiebers, über gesunde Ernährung und über die Wichtigkeit von Ruhe und Zuwendung den Eltern die Sicherheit geben, mit ihren Kindern die Erkrankung ohne Zuhilfenahme von Antipyretika, Antibiotika oder Schmerzmitteln auszuheilen.

3.7.1 Laryngitis, Krupp-Syndrom

Auch als Pseudokrupp (stenosierende Laryngitis bzw. Laryngotracheitis) bezeichnet. Schwellung der oberen Atemwege mit anfallsartigem trockenem Husten und Atemnot. Hervorgerufen durch (Virus-) Infekte und unspezifische Faktoren (Umweltfaktoren).

➡ Eine rechtzeitige Differenzialdiagnose (Epiglottis) ist von vitaler Bedeutung (hohe Mortalität bei Epiglottitis)! ■

Ursachen und Symptome

Ursachen: Eine stenosierende Laryngitis wird meist durch Viren verursacht. Sie tritt hauptsächlich in den nebligen Herbst- und Frühlingsmonaten auf. Schadstoffe in der Luft und Allergien können das Geschehen begünstigen. Bei Kleinkindern ist der Kehlkopfbereich noch sehr eng, deswegen führt eine entzündliche Schwellung in diesem Bereich sofort zu erheblichen Beschwerden beim Atmen, und damit zu großer Angst für Kind und Eltern.Ab dem Schulalter kommen deswegen nahezu keine Pseudokruppanfälle mehr vor.

Symptome: Die Symptome treten überraschend und anfallsartig auf, meist nachts, nachdem die Kinder scheinbar gesund zu Bett gegangen sind. Eine leichte Heiserkeit ist oft als Vorbote zu beobachten. Die Anfälle in Stadium 3 und 4 sind hochakut und Indikationen für den Notarzt. Hat das Kind einen Pseudokrupp-Anfall durchgestanden, muss man damit rechnen, dass das Geschehen sich bis etwa zum 7. Lj. wiederholen kann.

- Stadium 1: In leichten Fällen nur Heiserkeit und bellender Husten
- Stadium 2: Inspiratorischer Stridor
- Stadium 3: Atemnot, Unruhe und Tachykardie, Notfall
- Stadium 4: Zyanose, Blässe und eingetrübtes Bewusstsein, es besteht eine akute Erstickungsgefahr ☞ Notfall
- Differenzialdiagnose: Andere Infektionen des Kehlkopfs, wie Epiglottitis und verschluckte Fremdkörper

Diagnostik und schulmedizinische Therapie

Diagnostik: Auskultation (inspiratorischer Stridor), Racheninspektion nur im subakuten Zustand oder unter Intubationsbereitschaft.

Schulmedizinische Therapie:
- **Stenosierende Laryngitis:**
  - Bei bellendem Husten (noch ohne Stridor und Atemnot): kühle Frischluft, viel Flüssigkeit und Schleimlöser als Prophylaxe. Einmalige Gabe von Steroiden als Zäpfchen oder oral
  - Bei Stridor und Atemnot: Sauerstoffgabe, Steroide i.v., Adrenalin inhalativ zur Schleimhautabschwellung. Je nach Ausmaß der Atemnot: Stationäre Aufnahme/Intensivüberwachung, falls nötig auch Sedierung und Intubation. Antibiotika bei V.a. bakterielle Superinfektion
- **Epiglottitis:**
  - Im Krankenhaus fast immer Intubation wegen der starken Atemnot und Gefahr des Luftwegverschlusses, notfallmedizinisch empfiehlt sich Adrenalin zur Inhalation
  - Antibiotika (Cefotaxim)
  - Antibiotikaprophylaxe (Rifampicin) für nicht gegen Haemophilus influenza B geimpfte Kontaktpersonen im Haushalt, v.a. wenn weitere kleine Kinder vorhanden sind.

Differenzialdiagnose: Epiglottitis – meist durch Hämophilus influenzae Typ B hervorgerufen; prädisponierende Faktoren (IgG_2-Mangel) spielen nur eine geringe Rolle; seit Einführung der HiB-Impfung sehr selten geworden.

Naturheilkundliche Behandlung

Durch erhöhte Luftverschmutzung und eine weit verbreitete allergische Disposition kommt es gehäuft zu Pseudokruppanfällen. Kinder mit akutem Pseudokruppanfall kommen nicht in unsere Praxis.

Cave Bei einer Epiglottitis kann die Racheninspektion mit Spatel etc. einen Erstickungsanfall und Atemstillstand auslösen! Daher Racheninspektion bei Verdacht nur unter Intubations- oder Luftröhrenschnittbereitschaft durchführen. ■

Bei Patienten mit vorangegangenem Pseudokruppanfall sind die Eltern über zu treffende Verhaltensmaßnahmen aufzuklären, um im akuten Fall handeln zu können. Das oberste Gebot heißt Ruhe bewahren: Je ruhiger die Eltern bleiben können, desto leichter entspannt sich das Kind. Allgemeinmaßnahmen: Mit dem Kind ins Badezimmer gehen, Dusche heiß aufdrehen, so dass das ganze Bad voll von heißem Dampf ist. Das Kind soll im Arm der Mutter sein, damit es sich entspannen kann. Über Nacht kann ein Luftbefeuchter oder Zimmerbrunnen hilfreich sein, ebenso feuchte Tücher, die im Zimmer platziert werden, um einer Schwellung der Schleimhäute vorzubeugen. Diese Maßnahmen sind nur für das Stadium 1 und 2 ausreichend. Stadium 3 und 4 erfordern einen Notarzt.

Therapieempfehlungen von Christine Steinbrecht-Baade und Jutta Wensauer

- Nach einem Pseudokrupp-Anfall, bei jedem Auftreten von Heiserkeit zur Prophylaxe: Roths RKT classic®, Kleinkinder bis zum 6. Lj. 3–4 × tägl. 10 Tr.; Kinder bis zum 12 Lj. 3–4 × tägl. 15 Tr.
- Halswickel mit Zitrone ☞ Kap. 2.2.11

Anthroposophie

- **Berberis/Pyrit comp., Globuli velati:** Honigbiene, Berberitze, Pyrit. Diese Heilmittelkomposition ist bei allen katarrhalischen Erscheinungen im Bereich der oberen Luftwege angezeigt. Speziell bei Kindern mit lymphatischer Diathese geeignet.
  Je nach Alter des Kindes 1–2–3-stündl. 3–5–10 Glob.
- **Anis-Pyrit, Tabletten:** Aus anthroposophischer Sicht wird der Anis von feinen Eisenprozessen durchzogen und ergänzt in idealer Weise das Eisenmineral Pyrit. Eisen hat eine tief greifende Wirkung auf alle Atmungsprozesse im Menschen.
  2-stündl. 1 Tabl. im Mund zergehen lassen.

Bachblüten

Entsprechend der Gemütslage anwenden: Häufig angezeigte Blüten Holly (als Folge unterdrückten Ärgers), Wild Rose, Olive (bei allgemeiner Schwäche, Apathie).

Biochemie

Nach Erkrankungsstadium

- **Nr. 3 Ferrum phosphoricum D 12:** Hauptmittel bei allen Erkältungskrankheiten und Infekten; trockene Vorphase und **1. Entzündungsstadium** mit Räuspern und Brennen im Hals. Zu Beginn alle 2 Std. 1 Tabl., später 3–5 × tägl. 1–2 Tabl.
- **Nr. 4 Kalium chloratum D 6: 2. Entzündungsstadium;** fibrinöse Ablagerungen und Pseudomembranbildung; Stimmverlust und bellender, schmerzhafter Husten. Zu Beginn alle 2 Std. 1 Tabl., später 3–5 × tägl. 1–2 Tabl.

- **Nr. 6 Kalium sulfuricum D 6: 3. Entzündungsstadium;** chronische Laryngitis. Zu Beginn alle 2 Std. 1 Tabl., später 3–5 × tägl. 1–2 Tabl.
- **Nr. 2 Calcium phosphoricum D 6:** Adenoide Vegetation bei Lymphatismus mit nervaler Überreizung; weißlich-seröser Auswurf mit Schwächegefühl. Je nach Alter des Kindes mehrmals tägl. 1–2 Tabl.

Spezifische Symptomatik

- **Nr. 5 Kalium phosphoricum D 6:** Schwere Entzündungen, zur Verhütung von nekrotisierenden Entzündungen mit stinkendem Ausfluss. Zu Beginn alle 2 Std. 1 Tabl., später 3–5 × tägl. 1–2 Tabl.
- **Nr. 8 Natrium chloratum D 6:** Trockene und wässrige Krankheitsphase; Kitzelhusten, Winterhusten. Je nach Alter des Kindes 3 × tägl. 1–2 Tabl.
- **Nr. 10 Natrium sulfuricum D 6:** Akute und chronische Schwellungskatarrhe. Wässriges bis eitriges Sekret. Zu Beginn alle 2 Std. 1 Tabl., später 3–5 × tägl. 1–2 Tabl.
- **Nr. 11 Silicea D 12/6:** Eitrige Erkrankungen; chronische Form und Abschlussmittel. Je nach Alter des Kindes mehrmals tägl. 1–2 Tabl.
- **Nr. 14 Kalium bromatum D 6:** Vom Kehlkopf absteigende Katarrhe mit erhöhter Sensibiliät der Schleimhaut; Halslymphschwellungen mit Neigung zu Ohrenerkrankungen. Je nach Alter des Kindes 3 × tägl. 1–2 Tabl.

Eigenbluttherapie

1 ml Antiflammin + 1 ml Broncho-Injectopas + 0,5–1 ml EB Bl 13 oder i.m., 3–10 Anwendungen mit mind. 3 Tage Abstand. Alternativ: 1 ml Infi-Eupatorium + 1 ml Infi-Drosera + 0,5–1 ml EB.

Klassische Homöopathie

Laryngitis

- **Phosphorus:** Kehlkopf ist sehr schmerzhaft, v.a. beim Sprechen, bei Berührung und Druck, beim Husten und Niesen. Brennende Schmerzen mit Wundheitsgefühl. Stechende Schmerzen nachts beim Husten. Heiserkeit bis zu völligem Stimmverlust.
- **Spongia tosta:** Akute Erkältungen setzen sich schnell im Kehlkopf fest. Große Trockenheit und Berührungsempfindlichkeit des Kehlkopfes. Schmerzen schlimmer beim Husten, Schlucken, beim Sprechen und beim Drehen des Kopfes. Plötzliche Heiserkeit ohne Schleim.

Pseudokrupp

- **Aconitum:** Hauptmittel für das Anfangsstadium von Pseudokrupp. Plötzliches Auftreten der Beschwerden oft aus dem ersten Schlaf heraus, meist vor Mitternacht. Oft nach Aufenthalt in trockenem kaltem Wind. Kehlkopf extrem empfindlich auf Berührung und kalte Luft. Harter, bellender Husten. Besonders die Ausatmung ist schwierig, laut und krächzend. Das Kind greift sich beim Husten an den Hals und ist panisch ängstlich. Schnupfen mit Krupp-Husten.
- **Arsenicum album:** Trockener krächzender Husten meist nach Mitternacht (0–2 Uhr). Brennende Schmerzen im Kehlkopf. Große Angst zu ersticken, die Mutter darf nicht von der Seite weichen. Mit großer Erschöpfung und Schwäche. Kalte Luft verschlechtert den Zustand, warme Getränke in kleinen Schlucken bessern. Folgemittel nach Aconitum, wenn das Kind nicht beruhigt und die Angst bleibt.
- **Bromum:** Krupp-Husten und Heiserkeit nach Überhitzung. Rohheit und viel Schleim im Kehlkopf und in den Luftwegen. Beim Atmen Kältegefühl oder Beengungsgefühl in Kehlkopf und Trachea. Quälender Husten, verstärkt sich beim tiefen Einatmen, Schlucken, Sprechen und beim Eintreten in ein warmes Zimmer. Kinder mit verhärteten Lymphdrüsen.
- **Hepar sulfuris:** Trockener, kruppartiger Husten durch Einwirkung von kalter, trockener Luft (wie Aconitum). Abends und nachts mit bellendem, erstickendem Husten, morgens beim Erwachen eher rasselnder, krächzender Husten. Das Kind muss sich aufsetzen und den Kopf nach hinten beugen. Schlechter durch Entblößen eines Körperteiles oder der Hände. Die Kinder weinen häufig vor und während des Hustens.
- **Phosphorus:** Erschütternder, heftiger Husten, sehr erschöpfend. Nächtliche Kruppanfälle lassen das Kind aus dem Schlaf aufschrecken, ängstlich klammert es sich an die Mutter. Das Kind muss sich aufsetzen und verlangt nach kalten Getränken. Kalte Luft hingegen verstärkt den Husten.
- **Spongia tosta:** Husten trocken, bellend und krächzend, klingt wie das „Bellen eines Seehundes" oder wie „eine Säge, die durch das Holz fährt" (Morrison). Husten schlimmer nachts und vor Mitternacht, Giemen und Pfeifen beim Einatmen. Warme Getränke und warmes Essen bessern den Husten. Oft nach trockenem kalten Wind. Das Kind hat große Angst und umklammert in Panik die Mutter. Tuberkulinische Diathese.

Weitere Mittel: Belladonna, Ipecacuanha, Kalium bichromicum, Lachesis, Sambucus.

Komplexmittel-Homöopathie

- Metabiarex, 3 × tägl. 10 Tr., zusätzlich Derivatio 3 × tägl. 1-2 Tabl., inges. 4 Wo.
- Danach Umckalobo, 3 × tägl. 15 Tr., zusätzlich Lymphomyosot 3 × tägl. 1-2 Tabl. alternativ Lymphaden bzw. Cefalymphat 3 × tägl. 10-15 Tr.

Manuelle Therapie

Die Symptomatik entwickelt sich durch eine belastungsbedingte Spannung im cervicothorakalen Bereich mit Wirbelblockaden und Muskelverspannungen. Zusätzlich zur Lösung dieser Blockaden ist die Diaphragmatechnik indiziert. Vorsichtig ausgeführte viszerale Techniken im Kehlkopf sind entspannungsfördernd.

Mikrobiologische Therapie

Symbioflor 1® 5–25 Tr. (je nach Alter) mit etwas Wasser verdünnt lange im Mund behalten, wenn möglich gurgeln.

Phytotherapie

- **Zum Gurgeln und Spülen:** Lactisol dil (50.0); D.S.: morgens und abends 10 Tr. in Zahnputzbecher verdünnen; nachher schlucken
- **Spezificum bei Laryngitis:** Arum triphyllum D 1 Tabl. (Aaronstab); D.S.: alle $1/2$–2 Std. 1 Tabl. lutschen bzw. Arum triphyllum oplx. Tabl. 1 Op.; D.S. ☞ oben

TCM

Akute Laryngitis

Therapieprinzip: Wind-Hitze oder Wind-Kälte sind in die Lunge eingedrungen. Zunächst Abwehr steigern und zusätzlich lokale Behandlung durch Laser.

- **Körperakupunktur:** Dü 11, Bl 10, Ren 23, Gb 44 (Wirkung auf Kehlkopf- und Rachenbereich), Ex B 2 (0,5 cun neben dem 7. Halswirbeldornfortsatz)
- **Laserbestrahlung:** direkte Laserbestrahlung des Larynx für 30–60 Sek.

Pseudokrupp

- **Körperakupunktur:** Ren 22, Di 17, Di 4, Lu 7, Ex-UE 10 Ex-B 1

- **Massage:** Im Anfall können die Eltern mit kneifend zupfendem Griff in die Drosselgrube am oberen Sternumrand (Punkt Ren 22) sowie zwischen den Schultern die Haut kurz zu reizen. Die 2. Zone befindet sich am Rücken zwischen den Schulterblättern. Auch hier wird die Haut auf gleiche Art gereizt.

Tipps für die Eltern

- Eine schnelle Erleichterung bringt heißer Wasserdampf (☞ oben): Das Kind beruhigen und zusätzlich Aconitum C 30 geben, 1 × 3 Glob. auf die Zunge.
- Bach-Blüten Notfalltropfen alle 5 Min. 2–3 Tr. auf die Zunge der Eltern und des Kindes.

3.7.2 Akute Bronchitis, Husten

Häufigste Erkrankung der Atemwege bei Kleinkindern, meist durch Virusinfektionen ausgelöst, tritt gehäuft im Herbst und Winter auf. Husten ist ein Schutzmechanismus, um sich von Fremdkörpern und Schleim aus den Luftwegen zu befreien.

Die akute Bronchitis ist eine der häufigsten Erkrankungen im Kindesalter. Sie tritt oft in Verbindung mit einem akuten Infekt der oberen Luftwege auf. Nach 10–14 Tagen sollte die akute Bronchitis abgeheilt sein.

Ursachen und Symptome

Ursachen: Akute Bronchitiden sind meist viral bedingt, bakterielle Superinfektionen sind möglich.
Symptome: Trockener Husten ohne Auswurf aufgrund der Schwellung der Bronchialschleimhaut. Im weiteren Verlauf bildet sich Sekret, der Husten wird rasselnd und produktiv. Im ungünstigen Fall bleibt der trockene Reizhusten mehrere Wochen bestehen. Meist nur subfebrile Temperaturen.

Diagnostik und schulmedizinische Therapie

Diagnostik: In der Anfangsphase unauffällige Auskultation, später bestehen grob-, bis feinblasige bronchiale Rasselgeräusche.
Schulmedizinische Therapie: Schleimlöser, aber nur bei gleichzeitig ausreichender Flüssigkeitsaufnahme sinnvoll! Evtl. Inhalationen, bei starkem oder schmerzhaften, trockenem Reizhusten ggf. auch Kodeintropfen. Antibiotika nur bei bakteri-

eller Bronchitis mit grün-gelbem Auswurf und länger andauerndem Fieber

Naturheilkundliche Behandlung

Viele Kinder reagieren mit einer akuten Bronchitis gerade in der Übergangszeit. Oberstes Gebot für die Eltern ist es, v.a. Kleinkinder mit Mütze, Schal und Handschuhe warm zu halten. Denn die Fontanelle und der Bereich am Nacken um Bl 10 („Tor des Windes") sind bei Kindern Eintrittspforte für Wind und Kälte.
Unterstützend für die gesamte Wärmeorganisation, insbesondere bei blassen, antriebsarmen Kindern wirken homöopathisierte oder pflanzliche Eisenpräparate. Therapieziel ist eine Abwehrstärkung durch Behandlung der chronischen Infektanfälligkeit (☞ Kap. 3.3.2).

Therapiekonzept von Christine Steinbrecht-Baade und Jutta Wensauer

Äußere Anwendungen

- Zur Förderung der Durchblutung und Anregung des Stoffwechsels, so wird der Schleim gelöst und abtransportiert: Schröpfkopfmassage der oberen BWS vor allem auf Bl 13, neben dem Brustbein und unter dem Schlüsselbein: 1–2 × wöchentl., bis die Beschwerden abgeklungen sind (☞ Kap. 2.1.1).
- Zur Lymphentlastung, durch die Mehrdurchblutung und Entgiftung der Lunge: Schröpfkopf mit Gummirüssel auf Lu 1, etwa 2 Min. belassen, nach jeder Schröpfkopfmassage Einreibung mit Lymphdiaral Salbe. Als Alternative Cantharidenpflaster rechts und links an Bl 13.
- Heilsonne 2–3 Min. aus 5 m Abstand auf Brust und Rücken im Anschluss an die Schröpfkopfmassage, oder als alleinige Maßnahme 1–2 × wöchentl. mehrere Wochen lang, auch noch nach Abheilung der Symptome, um die Lungenfunktion zu stärken.
- Inhalation mit Strobuli Lupuli, Fol. Rosmarini, Flos. Lavandulae, Hb. Absinti, Hb. Thymi aa ad 100.o M. f. spez. D.S. 1 Esslöffel auf 2 l heißes Wasser zum täglichen inhalieren.

Innere Anwendungen

- Zur Unterstützung der Wärmeorganisation: Meteoreisen Globuli velati 3 × tägl. 5 Glob. mehrere Wochen lang
- Bei ersten Anzeichen einer Bronchitis: Roths Ropulmin® Kinder vom 3.–6. Lj. 4 × tägl. 5 Tr. auf heißem Wasser, 6.–12. Lj. 4 × tägl. 10 Tr. auf heißem Wasser

- **Bei trockenem Reizhusten:** Rp. Sirupus Altheae D.S. 4 × tägl. 1 TL
- **Schleimlösend und auswurffördernd** wirkt der Süßholz-Kinderhustensaft: Rp. Succus Liquiritiae (10.0) Tinctura Aurantii (2.0 g), Sirupus Rubi Idaei ad 100.0 g. D.S. 4–5 × tägl. 1 TL
- **Säuglinge** erhalten Bronchialis-Heel Tabl. 3 × tägl. 1 Tabl. in Wasser gelöst

Anthroposophie

- **Oleum aeth. Eucalypti comp.:** Eukalyptus, Wacholder, Kupfer. Eukalyptus bewirkt eine starke Durchwärmung des Organismus und wirkt damit Erkältungskrankheiten entgegen. Die Kupferkomponente erhöht diese Wirkung und wirkt wie der Wacholder milde ausscheidend. Den Kindern je nach Alter 1–3 × tägl. einige Tr. in die Haut einreiben.
- **Bronchi/Plantago comp., Globuli velati:** Diese Heilmittelkomposition richtet sich gegen Erkältungen in den oberen Luftwegen. Die darin enthaltenen Organpräparate wirken auf den Ätherleib belebend, während Bryonia der Austrocknung der Schleimhäute entgegenwirkt. Durch den Spitzwegerich wird der entzündliche Bereich in Kehlkopf und Bronchien harmonisiert. Je nach Alter des Kindes 1–2–3-stündl. 3–5–10 Glob.

Atemtherapie

- **Ziel der Atemtherapie:** Pflege der Bronchien. Spielerische Angebote zur Beweglichkeit der Brustwirbelsäule, Förderung des Ausatmens, damit durch Druckerhöhung im Brustraum das Sekret besser abtransportiert werden kann.
- **Verbesserung der Atemtechnik:** Überwindung der Mundatmung. Neben- und Nasenhöhlen befreien (☞ auch Asthma bronchiale). Zusätzlich psychosomatische Ursachen klären.

Bachblüten

Entsprechend der Gemütslage anwenden. Häufig angezeigte Pflanze: Heather (Wut).

Biochemie

- **Nr. 3 Ferrum phosphoricum D 12:** Hauptmittel bei allen Erkältungskrankheiten und Infekten; trockene Vorphase und 1. Entzündungsstadium. Zu Beginn alle 2 Std. 1 Tabl., später 3–5 × tägl. 1–2 Tabl.
- **Nr. 4 Kalium chloratum D 6:** 2. Entzündungsstadium; zäher, fadenziehender, schwer ab-

hustbarer Schleim; bellender, schmerzhafter Husten. Zu Beginn alle 2 Std. 1 Tabl., später 3–5 × tägl. 1–2 Tabl.
- **Nr. 5 Kalium phosphoricum D 6:** Schwere Entzündungen, tief sitzender stinkender, unter Anstrengung abhustbarer Auswurf, auch blutgestreift. Zu Beginn alle 2 Std. 1 Tabl., später 3–5 × tägl. 1–2 Tabl.
- **Nr. 6 Kalium sulfuricum D 6:** 3. Entzündungsstadium; chronische Bronchitis. Lockerer gelblicher Schleim, leicht abhustbar. Zu Beginn alle 2 Std. 1 Tabl., später 3–5 × tägl. 1–2 Tabl.
- **Nr. 8 Natrium chloratum D 6:** Trockene und wässrige Krankheitsphase; Kitzelhusten, Winterhusten. Je nach Alter des Kindes 3 × tägl. 1–2 Tabl.
- **Nr. 10 Natrium sulfuricum D 6:** Akute und chronische Schwellungskatarrhe. Wässriges bis eitriges Sekret. Schleimrasseln. Zu Beginn alle 2 Std. 1 Tabl., später 3–5 × tägl. 1–2 Tabl.

Eigenbluttherapie

1 ml Antiflammin + 1 ml Broncho-Injectopas + 0,5–1 ml EB + 0,5 ml 1% Procain an Bl 13 oder i.m., 3–10 Anwendungen mit mind. 3 Tage Abstand. Alternativ: 1 ml Infi-Eupatorium + 1 ml Infi-Drosera mit EB und Procain.

Klassische Homöopathie

- **Antimonium tartaricum:** Feucht klingender Husten mit starkem Schleimrasseln, aber kaum Auswurf. Husten schlimmer vor und um Mitternacht (22-1 Uhr). Das Kind springt auf, klammert sich an die Umstehenden, ruft mit heiserer Stimme um Hilfe und greift sich an den Kehlkopf oder beugt sich nach hinten. Übelkeit und Erbrechen bei Husten. Das Kind bringt den Schleim nicht nach oben, scheint fast daran zu ersticken und wird zyanotisch. Sehr große Erschöpfung, Schwäche und überwältigende Schläfrigkeit während Husten. Säuglinge und Kleinkinder mit Atemwegserkrankungen im fortgeschrittenen Stadium.
- **Bryonia:** Trockener, harter und sehr schmerzhafter Husten, wobei jede Bewegung verschlechtert. Stechende Schmerzen in der Brust. Das Kind versucht, jede Erschütterung beim Husten zu vermeiden: es hält Kopf oder Brust mit beiden Händen. Beugen des Kopfes nach hinten verschlechtert den Husten. Das Kind muss sich aufsetzen, sobald der Husten beginnt. Großer Durst auf viel Wasser. Bron-

chitis, Rippenfellentzündung und Pneumonie.

- **Causticum:** Trockener, harter, wund schmerzender Husten mit Heiserkeit, v.a. morgens und abends. Das Kind kann gar nicht tief genug husten, um den Schleim abzulösen, es hustet, räuspert und schluckt ständig. Nach vorne Beugen verstärkt den Husten, Trinken von kaltem Wasser bessert. Das Kind weint beim Husten. Unwillkürlicher Urinabgang beim Husten.
- **Ipecacuanha:** Rasselnder Husten mit sehr viel Schleim in den Bronchien, der sich aber nur ganz schwer abhusten lässt. Sehr wenig Auswurf, der blutig sein kann. Der Husten ist krampfhaft und erstickend, so dass das Kind ganz steif und blau im Gesicht wird. Husten mit Übelkeit, Würgen und Erbrechen, dabei auffallend reine Zunge. Das Kleinkind steckt gerne die Finger oder die ganze Faust in den Mund. Auch bei Krupp-Husten.
- **Phosphorus:** Husten infolge eines Infektes der oberen Atemwege, Schnupfen steigt rasch nach unten und schlägt auf die Brust. Trockener, harter Husten mit Heiserkeit, brennenden Schmerzen und Beengungsgefühl im Kehlkopf. Ständiges Hüsteln ausgelöst durch Kitzeln in Brust und Kehlkopf. Schlimmer durch kalte Luft, Temperaturwechsel, Sprechen und beim Liegen v.a. auf der linken Seite. Das Kind zittert oftmals beim Husten. Kann schnell in eine Pneumonie übergehen.
- **Pulsatilla:** Lockerer Husten morgens, viel löslicher grün-gelber Schleim. Abends und nachts im Bett sehr trockener Husten, verhindert oder unterbricht den Schlaf. Husten schlechter im Liegen, bereits beim ersten Hinlegen. Das Kind braucht frische Luft und muss sich aufsetzen, um Erleichterung zu bekommen. Oft mit Übelkeit oder Harnabgang beim Husten.

Weitere häufige Mittel: z. B. Cuprum metallicum, Drosera, Dulcamara, Lycopodium, Nux vomica, Rumex, Rhus toxicodendron.

Komplexmittel-Homöopathie

Roths Ropulmin Alternativ Pulmo-Kattwiga bzw. Bronchiselekt, jeweils 1–2-stündl. 10–15 Tr. Alternativ Husteel bzw. Habstal-Pulm 2-stündl. 1 Tabl. lutschen.

Mikrobiologische Therapie

Symbioflor 1® 5–25 Tr. (je nach Alter) mit etwas Wasser verdünnt lange im Mund behalten, wenn möglich gurgeln.

Phytotherapie

Bei trockenem, unproduktivem Husten

- **Sirupmischung:** Plantaginis lanceol. sir. (50.0), Althaeae sir. (50.0), Foeniculi mel (100.0); M.D.S.: alle 2 Std. 1 EL (Kleinkinder 1 TL)
- **Schleimbildende Teemischung:** Althaeae rad. (40.0), Tiliae flor. (20.0), Malvae flor. et fol. (20.0), Violae odoratae rhiz. (ad 100.0); M.f.spec. D.S.: 1 TL/250 ml. Kaltmazeration über Nacht; dann erwärmen, nicht kochen, mit Honig gesüßt die ganze Tasse schnell trinken lassen
- **Antitussiva** (alternativ):
  - Rezeptur: Plantaginis sir. (50.0), Thymi sir. (50.0); M.D.S.: Schulkinder 3 × 1 TL, Kleinkinder 3 × ½ TL
  - Fertigarzneimittel: Muc-Sabona (3 × ½ – 1 TL) preiswerter sind jedoch Monopräparate aus Thymian.
- **Externum** aus Spitzwegerich. Plantago-Bronchialbalsam 1 Op.; D.S.: v.a. über Nacht Brustkorb von allen Seiten einreiben und wärmenden Wickel; **Cave:** Nicht bei Säuglingen und Kleinkindern ins Gesicht (Nase!) bringen!

Bei Verschleimung und starkem Auswurf

- **Hustensaft** aus Efeu. Bronchoforton Saft (100.0); D.S.: Schulkinder 3 × 1 EL, Kleinkinder 3 × 1 TL mit Tee
- **Teemischung** aus Schlüsselblumenwurzelstock, Märzveilchenwurzelstock, Huflattichblätter, Schwertlilienwurzelstock, Fenchelsamen und Holunderblüten. Rezeptur: Primulae rhiz. (15.0), Violae odoratae rhiz. (15.0), Farfarae fol. (20.0), Iridis rhiz. (15.0), Foeniculi fruct. (20.0), Sambuci flor. (ad 100.0); M.f.spec. D.S.: 2 TL/200 ml. kombiniertes Verfahren; 10 Min. ziehen lassen, 3 Tassen tägl.
- **Alcea Sambucus,** ∅ 1 Op.; D.S.: vorm. und abends 5 Tr.

Bei krampfartigem Husten

- **Teemischung aus** Verbasci flor. (10.0), Anisi fruct. (15.0), Farfarae fol. et flor. (10.0), Thymi hb. (20.0), Althaeae rad. (20.0), Liquiritiae rad. (ad 100.0); M.f.spec. D.S.: 1 TL/200 ml; kalt ansetzen, langsam erhitzen, nicht kochen; 10 Min. ziehen lassen. 2–3 Tassen tägl.
- **Sirup** bzw. Hustensaft zum Tee dazu:
  - Rezeptur: Droserae extr. (20.0), Thymi extr. fluid. (30.0), Foeniculi sir. (ad 150.0); M.D.S.: 3–5 × ½ bis 1 TL
  - Fertigarzneimittel: Prospan Hustensaft (3 × 1 TL)

Physikalische Therapie

Eingesetzt werden können: Salzhemd, Zwiebelsocken, Sole-Inhalationen, Retterspitz- oder Quarkwickel. Zur Durchführung ☞ Kap. 2.2.11.

TCM

Therapie des Hustens als Symptom: Ren 17, Lu 1, Bl 13, Lu 7, Ma 40. Einsatz findet diese Punktekombination bei allen Hustenerkrankungen jeder Genese zur symptomatischen Therapie. Eindringen der 6 pathogenen Faktoren: Wenn das protektive, schützende Qi schwach ist, ist es für die „6 pathogenen Faktoren" sehr leicht, über die Haut und die Nase in den Körper einzutreten. Dadurch kann Lungen-Qi nicht hinabsteigen, es entwickelt sich das sog. rebellierende Qi, das sich auch als Husten manifestiert. Behandlung der akuten Bronchitis:

- **Zugluft-Kälte Syndrom:** Äußere Krankheitsfaktoren sind nach innen eingedrungen und stören die Lungenfunktion. Relevante Punkte: Di 4, Ma 44, Lu 7, Lu 5, Lu 9, Ma 40, LG 14, Bl 13, Bl 12
- Für diesen Fall als Basistherapie: Lu 1, Bl 13, Bl 17, Du 14, Lu 5, Di 4, Lu 7, Lu 9
- **Therapie begleitender Symptome:**
  - Husten mit Auswurf und starker Schwäche des Kindes: Pe 6, Ren 22, Ma 36 (kräftigt und erleichtert den Auswurf)
  - Fieber: Di 4, Du 14, Di 11, Mi 6
  - Heiserkeit: Dü 17, He 5
  - Starker Auswurf: Ma 40
  - Heiserkeit: Lu 11, Dü 17
- **Weitere Maßnahmen:** Zusätzlich hat sich bei Kleinkindern die Therapie mit dem Seven Star-Hämmerchen bewährt. Auch Moxa zeigt eine gute Wirkung.

> **Tipps für die Eltern**
>
> Ätherisches Thymianöl in die Duftlampe. Alternativ Schälchen mit Obstessig und 4 Tr. ätherischem Thymianöl aufstellen zur Linderung des Hustenreizes.

3.7.3 Chronische und rezidivierende Bronchitis

Die WHO spricht von chronischer Bronchitis, wenn bei einem Patienten in 2 aufeinander folgenden Jahren in mindestens 3 Folgemonaten Husten und Auswurf vorkommen. Chronisch entzündliche Erkrankung der Bronchialschleimhäute mit Schleimhautschwellung, Hypersekretion und gelegentlich Bronchospasmus. Meist Virusinfektion; Neigung zu Rezidiven; Übergang in Asthma bronchiale möglich.

Naturheilkundlich betrachtet kann eine chronisch rezidivierende Bronchitis Ausdruck eines geschwächten Immunsystems (☞ Kap. 3.3.3) durch häufige Antibiotikagaben und einer dadurch entstandenen Dysbiose des Darms sein. Auch eine Allergie oder vorangegangene Impfungen (☞ Kap. 3.3.4 und 4.3.5) können für die Chronifizierung einer Bronchitis verantwortlich sein.

Ursachen und Symptome

Ursachen: Viren oder Bakterien, die auf eine durch Schadstoffe in der Luft, Abgase und Zigarettenrauch vorgeschädigte Schleimhaut treffen. Eine gestörte Darmflora, eine Immunabwehrschwäche und ein überlastetes Lymphsystem begünstigen das Geschehen.

Symptome: Wiederkehrender trockener oder produktiver Husten, der manchmal nur nachts auftritt. Gelegentlich schwitzen die Kinder nachts am Kopf und Oberkörper. Die Körpertemperatur ist normal bis leicht erhöht.

Diagnostik und schulmedizinische Therapie

Diagnostik: Bei chronischer Bronchitis die Ursache abklären! Dabei sollten Asthma bronchiale, Sinubronchitis, Fremdkörperaspiration, Tracheakompression (z. B. durch eine vergrößerte Schilddrüse), Mukoviszidose, Bronchiektasen und Immundefekte etc. ausgeschlossen werden. Spricht nichts für eine ursächliche Erkrankung kann ein hyperreagibles Bronchialsystem bestehen

Schulmedizinische Therapie: Abhängig von der zugrunde liegenden Erkrankung, z. B. bei Asthma bronchiale Bronchodilatoren und Kortikoide.

Naturheilkundliche Behandlung

Eine unspezifische Reiztherapie dient der Abwehrsteigerung. Dabei ist eine evtl. auftretende Verschlechterung der Symptomatik (vermehrter Husten und Auswurf) als positiv zu werten, solange sie nicht länger als 3–5 Tage anhält. Fieber, das in den ersten beiden Tagen auftritt, ist ebenfalls als Zeichen eines positiven Heilungsprozesses und der auf Hochtouren laufenden Abwehr kindlichen Abwehr zu werten (☞ auch Kap. 3.3.2).

Zu berücksichtigende Konzepte. Darmsanierung (☞ Kap. 2.9), Blockaden lösen (☞ Kap. 3.3.4), chron. Infektanfälligkeit (☞ Kap. 3.3.1).

Therapieempfehlungen von Christine Steinbrecht-Baade und Jutta Wensauer

Äußere Anwendungen

- Heilsonne 1 × pro Woche 10–15 × in Folge
- Zur Abwehrsteigerung der Lungenfunktionen ab dem 7. Lj. Injektion mit Insulinkanüle an den 3E 15 und im Wechsel an Bl 13, 1 ml Infi-Drosera gemischt mit 0,5 ml Procain 1 % 1 × wöchentl. über mehrere Wochen hinweg
- Zusätzlich, wenn das Kind nicht zu sehr geschwächt ist, oder im weiteren Behandlungsverlauf zusätzlich 0.5 ml Eigenblut in die o.g. Mischung dazugeben.
- Cantharidenpflaster rechts und links an Bl. 13

Innere Anwendungen

- Rp. Inhalationstee: Strob.Lupuli, Flos. Lavandulae, Fol.Rosmarini, Hb.Absinthi, Hb.Thymi aa ad 100.0 M.f.spec. D.S. Inhalationstee 1 EL auf ½ l kochendes Wasser
- Zur Abwehrsteigerung: Meteoreisen Globuli velati 3 × tägl. 5–10 Glob., stärken die allgemeine Abwehr und die Lunge.
- Zur Entgiftung, um Schlackenstoffe in der Lunge und Schleim auszuleiten: einmalig Natrium sulfuricum D 6, 10 Tabl. in 1 Tasse Nieren-Blasen-Tee /Infirmarius auflösen, lauwarm den Kindern zu trinken geben; danach, d. h. 1 Tag später zur Schleimlösung: Kalium chloratum D 6, 3 × tägl. 1–2 Tabl., 2 Wochen lang, löst schwer lösliche schleimige Absonderungen, danach Silicea D 12, 3 × tägl. 2 Tabl. auch 2 Wochen lang, baut Gewebe wieder auf, steigert dessen Widerstandskraft.
- Darmsanierung ☞ Kap. 2.9
- Kieselsäuretabletten® Cosmochema 3–4 × tägl. 1 Tabl. im Mund zergehen lassen, um das Lungengewebe zu kräftigen.

Anthroposophie

Akute Beschwerden

- **Oleum aeth. Eucalypti comp.:** Eukalyptus, Wacholder, Kupfer. Eukalyptus bewirkt eine starke Durchwärmung des Organismus und wirkt damit Erkältungskrankheiten entgegen. Die Kupferkomponente erhöht diese Wirkung und wirkt wie der Wacholder milde ausscheidend. Den Kindern je nach Alter 1–3 × tägl. einige Tr. in die Haut einreiben.

- **Bronchi/Plantago comp., Globuli velati:** Diese Heilmittelkomposition richtet sich gegen Erkältungen in den oberen Luftwegen. Die darin enthaltenen Organpräparate wirken auf den Ätherleib belebend, während Bryonia der Austrocknung der Schleimhäute entgegenwirkt. Durch den Spitzwegerich wird der entzündliche Bereich in Kehlkopf und Bronchien harmonisiert. Je nach Alter des Kindes 1–2–3-stündl. 3–5–10 Glob.

Chronische Beschwerden

Flechtenhonig Sirup: Diese süße Komposition von verschiedenen Flechtenarten arbeiten einer Verselbständigung von Stoffwechselprozessen entgegen. Das geschieht immer dann, wenn die Ich-Kräfte ungenügend in dieses Geschehen eingreifen können. Dieser Sirup eignet sich besonders bei Kindern mit lange dauernder, chronischer Bronchitis zur Schleimlösung. Je nach Alter des Kindes ½–1 TL

Atemtherapie

☞ Kap. 3.7.2 Akute Bronchitis

Biochemie

- **Nr. 3 Ferrum phosphoricum D 12:** Hauptmittel bei allen Erkältungskrankheiten und Infekten; trockene Vorphase und 1. Entzündungsstadium. Zu Beginn alle 2 Std. 1 Tabl., später 3–5 × tägl. 1–2 Tabl.
- **Nr. 4 Kalium chloratum D 6:** 2. Entzündungsstadium; zäher, fadenziehender, schwer abhustbarer Schleim; bellender, schmerzhafter Husten. Zu Beginn alle 2 Std. 1 Tabl., später 3–5 × tägl. 1–2 Tabl.
- **Nr. 5 Kalium phosphoricum D 6:** Schwere Entzündungen, tief sitzender stinkender, unter Anstrengung abhustbarer Auswurf, auch blutgestreift. Zu Beginn alle 2 Std. 1 Tabl., später 3–5 × tägl. 1–2 Tabl.
- **Nr. 6 Kalium sulfuricum D 6:** 3. Entzündungsstadium; chronische Bronchitis. Lockerer gelblicher Schleim, leicht abhustbar. Zu Beginn alle 2 Std. 1 Tabl., später 3–5 × tägl. 1–2 Tabl.
- **Nr. 8 Natrium chloratum D 6:** Trockene und wässrige Krankheitsphase; Kitzelhusten, Winterhusten. Je nach Alter des Kindes 3 × tägl. 1–2 Tabl.
- **Nr. 10 Natrium sulfuricum D 6:** Akute und chronische Schwellungskatarrhe. Wässriges bis eitriges Sekret. Schleimrasseln. Zu Beginn alle 2 Std. 1 Tabl., später 3–5 × tägl. 1–2 Tabl.

Eigenbluttherapie

1 ml Antiflammin + 1 ml Broncho-Injectopas + 0,5–1 ml EB + 0,5 ml Procain an Bl 13 oder i.m., 3–10 Anwendungen mit mind. 3 Tage Abstand. Alternativ: 1 ml Infi-Eupatorium + 1 ml Infi-Drosera sowie EB und Procain.

Klassische Homöopathie

☞ 3.7.2 Akute Bronchitis

Komplexmittel-Homöopathie

- **Organotrop-funktionelle Unterstützung:**
  - Roths Ropulmin, alternativ Pulmo-Kattwiga bzw. Bronchiselect, jeweils 3 × tägl. 10-15 Tr. Husteel bzw. Habstal-Pulm 2-stündl. 1 Tabl. lutschen.
  - Teucrium olpx (3 × 10–15 Tr.), Kreosot olplx (3 × 10–15 Tr.)
- **Zur Förderung der Ausleitung:** Metabiarex, 3 × tägl. 10 Tr., Derivatio, 3 × tägl. 1-2 Tabl.

Manuelle Therapie

Bei chronischen Hustenattacken entstehen verständlicherweise Wirbelblockaden, teilweise sogar Zerrungen im Intercostalbereich und Fehlstellungen in den Rippengelenken. Weichteiltechniken und Mobilisationstechniken sind hier besonders indiziert.

Mikrobiologische Therapie

Symbioflor 1® 3 × tägl. 5–25 Tr. (je nach Alter) mit etwas Wasser verdünnt lange im Mund behalten, wenn möglich gurgeln. Zusätzlich Colibiogen: Kinder 3 × tägl. 5–25 Tr. mit Wasser verdünnt lange im Mund behalten, wenn möglich gurgeln.

Phytotherapie

Muss bei Kindern durch Reizklimaaufenthalte (Meer bzw. Gebirge, je nach Heimatort) angegangen werden! Auch an Darmsanierung i.S. einer Symbioselenkung denken!

- **Kieselsäuretee** zur Stärkung des Lungengewebes aus Ackerschachtelhalmkraut, Kraut des ockergelben Ackerhohlzahns, Spitzwegerichkraut, Lungenkraut und Vogelknöterichkraut Rezeptur: Equiseti hb. (100.0), Galeopsidis ochroleucae hb. (25.0), Plantaginis lanc. hb. (25.0), Pulmonariae hb. (50.0), Polygoni avicularis hb. (50.0); M.f.spec: 1 EL/250.0 Dekokt, D.S.: 15 Min. kochen lassen; 3 Tassen tägl. mit Honig gesüßt trinken.

- **Zur Umstimmung:** Umckaloabo 100.0; D.S. Schulkinder 3 × 20–30 Tr. Kleinkinder nach der Kinderformel
- **Zur Abwehrsteigerung:** Alcea Echinacea ø 1Op.; D.S.: vorm. und nachm. 5 Tr.

Physikalische Therapie

Salzhemd 1 × wöchentl. (☞ Kap. 2.2.11), zusätzlich Senfmehlfußbad 1 × wöchentl. (☞ Kap. 2.2.11).

TCM

Eine chron. Bronchitis entwickelt sich oft auf Grund vorhergegangener rezidivierender Bronchitiden. Oft liegt eine Schwäche der Lunge, der Niere oder der Milz vor.

- **Lungen-Qi Schwäche:** Symptome. kurzatmig, schwach, leise und kraftlose Stimme, Schweißausbrüche; Zunge: weißer, dünner Belag
  Relevante Punkte: Lu 9, Bl 13, Ren 17, Ren 22, Ma 36
- **Nieren-Qi Schwäche:** Husten, Atemnot, Kältegefühle, Angst vor Kälte, Zunge: dünner, weißer Belag
  Relevante Punkte: Bl 23, Du 4, Ren 6, Lu 7, Ni 6, Lu 1
- **Milz-Qi Schwäche:** mäßig starke Atemnot, rasselnde Atemgeräusche, Appetitlosigkeit, chronischer, schon lange andauernder Zustand, bleich, blasse Haut, Müdigkeit und Kraftlosigkeit; Zunge: weiß, trocken-körniger Belag; Schleimbildung stark, kann schwer abgehustet werden
  Relevante Punkte: BL 20, Ren 12, Lu 9, Ma 36, Ma 40, Bl 13

> **Tipps für die Eltern**
> - Grundsätzlich auf warme Hände und Füße achten, Halstuch und Mütze sind obligat.
> - Cellagon aurum, um eine optimale Versorgung mit Mineralstoffen und Vitaminen zu gewährleisten.
> - Evtl. Eigenurin zur Abwehrstärkung.

3.7.4 Asthma bronchiale

Anfallartiges Auftreten von Atemnot infolge von reversibler Bronchialverengung durch Entzündung und Hyperreagibilität der Atemwege. Die Bronchialschleimhaut schwillt an, es wird vermehrt Schleim produziert, und es kommt zu einer Spastik der Bronchialmuskulatur. Asthma gilt als häufigste chronische Krankheit im Kindesalter.

Ursachen und Symptome

Ursachen: Verantwortlich für eine Asthma bronchiale sind entweder Allergene ☞ Infekte, körperliche Anstrengung, Schadstoffe in der Atemluft, oder psychische Belastungen. Oft besteht eine familiäre Häufung.

Symptome: Plötzliche, anfallsartige Hustenanfälle meist mit Atemnot, nach einem der oben genannten Auslöser, oder abends und nachts, im Bett, Beklemmungsgefühl in der Brust, Angst, beschleunigte Atmung mit verlängerte Ausatmung, manchmal mit Zyanose, mit Benutzung der Atemhilfsmuskulatur.

Komplikationen: Status asthmaticus, dramatischer Asthmaanfall über mind. 24 Std., der sich auch nach erfolgter Therapie nicht bessert.

Differenzialdiagnose: Obstruktive Bronchitiden, rezidivierende schwere Bronchitiden, Lungenentzündung

Diagnostik und schulmedizinische Therapie

Diagnostik: Auskultation (verlängertes Exspirium, Giemen und Brummen, Pfeifen), peak-flow-Messung, Lungenfunktionsmessungen, Provokationstests, ggf. Allergiediagnostik

Schulmedizinische Therapie:

- **Allergene und Provokationsfaktoren** (z. B. Zigarettenrauch) **meiden!**
- Das Ziel der **medikamentösen Behandlung** ist eine Dilatation der Bronchien (β-Mimetika) und Reduktion der entzündlichen Schwellung der Bronchialschleimhaut (Glukokortikoide, Antileukotriene,Nedocomil, Dinatriumcromoglcat). Sie erfolgt als Stufentherapie je nach Schweregrad des Asthmas. Die Therapie sollte zu Beginn nach circa drei Monaten, danach jedes halbe Jahr kontrolliert und bei Bedarf verstärkt oder reduziert werden. Zusätzlich sollte den Patienten eine Schulung mit Verhaltenstraining angeboten werden. Zu sportlicher Aktivität und Atemgymnastik sollte angeregt werden! Eine Klimakur kann den geeigneten Rahmen bieten.
- Treten nur **gelegentlich Asthmaanfälle** auf, erfolgt im Bedarfsfall eine Behandlung mit kurzwirksamen β- Mimetika, die bronchodilatatorisch wirken. Kurzwirksame β- Mimetika können bei Bedarf in allen Stufen zusätzlich eingesetzt werden. Alternativ können auch Anticholinergika (Ipratropiumbromid) oder Theophyllin in wässriger Lösung (Vorsicht! Geringe therapeutische Breite, daher Blutspiegelkontrolle!) angewendet werden.

- Bei regelmäßig auftretendem, **leichtem Asthma**: Antileukotriene (Montelukast) für 6–8 Wochen versuchen. Alternativ können auch Cromone erprobt werden, seit der Zulassung der Antileukotriene werden diese weniger verwendet, zumal die Wirksamkeit von Dinatriumcromoglykat immer wieder diskutiert wird. Sind diese Therapien nicht wirksam, werden inhalative Glukokortikoide verwendet.
- Bei **mittelschwerem Asthma:** inhalative Glukokortikoide in mittlerer Dosis
- Bei **schwerem Asthma**: Erhöhung der Dosis der inhalativen Glukokortikoide, bis die Schwelle der Hypophysensuppression erreicht wird. Dann zur Verringerung der Dosis zusätzlich langwirksame β- Mimetika und/ oder Antikeukotriene. Orale Glukokortikoide können akut und manchmal auch dauerhaft nötig sein.
- Eine **Hyposensibilisierung** ist nur in einzelnen Fällen mit nachgewiesenem Allergen sinnvoll.

Naturheilkundliche Behandlung

Aus naturheilkundlicher Sicht ist es wichtig die disponierenden Faktoren auszuschalten. Das bedeutet, die Abwehr zu stärken, die Kinder insgesamt zu kräftigen, damit sie auch mit den Problemen in ihrem täglichen Leben besser zurechtkommen, ohne ein Asthma „zu produzieren". Die Therapie ist eine Langzeittherapie. Erstes Ziel ist, die Anzahl der Anfälle und deren Intensität zu reduzieren. Erst nach Monaten ist an eine Ausheilung zu denken.

Zu berücksichtigende Konzepte: Darm sanieren, Blockaden lösen, Abwehr der Atemwege stärken, kräftigen (☞ Kap. 3.3.2–3.3.4).

Therapieempfehlungen von Christine Steinbrecht-Baade und Jutta Wensauer

Äußere Anwendungen

- Schröpfkopfmassage des gesamten Rückens, v.a. aber paravertebral, um den gesamten Organismus, v.a. aber die Lunge zu durchbluten und damit den Stoffwechsel anzuregen. 1 × wöchentl. Heilsonne 2–5 Min. lang aus großem Abstand. Anwendung über mehrere Wochen.
- Wöchentliche Eigenblutinjektionen mit 0,5 ml EB + 0,5 ml Asthma Injectopas + 1 ml Cuprum aceticum + 1 ml 1 % Procain i.m., oder an Bl 13, den Zustimmungspunkt der Lunge, zunächst 1–2 × wöchentl., danach 1 × wöchentl. über Monate hinweg.

- Sind die akuten Beschwerden weniger geworden, mischt man in die Injektion 0,5 ml. Eigenblut, 1 ml Asthma Injectopas,1 ml Cefasept und 1 ml 1% Procain, auch wieder im. oder an Bl 13
- Asthmabomin Tr. (3-5 × tägl. 8–15 Tr.), je nach Beschwerden

Innere Anwendungen
- Asthma Bomin, 3–5 × 8–15 Tr. in warmem Husten- und Bronchialtee
- Infi-Myosotis Amp: jeden 2. Tag 1 Amp. als Trinkampulle

Anthroposophie

- **Cuprum aceticum comp., Ampullen:** Nach anthroposophischer Auffassung besteht beim Asthmageschehen ein innerer Zusammenhang zwischen Nieren und Bronchialmuskulatur. Die Komposition aus dem Organpräparat Renes mit Kupferacetat und Tabakblättern zielt auf das Hauptorgan des Astralkörpers, der Niere und kann damit den überstarken Einfluss (Spastik an glatter Muskulatur) dieses Wesensgliedes zurückdrängen.
  Je nach Alter des Kindes 2–3 × wöchentl. 2 × tägl. einige Tr. aus der Ampulle (Trinkampulle)
- **Pulmonium-Hustensaft:** Aus der Volksheilkunde sind die Heilwirkungen bei Lungenerkrankungen von Triebspitzen der Fichte bekannt. Dieser Sirup enthält darüber hinaus Pestwurz und Spitzwegerich. Alles zusammen wirkt über die Licht-Luftprozesse heilend im Atmungsgeschehen.
  Je nach Alter des Kindes ¹/₂–1–2 TL in warmen Wasser

Atemtherapie

Hintergrund: Familiäre Disposition, familiäre Situation berücksichtigen. Besonders wichtig, nicht zu vergessen: immer das ganze Wesen Kind im Mittelpunkt der Therapie sehen. Nicht nur Asthma bronchiale behandeln, sondern dieses Kind.
- **Akutphase:** Neben Bronchodilatatoren, atemerleichternde Stellung wie Kutscherhaltung oder „Päckchen" einüben, Beruhigung, Lippenbremse einsetzen, wenn möglich.
  Drainagen, manuelle Unterstützung zum Abhusten des Sekrets, z.B. durch Klopfen durch leichtes Schütteln des Brustkorbs, unproduktiven Husten verhindern.

Intra-thorakalen Druck, der durch schnelle Bewegung, lautes Sprechen oder Husten entsteht, vermeiden.
- **Anfallsfreie Phase:** Thoraxbeweglichkeit erhalten und verbessern, mögliche verursachende Haltungsschwächen vorbeugen oder ausgleichen, Atmungs- und Bewegungsfluss aufeinander abstimmen.
  Mit Bewegung und Stimme die natürliche Ausdruckskraft anregen. Haut und Schleimhäute! Mundatmung vermeiden.

Bachblüten

Alles (Aufmerksamkeit) für sich haben wollen: Heather, Holly; bei Schuldgefühlen: Pine, Rescue Remedy

Biochemie

- **Nr. 7 Magnesium phosphoricum D 6/3:** Umstimmend und desensibilisierend; entkrampft die Atemmuskulatur. 3–7 × tägl. 1–2 Tabl., später abends 5 Tabl. in heißem Wasser lösen und schluckweise trinken lassen
- **Nr. 4 Kalium chloratum D 6:** 2. Entzündungsstadium; zäher, fadenziehender, schwer abhustbarer Schleim. Zu Beginn alle 2 Std. 1 Tabl., später 3–5 × tägl. 1–2 Tabl.
- **Nr. 19 Cuprum arsenicosum D 6:** Umstimmend bei allen Krampfzuständen; spastische und asthmoide Bronchitis; Besserung durch kaltes Trinken. Zu Beginn alle 2 Std. 1 Tabl., später 3–5 × tägl. 1–2 Tabl.
- **Nr. 10 Natrium sulfuricum D 6:** Feuchtigkeitsasthma. Wässriges bis eitriges Sekret. Schleimrasseln. Zu Beginn alle 2 Std. 1 Tabl., später 3–5 × tägl. 1–2 Tabl.
- **Nr. 24 Arsenum jodatum D 6:** Allergische Diathese; zur Absorption entzündlicher und allergischer Exsudate. Je nach Alter des Kindes 3 × tägl. 1–2 Tabl..

Eigenbluttherapie

1 ml Broncho-Injektopas + 1 ml Dystologes (für Psyche und als Spasmolyticum) + 0,5–1 ml EB + 0,5 ml 1% Procain an Bl 13, 10–15 Anwendungen im wöchentl. Abstand. Alternativ: 1 ml Asthma-Bomin + 1 ml Cypripedium sowie EB und Procain
Bei allergischem Asthma: 1 ml Allergie-Injektopas + 1 ml Broncho-Injektopas sowie EB und Procain

Klassische Homöopathie

☞ Kap. 3.13.4 Allergisches Asthma

Komplexmittel-Homöopathie

- Nosoden: Metabiarex. 3 × tägl. 10 Tr., zusätzlich zur Entgiftung Derivatio 3 × tägl. 1–2 Tabl.
- Organotrop-funktionelle Unterstützung (alternativ): Lobelia Synergon (3 × 20 Tr.), Asthma-Bomin (3 × 20 Tr.), Yerba santa oplx (3 × 20 Tr.) Asthmavowen (3 × 20 Tr.)

Manuelle Therapie

☞ Kap. 3.7.1. Hier v.a. die psychische Komponente beachten.

Mikrobiologische Therapie

Symbioflor 1® 3 × tägl. 5–25 Tr. (je nach Alter) mit etwas Wasser verdünnt lange im Mund behalten, wenn möglich gurgeln. Zusätzlich Colibiogen Kinder® 3 × tägl. 5–25 Tr. mit Wasser verdünnt lange im Mund behalten, wenn möglich gurgeln

Phytotherapie

Kuraufenthalte im entsprechenden Reizklima (Meer, Gebirge) empfehlen. Hier kann die Phytotherapie nur adjuvant dienen. Spezifica (additive Einnahme):

- **Tee** aus Schwarzkümmel–Rezeptur: Nigellae sativae sem. (40.0), Anisi fruct. (15.0), Chamomillae flor. (25.0), Liquiritiae rad. (20.0); M.f.spec. D.S.:1 TL/250 ml. Infus, 15 Min. ziehen lassen. 2–3 Tassen tägl.
- **Tinkturenmischung** (in/zum Tee) aus Stechapfel, Tollkirsche, Chines. Meerträubchen, Sonnentau und Schlüsselblume. Stramonium D4 (20.0), Belladonna D 4 (20.0), Ephedra sinens. D 2 (20.0), Drosera ø (20.0); Primulae extr. fluid (20.0); M.D.S.: 3 × lt. Kinderdosis (Ausg. 20 Tr.)
- **Fertigarzneimittel:** Habstal-Pulm (3 × 20 Tr.)
- **Immerfit** (Nahrungsergänzungsmittel aus Schwarzkümmelsamenöl) Kps. 1 Op.; D.S. morgens und abends 2 p.c.
- **Inhalation** im Sinne des „Hunnenschwitzzeltes": ½–1 Zehe Knoblauch klein geschnitten, nicht zerquetscht, da bessere Ausbeute! 1 TL Schwarzkümmelsamen, 2 EL Honig; zusammen auf ca. 2–3 l heißes Wasser ins „Hunnenschwitzzelt."

TCM

Mit Akupunktur kann meist sehr gut und schnell geholfen werden, jedoch sind mind. 2–4 Behandlungen nötig, um erste Besserungen zu erreichen. Da oft auch Medikamente reduziert werden müssen, ist hier mit sog. Erstverschlimmerungen zu rechnen. Daher nach genauer Überlegung Medikamente nur ausschleichend reduzieren.

Akuter Anfall

Als feste Punktekombination im akuten Anfall haben sich bewährt:

- Ex B 2 (Lok. 0,5 cun neben LG 14 Da)–indiziert bei jeder Punktekombination gegen Asthma!
- Auch die Massagetherapie mit zupfender Technik (die Haut über dem Akupunkturpunkt oder der therapeutischen Zone wird hierbei mit den Fingerspitzen gegriffen und leicht nach oben gezogen) über dem Punkt Ren 22 sowie in der Zone zwischen den Schulterblättern, zwischen Bl 13 bis Bl 17 hat sich sehr bewährt.

Chronische Beschwerden

- Körperakupunktur:
  - ☞ oben sowie zusätzlich Ma 40 (bei Verschleimung), Le 2 (bei psychischer Überlagerung)
  - Husten und Asthma: Pe 6, Bl 13
- Moxatherapie zwischen den Schulterblättern, in der anfallsfreien Zeit tägl. durchführen. Ein Therapiezyklus beträgt 10 Tage, dann 4 Tage Pause, dann wiederholen.

> **Tipp für die Eltern**
>
> Jeden Abend vor dem Schlafen Kupfersalbe rot auf den oberen und unteren Rücken einreiben, um die Lunge zu entkrampfen und die Nieren zu stärken.

3.8 Leitsymptome und Erkrankungen des Verdauungstrakts

3.8.1 Appetitlosigkeit

Mangel an Hunger; Ablehnung von Speisen (z. B. Mangel an Schmackhaftigkeit, psychogene Faktoren); kann auch ein Symptom für organische Erkrankungen (z. B. Tumorerkrankungen, Infektionskrankheiten) sein.

Ursachen und Symptome

Ursachen: Häufig ist die Appetitlosigkeit psychogen bedingt, allerdings besteht in nicht wenigen

Fällen eine Unterfunktion der Verdauungsorgane – hier insbesondere von Magen und Bauchspeicheldrüse – mit sekundärer Appetitlosigkeit. Zu beachten ist auch eine parallel bestehende Fehlbesiedelung des Dünndarms (☞ unten Overgrowth-Syndrom), denn die gasbedingte Überblähung der Dünndarmschlingen kann ein Druckgefühl im Bauchraum mit allen negativen Begleiterscheinungen verursachen. Zu beachten sind zudem mögliche hormonelle Störungen, z. B. bedingt durch Gastrin, Insulin, Glukagon, Adrenalin, die Schilddrüsen- und Sexualhormone.

Symptome: Es besteht allgemeine Nahrungsverweigerung, vor allem bei „normaler" Kost, seltener bei Süßigkeiten und kleinen Naschereien. Plötzliche Appetitlosigkeit kann häufig Vorbote einer Allgemeinerkrankung oder eines Magen-Darm-Infekts sein. Bei schleichendem Beginn liegt meist eine psychogene Ursache oder eine Erkrankung/Insuffizienz der Verdauungsorgane zu Grunde.

Komplikationen: Gewichtsabnahme, Vitamin-, Mineralstoffmangelerscheinungen, Kollapszustände durch Unterzucker

Differenzialdiagnose: Anorexie, Bulimie, Tumoren des Verdauungstrakts, Verschlusserkrankung, Zwerchfellhernie

Diagnostik und schulmedizinische Therapie

Diagnostik: Gesprächsanamnese, Fallanamnese, Stuhluntersuchung, Blutdiagnostik, ggf. psychosomatische Exploration. Breipassage zur röntgenologischen Kontrolle des Verdauungstraktes, Bildgebende Verfahren.

Schulmedizinische Therapie:
- Zunächst körperliche Untersuchung zum Ausschluss einer körperlichen Erkrankung und zur Beruhigung der Eltern.
- Haltung der Eltern zum Essen überprüfen und ggf. Einstellung der Eltern verändern: **Kinder sollen nicht zum Essen gezwungen werden**.
- Essensangebot überprüfen und mit den Eltern besprechen! Keine Süßigkeiten und Snacks zwischen den Mahlzeiten.
- Den Tagesablauf besprechen und Zeit für **ausreichend Bewegung** und körperliche Aktivität einplanen.
- Wenn diese Maßnahmen nicht ausreichen **ggf. Psychotherapie** auch unter Einbeziehung der Eltern, wenn eine Interaktionsstörung vorliegt und das Kind die Nahrungsverweigerung als Druckmittel nutzt.

Naturheilkundliche Behandlung

Appetitlosigkeit ist keine Erkrankung, sondern ein Symptom. Nach der Grunderkrankung ist zunächst zu fahnden. Manchmal handelt es sich um ein vorübergehend auftretendes Geschehen, dann wäre einfach Abwarten angezeigt.

Therapieempfehlungen von Dieter Grabow

Äußere Anwendungen
- Wärmflasche oder feucht-heißer Wickel auf den Bauch
- Kreisende Darmmassagen im Urzeigersinn, alternativ Einreibungen mit Windsalbe®
- Akupunktur: Ma 36, Bl 20, MP 6, GG 13, Bl 21, Gb 23, bei kleineren Kindern Akupunktmassage. Evtl. auch Farblichtbestrahlung der Akupunkturpunkte

Innere Anwendungen
- Appetitanregende Digestiva als Magentee: Aurantii pericarp., Chinae cort., Millefolii flos, Melissae folium, Menthae pip. foliae. Zu gleichen Teilen 1 TL kurz aufkochen, 5 Min. ziehen lassen, abseihen und vor einer Mahlzeit schluckweise trinken
- Appetitanregender Sirup nach Josef Karl:. Aurantii tinct. (20.0), Abrotanum D 1 (20.0), Rubi idaei sirup (200.0), teelöffelweise vor den Mahlzeiten einnehmen
- Fertigarzneimittel (Vitaminpräparate): Florafit® (1 × tägl. 5 ml – unter 6 Jahren die Hälfte), Multibionta® (3 × 8 Tr.), Multi-Sanostol Saft (je nach Alter 3 × tägl. 5 – 15 ml)

Anthroposophie
- **Amara-Tropfen:** Eine ausgewogene Mischung von Bittermitteln zur allgemeinen Anregung der Verdauungstätigkeit.
  Je nach Alter des Kindes 1 – 2 – 3 × tägl. 3 – 5 – 10 Tr. in etwas Wasser oder Tee.
- **Bitter-Elixier, Sirup:** Etwas süßer sind die wirksamen Bitterstoffe in dieser Sirupform verpackt. Je nach Alter des Kindes 1 – 2 – 3 × tägl. $1/2$ TL in etwas Wasser oder Tee.

Atemtherapie

Sowohl bei Appetitlosigkeit infolge organischer als auch seelischer Ursachen hilft Atemtherapie. In beiden Fällen helfen eine dem Kind angepasste Atemmassage den Lebenswillen anzuregen und zu kräftigen oder auch die Sinne und die Ausdruckskraft fördernde Spiel und Rollenspielangebote.

Ausleitungsverfahren

Ausleitende Verfahren kommen nicht in Betracht, da schwächliche Kinder eher gestärkt werden müssen.

Bachblüten

Auswahl der Blüten nach im Vordergrund stehender Gemütslage. Bei „depressiven", ängstlichen, und schwachen Patienten: Mimulus, Mustard, Olive.

Biochemie

- **Nr. 2 Calcium phosphoricum D 6:** Wechselnder Appetit mit Verlangen nach Würzigem. Je nach Alter des Kindes mehrmals tägl. 1–2 Tabl.
- **Nr. 8 Natrium chloratum D 6:** Appetitstörungen mit dem Verlangen nach Wasser. Je nach Alter des Kindes 3 × tägl. 1–2 Tabl.
- **Nr. 11 Silicea D 12/6:** Assimilations- und Absorptionsstörungen. Verbesserung der Vitamin- und Mineralstoffaufnahme. Je nach Alter des Kindes mehrmals tägl. 1–2 Tabl.
- **Nr. 13 Kalium arsenicosum D 6:** Anabolikum und Tonikum. Je nach Alter des Kindes mehrmals tägl. 1–2 Tabl.

Klassische Homöopathie

Appetitlosigkeit ist nur ein Begleitsymptom einer tiefer liegenden Störung im Leben des Kindes. Eine allgemeine konstitutionelle Behandlung unter Berücksichtigung aller charakteristischen Symptome nach den Regeln der klassischen Homöopathie wird empfohlen. Mögliche Mittel, die in Betracht gezogen werden können:

- **Natrium muriaticum:** Appetit fehlt, rasche Abmagerung. Essen ohne Genuss trotz Hunger.
- **Pulsatilla:** Appetit fehlt vor allem morgens, keine Lust auf Frühstück. Launischer Appetit. Geschmacklosigkeit der Speisen.
- **Lycopodium:** Eigentümliche Modalitäten: Heißhunger und nach dem ersten Bissen satt. Oder kein Hunger und Appetit kommt, wenn das Kind zu essen begonnen hat.
- **Sulfur:** Appetitlosigkeit mit Verlangen nach Süßigkeiten und mit großem Durst.

Komplexmittel-Homöopathie

Juve-Cal, 3 × tägl. 1 TL. Bei Anämie: Infifer, 3 × tägl. 15 Tr., zusätzlich Vitamin-B-Komplex und Folsäurepräparat Homocyvit 3 × tägl. 15 Tr.

Manuelle Therapie

Die Beschwerden sind häufig nervlich und vegetativ bedingt. Therapeutisch sehr wirksam ist die viszerale Therapie besonders des Magens und der Speiseröhre.

Mikrobiologische Therapie

Probiotik pur ® oder Lacteol ® 1 Beutel tägl. in Flüssigkeit einrühren (nicht in heiße Getränke, maximal handwarm); ggf. alternativ beim Vorliegen eines Overgrowth-Syndroms (☞ Kap. 2.9) Paidoflor® Kautabl.: 1 × tägl. 1 Tabl. vor einer Mahlzeit kauen.

Phytotherapie

- **Sirupe** (alternativ):
  - Bitterstoffhaltige Sirupmischung aus Engelwurz, Zimtrinde, Kamille und Süßholz Rezeptur: Angelicae tinct. (10.0), Cinnamomi tinct. (10.0), Chamomillae tinct. (10.0), Liquiritiae sir. (ad 150.0); M.D.S.: bei kleinen Kindern 1 TL, bei größeren 1 EL ca. $1/4$ h a.c.
  - Bitterelixier (Sirup aus Kalmus, Ingwer, Enzian, Pfeffer, Wermut); D.S.: ☞ oben
  - Sirup. Cynosbati (Hagebuttensirup), D.S.: ☞ oben
- **Fertigarzneimittel:** Abdom Ilon (100.0) und Sirup. Aurantii (50.0), 3 × 1 TL

Möglichst vor und während der Mahlzeit nichts trinken lassen, denn der Dehnreflex des Magens täuscht Sattheit vor.

TCM

- **Relevante Punkte:** Ren 12, Ma 25, Ren 6, Ma 36, Ex-UE 10, Bl 20, Bl 23, Bl 18, Bl 19, Mi 6, Du 7
- **Technik und Behandlungsdauer**: Tägl. behandeln, wenn nach einigen Tagen kein Erfolg, Moxa einsetzen.

Tipps für die Eltern

- Appetitlose Kinder haben, wenn es sich nicht um ein zeitlich begrenztes Geschehen handelt, oft auch wenig „Appetit" auf das Leben und seine Abenteuer. Deswegen sollen gerade diese Kinder zu kreativem Spielen an der frischen Luft angeregt werden. In diesem Fall ist eine Anregung aller Sinne besonders hilfreich. Fernsehen und Computerspiele hingegen fordern nur den Geist, Körper und Seele bleiben unausgelastet. →

- Wichtig sind regelmäßige Mahlzeiten, kein Naschen zwischendurch, wenig trinken zum Essen, weil sonst der Magen zu sehr mit Flüssigkeit angefüllt ist, denn der Dehnreflex täuscht Sattheit vor.
- Eine gesunde, ausgewogene Ernährung in einer angenehmen Umgebung fördert den Appetit. Die Nahrung sollte häufiger und in kleinen Portionen angeboten werden.
- Nach dem Säuglinsalter sollten sich die Kinder nicht von Milch und Kakao ernähren; wenn sie Hunger haben, sollen sie essen und nicht Milch trinken.
- Cellagon aurum als tägl. Ergänzung zur Ernährung, um den Vitamin- und Mineralstoffhaushalt zu decken, auch bei wenig sonstiger Zufuhr von Obst und Gemüse.

3.8.2 Spucken und Erbrechen

Spucken: Regurgitation kleiner Nahrungsmengen. Erbrechen: Größere Nahrungsmengen (z. T. im Schwall) mit Zeichen der Reizung des vegetativen Nervensystems (Übelkeit, Salivation, Blässe, Schwitzen, Tachykardie).

Ursachen und Symptome

Ursachen: Bei Stillkindern liegt dem Spucken evtl. eine Unverträglichkeit der Muttermilch zugrunde, die z. B. durch zu scharfe Nahrungsmittel der Mutter bedingt ist. Möglicherweise bestehen – wie auch bei Kleinkindern – eine sympathische Übererregung (Stress), Schluckauf (chronischer Schluckauf kann ein Zeichen für eine Fehlfunktion der Niere sein), eine bakterielle Fehlbesiedlung des Magen/Darmtrakts (☞ Kap. 2.1.x) oder eine Pylorusstenose.

Brechreiz kann verursacht werden durch Fehlfunktionen, insbesondere aber auch Vergrößerungen der Schilddrüse, oder vegetativ bedingt sein (Globusgefühl durch Stress oder nervöse Störungen). Auch bei beginnendem ADS wurde Spucken und Erbrechen als Symptom beobachtet.

Erbrechen – ein Symptom für viele Grunderkrankungen – wird meist verursacht durch banale Magen-, Darminfekte, allgemeine oder spezielle Unverträglichkeit von Nahrungsmitteln, Aerophagie, Nervosität und Kinetosen bis hin zu malignen Neubildungen im Verdauungstrakt. Zu berücksichtigen ist auch kompensatorisches Erbrechen, das durch eine Blutverteilungsstörung im Organismus ausgelöst wird (z. B. Migräne aufgrund von Hyperämie des Kopfes).

Symptome: Plötzliches Erbrechen mehr oder weniger zerkleinerter oder verdauter Nahrungsbestandteile mit Schleim, Verdauungssäften und Gallenflüssigkeit. Das Erbrechen besteht normalerweise bis zur völligen Entleerung des Magens, anschließend meist Brechwürgen von Verdauungssäften und Schleim. Gibt sich meist innerhalb von einigen Tagen von selbst.

➡ Regurgitieren und immer wiederkehrendes Erbrechen über einen längeren Zeitraum mit ansonsten gutem Appetit sprechen für ein pathologisches Geschehen, das weiterer Abklärung bedarf. ■

Komplikationen: Durch die Kraftanstrengung beim Würgen kann es zu Rupturen der Speiseröhre kommen, es können sich ösophageale Varizen bilden, es soll auch zu Zwerchfellhernien gekommen sein.

Differenzialdiagnose: Schwere Magen/Darm Infektionen, Seuchen, meldepflichtige Erkrankungen, Krebserkrankungen, Bulimie.

Diagnostik und schulmedizinische Therapie

Diagnostik: Auskultation, Perkussion des Bauchraums zur Feststellung übermäßiger Gasansammlungen. Anamnestisch sind mögliche Nahrungsmittelunverträglichkeiten und psychosomatische Irritationen zu erfragen. Bei Reflux pH-Metrie und Ösophagomanometrie, bei V.a Zenker-Divertikel Breischluck.

Schulmedizinische Therapie:
- Bei jungen Säuglingen ist das Spucken ein Zeichen des normalen gastroösophagealen Refluxes. Die Kinder sollten nicht sofort nach dem Essen, sondern erst **nach dem Aufstoßen hingelegt werden**. Die **Lagerung** erfolgt **mit leicht angehobenem Oberkörper**. Ein **Andicken der Nahrung** kann zu einer weiteren Reduktion führen. Eine Abklärung ist nötig, wenn die Häufigkeit des Spuckens innerhalb des ersten halben Jahres nicht abnimmt, die Kinder das Trinken verweigern, Gedeihstörungen aufweisen, beim Trinken oder Aufstoßen Schmerzäußerungen zeigen oder an nächtlichem Husten leiden.
- Bei Erbrechen im Rahmen eines Infekts gibt man mit Ahornsirup gesüßte Getränke, z. B. Tee, langsam und löffelweise. Bei häufigem Er-

brechen mit starkem Wasserverlust Glucose-Elektrolytlösungen. Evtl. antiemetische Zäpfchen. Als Kost zunächst Zwieback, Salzstangen etc. Auf Wunsch Normalkost .

Naturheilkundliche Behandlung

Bei jeglicher Form des Erbrechens kommt es zur Austrocknung des Körpers und zu einem Elektrolytverlust. Daher Wasser ohne Kohlensäure (keine Säfte!!) in kleinen Schlucken trinken lassen. Bei Magen/Darm Infekten den Kindern nur etwas zu Essen geben, wenn sie es verlangen. Dünne Tomatensuppe wird oft ganz gut vertragen.
Bitte beim Spucken der Stillkinder immer die Ernährungsgewohnheiten der Mutter erfragen.

Therapieempfehlungen von Dieter Grabow

Äußere Anwendungen
Wärmflasche, falls sie vertragen und gemocht wird.

Innere Anwendungen
- Infektiöse Ursachen, Magen/Darm Grippe etc: Isonettin® (anfangs stündlich 1 Tabl.), bei Kindern ab dem 6. Lj. Myrrhinil intest® (3 × tägl. 2 Drg.), alternativ Kamillopur® Steierl (3 × tägl. 10 Tr. in Wasser)
- Kinetosen: Fieber- und Nervenmittel 1 Aconitum cp. D 10 ISO® in Verbindung mit Stoffwechselmittel 11 Lobelia cp. ISO® (im stündl. Wechsel 5 Glob.)
- Bei mikrobieller Fehlbesiedlung des Darmes Paidoflor® (1 × tägl. 1 Tabl. kauen), Probiotik pur® oder Lacteol® (1 × tägl. 1 Btl. in Wasser vor einer Mahlzeit)
- Nervöse Ursachen: Dysto Loges® (morgens und mittags 1 Tabl., Magnesium phosphoricum D 6 biochem. (abends 3–7 Tabl. in heißem Wasser)
- Zusätzlich: Bachblüten nach individueller Mittelfindung

Anthroposophie
- **Gentiana comp., Globuli velati:** Enzian, Wermut, Brechnuss, Löwenzahn. Dieses Heilmittel richtet sich gegen zivilisationsbedingte Erkrankungen im Magen-Darmbereich. Die Brechnuss wirkt speziell auf die Sinnes-Nerven-Organisation und reguliert überschießende Reaktionen. Übelkeit, Erbrechen, Blähungen und ein überempfindlicher Magen-Darmtrakt gehören in sein Wirkensgebiet.

Je nach Alter des Kindes 2–3 × tägl. 3–5–10 Glob.
- **Balsamischer Melissengeist Dilution:** Fast ein Universalmittel bei vielen leichteren Störungen im Bauchgebiet ist der Melissengeist. Die rhythmisch ausgleichende, belebende und krampflösende Melisse wird durch eine bewährte Mischung anderer Pflanzendestillate unterstützt. Ganz lecker sind einige Tropfen auf einem Zuckerwürfel, sonst in etwas warmem Wasser verabreichen.
- **Nausyn Tabletten:** Kokkelkörner, Brechwurz, Erdöl. Drei homöopathische Klassiker bei Erbrechen und Reisekrankheit in einer Komposition zusammengefasst. Alle drei Komponenten wirken ausgleichend, wenn die Sinnes-Nerven-Prozesse zu stark im Stoffwechselgeschehen tätig sind. Ein bewährtes Mittel.
Je nach Alter des Kindes 2–3 × tägl., evtl. 1–2 stündl. bei Reisekrankheit.

Bachblüten

Auswahl der Blüten nach im Vordergrund stehender Gemütslage. Bei Unsicherheit, Zukunftsangst: Aspen, Clematis, Honeysuckle.

Biochemie

Grundkrankheiten sind zu beachten!
- **Nr. 3 Ferrum phosphoricum D 12:** Erbrechen von unverdauten Speisen. Zu Beginn alle zwei Std. 1 Tabl., später 3–5 × tägl. 1–2 Tabl.
- **Nr. 5 Kalium phosphoricum D 6:** Nervöses Erbrechen. Zu Beginn alle zwei Std. 1 Tabl., später 3–5 × tägl. 1–2 Tabl.
- **Nr. 8 Natrium chloratum D 6:** Wässriges Erbrechen. Je nach Alter des Kindes 3 × tägl. 1–2 Tabl.
- **Nr. 10 Natrium sulfuricum D 6:** Erbrechen von Galle und Schleim. Zu Beginn alle zwei Std. 1 Tabl., später 3–5 × tägl. 1–2 Tabl.

Klassische Homöopathie
- **Aethusa cynapium:** Milchunverträglichkeit bei Säuglingen, wird nach dem Trinken in Klumpen erbrochen. Erbrechen mit Schweiß und großer Schwäche. Das Kind ist sofort nach dem Erbrechen wieder hungrig. Schweres Erbrechen und Durchfall mit großer Erschöpfung und Schläfrigkeit, wie betäubt. Durstlosigkeit und schnelle Dehydratation. Unruhig, ängstlich und weinerlich mit blassem eingefallenem Gesicht. Auch bei Cholera infantum.

- **Arsenicum album:** Schreckliche Übelkeit mit Würgen und Erbrechen oft gleichzeitig mit Diarrhö. Das Kind kann den Anblick und Geruch von Speisen nicht ertragen, bereits der Gedanke daran verschlechtert. Dabei viel Durst auf warme Flüssigkeiten, v.a. im Frühstadium der Erkrankung, trinkt nur in kleinen Schlucken. Einfach alles wird erbrochen, die geringste Bewegung verursacht Brechreiz.
  Große Unruhe oft mit Todesangst und enormer Schwäche, mit Neigung zur Ohnmacht. Folgen von verdorbenem Essen, Eis oder wässrigem Obst.
- **Ipecacuanha:** Anhaltende tödliche Übelkeit, die sich durch nichts bessert, Erbrechen erleichtert nicht. Reine, saubere Zunge und viel Speichelfluss, der zu beständigem Schlucken zwingt. Gefühl, als würde der Magen schlaff herabhängen. Das Kind ist durstlos und erträgt den Geruch von Speisen nicht. Folge von fetten und schwer verdaulichen Speisen oder Durcheinander-Essen. Übelkeit und Erbrechen als Begleiterscheinung bei Husten, Keuchhusten und Kopfschmerzen.
- **Nux vomica:** Übelkeit, oft mit heftigen Bauchkrämpfen und gewaltsamem Erbrechen oder anhaltende Übelkeit mit der Unmöglichkeit sich zu übergeben. Übelkeit und Erbrechen oft begleitet von starkem Herzklopfen oder Schluckauf. Das Kind ist ängstlich, sehr gereizt und überempfindlich gegen alle äußeren Eindrücke. Folge von Zorn, Überessen oder Medikamenten (postoperativ).
- **Phosphorus:** Übelkeit und Erbrechen nach warmen Getränken und Speisen, mit Brennen im Magen. Großes Verlangen nach kalten Getränken, die zunächst bessern, aber sobald sie sich im Magen erwärmt haben, wieder erbrochen werden. Kaffeesatzartiges oder bitteres galliges Erbrechen. Magengegend ist sehr empfindlich auf Berührung. Übelkeit mit Leeregefühl im Magen.
- **Pulsatilla:** Erbrechen bei verdorbenem Magen, nach Genuss von Eiscreme, schweren oder fetten Speisen und Durcheinander-Essen. Das Essen liegt schwer im Magen. Übelkeit mit Sodbrennen und Durstlosigkeit. Schlechter im warmen Zimmer und durch warme Getränke. Das Kind ist sehr weinerlich, möchte getröstet werden.

Weitere Mittel: Antimonium crudum, Cuprum metallicum, Veratrum album.

Komplexmittel-Homöopathie

Nux vomica oplx, alternativ Nux vomica-Synergon Nr.51, 3 – 5 × tägl. 10 – 15 Tr.

Manuelle Therapie

☞ Kap. 3.8.1. Zusätzlich kreisende Einreibungen von Kamillensalbe auf den Bauch.

Mikrobiologische Therapie

Paidoflor Kautabletten®, mehrmals tägl. 1 Tabl. kauen und möglichst ohne Wasser schlucken.

Phytotherapie

Ursache abklären!
- **Externum: Einlauf** aus Chamomillae flor. (50.0) um den Flüssigkeitsverlust zu kompensieren. D.S.: 2 TL/200 ml Infus. 10 Min. ziehen lassen. Auf Körperwärme abkühlen lassen.
- **Innere Anwendungen:**
  - Tinkturenmischung: Nux vomica oplx. (25.0), Apomorphinum oplx. (25.0); M.D.S.: 3 × Tr. nach Kinderformel (Ausgangsdosis 30 Tr.); in Tee verrühren und schluckweise einnehmen lassen.
  - Pfefferminz-Tee: Menthae piperitae fol. (50.0); D.S.: 1 TL/150 ml; ungesüßt 2 – 3 Tassen über den Tag verteilt schluckweise trinken lassen. **Cave:** Nicht bei Kindern unter 2 J.

TCM

Relevante Punkte bei **Schluckauf:** Ren 12, Ma 36, Pe 6, Mi 6. Sehr gute Wirkung mit Moxa. Diese Punktekombination wirkt auch beim Spucken. Bei **Erbrechen** abklären folgender Ursachen:
- **Kälte-Syndrom:** Verursacht durch Kälte von außen oder Kälte von innen. Symptome: Erbrechen sofort nach dem Essen. Erbrochenes unverdaut. Bleich, kalte Hände und Füße, Bauchschmerz besser durch Wärme.
- **Hitze-Syndrom:** Hervorgerufen durch fieberhafte Erkrankungen. Symptome: sofortiges Erbrechen direkt nach dem Essen. Fauliger Geruch, Fieber oder erhöhte Temperatur, Durst, faulig riechender Stuhlgang, Durst, dunkler Urin.
- **Fehlernährungssyndrom:** Durch Überfütterung, schwer verdauliche Kost, Milch. Symptome: häufiges Erbrechen sauer riechender Nahrung; unverdaute Nahrungsbestandteile, Appetitmangel, Spannung und Schmerz im Bauch, Diarrhö, oder Obstipation, Stuhl nach fauligen Eiern riechend.

- **Therapie:**
  - **Basistherapie** (für alle drei Syndrome): Pe 6 (Hauptpunkt zur Kontrolle des Erbrechens, Kardinalpunkt des Yin Wei Mai, Luo Punkt zum 3E Meridian), Ma 36 (Ausgleichen und Harmonisieren des Magens), Ren 12 (Alarmpunkt des Magens), Mi 4 (Befördern des Qi im Bauchraum), in Kombination mit Pe 6 zur Auflösung von Füllezuständen im Mittleren Erwärmer.
  - **Zusätzliche symptomatische Therapie:** Retention von Essen und Milch: Ren 10, um das Essen besser hinabsteigen zu lassen, ebenso Ren 22 und Ren 23, Ma 43, Ma 41 (Stärken der Milz)
    Bei Babys sehr erfolgreich Ex-UE 10

Tipps für die Eltern

- Nicht schimpfen, da das Kind schon genug gestresst ist. Sinnvoller ist es, die Ursachen abzuklären und zu behandeln
- Da der Flüssigkeits-, und Elektrolytverlust eine Gefahr bedeuten kann, folgendes Getränk verabreichen. $\frac{1}{2}$ l dünner Schwarztee, 10 Min. ziehen lassen, mit $\frac{1}{2}$ l Orangensaft mischen, 1 TL Traubenzucker und 1 Prise Meersalz hinzufügen; jeden Tag trinken, solange die Beschwerden vorhanden sind. Diesen Tee vertragen die Kinder oft sehr gut, durch das Salz werden die Elektrolyte wieder aufgefüllt und der Traubenzucker liefert schnell verfügbare Energie.
- Karottensuppe nach Mommsen (☞ Kap. 2.11.2)

3.8.3 Bauchschmerzen

Anhaltendes Schreien eines Säuglings, das sich nicht unterbrechen lässt, ist bis zum Beweis des Gegenteils verdächtig auf ein akutes Abdomen. Andererseits können gerade bei Säuglingen auch lebensbedrohliche Störungen im Bereich des Abdomens ohne wesentliche klinische Symptome auftreten! Chronische Bauschmerzen äußern sich zusätzlich durch z. B. starke Unruhe, Anziehen der Beine, Zusammenkrümmen und einen berührungsempfindlichen Bauch.

Ursachen und Symptome

Ursachen: In den meisten Fällen werden **akute Bauchschmerzen** z. B. durch falsche Nahrungs-mittel, verdorbene Nahrungsmittel, zu hastiges Essen hervorgerufen. Bei Mädchen können ggf. beginnende Regelschmerzen zugrunde liegen; zu denken ist ebenfalls an Nierensteine, Nierenbekkenentzündung, Blasenentzündung. **Chronische und rezidivierende Bauschmerzen** werden meist hervorgerufen durch entzündliche oder allgemeine Reizzustände der Bauchorgane, Steinbildungen, Verengungen der Gallen- oder Pankreasgänge, Darmverengung. Ebenso können vom Urogenitaltrakt ausgehende Symptomatiken, psychogene Irritationen, Nahrungsmittelunverträglichkeiten sowie eine chronische Appendizitis zugrunde liegen.

Symptome: Akuter, heftiger Bauchschmerz ohne Abwehrspannung, bzw. bei chron. Beschwerden immer wieder auftretende Schmerzzustände ohne erkennbaren Anlass, Dauerschmerz.

Komplikationen: Appendizitis, Gefahr des Blinddarmdurchbruchs, Peritonitis.

`Cave` Bei starken ziehenden bis kolikartigen Schmerzen, üblicherweise im rechten Unterbauch, Übelkeit und Blässe Appendizitisverdacht: Abwehrspannung und starke Druckschmerzhaftigkeit im re. Unterbauch. Stehen und Hüpfen auf dem rechten Bein verschlimmert die Beschwerden. In diesem Fall sofortige Klinikeinweisung. ■

Differenzialdiagnose: Akutes Abdomen, akute Entzündungsprozesse im Bauchraum, z. B. Appendizitis, Nabelkoliken, Colon irritabile, Overgrowthsyndrom, 3-Monats-Koliken, Darmverschluss, Wurmerkrankungen, Helicobacter-Infektion, Erkrankungen der Nieren und der Harnwege.

Diagnostik und schulmedizinische Therapie

Diagnostik: Perkussion, Auskultation und genaue Anamnese sind absolute Voraussetzungen:

- Schmerzen um den Bauchnabel, mit heftigen Geräuschen: Overgrowthsyndrom, Bauchspeicheldrüsenerkrankung, Darmentzündung
- Schmerzen im Unterbauch: Blasenentzündung, auch Blasensteine, Colitis, beginnende Appendizitis, bei Mädchen beginnende Regelschmerzen
- Schmerzen im rechten Oberbauch: Gallenwegssymptomatik, Erkrankung der rechten Niere, Lebererkrankung
- Schmerzen im Mittleren Oberbauch: möglicherweise Bauchspeicheldrüsenerkrankung.

Durch weitere Diagnostik (Blutserumchemie, Sonographie) abklären

- Schmerzen im linken Oberbauch: Magenerkrankungen, ggf. Erkrankung der li. Niere
- Ileus (Darmverschluss): Erbrechen, längere Obstipation, keinerlei Darmgeräusche

Bei chronischen Bauschmerzen zusätzlich eingehende Exploration zum Ausschluss psychogener Faktoren. Stuhluntersuchung veranlassen, insbesondere nach Mykosen fahnden. Blutuntersuchung (Basislabor). Temperaturmessung axillär/rektal.

Schulmedizinische Therapie: Bei akuten Bauschmerzen Ursachen ergründen! Kausale Behandlung, wenn möglich. Symptomatisch (z. B. bei Regelschmerzen) kann lokale Wärmeanwendung zu einer Entspannung der glatten Muskulatur und damit zur Schmerzreduktion führen. Bei chronischen Bauchmerzen, evtl. Maßnahmen zum Stressabbau.

Naturheilkundliche Behandlung

Bei akuten Bauschmerzen wird die zugrunde liegende Erkrankung (☞ Diagnostik) behandelt. Bei chronischen und rezidivierenden Bauchschmerzen liegt meist eine Fehlbesiedlung des Dünndarms (Overgrowth-Syndrom) zugrunde, eventuell bestehen auch allgemeine Dysbakterien mit Gasbildung im Intestinaltrakt. Im Vordergrund steht hier der Aufbau der Darmflora mit Fertigarzneimitteln je nach Ursache und Schwere der Störung. Festlegung der Medikamente und Indikation ggf. nach differenzierter Stuhluntersuchung.

Häufig werden die Beschwerden verharmlost, das Kind empfindet sie aber als störend und teilweise auch bedrohend. Eine Beseitigung ist unbedingt notwendig. Nehmen Sie das Kind ernst, denn es hat die Schmerzen!

Therapieempfehlungen von Dieter Grabow

Äußere Anwendungen
- Einreibung mit Windsalbe® mehrmals täglich
- Feuchtwarme Wickel, Heublumensäckchen, Wärmflasche nicht zu häufig anwenden, oft mögen die Kinder etwas Warmes auf dem Bauch. **Cave:** Kontraindiziert bei akuter Appendizitis oder akutem Abdomen
- Atemtherapie kann möglicherweise zur Entspannung beitragen und die Symptomatik klären
- Manuelle Therapie: Sanfte Massagen um den Bauchnabel im Uhrzeigersinn, viszerale Osteopathie

- Akupunktur: KG 4+5+13, Ma 22+25+27, Gb 27+28, MP 2+9, Bl 22, auch Akupunktmassage
- Ausleitungsverfahren: Setzen kleiner Schröpfgläser um den Bauchnabel, Schröpfkopfmassage sanft (nur bei chronischen Bauschmerzen)

Innere Anwendungen
- **Bei akuten Bauchschmerzen:**
  - Apfelbrei zubereiten mit einem auf einer Glasreibe frisch geriebenen Apfel. Zusätzlich ein Schuss Schlagrahm kann oft Wunder wirken.
  - Phytotherapie: Zunächst Kamillentee, Fencheltee als Sofortmaßnahme; danach zur Entkrampfung Bitterstoffe (alternativ) wie z. B. Infi Momordica® (¼ stündlich 7 Tr.), Basilicum Rupha® (¼ stündlich 7 Tr.), Myrrhinil intest® (¼ stündl. 1 Drg.), Spascupreel® (¼ stündl. 7 Tr. alternativ stündlich 1 Zäpfchen)
  - Biochemie: Natrium sulfuricum, Magnesium phosphoricum, Silicea je nach Symptomatik ¼-stündl. 1 Tabl. auch im Wechsel lutschen
- **Bei chronischen Bauschmerzen:**
  - Zusätzlich Bachblüten nach individueller Anamnese, insbesondere bei psychogen überlagerter Symptomatik (z. B. Schulangst)
  - Zusätzlich zu Magnesium phosphoricum (abends 4 Tabl. in heißem Wasser) sind als Mittel auch Silicea (morgens 2 Tabl.) und Natrium chloratum (mittags 2 Tabl.) in Betracht zu ziehen.

Anthroposophie

Bei diesen Krankheitsbildern muss vor einer Therapie erst einmal differenzialdiagnostisch die Ursache abgeklärt sein, danach richtet sich erst die Mittelauswahl.

Atemtherapie

Chronische Bauchschmerzen sind meist durch unterschiedliche Faktoren bedingt: vegetative Fehlregulation, Blähungen, oberflächliche Atmung. Zudem reagieren Kinder auf alle „Unstimmigkeiten" zuerst mit dem Bauch. **Therapie:** Atembehandlung, Wärme, Atem-Massage; Behandlungsdauer hängt ab von der Schwere der Störung.

Bachblüten

Auswahl der Blüten nach im Vordergrund stehender Gemütslage. Häufig angezeigt sind Mimulus, Rock Rose, Rescue Remedy. Zusätzlich mit Rescue Remedy-Salbe den Bauch einreiben.

Biochemie

Therapie bei nicht komplizierten Entzündungen:
- **Nr. 3 Ferrum phosphoricum D 12:** Erstes Entzündungsstadium; akute Katarrhe und Entzündungen. Zu Beginn alle 2 Std. 1 Tabl., später 3–5 × tägl. 1–2 Tabl.
- **Nr. 4 Kalium chloratum D 6:** Zweites Entzündungsstadium; subakute bis chronische Entzündungen; Lymphangitis mesenterialis. Zu Beginn alle 2 Std. 1 Tabl., später 3–5 × tägl. 1–2 Tabl.
- **Nr. 6 Kalium sulfuricum D 6:** Drittes Entzündungsstadium; chronische, trockene und proliferative Entzündungen. Je nach Alter des Kindes mehrmals täglich 1–2 Tabl.
- **Nr. 11 Silicea D 12/6:** Chronische Lymphdrüsenschwellungen im Abdomen. Je nach Alter des Kindes 1–2 Tabl. mehrmals tägl.

Bei diesen Erkrankungsformen ist vor der Therapie eine exakte Diagnosestellung erforderlich. Nach der zu Grunde liegenden Diagnose, kann die jeweilige Therapie unter dem entsprechenden Stichwort nachgeschlagen werden.

Klassische Homöopathie

- **Chamomilla:** Blähkrämpfe und Blähungskoliken, häufig während der Zahnung oder nach Aufregung und Zorn. Das Kind ist eigensinnig, zornig und zugleich höchst schmerzempfindlich, es schreit und lässt sich nicht untersuchen. Wärmflasche auf den Bauch und Herumtragen bessert.
- **Colocynthis:** Nabelkoliken und Bauchkrämpfe mit heftig schneidenden und kneifenden Schmerzen, anfallsartig. Das Kind krümmt sich zusammen, beugt die Beine, drückt fest gegen den Bauch oder möchte auf dem Bauch liegen. Bauchschmerzen schlimmer nach dem Essen, durch Zorn und während Durchfall.
- **Nux vomica:** Spasmen und krampfartige Bauchschmerzen mit Druck nach oben. Umgekehrte Peristaltik führt zu Obstipation mit vergeblichem Stuhldrang, Krämpfen im Abdomen, Magenschmerzen und Übelkeit mit Würgen, aber der Unfähigkeit zum Erbrechen. Aufgetriebenes Abdomen nach dem Essen. Oft in Folge von Verstopfung, nach Durcheinander-

Essen, Abkühlung, Stress (auf Reisen) oder Ärger. Besserung durch Stuhlentleerung, Wärme und warme Getränke.
- **Pulsatilla:** Bauchschmerzen nach schwerverdaulichem oder fettem Essen, nach Eiscreme, Durcheinander-Essen (Kindergeburtstag). Mit eingeklemmten Blähungen, Übelkeit, Aufstoßen und Durstlosigkeit. Das Kind möchte an die frische Luft gehen.

Weitere Mittel: z. B. Arsenicum album, Belladonna, Bryonia, Cuprum metallicum, Lycopodium.

Komplexmittel-Homöopathie

- **Akute Bauchschmerzen:** Cefaspasmon, $^1/_4$-stündl. 10–15 Tr., alternativ Spascupreel, $^1/_4$-stündl. 1 Tabl. lutschen oder 10 Tr. zusätzlich Spascupreel, stündl. 1 Zäpfchen
- **Chronische Bauchschmerzen:**
  - Bei gastrischen Beschwerden: Gastritol, alternativ Nux vomica Synergon Nr. 51, 3 × tägl. 10–15 Tr.
  - Bei Blähungskoliken: Metaharonga, 3 × tägl. 10–15 Tr.

Manuelle Therapie

Durch einen verbesserten Lymphfluss mittels Cranio-sakraler-Therapie können Stauungen im Bauchraum gelöst werden. Zudem sind eine viszerale Therapie des Intestinum tenue und des Duodenums indiziert. Zusätzlich können kreisende Einreibungen mit Kamillensalbe um den Bauchnabel im Sinne einer leichten Massage durchgeführt werden.

Mikrobiologische Therapie

Probiotik pur® oder Lacteol®1 Beutel täglich in Flüssigkeit einrühren (nicht in heiße Getränke, maximal handwarm); ggf. alternativ bei Vorliegen eines Overgrowth-Syndroms (☞ Kap. 2.9) Paidoflor® Kautabletten: 1 × tägl. 1 Tabl. vor einer Mahlzeit kauen.

Physikalische Therapie

Heißer Bauchwickel mit Kamille 1–2 × tägl., wenn der Wickel den Kindern angenehm ist; alternativ dazu Oxalis Wickel 1–2 × tägl.(☞ Kap. 2.2.11).

Phytotherapie

Bedarf immer der exakten Abklärung!

Verdorbener Magen als Ursache
- **Innere Anwendungen** (gleichzeitig):

– Isostoma Tabl (ISO) 1 Op., D.S.: mehrmals tägl. 5 Tbl. lutschen lassen. Nach Abklingen der akuten Beschwerden 3 × 3 Tbl. lutschen
– Morgendliche Rollkur (kann für Kinder durchaus spaßig gestaltet werden) mit Kamillopur 1 Op.; D.S.: 1 TL (= 20 Tr.) in eine Tasse mit Kamillentee geben, dann schlückchenweise Tasseninhalt trinken
– Fertigarzneimittel: Bei Besserung der Schmerzen durch Zusammenkrümmen: Colocynthis Synergon (3–5 × 10–15 Tr.), bei Besserung der Schmerzen durch Strecken: Dioscorea Kpl (3–5 × 10–15 Tr.)
● **Externum:** Wickel: Rezeptur: Millefolii hb. (250.0), Chamomillae flor. (150.0), Anserinae ub. (100.0); M.f. spec. D.S.: gesamte Menge zu gleichen Teilen auf zwei Leinenbeutelchen verteilen, in Kartoffeldämpfer/Dampfkochtopf (nicht ins heiße Wasser geben) heiß bedampfen. Bei hautverträglicher Temperatur im epigastrischen Winkel auflegen. Am besten abends anwenden. Dauer: Bis Wärmeempfinden nachlässt, dann wechseln; insgesamt ca. 20 Min.

Darmkoliken

● **Innere Anwendungen** (entblähende Anwendungen): „Vier-Winde-Tee" (gequetschte Früchte von Fenchel, Kümmel, wahlweise Anis oder Koriander und Pfefferminzblätter); Rezeptur: Foeniculi cont. fruct. (30.0), Carvi cont. fruct. (30.0), Anisi/Coriandri cont. fruct. (30.0), Menthae piperitae fol. (ad 100.0); M.f.spec. D.S.: 1 TL/250 ml. Infus, 5 Min. ziehen lassen. 2–3 Tassen tägl. trinken.
In den Tee folgende Tinktur geben: Carminativum Hetterich (100.0), D.S.: 3 × tägl. lt. Kinderformel a.c. (Ausgangsdosis: 30 Tr.)
● **Externum:** Oleum carvi (10.0); D.S.: 1–3 Tr. bei Bedarf periumbilical im Darmverlauf d. h. zentrifugal im Uhrzeigersinn einreiben.

Reizdarm mit und ohne entzündliche Begleiterscheinungen

● **Sirup:** Menthae piperitae tinct. (10.0), Liquiritiae tinct. (10.0), Millefolii tinct. (10.0), Aurantii sir. (ad 150.0); M.D.S.: 3 × 1 TL ad c.
● **Tee:** Menthae piperitae fol. (40.0), Anserinae hb. (20.0), Liquiritiae rad. (ad 100.0); M.f.spec. D.S.: 1 TL/200 ml. 8 Min. ziehen lassen, langsam schlückchenweise trinken
● **Fertigarzneimittel** (alternativ):
– Myrrhinil-Intest Drg; D.S.: Kinder bis 8 J. 3 × 2 Drg. ad.c.; bei größeren Kindern 3 × 4 Drg. ad.c.

– Abdomilon (3 × 1 TL), Echtrosept (3 × 2 Tbl.), Iberogast, Carminativum Hetterich (je 3 × tägl. 10–15 Tr.). Zusätzlich auf Darmflora achten (☞ Kap. 2.9)
● **Urtinktur:** Alcea Mentha piperita ∅ 1 Op.; D.S.: morgens und abends 5 Tr. perlingual

TCM

Akute Bauchschmerzen erfordern eine genaue Diagnostik, um schnell helfen zu können. Oft ist die Bauchdecke bei Berührung und Betastung besonders schmerzempfindlich. Um die Diagnostik zu erleichtern, gibt es die Möglichkeit der Diagnose über die Akupunkturpunkte am Bauch, die bei akuten Beschwerden druckschmerzhaft sind, was beim kranken Kind, auch beim Kleinkind oft mit Abwehrreaktionen begleitet wird. Bei Kleinstkindern und bei Ungenauigkeit oder Unsicherheit kann die RAC-Testung (Nogierpuls) oder die kinesiologische Testung eingesetzt werden.
● **Allgemein wichtige Punkte:**
– Ma 36: Unterer He-Punkt des Magens
– Ma 37: Unterer He-Punkt des Dickdarmmeridians; alle Durchfallerkrankungen
– Ma 39: Unterer He-Punkt des Dünndarmmeridians
– Ma 25: Segmentaler und lokaler Punkt; Mo-, Alarmpunkt des Dickdarmmeridians
– Pe 6: Symptomatisch wirksamer Punkt gegen Erbrechen
● **Die wichtigsten Alarmpunkte:**
– Ren 4: Mo-, Alarmpunkt des Dünndarmmeridians
– Ren 12: Mo-, Alarmpunkt des Magens
– Le 13: Lokaler Punkt, Einflussreicher, wichtiger Punkt für alle inneren Organe, Alarm-, Mo-Punkt der Milz
– Le 14: Alarm-, Mo-Punkt der Leber
– Gb 25: Alarm-, Mo-Punkt der Niere
– Ren 5: Alarm-, Mo-Punkt des 3-Erwärmers
– Gb 24: Alarm-, Mo-Punkt der Gallenblase
– Ren 3: Alarm-, Mo-Punkt der Blase
● **Die wichtigsten Shu Punkte:**
– Bl 18: Shu-, Zustimmungspunkt des Leber
– Bl 19: Shu-, Zustimmungspunkt der Galle
– Bl 20: Shu-, Zustimmungspunkt der Milz
– Bl 21: Shu-, Zustimmungspunkt des Magens
– Bl 22: Shu-, Zustimmungspunkt des Sanjiao
– Bl 23: Shu-, Zustimmungspunkt der Niere
– Bl 25: Shu-, Zustimmungspunkt des Dickdarms, oft verquollen bei chronischer Obstipation

– Bl 27: Shu-, Zustimmungspunkt des Dünndarms
– Bl 28: Shu-, Zustimmungspunkt der Blase
Die Druckschmerzhaftigkeit gibt Hinweis auf
mögliche Ursachen von Organstörungen und
können genadelt werden. Dabei bitte nach den
klassischen Lehren Shu- und Mo-Punkte gemeinsam nadeln. Weil die Beschwerden im Bauchraum
grundsätzlich etwas mit Insuffizienz des Verdauungstraktes zu tun haben, können dennoch bei
unklarem diagnostischem Befund folgende Punkte eingesetzt werden: Ma 36, Pe 6, Ren 12, Mi 6,
Di 4

Tipps für die Eltern

- Bauchschmerzen kommen beim Kind relativ
  häufig vor und sind in vielen Fällen nur ein
  Symptom dafür, dass irgendetwas nicht
  stimmt. Doch nehmen Sie das Kind bitte
  ernst, denn es hat Schmerzen. Wenn diese
  mit den üblichen Hausmitteln nicht besser
  werden, sich sogar verschlimmern und
  dazu Blässe und Krämpfe kommen, professionelle Hilfe in Anspruch nehmen!!
- Grundsätzlich sollte nach Ausschluss einer
  organischen Erkrankung darauf verwiesen
  werden, dass die Beschwerden harmloser
  Natur sind. Dennoch sollte das Kind ernst
  genommen werden. Wenn die Beschwerden
  eingebildet sind, ist abzuklären, was das
  Kind damit erreichen will. Die Eltern sind
  auf Stressfaktoren hinzuweisen (Schule, Elternhaus, Freunde) und deren Erörterung
  und Beseitigung ist anzuraten. Ggf. professionelle Hilfe in Anspruch nehmen (Fami-
  lienberatung).
- Keine Diäten, sie führen nur zu einer Verstärkung der Symptomatik.

3.8.4 Reiseübelkeit

*Krankheitsgeschehen, das durch starke Reizung
des Gleichgewichtsorgans (Vestibularapparat) infolge Einwirkung von Beschleunigungen, aber
auch durch fehlende Übereinstimmung der Erre-
gungen des Gesichts- und Gleichgewichtssinnes
über eine Reizung vegetativer Stammhirnzentren
hervorgerufen wird; z.B. als Autofahr-, Eisen-
bahn-, Luft-, See-, Karussellkrankheit.*

Ursachen und Symptome

Ursachen: Dieses sog. multifaktorielle Syndrom
entwickelt sich meist durch eine Überreaktion
des vegetativen Nervensystems auf Reize des In-
nenohres durch unkontrollierte Bewegungen des
Fahrzeugs.
Symptome: Zusätzlich zur plötzlich auftretenden
Übelkeit kann ggf. auch Erbrechen bestehen, das
besonders nach der Mahlzeit oder bei Stress durch
Hitze/Übermüdung auftritt.
Komplikationen: Austrocknung bei häufigem
Brechen, Elektrolytverlust
Differenzialdiagnose: Andere Ursachen der Übel-
keit, Störungen des Innenohres, Sehstörungen

Diagnostik und schulmedizinische Therapie

Diagnostik:
- Perkussion, Auskultation und genaue Anamnese sind absolute Voraussetzungen. Ein
  Ausschluss anderer Erkrankungen sollte vordringlich sein. Möglicherweise muss ein
  HNO Arzt und ein Augenarzt konsultiert werden.
- Halswirbelsäulenmobilität überprüfen, Kopf-
  knochen im Sinne der kranio-sakralen Osteopathie überprüfen, Visus und Ohren überprüfen
- **Differenzialdiagnostik:** Ohrschmalzpfropf,
  chronische Sinusitis
Schulmedizinische Therapie: (Antiemetika):
Cave: Für Kinder und das entsprechende Alter geeignete auswählen!

Naturheilkundliche Behandlung

Die Behandlung sollte langfristig eine Beschwerdefreiheit hervorrufen. Brechreizstillende Medikamente sind nur im Notfall und für kurze Zeit
zu geben.

Therapieempfehlungen von Dieter Grabow

Äußere Anwendungen
- Einreibungen und physikalische Maßnahmen:
  - Rescue Salbe® in den Nacken einreiben; Pfef-
    ferminzöl, um den Bauchnabel einreiben
    (erst ab dem 6. Lj.)
  - Spülen der Ohren bei Ohrschmalzpfröpfen
  - Evtl. Nase rödern (☞ Kap. 2.3.1)

- Tiefes Einatmen und Ausatmen mit Ton, in den Bauch atmen und nicht nur mit der Atemhilfsmuskulatur
- Osteopathische Behandlung des Kopfes, Cranio-sakrale Osteopathie, chiropraktische Mobilisation der HWS/Kopfgelenke

Innere Anwendungen
- Allgemeinmaßnahmen: Langsam essen, gut kauen, zum Essen nichts trinken, nicht aus Langeweile ständig essen; Kaugummi kauen
- Magnesium phos. D 6 am Abend vor der Reise 7 Tabl. In heißem Wasser
- Fieber- & Nervenmittel 1 Aconitum cp. D 10 ISO® in Verbindung mit Stoffwechselmittel 11 Lobelia cp. ISO® (im stündlichen Wechsel 5 Globuli)
- Zusätzlich Bachblüten nach individueller Repertorisation, Phytotherapie

Anthroposophie
☞ Kap. 3.8.2 Spucken und Erbrechen

Bachblüten
Auswahl der Blüten nach im Vordergrund stehender Gemütslage. Häufig sind angezeigt. Mimulus, Holly.

Biochemie
Nr. 5 Kalium phosphoricum D 6: Nervöses Erbrechen. Reiseübelkeit. Alle zwei Std. 1 Tabl.

Klassische Homöopathie
- **Cocculus:** Wichtigstes Mittel für Übelkeit und Erbrechen beim Autofahren, bei Flug- oder Schiffsreisen, v.a., wenn Schlafmangel hinzukommt. Starker Schwindel mit der Neigung zur Seite zu fallen. Besserung durch Schließen der Augen. Essensgeruch und Denken an Essen verschlechtert die Beschwerden. Das Kind fühlt sich wie berauscht.
- **Tabacum:** Tödliche Übelkeit mit viel Erbrechen. Das Kind fühlt sich sterbenselend und klamm. Das Gesicht ist totenblass und eingefallen. Kälteempfinden mit großer Schwäche. Beschwerden besser an frischer Luft, schlechter durch Öffnen der Augen.
- **Petroleum:** Übelkeit mit Schwindel und Erbrechen. Viel Speichelfluss während Übelkeit. Trotz Übelkeit, Besserung durch Essen. Häufige Kombination von Reisekrankheit und Ekzem. Kinder mit Heißhunger bei Abmagerung.

Komplexmittel-Homöopathie
Vertigoheel, stündl. 1 Tabl. lutschen oder 10 Tr. einnehmen, alternativ Cocculus-Synergon Nr. 128, stündl. 10 Tr., Apomorphin Oplx. stündl. 10. Tr.

Manuelle Therapie
Neben einer wirksamen homöopathischen Prophylaxe kann eine Deblockierung der HWS wirkungsvoll sein. Zu berücksichtigen sind v.a. der 2. Halswirbel und der 8. Brustwirbel. Die Anwendung von Rotationstechniken setzen Weichteiltechniken voraus.

Mikrobiologische Therapie
Mikrobiologische Basistherapie: 3 Wochen vor Reiseantritt: Probiotik pur® oder Lacteol®, 1 × tägl. 1 Beutel in Wasser, alternativ Paidoflor Kautabl.® 1 × tägl. 1 Tabl. kauen, Lacteol Kps.® 1 × tägl. 1 Kps. vor einer Mahlzeit schlucken.

Phytotherapie
- **Fertigarzneimittel** (alternativ):
  – Zintona Kps. v (Ingwerwurzel); D.S.: ca. ½ Std. vor Antritt der Reise 2 Kps., dann alle 4 Std. 2 Kps.; **Cave:** Nicht bei Kindern unter 6 Jahren!
  – Cocculus D 4
- Kandierte Ingwerstückchen kauen

TCM
Relevante Punkte: Du 26, Ma 36, Pe 6, Le 13 (wenn Brechneigung besteht), Ergänzung mit H 7 bei Kreislaufschwäche.

> **Tipps für die Eltern**
> - Es ist immer zu raten, die Kinder während einer Reise zu beschäftigen, also z. B. im Auto Kennzeichen erraten, ich sehe was … und andere Spiele, bei denen Kinder abgelenkt werden und in die Ferne sehen können.
> - Bei Schiffsreisen so lange wie möglich das Ufer im Auge behalten. Grundsätzlich mittschiffs aufhalten. Das Schiff inspizieren, also Bewegung.
> - Bei irgendwelchen Reisen in bewegten Objekten auf keinen Fall mit einem Buch auf den Beinen dasitzen und lesen oder malen.
> - Bei Autofahrten auf ausreichend Pausen und Bewegung in den Pausen achten! Bevorzugt nachts fahren und Kinder so setzen, dass sie ins Weite sehen können.

3.8.5 Appendizitis

Entzündung des Wurmfortsatzes (Blinddarm).

Ursachen und Symptome

Ursachen: Meist wird die Störung der Kontinuität des Blinddarmlumens zum Koloninnenraum durch Fremdkörper, Keimausbreitung in der Darmwand bzw. Keimausbreitung durch die Wand verursacht. Bei weiter fortschreitender Entzündung ohne operative Therapie kann es zum Blinddarm-Durchbruch kommen (Schock!)

Symptome: Stark ziehende bis kolikartige Schmerzen, üblicherweise im rechten Unterbauch. Zusätzlich bestehen Übelkeit, Blässe, manchmal auch Erbrechen. Abwehrspannung und starke Druckschmerzhaftigkeit im re. Unterbauch. Stehen und Hüpfen auf dem rechten Bein verschlimmert die Beschwerden.

Komplikationen: Gefahr des Blinddarmdurchbruchs, Peritonitis, Chronifizierung

Differenzialdiagnose: Allgemeine Bauchschmerzsymptomatik, Entzündungen der Urogenitalorgane, Purpura Schönlein-Henoch, Helicobacter-Infektion

Diagnostik und schulmedizinische Therapie

Diagnostik:
- Temperaturmessung axillär und rektal: Bei einem Temperaturunterschied von mehr als 1 Grad akute Appendizitis sehr wahrscheinlich!
- Perkussion: Unauffällig; starke Schmerzen im re. Unterbauch mit massiver Berührungsempfindlichkeit
- Auskultation: Häufig fehlende Darmgeräusche
- Entzündungszeichen im Labor
- Sonographie des Abdomens.

Schulmedizinische Therapie: Appendektomie

Naturheilkundliche Behandlung

Akute Appendizitiden gehören in die Klinik.

Therapieempfehlungen von Dieter Grabow

Äußere Anwendungen
Keine Wärme applizieren, auf gar keinen Fall Wärmflasche oder ähnliches!

Innere Anwendungen
- Akupunktur als Versuch, wenn innerhalb einer Stunde keine Besserung der Beschwerden ein-

tritt, oder sich die Beschwerden sogar verschlimmern, muss das Kind in die Klinik
- Fertigarzneimittel: Traumeel® Tropfen (¼-stündl. 7 Tr.), Lymphdiaral Basistropfen® (¼-stündl. 7 Tr.)

Anthroposophie

Kurzer Versuch mit **Anagallis/Malachit comp.**! Evtl. notwendigen chirurgischen Eingriff nicht verpassen.

Bachblüten

Auswahl der Blüten nach im Vordergrund stehender Gemütslage. Häufig sind angezeigt: Mimulus, Honeysuckle.

Biochemie

Bei chronischer Appendizitis:
- **Nr. 4 Kalium chloratum D 6:** Zweites Entzündungsstadium; subakute bis chronische Entzündung; Lymphangitis mesenterialis. Zu Beginn alle 2 Std. 1 Tabl., später 3–5 × tägl. 1–2 Tabl.
- **Nr. 6 Kalium sulfuricum D 6:** Drittes Entzündungsstadium; chronische Appendizitis. Je nach Alter des Kindes mehrmals tägl. 1–2 Tabl.
- **Nr. 11 Silicea D 12/6:** Chronische Lymphdrüsenschwellungen im Abdomen. Je nach Alter des Kindes mehrmals tägl. 1–2 Tabl.

Eigenbluttherapie

Sofern keine OP-Indikation besteht:
- 1 ml Cefasept + 1 ml Cefalymphat + 0,5–1 ml EB + 0,5 ml 1% Procain i.m., 5–10 Anwendungen mit 3 Tage bis 1 Woche Abstand
- Alternativ: 1 ml Lymphaden + 1 ml Antiflammin oder 1 ml Infi-Myosotis + 1 ml Infi-Eupatorium. Zusätzlich EB und Procain.

Klassische Homöopathie

Eine akute Appendizitis ist ein Notfall, der schnell lebensbedrohlich werden kann und ärztliche Hilfe erfordert. Deshalb bei Verdacht keine wertvolle Zeit verlieren und die Einweisung in eine Klinik veranlassen. Falls die Symptome auf ein geeignetes homöopathisches Arzneimittel hinweisen, sollte dies sofort in hoher Potenz, möglichst C 1000, gegeben werden. Im günstigen Fall wird sich der Zustand des Kindes bei Ankunft in der Klinik gebessert haben, so dass eine Operation nicht mehr nötig sein wird.

- **Belladonna:** Plötzlich auftretende, heftige Bauchschmerzen. Das Kind legt sich auf den Bauch, zieht die Knie an den Körper oder sitzt gebeugt. Der Bauch ist gebläht und heiß. Extreme Empfindlichkeit gegen Berührung (selbst der Bettdecke) und Erschütterung. Heißer Kopf, kalte Extremitäten. Verlangen nach Limonade.
- **Bryonia:** Wichtigste Arznei bei Appendizitis. Beschwerden entwickeln sich langsam. Schmerzen schlimmer bei der geringsten Bewegung, selbst beim Atmen. Besserung durch Liegen, v.a. auf dem Bauch. Das Kind liegt ganz still, will nicht umher getragen oder hochgenommen werden, möchte in Ruhe gelassen werden. Durst auf große Mengen kalten Wassers.

Komplexmittel-Homöopathie

Abrotanum Synergon Nr. 53, 3–5 × tägl 1 Tabl. lutschen. Zusätzlich Lymphaden, alternativ Lymphdiaral, 3–5 × tägl. 10–15 Tr.

Mikrobiologische Therapie

Nach OP oder Ausheilung mikrobiologische Basistherapie: Probiotik pur® oder Lacteol®, 1 × tägl. 1 Beutel in Wasser, alternativ Paidoflor Kautabl.®: 1 × tägl. 1 Tabl. kauen, Lacteol Kps.® 1 × tägl. 1 Kps. vor einer Mahlzeit schlucken.

Phytotherapie

Bei akuter Appendizitis sofortige Klinikeinweisung!. Bei chronischen Beschwerden können folgende Anwendungen eingesetzt werden:
Innere Anwendungen:
- **Fertigparzneimittel** (alternativ):
  – Abdomilon Saft (250.0); D.S.: 3 × ½–1 TL a.c.
  – Bryonia ∅ (20.0), Apis D 4 (20.0) und Traumeel (30.0) bis zu stündl. 15 Tr.
  – Traumanase, alternativ Bromelain POS, 3 × 1–2 Tabl., 1 Std. a.c.
- **Tee:** Chamomillae flor. (100.0), Anserinae hb. (100.0), Foeniculi cont. fruct. (ad 100.0); M.f.spec. D.S.: 1 TL/Tassen Infus, 8 Min. ziehen lassen, 2–3 Tassen tägl.
Externa:
- **Heiße Leibauflagen:** Rezeptur: Millefolii hb. (250.0), Chamomillae flor. (150.0), Anserinae hb. (100.0); M.f. spec. D.S.: gesamte Menge zu gleichen Teilen auf 2 Leinenbeutelchen ver-

teilen, in Kartoffeldämpfer/Dampfkochtopf (nicht in das heiße Wasser geben) heiß bedampfen. Bei hautverträglicher Temperatur über der Nabelregion auflegen. Am besten abends anwenden. Dauer: bis Wärmeempfinden nachlässt, dann wechseln (insgesamt ca. 20 Min.).
- **Einreibungen** mit Calami ol. (100.0); D.S.: unter Wärmeeinwirkung (am besten nach obiger Leibauflage) in die Haut über dem Zäkumbereich im Darmverlauf sanft einmassieren.

TCM

Eine akute Appendizitis sollte nur operativ behandelt werden. In der Literatur wird immer wieder ein „Testpunkt für Blinddarmreizung" angegeben: **Ex-LE 7.** Er ist auf dem Magenmeridian gelegen, etwa 1,5–2 cun unterhalb von Ma 36. Indikation: Appendizitis, -Reizung, chronische Reizung.

> **Tipps für die Eltern**
> - Bei einem Temperaturunterschied von mehr als 1 Grad axillär/rektal sollte das Kind sofort in die Klinik gebracht werden. Bitte nicht unnötig lange hinwarten und einen Blinddarmdurchbruch riskieren!
> - Wenn Kinder eine Wärmflasche ablehnen und Berührungen am Bauch als unangenehm empfunden werden ist immer an eine Appendizitis zu denken.
> - Auch wenn ein verabreichtes Klistier keine Erleichterung der Beschwerden bewirkt, ist an eine Appendizitis zu denken.

3.8.6 Diarrhö

Erhöhte Stuhlfrequenz und/oder Verminderung der Stuhlkonsistenz. Bei akuten Durchfällen besteht die Gefahr der Dehydration mit hypovolämischem Schock und Elektrolytverschiebung. Bei chronischen Durchfällen besteht die Gefahr der Dystrophie.

Ursachen und Symptome

Ursachen: In den meisten Fällen ist die **akute Diarrhö** infektiös (bakteriell, viral, parasitär) bedingt; sie wird auch ausgelöst durch Allergene, Arzneimittel oder Krankheitskeime (Dysenterie, Säuglingsenteritis) und kann auch Folge entzündlicher bzw. tumoröser Erkrankungen des Darms (selten) sein. Eine **chronische Diarrhö** wird meist hervorgerufen durch Fehlbesiedlungen des Darms, Overgrowthsyndrom, Laktoseintoleranz, Allergien, Fehlernährung, neurologische Störungen, Erkrankungen von Leber, Galle, Pankreas, Schilddrüsenstörungen, durch eine Laktoseintoleranz, Parasiten, Maldigestion, Malabsorption, postantibiotische Diarrhö. Selten liegt einer Diarrhö eine Zöliakie, Mukoviszidose oder ein Immundefekt zugrunde.

Symptome: Plötzlich auftretende, sehr häufige (> 2 x/d.), meist dünnbreiige oder flüssige Darmentleerung mit teilweise enormen Volumen, häufig Entleerungen unverdauter Nahrungsmittel

Komplikationen: Wasser und Elektrolytverlust führen dauerhaft zur Exsikkose, bakterielle Infektionen können tödlich enden

Differenzialdiagnose: Tumoren, Darmentzündungen, bakterielle Besiedlungsstörungen, Motilitätsstörungen, psychische Irritationen

Diagnostik und schulmedizinische Therapie

Diagnostik: Auskultation, Perkussion sowie genaue manuelle Untersuchungen des Bauches sind unerlässlich. Stuhluntersuchungen dauern meist zu lange. Bei Verdacht auf eine Erkrankung infektiösen Ursprungs zum Arzt (Infektionsschutzgesetz)

Schulmedizinische Therapie:
- Antidiarrhoika wirken nur symptomatisch und verlangsamen die Ausscheidung der Erreger. Sie sollten daher nicht eingesetzt werden!
- Orale **Flüssigkeitszufuhr**, z. B. mit speziellen Fertigmischungen. Bei gleichzeitigem Erbrechen langsame Gabe mit dem Löffel. Säuglinge erhalten die Flüssigkeit zusätzlich zur gestillten Menge.
- Rasch (nach ca. 12 Std.) auch wieder **Aufnahme fester Nahrung**, da sich der Darm dann besser erholt. Vorerst mit wenig Fett und reichlich Quellstoffen beginnen, z. B. Salzstangen, Zwieback, Banane, Apfel, Karotten, Reis etc.
- Nach 2 – 5 Tagen (je nach Appetit und Stuhlkonsistenz) Übergang zur normalen Ernährung.
- Bei starken Körpergewichtsverlusten (mehr als 5 %) und Versagen der oralen Rehydrierungsversuche sollte eine Aufnahme in die Klinik und evtl. eine intravenöse Rehydratation erfolgen.
- Eine medikamentöse Therapie mit Antibiotika erfolgt bei einer bakteriell bedingten Diarrhö

nur in wenigen, besonderen Fällen und nach Nachweis des Erregers.
- Bei einer chronischen Diarrhö muss eine Ursachenklärung durchgeführt werden!

Naturheilkundliche Behandlung

Beachte: Falls bei akuter Diarrhö eine Infektion nicht sicher ausgeschlossen werden kann, ist eine Abklärung durch einen Arzt vonnöten!

Chronische Diarrhöen sind unbedingt behandlungsbedürftig. Neben der Austrocknung des Körpers tritt durch die beschleunigte Darmpassage langfristig ein erheblicher Vitamin-, Mineralstoff- und Mikronährstoffmangel ein. Grundsätzlich ist es wichtig bei allen Stuhlunregelmäßigkeiten die Ernährungs-, und Lebensgewohnheiten der Familie genauer unter die Lupe zu nehmen. Auch hier ist ein ausgewogener Lebensrhythmus wichtig. Geistiger und emotionaler Stress können auch schon bei Kindern Verdauungsstörungen hervorrufen.

Therapieempfehlungen von Dieter Grabow

Äußere Anwendungen (akute und chronische Diarrhö)
- Wärmflasche, Kamillenauflage ($\to$ Kap. 2.11.1)
- Ohrakupunktur: 13, 55, 51, 89, 91, 22

Innere Anwendungen (akute und chronische Diarrhö)
- Allgemeinmaßnahmen: Colagetränke, Salzstangen, geriebener Apfel, Kohletabletten
- Ferrum phosphoricum, je nach Situation Kalium phosphoricum, Natrium sulfuricum, Calcium phosphoricum, Natrium chloratum
- Mikrobiologische Therapie ($\to$ unten)
- Zufuhr von Elektrolyten, Mikronährstoffen und Vitaminen, bei Mangelerscheinungen auch parenteral
- Zubereitungen aus Durchfall hemmenden Pflanzen: Coffea (schluckweise Espresso trinken), Rathania (stündl. 5 Tr, mit Wasser), Thea sinensis (Schwarztee schluckweise trinken, auch als Geschmackskorrigens einzusetzen), Tormentilla (1 TL als Aufkochung trinken), Sanguisorbis (Sanguisorbis radix cum herba: 1 TL als Kaltauszug) Myrrha (10 Tr. Myrrhae tinct. auf ein Glas Wasser oder Myrrhinil intest 3 × 4 Drg.), Chamomilla: Chamomillae flos 1–2 TL. heiß aufgießen, als Fertigarzneimittel Kamillopur® (10 Tr. auf 1 Glas lauwarmes Wasser)

Anthroposophie

Eine schwere enterale Infektion (z. B. Salmonellen) muss ausgeschlossen sein. Unbedingt auf das frühe Exsikkoserisiko bei Kleinkindern achten!

- **Aquilinum comp., Globuli velati:** Diese Komposition aus verschiedenen Farnarten bewirkt eine verstärkte Astralisierung, Durchseelung des gesamten Magen-Darmtraktes und dient damit als breite Grundlagenbehandlung nicht nur bei Durchfallerkrankungen, sondern auch bei Dysbakterie, Meteorismus und Neigung zu Wurmbefall.
  Je nach Alter des Kindes 1–2–3 × tägl. 3–5–10 Glob.
- **Bolus alba comp., Pulver innerlich:** Komposition auf natürlicher Tonerdenbasis. Wirkt durch den Bezug des Darmgeschehens zur Nierenfunktion bei dort herrschenden entzündlichen Geschehnissen wie auch Gärungs- und Fäulnisdyspepsie mit Meteorismus.
  Je nach Alter des Kindes $1/4$–$1/2$ TL in ein Glas warmes Wasser einrühren, dann tagsüber verteilt schluckweise geben.
- **Digestodoron Tabl./Dilution:** Komposition aus Weiden und Farnarten. Dieses Heilmittel ist für den therapeutischen Einsatz breit angelegt, indem es insgesamt regulierend wirkt. Störungen der Magen-Darmrhythmik wie auch Sekretionsstörungen in diesem Bereich, nervöse Durchfälle, Wechselzustände zwischen Obstipation und Diarrhö gehören zu seinem Wirkensgebiet.
  Je nach Alter des Kindes 1–2–3 × tägl. 1–2 Tabl. bzw. 3–5–10 Tr. in etwas Wasser.

Bachblüten

Auswahl der Blüten nach im Vordergrund stehender Gemütslage. Versuche mit Aspen, Larch

Biochemie

Nach wichtigen Begleitsymptomen

- **Nr. 5 Kalium phosphoricum D 6:** Nervöse Durchfälle; Gärungsstühle; Malabsorptionssyndrom. Zu Beginn alle 2 Std. 1 Tabl., später 3–5 × tägl. 1–2 Tabl.
- **Nr. 6 Kalium sulfuricum D 6:** Drittes Entzündungsstadium; chronische Diarrhö; morgendliche Durchfälle; Fäulnis- und Gärungsdyspepsie. Zu Beginn alle 2 Std. 1 Tabl., später 3–5 × tägl. 1–2 Tabl.
- **Nr. 7 Magnesium phosphoricum D 6/3:** Umstimmend und desensibilisierend; schmerzhaf-

te Durchfälle. 3–7 × tägl. 1–2 Tabl., später abends 5 Tabl. in heißem Wasser lösen und schluckweise trinken lassen
- **Nr. 13 Kalium arsenicosum D 6:** Brennschmerzen, wässrige Durchfälle, schwächend. Je nach Alter des Kindes 3 × tägl. 1–2 Tabl.

Art des Durchfalls

- **Nr. 3 Ferrum phosphoricum D 12:** Durchfall von unverdauten Speisen. Zu Beginn alle 2 Std. 1 Tabl., später 3–5 × tägl. 1–2 Tabl.
- **Nr. 8 Natrium chloratum D 6:** Wässrige, geruchlose Durchfälle, morgens aus dem Bett treibend. Zu Beginn alle 2 Std. 1 Tabl., später 3–5 × tägl. 1–2 Tabl.
- **Nr. 9 Natrium phosphoricum D 6:** Saure Durchfälle. Zu Beginn alle 2 Std. 1 Tabl., später 3–5 × tägl. 1–2 Tabl.
- **Nr. 10 Natrium sulfuricum D 6:** Gallige Durchfälle, gelblich, grün, wässrig. Zu Beginn alle 2 Std. 1 Tabl., später 3–5 × tägl. 1–2 Tabl.

Klassische Homöopathie

- **Argentum nitricum:** Nervöser Durchfall, v.a. durch Erwartungsspannung, Erregung, vor Prüfungen. Durchfall nach Zucker und Süßigkeiten. Wässriger, grünlicher Stuhl mit viel Schleim wird geräuschvoll und spritzend entleert. Mit stark aufgeblähtem Abdomen, mit lautem, häufigem Aufstoßen und Flatulenz. Impulsive, ängstlich-nervöse und übererregbare Kinder von hagerer Gestalt.
- **Arsenicum album:** Durchfall mit dunklen, stark stinkenden und wässrigen Stühlen, meist in kleinen Mengen. After wund brennend, Reiswasserstühle. Nächtlicher oder abendlicher Beginn, meistens gleichzeitig mit Erbrechen, tödlicher Übelkeit und krampfartigen Schmerzen im Abdomen. Viel Durst, trinkt aber nur kleine Schlucke, die gleich erbrochen werden. Äußerste Erschöpfung mit Unruhe und Angst, Kind will nicht alleine bleiben. Folgen von Eiscreme, kalten Getränken, wässrigem Obst. Lebensmittelvergiftung.
- **Chamomilla:** Diarrhö während der Zahnung, nach Zorn, Verdruss oder nach einer Erkältung. Der Stuhl ist heiß und wund machend, von grüner Farbe, sieht aus wie gehackter Spinat oder geschnittenes Gras und stinkt nach faulen Eiern. Oft mit galligem Erbrechen. Das Kind ist übellaunig, gereizt und absolut schmerzintolerant.
- **Podophyllum:** Reichliche Diarrhö, die explosionsartig in einem Schwall abgeht. Starkes

Gluckern und Rumoren im Bauch. Stühle sind wässrig, gallig bis gelb-grünlich, faulig stinkend, gehen meist schmerzlos ab. Beginnt meist sehr früh morgens, schlechter von 3–5 Uhr, mit Schwäche und Ohnmachtsgefühl. Das Kind bekommt Durchfall nach dem Baden, Waschen des Kopfs, während der Zahnung, bei heißem Wetter oder nach saurem Obst. Durchfall im Wechsel mit Verstopfung oder im Wechsel mit Kopfschmerzen.

- **Sulfur:** Unterstützt die Ausscheidungskrise des Darms positiv, z.B. bei Milieuschädigung des Darmes, nach Antibiotika-Therapie. Charakteristisch ist ein Durchfall mit plötzlichem Stuhldrang, der das Kind morgens (5-6 Uhr) aus dem Bett treibt. Mit stark aufgetriebenem Abdomen. Übelriechender Stuhl, der meist schmerzlos abgeht. Starke Rötung um den Anus mit Jucken oder Brennen. Diarrhö tritt auf nach Verzehr von Zucker und während Zahnung.
- **Veratrum album:** Plötzlicher choleraartiger Durchfall mit gleichzeitigem Erbrechen, schmerzhaft und gewaltsam in einem Schwall. Übermäßige Entleerungen, starke Entkräftung, eisige Kälte, Exsikkose- und Kollapsneigung. Das Kind hat ein kaltes, blass-bläuliches Gesicht mit reichlich kaltem Schweiß v.a. auf der Stirn. Sommerdurchfälle, nach Obst, kalten Getränken oder nach einer Erkältung.

Weitere Mittel: Aethusa cynapium, Calcium carbonicum, Ipecacuanha, Phosphorus, Rheum.

Komplexmittel-Homöopathie

- Diareel (im akuten Fall stdl. 1) und Carbo Königsfeld 3 × 1 TL.; alternativ Geranium Oplx, bzw. China Oplx, 3–5 × tägl. 15 Tr.
- Zusätzlich Luvos-Heilerde ultra, 3 × tägl. 1 TL in Flüssigkeit einnehmen.

Mikrobiologische Therapie

- Omniflora akut® Kps. oder Perenterol Pulver® oder InfectoDiarrhstop LGG Pulver: mind. 1x tägl. 1 Kaps. schlucken oder 1 Beutel in Wasser auflösen und trinken.
- Nach Beendigung der Akutphase mikrobiologische Basistherapie: Probiotik pur® oder Lacteol®, 1 × tägl. 1 Beutel in Wasser, alternativ Paidoflor Kautabletten®: 1 × tägl. 1 Tabl. kauen, Lacteol Kps.® 1 × tägl. 1 Kps. vor einer Mahlzeit schlucken.

Phytotherapie

Externum: Einlauf mit Chamomillae flor. (50.0); D.S.: 2 TL/200 ml Infus. 10 Min. ziehen lassen (Prise Salz dazu!). Auf Körperwärme abkühlen lassen. Einlauf, um Flüssigkeitsverlust zu kompensieren!

Innere Anwendungen:

- **Tee** aus Brombeerblättern, Heidelbeerfrüchten und -blättern und Schwarztee. Rezeptur: Rubi fruticosi fol. (20.0), Myrtilli fol. et fruct. (60.0), Theae sinens. fol. (20.0); M.f.spec. D.S.: 2 TL/ 250 ml. Dekokt 10 Min., 2 Tassen tägl. ungesüßt!
- **Fertigarzneimittel** (alternativ):
  - Sanguisorbis Sabona dil. 1 Op.; D.S.: nicht bei Kleinkindern, bei Kinder zw. 6 und 12 Jahren; alle 1/2–1 Std. 4–6 Tr.
  - Bei schweren Fällen Uzara Saft (100.0) aus der Uzarawurzel; D.S.: Schulkinder initial 6 ml, dann 3 × 3–4 ml; Kleinkinder 3–6 × 1–2 ml
- **Diarrhö** mit spastischer Komponente Rezeptur aus Tormentillae tinct. (20.0), Uzara (30.0), Okoubaka D2 (20.0), Millefolii tinct. (25.0), Menthae piperitae tinct. (25.0); M.D.S.: mehrmals tägl. Tr. nach Kinderformel (Ausgangsdosis 30 Tr.)

TCM

Nach der TCM liegen hier vor allem Füllesymptome vor, wie Völlegefühl, Sodbrennen, Druck oder Schmerz im Magen, krampfartige Schmerzen im Unterbauch. Die Ursachen liegen oft in falscher Ernährung und falschen Trinkgewohnheiten.

Basistherapie: Pe 6, Di 11, Ma 25, Ma 36, MP 4 (Meisterpunkt bei Durchfall), Ren 6, KG 4. NB

Kälte-Feuchtigkeits-Syndrom

- Ursachen: Verzehr von rohem Gemüse und Früchten, kalten Getränken, Eis, kaltes feuchtes Wetter, Weizen- und Milchprodukte, Fruchtsaft, Früchte, süße Nahrungsmittel, feuchtes Klima, Durchfälle, oft in Spätherbst, Winter, Frühlingsbeginn
- Moxa in Kombination mit Akupunktur: Mi 4, Ma 36, Ren 8 nur Moxa!, Ren 12, Ma 25

Feuchtigkeits-Hitze-Syndrom

- **Ursachen:** Spätsommer mit feuchtwarmen und heißen Wetterlagen. Verzehr verdorbener und unreiner Speisen. Verzehr zu fetter Speisen, z.B. Chips, Hamburger, Pizza, Pommes, u.ä.

● Moxa in Kombination mit Akupunktur: Mi 4, Ma 36, Ren 9, Ma 25

Syndrom der Fehlernährung
● Ursache: Überfütterung des Babys, Aufnahme schwerverdaulicher Nahrung, verdorbene Lebensmittel, Umstellung der Ernährung
● Moxa in Kombination mit Akupunktur: Mi 4, Ma 36, Mi 6, Ma 25, Ni 16.

Mangel-Schwäche Syndrom:
● Durchfälle, die über längere Zeit bestehen, chronische Krankheiten oder angeborene konstitutionelle Schwäche im Verdauungssystem.
● Moxa in Kombination mit Akupunktur: Mi 4, Ma 36, Ren 4, Ren 6, Le 13, Gb 25, Mi 10

Angst-Syndrom
● In Folge von Angst und emotionaler Belastung, die den Durchfall fördern
● Therapie mit Moxa in Kombination mit Akupunktur empfohlen! Mi 4, Ma 36, He 7, Ex-HN 3, He 3, Du 20

> **Tipps für die Eltern**
>
> ● Grundsätzlich ist es in Ordnung, wenn der Organismus, bei einer Infektion oder nach verdorbenem oder unverträglichem Essen mit akutem Durchfall reagiert. So werden unverdauliche und belastende Substanzen wieder ausgeschieden. Es ist wichtig und sinnvoll den Eltern und den Kindern diese Zusammenhänge zu erklären.
> ● Unterstützend kann ein Klistier zur Darmreinigung verabreicht werden.
> ● Schwarzer Tee und Orangensaftrezept ☞ Kap. 3.8.2.
> ● Keine Milch und Milchprodukte. Leichte Kost wie Zwieback, geriebener Apfel, Karottensuppe nach Prof. Mommsen (☞ Kap. 2.11.2) und Reis sind die Nahrungsmittel der Wahl bei Durchfall und sollten auch noch einige Tage weiter gegeben werden.

3.8.7 Obstipation

Verzögerte, erschwerte und ggf. schmerzhafte Darmentleerung, insbesondere bei Änderung des Stuhlverhaltens.

Die normale Stuhlfrequenz ist beim voll gestillten Säugling mehrmals tägl. bis 1 × wöchentl., beim nicht gestillten Säugling unter Zuführung von Fertigkost oder selbst zubereiteter Babynahrung mehrmals tägl. bis 3 × wöchentl. Beim älteren Kind mehrmals tägl. bis mindestens 3 × wöchentl.

Ursachen und Symptome

Ursachen: Meist wird eine Obstipation durch eine zu geringe Trinkmenge bzw. durch ein zu geringes Nahrungsangebot oder zu geringe Nahrungsaufnahme (siehe auch Anorexia nervosa, Bulimie) verursacht. Obstipation kann auch Symptom einer anderen Grunderkrankung sein, wie z. B. Diabetes mellitus, Muskeldystrophie, Lähmungen, Hormonstörungen, Bewegungsmangel, Medikamente, nach Durchfällen, bei Elektrolytverschiebungen/Entgleisungen, zentrale Innervationsstörungen und Rückenmarksläsionen. Häufig tritt sie auch nach Impfungen auf.
Weitere Ursachen: Tumoren, Stenosen, Darmverschluss, Nach Einläufen, Laxantien (oral oder Zäpfchen), Psychogene Faktoren, Ernährungsfehler (Mangel an Ballaststoffen, Oligodipsie); Evtl. Morbus Hirschsprung.

Symptome: Die seltene Defäkation muss über einen längeren Zeitraum hinweg bestehen (Unterscheide in akute und chronische (über 3 Monate Obstipation). Zusätzlich bestehen Blähungen, Meteorismus, Krämpfe, Appetitstörungen bis Inappetenz, Übelkeit und Erbrechen sind möglich, Analfissuren.

⇨ Bei einem Wechsel zwischen Diarrhö und Obstipation immer an ein Overgrowth-Syndrom (☞ Kap. 2.9) denken! ■

Komplikationen: Ausweitung des Kolons bei lange bestehender Obstipation, Peritonitis nach Darmperforation, Ileus, Divertikulose, Elektrolyt/Vitamin/Mineralstoffdefizite sekundärer Natur nach Laxanzienabusus
Differenzialdiagnose: Andere Ursachen als Darmstörungen, Passagebehinderungen durch Neoplasmen anderer Organe, Laxanzienabusus. Weitere Faktoren (☞ Ursachen)

Diagnostik und schulmedizinische Therapie

Diagnostik:
● Gründlichste Anamnese
● Palpation des Bauchs (Abwehrspannung, Kotwalzen im Ileum, Schmerzstellen, Verdickungen mit V.a. Tumoren)
● Auskultation (Darmgeräusche, Gluckern, Gärgeräusche)

- Inspektion des Anus zum Ausschluss von Stuhlverhaltung bei schmerzhafter Defäkation in Folge von Fissuren/Rhagaden/Varizen
- Ggf. neurologischer Untersuchung (Bauchdeckenreflexe, allgemeiner Muskeltonus etc.)
- Bei trotz konservativer Therapie länger bestehender chronischer Obstipation (> 1 Jahr) ist zur Durchführung spezieller Diagnostik zu raten: Sonographie, ggf. weitere bildgebende Verfahren wie MRT, Colonkontrasteinlauf, Darmspiegelung
- Blutuntersuchung

Schulmedizinische Therapie:
- Die Ursache (Veränderung des Tagesablaufs, falsche Ernährung, zu wenig Flüssigkeitsaufnahme usw.) findet sich meist leicht in der Anamnese. Falls keine Ursache ergründbar ist oder die Verstopfung wiederholt auftritt ist eine weitere Abklärung nötig.
- Therapieziel: Schmerzfreier Stuhlgang mind. alle 2 Tage!
- Akut bei tastbarer Stuhlwulst im Rektum: Abführung mit Klysmen oder oral (z. B. mit Lactulose)
- Besteht wegen einer **Analfissur** etc. Schmerzen beim Stuhlgang, so können **Heilsalben** evtl. mit lokalanästhetischem Zusatz helfen
- **Ballaststoffreiche Kost** (Gemüse, Obst, Vollkornprodukte) **und reichliche Flüssigkeitszufuhr!** Keine stopfenden Lebensmittel wie Schokolade, Weißbrot, Milch, Tee etc.
- Morgens nüchtern ein Glas Orangensaft trinken, Müsli mit Kleie und im Tagesverlauf Pflaumen- oder Birnensaft geben, das regt die Stuhlentleerung an!
- Ab 2–3 Jahren Toilettentraining: Regelmäßiger Besuch der Toilette (z. B. nach den Mahlzeiten)
- Bei selten auftretenden psychischen Ursachen: Psychotherapie

Naturheilkundliche Behandlung

Es darf keine ziellose Polypragmasie durchgeführt werden. Wichtig ist, die Eltern aufzuklären, ursachenorientiert zu handeln, organische und Fremdursachen sowie psychogene Faktoren auszuschließen und dem Kind ein laxanzienfreies Leben zu ermöglichen. Atemtherapie ist wichtig: Durch eine differenzierte Bauchatmung wird der Druck des Zwerchfells auf die Bauchorgane zum Beckenboden weiter geleitet und von der dortigen Muskulatur beantwortet (Beckenbodenreflex).

Therapieempfehlungen von Dieter Grabow

Äußere Anwendungen
- Bauchmassagen im Urzeigersinn, Wechselduschen über den Bauch, Vibrationstechnologien mit spez. Geräten
- Atemtherapie: (☞ oben)
- Massagen über den Bauch, ggf. mit individuell rezeptierten Salben
- Akupunktur (nach vorangegangener Pulstastung): Le 3,13; Ma 27, Ma 36; Di 2, Di 10; Gb 27, Gb 28; MP 3, MP 6, MP 9; Ni 8, Ni 15; Bl 25, Bl 27

Innere Anwendungen
- Allgemeinmaßnahmen: Ausreichend trinken, Keine austrocknenden Getränke (Südfrüchte, Cola), Ausreichend Salate und Gemüse
- Phytotherapie:
  - Kräutertees mit Wirkrichtung der Verbesserung des Galleflusses und Anregung der Bauchspeicheldrüsenfunktion: z. B. Tee Nr. 1 und Tee Nr. 2 (Infirmarius-Rovit)
  - Fertigarzneimittel zur Anregung der Sekretion der Bauchdrüsen: Taraxacum Synergon 164® (3 × tägl. 5–15 Tr. je nach Alter in Wasser vor den Mahlzeiten)
  - Mikrobiologische Therapie (☞ unten)
- Biochemie: unter Beachtung der Ursachen, z. B. Natrium sulfuricum, Kalium sulfuricum, Silicea; bei Spastik Magnesium phosphoricum
- Zusätzlich: Bachblüten nach individueller Zusammenstellung, Homöopathie nach individueller Repertorisation

Anthroposophie
- **Aquilinum comp., Globuli velati:** Durch die Wirkung dieses Präparates über den Astralkörper im Sinne seiner besseren Durchdringung der Magen-Darm-Sekretion und -Motilität ist es nicht nur bei Diarrhö (☞ 3.8.7), sondern auch bei Verstopfung gut einsetzbar. Die Löwenzahnkomponente in dem Mittel unterstreicht durch seinen Leberbezug diese Wirkung.
  Je nach Alter des Kindes 1–2–3 × tägl. 3–5–10 Glob.
- **Oxalis, Folium 20 % Tinktur zum äußeren Gebrauch:** Der Waldsauerklee zielt auf eine Energetisierung des Aufbaustoffwechsels im Flüssigkeitsgeschehen und wirkt so Stockungen und Verkrampfungen, auch seelischer Art, entgegen.

Je nach Alter des Kindes 1–2 tägl. einige Tr. auf dem Abdomen einreiben.

- **Cuprum D 5/Tabacum D 6, Salbe:** Kupfer und Tabak in synergistisch wirkender Kombination wird immer dann eingesetzt, wenn der Astralleib im Stoffwechselpol zu stark nach innen wirkt und es dadurch zu Darmkrämpfen und Blähungen kommt.
Je nach Alter des Kindes 1–2 tägl. etwas Salbe auf dem Abdomen einreiben.

Atemtherapie

Die Obstipation kann atonisch und spastisch sein, dementsprechend ist das Zwerchfell entsprechend schlaff oder verspannt. Die Atemmassage, auch kombiniert mit Bindegewebsmassage, hilft bei spastischer wie auch atonischer Obstipation das Zwerchfell zu tonisieren bzw. zu entspannen. Die Häufigkeit und Dauer der Behandlung richtet sich nach der Schwere der Störung.

Ausleitungsverfahren

- Klistiere (☞ Kap. 2.11.2) jeden 3. Tag, bis der Stuhlgang wieder tägl. von alleine funktioniert
- Heißer Bauchwickel mit Kamille, um den gesamten Bauchraum zu entspannen, alternativ Oxaliswickel (Durchführung ☞ Kap. 2.2.11)
- Schröpfkopf auf den Nabel 1–2 × wöchentl., um die Darmlymphe in Fluss zu bringen

Bachblüten

Auswahl der Blüten nach im Vordergrund stehender Gemütslage. Häufig sind angezeigt: Cherry Plum und Honeysuckle

Biochemie

- **Nr. 3 Ferrum phosphoricum D 6/3:** Atonische Obstipation, muskuläre Schwäche. Zu Beginn alle 2 Std. 1 Tabl., später 3–5 × tägl. 1–2 Tabl.
- **Nr. 7 Magnesium phosphoricum D 6/3:** Spastische Obstipation; Reizkolonsyndrom; Wechsel von Durchfall und Verstopfung. 3–7 × tägl. 1–2 Tabl., später abends 5 Tabl. in heißem Wasser lösen und schluckweise trinken lassen
- **Nr. 8 Natrium chloratum D 6:** Atonische Obstipation mit Schleimhauttrockenheit. Zu Beginn alle 2 Std. 1 Tabl., später 3–5 × tägl. 1–2 Tabl.
- **Nr. 11 Silicea D 12/6:** Mastdarmschwäche mit Zurückgleiten des Stuhles. Je nach Alter des Kindes mehrmals tägl. 1–2 Tabl.
- **Nr. 20 Kalium aluminium sulfuricum D 6:** Schwer zu entleerende Stühle mit Kollern im Leib. Je nach Alter des Kindes mehrmals tägl. 1–2 Tabl.

Klassische Homöopathie

- **Alumina:** Hochgradige Obstipation mit harten, knotigen Stühlen, vergeblicher oder kein Stuhldrang. Obstipation sogar bei weichem Stuhl wegen Untätigkeit und Trockenheit des Rektums. Das Kind muss stark pressen oder mit den Fingern nachhelfen. Der Stuhl geht leichter im Stehen ab. Das Kind liebt trockene, unverdauliche Nahrung (trockener Reis, Kreide, Holzkohle). Kartoffeln sind unverträglich. Körperliche und geistige Langsamkeit und Trägheit. Obstipation bei Neugeborenen und Säuglingen.
- **Calcium carbonicum:** Hartnäckige Verstopfung über mehrere Tage, aber die Kinder fühlen sich wohl dabei. Voluminöser, sauer riechender Stuhl, sehr hart, wie Lehm oder Kalkbrocken aussehend, nachfolgend oft flüssiger Stuhl. Manchmal ist eine mechanische Entfernung des Stuhls nötig.
- **Lycopodium:** Verstopfung mit aufgetriebenem Abdomen und starken Blähungen. Der Stuhl ist anfangs trocken, hart, knotig und schwer zu entleeren, der zweite Teil ist dünn bis flüssig. Gefühl von unvollständiger Entleerung.
- **Nux vomica:** Spastische Obstipation mit ständigem, aber erfolglosem Stuhldrang, schmerzhafte Zusammenschnürung im Rektum. Unvollständige Entleerung von wenig hartem Stuhl, das Kind hat das Gefühl nicht fertig zu sein. Obstipation im Wechsel mit Diarrhö. Obstipation bei Neugeborenen und Stillkindern, deren Mütter rauchen oder viel Kaffee trinken. Obstipation auf Reisen, nach Narkose.
- **Opium:** Hartnäckige Obstipation ohne Stuhldrang. Der Stuhl besteht aus runden, harten, schwarzen Kugeln, die lange im Rektum bleiben und immer wieder zurückschlüpfen. Oftmals mechanische Entfernung erforderlich. Lähmung oder Inaktivität des Darms infolge von großem Schreck, Schock (Geburtsschock) oder Operation.

Weitere Mittel: Bryonia, Magnesium muriaticum, Natrium muriaticum, Silicea.

Komplexmittel-Homöopathie

- **Spastische Obstipation** (alternativ):
  - Podophyllum Synergon Nr. 7a, 3 × tägl. 15 Tr.
  - Plumbum Oplx (3 × 15–20 Tr) auf heißes Wasser, alternativ Hepanest (3 × 5-15 Tr.) auf heißes Wasser

- **Atonische Obstipation:** Alumina Synergon Nr. 7b, 3 × tägl. 1–2 Tabl., alternativ Bomagall, 3 × tägl. 10–15 Tr. bzw. Metaheptachol, 3 × tägl. 15 Tr.

Manuelle Therapie

Hier eignet sich die viszerale Osteopathie hervorragend, um die nach einiger Zeit auftretenden Verklebungen im Bauchraum und die Verspannungen in den Darmabschnitten zu behandeln. Sehr viel Gefühl muss der Behandler hier mitbringen, um keine Gegenreaktionen zu erzeugen. Eine gut durchblutete und warme Hand ist wichtig, um Vertrauen zu gewinnen. Die Therapie schließt auch die traditionelle Bindegewebsmassage ein.

Mikrobiologische Therapie

Ganz wichtig ist die Optimierung der fermentativen Aktivitäten der Intestinalflora, ggf. nach vorheriger Erhebung eines Stuhlbefunds:

- Basistherapie: Probiotik pur® oder Lacteol®, 1 × tägl. 1 Beutel in Wasser, alternativ Paidoflor Kautabl.®: 1 × tägl. 1 Tabl. kauen, Lacteol Kps.® 1 × tägl. 1 Kps. vor einer Mahlzeit schlucken
- Zusätzlich: Colibiogen Kinder® und/ oder Symbioflor 1® 3 × tägl. 5–25 Tr. je nach Alter und vorheriger Indikationsstellung durch Stuhluntersuchung

Phytotherapie

Ziel ist die Prophylaxe einer habituellen Obstipation. Darmsanierung i.S. einer Symbioselenkung in Erwägung ziehen. Grundsätzlich faserstoffreiche Ernährung bevorzugen, viel trinken!

Cave Keine anthrachinonglykosidhaltigen Laxanzien, wie Sennes, Aloe, Rhabarber, Faulbaum, einsetzen. ∎

Spastische Obstipation

- **Sirup** aus Kamille, Schafgarbe und Himbeere: Chamomillae tinct. (20.0), Millefolii tinct. (20.0), Idaei sir. (ad 150.0); M.D.S.: 3 × 1 TL a.c.
- **Einreibung mit Kümmelöl:** Carvi ol. (10.0); D.S.: 1–3 Tr. bei Bedarf periumbilikal im Darmverlauf, d.h. zentrifugal im Uhrzeigersinn einreiben

Atonische und akute Obstipation

- **Bei atonischer Obstipation/Darmträgheit** (aus Melisse, Aloe ferox, Fenchel und Küm-

melöl): Rezeptur: Melissae tinct. (10.0), Aloe D 3 (10.0), Foeniculi sir. (ad 250.0), Carvi ol. aether. Tr. Nr. V; „Umzuschütteln"; M.D.S.: mehrmals tägl. 1 TL
- **Bei akuter Obstipation:** Einlauf (☞ Kap. 2.11.2) ohne Zusätze mit 100 ml handwarmes Wasser, zur Auslösung des Dehnreflexes. Wenn erfolglos, mit Kernseife wiederholen.

Analfissuren

Zur Pflege und Vorbeugung von Analfissuren bzw. -rhagaden: Hametum Wund- und Heilsalbe 20/40. D.S.: nach harter schmerzhafter Defäkation Anus intern (!) und extern bestreichen.

TCM

Übermaß-Hitze-Syndrom

- **Ursache:** Ein Zuviel an üppigen, fetthaltigen Speisen, unregelmäßige Entleerung bei sonst fülligen, robusten Kindern
- **Symptome:** Verstopfung oder Ausbleiben des Stuhlgangs über mehrere Tage bei sonst gesundem Kind. Verstopfung mit Hitzesymptomen wie rotes Gesicht, rote Lippen, erhöhte Temperatur, Fieber, schlechter Atem, Durst mit Verlangen nach kalten Getränken, Völlegefühl und Beklemmung in Brust- und Bauchraum, wenig Appetit, Harn spärlich und dunkel
- **Relevante Punkte:** Di 4 (Auflösen der Hitze), Di 11 (Auflösen der Hitze), Ren 17 und Le 2 (um Qi-Stase im Darm zu beheben)

Mangel-Schwäche-Syndrom

Bekannt als atonische Obstipation.

- **Ursache:** Konstitutionelle Schwäche, chronische Krankheiten, Essen von kalten, rohen, gefrorenen oder gekühlten Speisen und Getränken über längere Zeit
- **Symptome:** Lockerer Stuhl, obwohl der Stuhlgang schwer fällt, Blässe, Gewichtsverlust, Magerkeit, Energiemangel
- **Relevante Punkte:** Bl 20 (Verstärken das Qi und Xue), Bl 21 (Shu-Punkt des Magens), Ren 8 (Nabel, nur Moxa), Bl 25 (Shu-Punkt des Dickdarms), Ma 25 (Alarmpunkt des Magens), SJ 6, Ma 37 (unterer He-Punkt des Dickdarms)

Bei allergischer Komponente

Kinder, die mit Kuhmilch oder Milchpulver gefüttert werden, leiden oft an Verstopfung. Sie sollten zusätzlich Fruchtsaft und Honig erhalten. Gekochtes Gemüse und viel trinken, v.a. warmes Wasser, ist ebenfalls hilfreich. **Relevante Punkte:** Di 4 (Auflösen der Hitze), Di 11 (Auflösen der

Hitze), Ren 17 und Le 2, um Qi-Stase im Darm zu beheben.

Tipps für die Eltern

- Beachte die Trias: Bewegungs-, Flüssigkeits- und Ballaststoffmangel! Meist ist die Obstipation auf diese Faktoren zurückzuführen und kann, wenn sie noch nicht habituell geworden ist, durch Beachtung der elementaren Regeln behoben werden!
- Regelmäßiges Darmtraining: Tägl. zur gleichen Zeit auf die Toilette, zuvor eine Bauchmassage, im Uhrzeigersinn.
  Kneipp Anwendung: Mit einem Waschlappen abends mit eiskaltem Wasser um den Nabel massieren. Zusätzlich Fußreflexzonenmassage etwa 5 Min.
- Morgens nüchtern 1 Glas lauwarmes Wasser mit 1 TL Edelweiß-Milchzucker und 1 Messerspitze Heilerde ultra über mehrere Wochen hinweg trinken. Der Milchzucker regeneriert die Darmflora, die Heilerde bindet Gifte, massiert die Darmschleimhaut und reguliert die Stuhlfrequenz.
- Auf ausgewogene Ernährung mit wenig Weißmehl und Zuckerprodukten und auf viel Bewegung ist zu achten.
- Gutes Kauen, Zeit und eine angenehme Atmosphäre beim Essen regen die Verdauungsdrüsen an.

3.8.8 Wurmerkrankungen

Helminthiasis; durch parasitäre Würmer verursachte Erkrankung, z. B. Askariasis, Enterobiasis, Filariosen, Oxyuriasis, Taeniasis, Echinokokkose, Onchozerkose, Trichinose.

Ursachen und Symptome

Ursachen:
- Aufnahme der Wurmeier durch Unsauberkeit, Analinfektion Mensch → Mensch Oxyuren
- Lebensmittel und von Mensch zu Mensch (Lamblien)
- Gemüse und Rohkost, z. B. ungeschälte Karotten (Askariden, Trichurien)
- Rohes Fleisch (Taenien, Trichinellen)
- Weitere Möglichkeit: Aktives Eindringen bestimmter Wurmarten durch die Haut (Ankylostomiasis, Strongloidasis, Larva migrans)

Symptome: Im Vordergrund steht der Juckreiz in der Analgegend. Zusätzlich können auftreten: Allergien, Appetitlosigkeit, Bauchschmerzen, Durchfälle, gelegentliches Erbrechen, Nahrungsunverträglichkeit, Obstipation. Als Befund kann eine Eosinophilie, Leukozytose vorliegen.
Komplikationen: Ausbreitung der Parasiten, Darmentzündungen, Darmbluten; Darmdurchbruch, Befall weiterer Organe (Lunge), Tod
Differenzialdiagnose: Nachweis der Wurmeier im Stuhl, Zellophan-Klebstreifen Methode, Verschiebungen im Blutbild anderer Genese, serologische Untersuchungen

Diagnostik und schulmedizinische Therapie

Diagnostik: ☞ unter Differenzialdiagnose, ein Verdacht auf parasitären Befall sollte zunächst eine Ausschlussdiagnostik fordern.
Schulmedizinische Therapie:
- Je nach Art der Würmer werden bestimmte Wurmmittel eingesetzt. In der Regel genügt eine einmalige orale Gabe. Beim Schweinebandwurm zusätzlich Abführmaßnahmen, um die Wurmausscheidung zu beschleunigen.
- Bei Madenwürmern ist eine Reinfektion möglich, da durch das Wurmmittel die Eier nicht vernichtet werden. Deshalb das Wurmmittel, z. B. Pyrantel, 2–3 × oral verabreichen und die Prozedur nach 2 Wochen wiederholen. Enge Kontaktpersonen sollten mitbehandelt und die Bettwäsche bei 40–60 °C gewaschen werden. Die Fingernägel sollten gekürzt werden, um die Reinfektionsgefahr zu minimieren. Bei Rezidiven kann eine spezielle Therapie über mehrere Wochen nötig werden.
- Beim Fuchsbandwurm sollten die Zysten falls möglich operativ komplett entfernt werden. Ansonsten ist eine lebenslange medikamentöse Therapie (Benzimidazole), die das Fortschreiten der Erkrankung verhindert, nötig. Beim Hundebandwurm genügt oft die medikamentöse Therapie. Zum Teil wird aber auch operiert oder die Zyste durch die Haut punktiert, der Inhalt aspiriert, die Zyste dann mit eine Alkohol- oder Natriumchloridlösung für 30–60 Min. gefüllt und anschließend wieder entleert (PAIR-Methode).

Naturheilkundliche Behandlung

Eine Beseitigung der Würmer ist unbedingt notwendig.

Therapieempfehlungen von Dieter Grabow

Äußere Anwendungen

- Sauberkeit, v.a. allem nach dem Stuhlgang, Waschen des Afters mehrmals täglich mit fließendem Wasser (Bidet/Dusche), kein Waschlappen verwenden.
- Desinfektion der Toiletten

Innere Anwendungen

- Anthelmintika, Knoblauchkuren oder Tct Allii sativi, teelöffelweise mit Milch
- Biochemie: Natrium phosphoricum, Silicea
- Fertigarzneimittel: Enzymtherapie, z. B. Wobenzym® (3 × tägl. 3 Drg. zu den Mahlzeiten), bei akuten Beschwerden Darmmittel 1 ISO®, bei chronischen Beschwerden Darmmittel 2 ISO® (jeweils 3 × 10 Glob.).

Anthroposophie

- **Aquilinum comp., Globuli velati:** Diese Komposition aus v.a. verschiedenen Farnarten bewirkt eine verstärkte Astralisierung, Durchseelung des gesamten Magen-Darmtrakts und bereinigt bei Wurmbefall das ätherische Geschehen, also eine kausale Umorientierung des Darmmilieus und ist damit Basisbehandlung. Je nach Alter des Kindes 1–2–3 × tägl. 3–5–10 Glob.
- **Eucalyptus comp., Globuli velati:** Eukalyptus und Kupfersulfat. Zu Wurmbefall kommt es nach anthroposophischer Betrachtungsweise dann, wenn Ich-Organisation und Astralleib nicht genügend in das Darmgeschehen eingreifen und damit Parasiten Raum geschaffen wird. Diese Heilmittelkombination soll eine bessere Durchwärmung (Eukalytus) und Astralisierung (Kupfer) im Darm bewirken. Es ist aber mehr zur Nachbehandlung bei Wurmbefall geeignet. Je nach Alter des Kindes 1–2–3 × tägl. 3–5–10 Glob.
- **Amara-Tropfen:** Eine ausgewogene Mischung von Bittermitteln zur Anregung der Verdauungstätigkeit. Die Qualität des Magenmilieus ist entscheidend für das Darmmilieu. Durch Verbesserung der Magensaftsekretion und leichten Anregung der Gallensaftproduktion wird der Nährboden für parasitäres Leben entzogen. Je nach Alter des Kindes 1-2-3 × tägl. 3–5–10 Tr. in etwas Wasser oder Tee. Schmeckt bitter!

Biochemie

- **Nr. 9 Natrium phosphoricum D 6:** Saure Dyspepsie; Wurmbefall, besonders Spulwürmer. Je nach Alter des Kindes mehrmals tägl. 1–2 Tabl.
- **Nr. 11 Silicea D 12/6:** Zur Milieuregulierung. Je nach Alter des Kindes mehrmals tägl. 1–2 Tabl.
- **Nr. 22 Calcium carbonicum D 6:** Störungen des Säure-Basen-Milieus im Darm; torpide Skrofulose; Neigung zu Wurmbefall. Je nach Alter des Kindes mehrmals tägl. 1–2 Tabl.

Klassische Homöopathie

Bei chronisch-rezidivierendem Wurmbefall kann nur eine konstitutionelle und miasmatische Behandlung nach den Regeln der klassischen Homöopathie das gestörte Abwehrsystem des Kindes ins Gleichgewicht bringen. Versuchsweise:

- **Calcium carbonicum:** Wichtiges Wurmmittel bei Kindern, v.a. bei Bandwürmern. Häufig verstopfte, dickliche Kinder, die gern und viel essen, v.a. kohlenhydratreiche Kost, Süßigkeiten. Mangel an Widerstandsfähigkeit und Ausdauer. Lymphatische Diathese.
- **Cina:** Bei Spul- und Madenwürmern. Heftiges Jucken in der Nase, das Kind reibt und zupft sich ständig an der Nase, bohrt mit den Fingern in der Nase, bis es blutet. Stühle sind meist farblos, schleimig-weiße Körner, wie Popcorn. Das Kind hat ein blasses Gesicht mit dunklen Augenringen, ist übellaunig und möchte nicht berührt werden.
- **Spigelia:** Beschwerden durch Spul- und Madenwürmer. Das Kind deutet auf den Nabel als den am stärksten schmerzenden Bereich. Stechende Schmerzen. Empfindlich gegen Kälte, Schaudern bei Berührung eines Körperteils. Furcht vor spitzen Gegenständen. Ernstes Kind, oft mit stillem Kummer.

Weitere Mittel: Sulfur, Teucrium marum verum.

Mikrobiologische Therapie

- Basistherapie: Probiotik pur® oder Lacteol®, 1 × tägl. 1 Beutel in Wasser, alternativ Paidoflor Kautabletten®: 1 × tägl. 1 Tabl. kauen, Lacteol Kps.® 1 × tägl. 1 Kps. vor einer Mahlzeit schlucken
- Zusätzlich: Colibiogen Kinder®und/ oder Symbioflor 1® 3 × tägl. 5–25 Tr. je nach Alter als adjuvante Therapie

TCM

Würmer werden am besten mit Medikamenten behandelt, aber ein Versuch mit Akupunktur lohnt immer.

- **Ursachen:** feuchte Hitze in Magen und Darm; feuchte Hitze bedeutet Unterfunktion von Milz und Magen; ungenügende Hygiene
- **Symptome:** abrupte, periodische Bauchschmerzen, v.a. im Nabelbereich; Drücken und Kneten bessert; Darmkrämpfe, die sichtbar sein können und nach der Massage direkt verschwinden. Sichtbare Würmer oder Wurmanteile, Gewichtsverlust, Abmagerung, wenig Appetit
- **Relevante Punkte:**
  - Hauptpunkte: Mi 15 (Richtung Nabel tief nadeln, dann stark stimulieren), Ren 12 (tiefe Nadelung), Ren 6 (tiefe Nadelung und stark stimulieren), Ma 36, Di 4
  - Symptomatische Punkte: Bei Würmern in Gallengängen Gb 34, bei Würmern in den Gallenwegen Ren 15
  - Wurmbefall wird auch gut mit Moxa an Bl 67, der Außenseite der Kleinzehe, behandelt.

Tipps für die Eltern

- Auf Sauberkeit achten, besonders nach dem Stuhlgang.
- Die Anus-Finger-Mund-Infektion vermeiden.
- Händewaschen vor dem Essen.
- Vorsicht vor rohem Fleisch oder rohem Erdgemüse, aber auch Vorsicht vor kopfgedüngtem Gemüse.
- Haustiere müssen regelmäßig entwurmt werden.

3.9 Erkrankungen der Harnwege und der Geschlechtsorgane

3.9.1 Harnwegsinfekte

Entzündung der Harnwege und Nieren.

Ursachen und Symptome

Ursachen: Entzündungen der Harnwege, hervorgerufen durch Bakterien oder Pilze, in seltenen Fällen auch Viren. Fehlbildungen oder Funktionsstörungen im Urogenitaltrakt können die Pathogenität begünstigen. Weitere pathogene Faktoren sind mangelnde Hygiene und Verdauungsstörungen, die zu einer gestörten Darmflora führen, was wiederum die Mykosenbildung und -ausbreitung begünstigt.

Symptome:

- **Beim älteren Kind:** Es können unklare Rückenbeschwerden im Bereich der unteren BWS, der LWS und v.a. der Flanken auftreten, zudem Dysurie und/oder Pollakisurie, Hämaturie und möglicherweise Fieber.
- **Bei Säuglingen:** Bei Babys und Kleinkindern, die Fieber bekommen, ohne erkennbaren Grund, wie Husten oder Schnupfen, die manchmal sogar apathisch sind und nicht trinken wollen, sollte man immer an einen Harnwegsinfekt denken.

Diagnostik und schulmedizinische Therapie

Diagnostik: Klinische Symptome + Leukozyturie + Bakteriennachweis – Urinkultur zur Erregerfeststellung. Urostick: Eiweiß → Nierenbeteiligung

Schulmedizinische Therapie:

- Antibiotikatherapie
- Viel trinken, um die Blase zu spülen! Blase regelmäßig und komplett entleeren! Diese Maßnahmen sind auch als Prophylaxe nützlich.
- Vor allem bei rezidivierenden Harnwegsinfekten weiterführende Diagnostik mit Abklärung in Richtung vesiko-urethralem Reflux und Harnwegsmissbildungen.
- Prophylaxe: Intimbereich nur mit Wasser, nicht mit Seife reinigen. Nach Stuhlgang von vorne nach hinten säubern, um eine bakterielle Kontamination zu vermeiden. Unterwäsche aus Baumwolle statt Synthetikmaterialien tragen und bei 60 °C waschen, um den Bakterien kein Kulturmilieu zu bieten. Füße immer warm halten!
- Bei häufigen Rezidiven evtl. eine Prophylaxe mit Antibiotika.

Naturheilkundliche Behandlung

Aus naturheilkundlicher Sicht können Entzündungsherde (z.B. eitrige Mandeln, Zähne auf Eiter, chronische Sinusitiden o.ä.) zu rezidivierenden Blasenentzündungen führen. Eine gründliche Herddiagnostik ist v.a. bei rezidivierenden Beschwerden dringend zu empfehlen! Zusätzlich ist auf Hinweise eines gestauten Lymphsystems zu achten (z.B. geschwollene Lymphknoten); dadurch ist die Abwehr eingeschränkt und Noxen im Infektionsgebiet können nicht schnell genug durch das Lymphsystem entsorgt werden. Zusätzlich evtl. Belastung durch rezid. Otitiden (☞ Kap. 3.3.5) berücksichtigen. Ängste, psychischer Druck (schulisch oder familiär bedingt) können die Infektanfälligkeit zudem begünstigen. Eine Zystitis, die mit Fieber einhergeht, kann gerade bei Kindern ein sehr starkes subjektives Krankheitsgefühl hervorrufen. Daher ist die elterliche Zuwendung sehr wesentlich für den Gesundungsprozess.

Therapieempfehlungen von Georg von Hannover

Fiebernde Kinder brauchen Bettruhe, deshalb sollten sie nur in Ausnahmefällen zu einem Behandler gebracht werden. Wichtig ist, dass der Urin kontrolliert wird, um den Verlauf zu beurteilen. Bei einer deutlichen Bakterienvermehrung ist eine Antibiotikatherapie unumgänglich. In den meisten Fällen ist eine abwehrstärkende Therapie (☞ Kap. 3.3.2) ausreichend, die für das Immunsystem ein gutes „Training" darstellt.

Äußere Anwendungen
- Zusätzlich Wadenwickel
- Sehr wirksam zur Fieberregulation ist ein Klistier mit handwarmem Wasser und etwas Kamille darin gelöst (☞ Kap. 2.2.11).
- Injektionstherapie: i.m.-Injektion mit 1 ml Infi-Cantharis® und 1 ml Infi-Eupatorium® oder mit 1 ml 1 % Procain s.c. oberhalb der Symphyse, an 3 aufeinander folgenden Tagen, danach weitere 3–5 Injektionen in wöchentl. Abstand.

Innere Anwendungen
- Fieberregulation: Aconit und Belladonna D 4/ bzw. D 6. Schulkinder in stündlichem Wechsel je 5 Glob., bei kleineren Kindern 10 Glob. in je 1 Glas Wasser auflösen, in stündl. Wechsel einen Schluck trinken.
- Brennen beim Wasserlassen: Cantharis-Synergon® Nr.59, alternativ Uva ursi-Synergon® Nr.166. (30 Tr. in ein Glas Wasser und stündl. trinken lassen). Man kann diese Tropfen zu den erwähnten Globuli dazumischen. Bei Abklingen der Symptome gibt man die Tropfen noch 3 × tägl. weiter.
  Nach ca. 48 Std. sollte der Urin nachkontrolliert werden. Wenn sich die Bakterienzahl nicht wesentlich verringert hat, sollten Antibiotika gegeben werden.

- Ausgleich des Wasser- und Flüssigkeitshaushalts: Die Kinder sollten tägl. mind. 1 l Flüssigkeit (Nieren- und Blasentees sowie Wasser) zuführen. Bei Fieber sind Kinder fast immer appetitlos. Dies ist eine natürliche Reaktion des Organismus. Die Energie, die der Körper bei Stoffwechsel und Verdauung aufwenden müsste, würde ihm sonst bei der Abwehr fehlen. Besonders die Erzeugung von Fieber, das ein wichtiger Abwehrfaktor ist, benötigt einen hohen Energieanteil.

Anthroposophie
- **Berberis/Apis comp., Globuli velati:** Honigbiene, Tollkirsche, Berberitze und Lärchenharz in dieser Kombination lässt den Astralleib wieder in das richtige Verhältnis zum Ätherkörper kommen. Damit werden Erkrankungen wie Reizblase, Blasenentzündung und generell Reizzustände der ableitenden Harnwege günstig beeinflusst.
  Je nach Alter des Kindes 1–2–3 × tägl. 3–5–10 Glob.
- **Cantharis comp., Globuli velati:** Diese spezielle Komposition veranlasst den Astralkörper, sich wieder in die ätherische Organisation einzugliedern. Das darin enthaltene Organpräparat Vesica urinaria verstärkt die Eigenwirksamkeit des Blasenorgans zur Stärkung seiner ätherischen Funktion. Indiziert bei akutem und subakutem Entzündungsgeschehen in den ableitenden Harnwegen wie Reizblase, Blasenentzündung, Zystopyelonephritis. Mittelwahlleitend ist die Hämaturie und die schmerzhafte Miktion.
  Je nach Alter des Kindes 1–2–3 × tägl. 3–5–10 Glob.

Ausleitungsverfahren
- Schröpfkopfmassagen am unteren Rücken, um die Nieren zu stärken, 1–2 × wöchentl. auch über einen längeren Zeitraum.
- Fußbad mit Senfmehr ☞ Kap. 2.2.11

Bachblüten
Je nach vorherrschender Symptomatik sind folgende Blüten angezeigt und evtl. zu kombinieren: Cherry Plum, Holly, Heather.

Biochemie
- **Nr. 3 Ferrum phosphoricum D 12:** Erstes Entzündungsstadium; akute Katarrhe und Entzün-

dungen; Pyelonephritis, Zystitis. Zu Beginn alle zwei Std. 1 Tabl., später 3–5 × tägl. 1–2 Tabl.

- **Nr. 4 Kalium chloratum D 6:** Zweites Entzündungsstadium; subakkute bis chronische Entzündung; schleimige Katarrhe. Zystitis, Pyelonephritis. Zu Beginn alle zwei Std. 1 Tabl., später 3–5 × tägl. 1–2 Tabl.
- **Nr. 10 Natrium sulfuricum D 6:** Entzündliche Reizungen durch Schärfen. Nach Schüßler Basismittel aller Harnwegsinfekte. Zu Beginn alle zwei Std. 1 Tabl., später 3–5 × tägl. 1–2 Tabl.
- **Nr. 8 Natrium chloratum D 6:** Akute, wässrige Entzündungsphase, blasser Harn, häufiger Harndrang. Zu Beginn alle zwei Std. 1 Tabl., später 3–5 × tägl. 1–2 Tabl.

Eigenbluttherapie

- **Pyelonephritis:** 1 ml Metasolidago + 1 ml Antiflammin + 0,5–1 ml EB + 0,5 ml 1% Procain i.m., 1–5 Anwendungen mit mind. 3 Tage Abstand
- **Zystitis:** 1 ml Infi-Cantharis +1 ml Infi-Eupatorium + 0,5–1 ml EB + 0,5 ml 1% Procain i.m., 1–5 Anwendungen mit mind. 3 Tage Abstand

Klassische Homöopathie

- **Apis:** Zystitis mit brennenden und stechenden Schmerzen zu Beginn der Miktion. Das Kind springt herum, schreit vor dem Urinieren wegen schmerzhaftem Harndrang und heftigem Druckschmerz in Blase und Blasenhals. Harnbereich ist gereizt und ödematös geschwollen. Urin ist spärlich, blutig, dunkel und übel riechend. Wichtiges Mittel bei fortgeschrittenen Entzündungen, Nierenentzündungen. Harnverhaltung, v.a. bei Neugeborenen.
- **Cannabis sativa:** Urethritis und Zystitis mit heftigem Brennschmerz während und v.a. gegen Ende des Wasserlassens. Schmerz erstreckt sich von der Harnröhrenöffnung nach hinten in die Blase evtl. bis in den Rücken. Krampfartiger Verschluss des Blasensphinkters am Ende des Urinierens bzw. unterbricht das Urinieren. Gegabelter Harnstrahl (wie Cantharis).
- **Cantharis:** Blasenentzündung mit ständigem schmerzhaftem Harndrang. Schneidende und heftig brennende Schmerzen vor, während und nach dem Urinieren. Das Kind springt vor Schmerzen im Zimmer herum (wie Apis, Cann-s). Schmerzen strahlen zu den Nieren aus oder erstrecken sich durch den Blasenhals in die Harnröhre (umgekehrt zu Cann-s). Bren-

nend heißer Urin, wolkig-trüb mit flockigem Sediment, geht nur tröpfchenweise ab, oft mit Blut. Bewegung und das Trinken kleinster Mengen verstärkt den Schmerz. Zystitis nach Scharlach.

- **Dulcamara:** Entscheidend ist die Causa: Zystitis durch Erkältung, in Folge von Durchnässung und Kälte, nach dem Baden. Anhaltender Harndrang, Urin geht nur tröpfchenweise ab. Übelriechender, dicklicher schleimig-eitriger oder milchiger Urin.
- **Pulsatilla:** Blasenentzündung nach Unterkühlung, v.a. nach kalten Füßen. Plötzlicher schmerzhafter Harndrang, das Kind muss sich beeilen zu urinieren, sonst geht Urin ab. Unwillkürlicher Urin auch beim Husten und im Gehen. Schmerzen treten anfallsweise auf, am stärksten beim und nach dem Urinieren und wenn dem Harndrang nicht gleich nachgegeben wird. Schlimmer im Liegen auf dem Rücken, beim Herumdrehen im Bett und beim Gehen.
- **Sarsaparilla:** Zystitis mit heftigen Schmerzen am Ende des Urinierens. Die Kinder schreien bereits vor und beim Urinieren in Erwartung des Schmerzes. Sehr empfindliche, wund schmerzende Blase mit spasmodischem Verschluss des Blasenhalses. Aufsteigendes Frösteln beim und nach dem Urinieren. Das Kind kann nur im Stehen ungehindert urinieren, im Sitzen geht nur tröpfelnder Urin ab.

Weitere Mittel: Aconitum, Belladonna, Nux vomica, Thuja.

Komplexmittel-Homöopathie

- **Zystitis:** Cantharis-Synergon® Nr.59, alternativ Uva ursi-Synergon® Nr.166 (30 Tr. in einem Glas Wasser und stündl. trinken lassen) oder Terebinthina Pflügerplex (5 x 10–15 Tr.)
- **Pyelonephritis:**
  - Akute Beschwerden: Asparagus Synergon Nr.58, 2-stündl. 1 Tabl. lutschen, alternativ Metasolidago, 3–5 x tägl. 10–15 Tr.
  - Infi-orthosiphon (3 x 20 Tr.) auf heißes Wasser; alternativ Bucco Nestmann (3 x 20 Tr.)
- **Reizblase:** Acid. benc. Oplx. 3–5 x 10–20 Tr. auf Blasentee, zusätzlich nach Herden suchen (z. B. Tonsillen)

Mikrobiologische Therapie

Basistherapie: Probiotik pur® oder Lacteol®, 1 × tägl. 1 Beutel in Wasser, alternativ Paidoflor Kautabletten®: 1 × tägl. 1 Tabl. kauen, Lacteol Kps.® 1 × tägl. 1 Kps. vor einer Mahlzeit schlucken. Zusätzlich: Colibiogen Kinder® und/ oder Symbioflor 1® 3 × tägl. 5–25 Tr. je nach Alter

Physikalische Therapie

Ansteigendes, heißes Senffußbad (☞ Kap. 2.11.2) tägl. abends vor dem Schlafen, solange die akuten Beschwerden bestehen; danach nur noch 1 × wöchentl., einige Wochen lang. Im Wechsel mit einem feuchtwarmen Kamillenwickel a(☞ Kap. 2.2.11) auf den Unterbauch: Unterbauch und unterer Rücken aus 2 m Abstand mit Heilsonne ca. 2 Min. lang, möglichst tägl. bestrahlen.

Phytotherapie

Pyelonephritis/Harnwegsinfekte

Eine Pyelonephritis bedarf der ständigen Kontrolle durch den Arzt, damit sich daraus keine Glomerulonephritis ☞ Nephrose entwickelt. Adjuvante Durchspülungstherapie steht im Vordergrund. Grundsätzlich gilt: Viel Flüssigkeit aufzunehmen!

- **Aquaretischer Tee** (elektrolytschonende Durchspülung) aus Goldrutenkraut, Birkenblättern, Wurzel der dornigen Hauhechel und Holunderblüten. Solidaginis hb. (30.0), Betulae fol. (10.0), Ononidis rad. (20.0), Sambuci flor. (20.0); M.f.spec. D.S.: 1 TL/250 ml Infus, 10 Min. ziehen lassen, 4 Tassen tägl.
- **In den Tee:** Tinkturenmischung aus Goldrutentinktur, Schafgarben- und Bruchkrautfluidextrakt. Solidaginis tinct. (50.0), Millefolii extr. fluid (100.0), Herniariae extr. fluid (ad 100.0); M.D.S.: 3 × Tr. nach Kinderformel (Ausgangsdosis 30 Tr.)
- **Fertigarzneimittel** (alternativ): Angocin (☞ unten), nur wenn Bakterien mit dabei sind:
  – Solidagoren (50.0), D.S.: dto.; plus als „biologische Antibiose" (nur, wenn Bakterien als Auslöser → Urin untersuchen)
  – Angocin Antiinfekt L, D.S.: je nach Schweregrad 3–5 × 2–3 Tabl. mit viel Flüssigkeit

Akute bakterielle Zystitis

Antibiose, da Bärentraubenblättertee von Kindern nicht getrunken wird (ist schon für Erwachsene eine Zumutung). Bettruhe, Wärme. Bei Vorbehalten gegen Antibiose versuchsweise Folgendes, aber nicht länger als 2 Tage. Sofern keine Wirkung (noch immer Nitrit im Urin) auftritt, Antibiose, da das Risiko eines aufsteigenden Infektes bis hin zur Nephritis bestehen.

- **Tee** aus Preiselbeerblättern: Vitis idaei fol. (50.0); D.S.: 1 TL/200 ml über Nacht Kaltauszug für 3 Tassen; dann jeweils frisch die benötigte Menge erwärmen, nicht kochen. Mit Honig gesüßt über den Tag verteilt 3 Tassen trinken lassen.
- **Spezificum** (zusätzlich): Cystinol akut Drg. LX (Bärentraubenblätter); D.S.: 3 × 2 Drg. p.c. oder Fluidmischung in den Tee (u.U. bessere Compliance); Rezeptur: Uvae ursi fluid. Extr. (25.0), Calendulae fluid. Extr. (25.0), Tormentillae fluid. Extr. (25.0), Herniariae fluid. Extr. (25.0); M.D.S.: 3 × Tr. nach Kinderformel (Ausgangsdosis 30 Tr.)

Bei **habitueller Zystitis** (chronisch rezidivierende, bakterielle Zystitis) soll Preiselbeersaft (Reformhaus) oder, wenn zu bekommen, Cranberrysaft (Reformhaus) langfristig tägl. mind. 1 Glas getrunken werden. Die Erreger können sich dann in der Blasenschleimhaut nicht einnisten.

Abakterielle Zystitis/Reizblase

- **Aquaretischer Tee** aus Brennnessel, Erikakraut, Birkenblättern, Löwenzahn und Holunderblüten; Rezeptur: Urticae fol. (20.0), Callunae hb. (20.0), Betulae fol. (10.0), Taraxaci rad. cum hb. (30.0), Sambuci flor. (ad 100.0); M.f.spec. D.S.: 1 TL/250 ml Infus, 8 Min. ziehen lassen. 3–4 Tassen tägl.
- In den Tee (oder dazu) **Tinkturenmischung** aus Schachtelhalm, Löwenzahn, Schafgarbe und Liebstöckel geben; Rezeptur: Equiseti tinct. (30.0), Taraxaci tinct. (30.0), Millefolii tinct. (20.0), Levistici tinct. (20.0); M.D.S.: 3–4 × Tr. nach Kinderformel (Ausgangsdosis: 30 Tr.)
- **Sitzdampfbad:** Chamomillae ol. aether., Melissae ol. aether, Lavandulae ol. aether.; auf 1–2 l heißes Wassers jeweils 3 Tr. zum Bedampfen; wärmt, entkrampft und desinfiziert.

Reizblase

- **Teemischung** aus Hopfenzapfen, Johanniskraut, Bukkoblättern, Pichipichikraut und Hagebutte. Rezeptur: Lupuli strob. (10.0), Hyperici hb. (20.0), Bucco fol. (20.0), Fabianae imbricatae hb. (20.0), Cynosbati fruct. sin sem. (ad 100.0); M.f.spec. D.S.: 1 TL/ 200 ml Infus; ca. 8 Min. ziehen lassen, 2 Tassen tägl.
- **Fertigarzneimittel:** Acid. benc. Oplx 3–5 × 10–20 Tr. auf Blasentee, zusätzlich nach Herden suchen (Mandel)
- **Externa:** Tinktur und Sitzdampfbad ☞ oben

TCM

Die in der TCM als „Lin-Bing" bezeichneten Harnwegsinfekte entwickeln sich meist infolge einer Leere oder Schwäche der Nieren, durch die sich Nässe und Hitze im unteren Sanjiao ansammeln können.

- **Harnwegsinfekte allgemein:** Bl 32, Le 8, Mi 6, Ren 3, Bl 23, Bl 28
- **Nephritis, Pyelitis, Pyelonephritis:** Ren 3, Bl 28, Mi 9, Le 2, Ni 3, Di 4, 3E 5, Bl 22, Bl 6, Bl 63, Di 11, Lu 7, Mi 6,He 8, Gb 25, Bl 23, Bl 64
- **Zystitis:** Bl 23, Bl 32, Bl 28, Bl 49, Ni 2, Ni 3, Ni 11, Ma 36, Mi 6, Mi 9, Le 2, Le 3, Ren 3, Du 3

4–6 Punktepaare auswählen, nie zu viele Punkte benutzen.

Trotz Entzündungszeichen wird Wärme in Form der Moxatherapie oft als sehr wohltuend empfunden. Moxabehandlung des unteren Rückens und des Unterbauchs, um den Nieren- und Blasenbereich anzuwärmen und zu entstauen: Ni 1 moxen 1–2 × wöchentl., über das akute Stadium hinaus.

Tipps für die Eltern

Kinder müssen immer warme Hände und Füße haben, bei Säuglingen muss auch der Kopf bedeckt sein, um die Wärme des Körpers aufrecht zu erhalten. Bei jungen Mädchen, die zu Erkrankungen im Nieren-Blasenbereich neigen, ist auf einen bedeckten Bauch und Rücken zu achten.

3.9.2 Enuresis nocturna (Bettnässen)

Zur normalen Entwicklung eines Kindes gehört, dass es spätestens nach dem dritten Lebensjahr tagsüber trocken ist und nach dem vierten Lebensjahr auch nachts. Bei Kindern, die nach dieser Zeit noch regelmäßig das Bett einnässen, sollte man nach den Ursachen suchen. Meistens ist dafür nur eine verzögerte Entwicklung verantwortlich. Manchmal sind aber auch physische und/oder psychische Störungen die Ursache.

Ursachen und Symptome

Ursachen: Hauptsächlich sind seelische Ursachen für eine Enuresis verantwortlich. Oft tritt sie auf, wenn das Kind schon eine Zeit lang trocken war (sekundäre E.), und plötzlich wieder mit dem nächtlichen Einnässen anfängt. Hierfür kommen verschiedene Gründe in Frage: Ängste (Schulangst, Angst vor Verlust der Eltern), Eifersucht auf jüngere Geschwister, Verlust der elterlichen Zuwendung etc.

Wenn die Enuresis ununterbrochen anhält, spricht man von primärer Enuresis. Sie ist meist durch körperliche Ursachen bedingt, z. B. Blasen-schwäche durch Entwicklungsstörungen der Harnblase oder der verantwortlichen Nervenbahnen. Auch eine chronische Zystitis kommt als Ursache in Frage.

Symptome: Eine primäre Enuresis besteht von der Geburt an, d. h. das Kind war zu keinem Zeitpunkt ihres Lebens in der Lage, über längere Zeit hinweg eine stabile Blasenkontrolle zu erlangen. Für die Diagnose einer sekundären Enuresis muss mindestens ein trockenes Intervall für den Zeitraum von 6 Mon. bestanden haben. Sie beginnt meist zwischen dem 5. und 8. Lj., kann aber prinzipiell zu jedem Zeitpunkt auftreten. Sehr selten ist ein Beginn ab dem Alter von 11 Jahren.

- **Enuresis nocturna:** Das Einnässen passiert während des Schlafens. Dabei „schwimmt" das Bett, das Kind wird weder durch Harndrang noch durch Harnabgang wach. Das Kind ist durch Geräusche oder Berührung nur schwer aufzuwecken.
- **Enuresis diurna:** Die unkontrollierte Blasenentleerung geschieht ausschließlich am Tage im Wachzustand. Dabei gibt es 3 Formen der funktionellen Harninkontinenz:
  - Idiopathische Dranginkontinenz: Dies ist die wahrscheinlich häufigste Form des Einnässens. Es zeigt sich durch plötzlichen überstarken Harndruck, häufige Entleerung kleiner Harnmengen, einer verminderten Blasenkapazität und dem Einsatz von Haltevermögen, um eine drohende Blasenentleerung zu verhindern, z. B. Anspannung der Beckenbodenmuskulatur. Bei Mädchen 10 × so häufig wie bei Jungen.
  - Harninkontinenz bei Miktionsaufschub (sog. klassische Form der Enuresis): Von den Kindern wird die Miktion so lange hinausgezögert, bis es trotz Halteversuchen zum Einnässen im Wachzustand kommt. Meist tritt sie in Situationen auf, in denen das Kind eine angenehme Tätigkeit weiter führen möchte und den Harndrang aufschiebt, oder wenn eine unangenehme Situation auf diese Weise vermieden werden kann. Typische Situationen sind: Heimweg nach der Schule, Ekel vor einem Toilettenraum, Angst vor Störung auf der Toilette. Die Befürchtung, bei einem spannenden Spiel, beim Lesen oder beim Fernsehen etwas zu verpassen.
  - Detrusor-Sphinkter-Dyskoordination: Hier liegt eine fehlende Relaxation und unkoordinierte Kontraktion des Sphincter externus während des Harnlassens vor. Die Miktions-

zeit ist verlängert, die maximale Harnflussrate ist verringert, es kommt zu ausgeprägten Kontraktionen des Beckenbodens und zu stakkatoartigen oder unterbrochenen Miktionen mit unvollständiger Blasenentleerung.

- Bei Blasenentleerung im Wachzustand und während des Schlafes handelt es sich um eine **Enuresis nocturna et diura.**

Diagnostik und schulmedizinische Therapie

Diagnostik: Bei Kindern, die einnässen, sollten gemäß den Empfehlungen von v. Gontard und Lehmkuhl (1997 b) folgende diagnostische Maßnahmen durchgeführt werden:
- Genaue Anamnese
- Körperliche Untersuchung
- Urinstatus
- Bei Auffälligkeiten: Bakteriologie
- 24-Stunden-Miktionsprotokoll
- Sonographie mit Resturinbestimmung und Uroflowmetrie, möglichst mit Beckenboden-EMG
- Screening für psychische Symptome

Betroffene Kinder sollten vor dem zu Bett gehen keine größeren Flüssigkeitsmengen trinken. Man sollte immer darauf achten, im Rahmen der Therapie keinen zusätzlichen Erwartungsdruck aufzubauen, denn das führt zur Verschlechterung!

Schulmedizinische Therapie: Es gibt verschiedene Therapiemethoden, die versucht werden können:
- Zusätzliche Zuwendung hilft, v.a. bei Geschwisterrivalität als Ursache der Störung.
- Lob oder eine kleine Belohnung für trockene Nächte, z.B. in Form einer Gute-Nacht-Geschichte etc.
- Vorbeugendes Wecken zur Blasenentleerung oder Blasentraining sowie komplette Blasenentleerung vor dem zu Bett gehen.
- Apparative Konditionierung mit akustischem Wecksignal bei Beginn des Einnässens.
- Sind diese Methoden erfolglos oder müssen die Kinder kurzfristig, z.B. für eine Reise trocken werden, so können Antidiuretika (nur kurzfristig) und Antidepressiva indiziert sein.
- Psychotherapie in schweren Fällen

Naturheilkundliche Behandlung

Eine psychotherapeutische Betreuung ist zusätzlich in Erwägung zu ziehen. Zudem ist zu beachten: Wurmbefall (Oxyuriasis) fördert die Entwick-

lung einer chron. rezidivierenden Zystitis und nächtliches Einnässen. Geopathische Belastungen wie z. B. Wasser- und Erdstrahlen verzögern die Besserung der Symptomatik, die Besserung tritt erst vier Wochen später ein, nachdem das Bett umgestellt wurde.

Therapieempfehlungen von Georg von Hannover und Anita Kraut

Äußere Anwendungen
- Ab- und Ausleitungstherapie: Zur Stärkung der Blasenmuskulatur 1 × wöchentl. auf der Höhe der Akupunkturpunkte Bl 31 trocken schröpfen.
- Injektionstherapie: s.c.-Injektionen oberhalb der Symphyse mit 1 ml Infi-Cantharis® und 1 ml Infi-Damiana® und 1ml 1% Procain. Diese Kombination ist für Blase und Psyche gedacht und hat sich erstaunlich gut bewährt. Alternativ i.-m.- oder s.c.-Injektionen mit Berberis/Hypericum comp.®

Innere Anwendungen
- Zur Stärkung der Blase: Uva ursi-Synergon®, 3 × tägl. 10–15 Tr. Gut bewährt hat sich auch Berberis/Hypericum comp.® 3 × tägl. 5–10 Glob. lutschen.
- Bei Mädchen mit einer schwachen Blase: Aletris oplx®, 3 × tägl. 15 Tr.
- Zur Unterstüzung des Vegetativums: Avena-Synergon®, 3 × tägl. 10–20 Tr.
- Bei verzögerter Entwicklung der Harnblase: Phyto-C, 3 × tägl. 10–15 Tr.
- Bach-Blüten: Bei erstmaligem Auftreten nach veränderten Lebensumständen (z. B. Trennung, Geburt des Geschwisterchens, Umzug) sind folgende Blüten in Erwägung zu ziehen: Walnut (für alle Phasen des Neubeginns), Star of Bethlehem (Schock, Trauer), Holly (bei Eifersucht auf das Geschwisterchen). Bei dem Gefühl des Versagens: Pine (Schuldgefühle, Mutlosigkeit), Larch (die „Ich-kann-es-Essenz").

Anthroposophie
- **Berberis/Hypericum comp. Globuli velati:** Dieses Präparat aus Berberitze, Sauerdornwurzel und Kaliumdihydrogenphosphat eignet sich besonders bei neurasthenischen, also „nervenschwachen" Kindern mit Bettnässen, wenn also der Flüssigkeitorganismus durch zu geringem Nerventonus im unteren Menschen nicht beherrschbar ist.

1–3 x täglich 2–3 Glob., je nach Alter des Kindes.

- **Malvenöl:** Ölauszug aus Johanniskraut, Malve, Schlehe, Holunder und Linde mit ätherischen Ölen aus Geraniumarten. Wunderbar zum Einreiben und Einmassieren, um die Aufbaukräfte anzuregen, vertieft auch die Beziehung zwischen Eltern und Kind durch diese Art der Zuwendung. Schafft eine zarte Wärmehülle und stärkt damit das Urvertrauen des Kindes. Wenn die Seele weint, weint auch die Blase. Je nach Alter des Kindes 1–2 x tägliche Anwendung

Bachblüten

Ergänzend sind Bachblüten hervorragend geeignet: Wenn die Ursache Unsicherheit ist: Centaury oder Cerato. Bei Angst vor dem Erwachsenwerden: Honeysuckle Nach Schockerlebnissen: Star of Bethlehem. Bei Ängsten: Mimulus, bei Eifersucht: Holly.

Biochemie

- **Nr. 5 Kalium phosphoricum D 6:** Bettnässen auf nervöser Grundlage; verbessert die Innervation des Sphinkters. 3–5 × tägl. 1–2 Tabl.
- **Nr. 10 Natrium sulfuricum D 6:** Reizungen der ableitenden Harnwege durch Schärfen. 3–5 × tägl. 1–2 Tabl.
- **Nr. 14 Kalium bromatum D 6:** Enuresis nocturna; skrofulöse Grundlage. Je nach Alter des Kindes 3 × tägl. 1–2 Tabl.

Klassische Homöopathie

Nächtliches Einnässen von Kindern beruht auf einer konstitutionellen Schwäche oder einem tieferen psychologischen Hintergrund. Nur eine konstitutionelle und miasmatische Behandlung nach den Regeln der klassischen Homöopathie kann hier schnell und zuverlässig zum Erfolg führen. Einige mögliche Mittel:

- **Causticum:** Urin geht bereits im ersten Schlaf langsam und unbemerkt ab. Oftmals auch tagsüber beim Niesen, Schnäuzen der Nase, Husten, durch alle Erschütterungen und bei Konvulsionen. Lähmung und Schwäche der Blase, auf der körperlichen und auf allen anderen Ebenen, wie z. B. willkürliches Weinen. Sensible schwächliche Kinder.
- **Kreosotum:** Nächtliches Bettnässen, besonders im ersten Schlaf. Das Kind ist schwer zu wecken. Überriechender Urin. Mit Träumen vom Urinieren. Erwacht nachts mit heftigem Harndrang, muss sich beeilen, aber kommt nicht schnell genug aus dem Bett. Sehr reizbare und verdrießliche Kinder, möchten alle Dinge haben und werfen sie dann weg.
- **Rhus toxicodendron:** Hauptmittel für Enuresis bei Jungen. Spasmodisches Bettnässen. Folge von Überanstrengung oder Abkühlung. Häufiger Harndrang nachts und tagsüber, unwillkürlicher Harnabgang auch im Sitzen und Stehen.
- **Sepia:** Einnässen im ersten Schlaf, besonders Mädchen. Träume vom Urinieren. Das Kind kann nur schwer geweckt werden. Plötzlicher Harndrang, muss sich beeilen sonst geht Urin ab, durch Schwäche der Schließmuskulatur. Unfreiwilliges Urinieren auch bei Schreck, beim Lachen, Husten, Niesen und aus Unaufmerksamkeit.

Weitere Mittel: Argentum nitricum, Belladonna, Ignatia, Lac caninum, Natrium muriaticum, Pulsatilla, Silicea, Sulfur, Tuberculinum.

Komplexmittel Homöopathie

Uva ursi Oplx (3 × 15–20 Tr.), alternativ, evtl. gleichzeitig Petroselinum Synergon (3 × 15 Tr.)

Physikalische Therapie

Morgens und abends unteren Rücken mit kühlem Wasser abreiben, dadurch wird die Beckenmuskulatur angespannt und dringt in Folge dessen in das Bewusstsein des Kindes.

Phytotherapie

- **Spezificum:** Rhoaes aromatici fluid. Extr. (50.0); D 2 × 5–10 Tr. außerhalb der Mahlzeiten und vor dem Schlafen extra
- **Psychotonicum:** Acidum phosphoricum D 4 (25.0), Melisse spagyrisch (25.0); M.D: 3 × nach Kinderformel (Ausgangsdosis 20 Tr.)
- **Lokalmaßnahme:** Mit Rotöl Jukunda oder Hyperici ol. Innenseiten der Oberschenkel vor dem Schlafen einreiben.
- **Unterstützende Maßnahmen:** Für warme Füße sorgen, chronische Blasenentzündungen ausschließen, ansonsten wie Blasenentzündung behandeln. Keine Flüssigkeitszufuhr nach 17 Uhr. Versuchsweise dem Kind einen Knopf an das Rückenteil des Schlafanzugs nähen; damit soll eine Rückenlage zugunsten der Seitenlage verhindert werden (in Seitenlage kommt es so gut wie nicht zum Einnässen).

TCM

Meist liegt eine Nieren-Qi-Schwäche zugrunde. Durch Akupunktur und insbesondere durch Laserakupunktur können sehr gute Erfolge erzielt werden.

- **Relevante Punkte und Anwendungen:**
  - Auffüllen der Nieren und sichern der Lebensessenz Jing. Mit folgenden Hauptpunkten Ni 3, Mi 6, Le 8, Bl 23, Bl 28, KG 3, Le 3 (bei innerer Unruhe), Ni 6, He 7 (bei innerer Unruhe), Pe 6, Ma 36
    Alternativ dazu: Bl 23, Bl 28, KG 3, MP 6, Le 3, Ni 6, He 7, Pe 6, Ni 3, Ma 36
  - Massage und Laserakupunktur des Enuresispunkts, der sich in der Mitte der distalen Gelenkfalte von Kleinfinger und Kleinzehe befindet. Eine „Erstverschlimmerung" zeigt sich bei der Massage häufig während der ersten Tage.
- Moxa am mittleren Rücken (☞ Kap. 2.12)

Tipps für die Eltern

- Bettnässen ist oft ein Zeichen dafür, dass Kinder unbewusst wieder in das Säuglingsalter zurückversetzt sein wollen. Damals bekamen sie alle erdenkliche Aufmerksamkeit der Eltern, die jetzt vielleicht das kleine Geschwisterchen bekommt. Man bezeichnet Bettnässen auch als ungeweinte Tränen, die an der falschen Stelle geweint werden. Deswegen bewirken Ermahnungen und Vorwürfe höchstens eine Verschlechterung des Zustands. Die Kinder brauchen Zuwendung, Verständnis und Liebe.
- Manchmal reicht es dem Kleinkind wieder für 4–6 Wochen eine Windel anzuziehen und es somit wieder „klein" sein zu lassen, um dieses Bedürfnis aufzufüllen.
- Oberschenkelinnenseite mit Johanniskrautöl einreiben; dies erhöht die Sensibilität für die Blasenschließmuskulatur.

3.9.3 Hodenhochstand (Maldescensus testis)

Im Normalfall wandern die Hoden des männlichen Embryos im 3–9. Schwangerschaftsmonat von der Bauchhöhle in den Hodensack. Bei Entwicklungsstörungen unterschiedlicher Genese kann diese Wanderung unterbrochen werden. Der fehlgesteuerte Hoden bleibt entweder in der Bauchhöhle stecken (nicht tastbar), oder er rutscht in den Leistenkanal (tastbar). Bei einigen Kindern kann der Hoden noch kurz nach der Geburt in das Skrotum gleiten. Bei anderen verbleibt der Hoden in seiner Fehlstellung. Als Spätfolge kann es zu Unfruchtbarkeit kommen.

Ursachen und Symptome

Ursachen: Störung des natürlichen Tiefertretens (Maldescensus) vom primären Bildungsort. Unterschieden werden je nach Lagepositionen des Hodens (vor, im und unter dem Leistenkanal)

- **Gleithoden:** Der Hoden liegt meist nicht im Skrotum, Reposition in das Skrotum möglich, Hoden rutscht jedoch sofort danach aus dem Skrotum heraus; der Gleithoden ist immer pathologisch;
- **Pendelhoden:** Durch äußere Reize (Berührung der Oberschenkelinnenseite, Kälte) kommt es zu verstärktem Kremasterreflex, der Hoden liegt jedoch meist im Skrotum; ein Pendelhoden ist als Normvariante zu betrachten.
- Außerdem gibt es die **testikulären Ektopien**, bei denen der Hoden durch eine falsche Gubernakuluminsertion eine Lagebesonderheit aufweist (am häufigsten: inguinal-epifaszial, auch: penil, umbilikal, femoral, perineal). Häufig findet sich eine Dissoziation von Hoden und Nebenhoden (etwa 40 %).

Symptome: Da der Hodenhochstand symptomlos ist, wird er gewöhnlich erst bei ärztlichen Untersuchungen entdeckt.

Komplikationen: Infertilität, Hodenkrebs wird schlechter entdeckt.

Diagnostik und schulmedizinische Therapie

Diagnostik: Tastuntersuchung im Liegen und Stehen (ggf. von Mutter/Vater unterstützter Schneidersitz): Abtasten von Skrotum und Leiste, Versuch des Ausstreichens des Hodens in den Hodensack. Eine kindliche Körperhaltung von ca. 120° (Oberkörper nach hinten gegen die Mutter gelehnt) verhindert das ungewollte Auslösen des Cremaster-Reflexes bei der Untersuchung. Evtl. Sonographie, Testosteronbestimmung.

Schulmedizinische Therapie:

- Die Hoden wandern im Verlauf des ersten Lebensjahres häufig von selbst hinunter in den Hodensack. Daher wird eine medikamentöse Therapie erst nach Beginn des zweiten Lebensjahres begonnen. Das Therapieziel ist es, die Hoden bis zum Ende des zweiten Lebensjahres im Skrotum zu haben.

Meist wird einmal wöchentlich für fünf Wochen **HCG** (humanes Choriongonadotropin) i.m. verabreicht. Alternativ kann ein LHRH (Luteinisierendes Hormon-Releasing-Hormon)-Nasenspray für 4 Wochen angewendet werden. Diese Hormone führen zum Abstieg der Hoden in den Hodensack.

Ist diese Therapie nicht erfolgreich, kann entweder ein 2. Versuch erfolgen oder die Hoden werden operativ in den Hodensack geführt und dort fixiert (**Orchidopexie**).

Naturheilkundliche Therapie

Sofern von einer Hormontherapie oder einer Operation abgesehen wird, gibt es einen naturheilkundlichen Ansatz, mit dem man eventuell eine Korrektur erreichen kann.

Therapieempfehlungen von Georg von Hannover

Innere Anwendungen

Homöopathie/Fertigarzneimittel: Mit Hypophysis D 12, tägl. 5 Glob., stimuliert man die hormonelle Regulation. Sie wird unterstützt mit Phytohypophyson-C®, 3 × tägl. 5–10 Tr. Außerdem gibt man Testis comp.® Wala, 3 × tägl. 3–5 Glob.

Äußere Anwendungen

Einreibung des Unterbauchs abends mit Calcium fluor.-Salbe

Anthroposophie

Epiphysis und **Hypophysis** (Organpräparate) in verschiedenen Potenzen in 3-wöchigem Wechsel.

Bachblüten

Angst erwachsen zu werden, evtl. unbewusste Angst vor der eigenen Männlichkeit: Mimulus

Klassische Homöopathie

Aus homöopathischer Sicht liegt ein konstitutionelles und miasmatisches Problem vor, das nur unter Berücksichtigung der biographischen und individuellen Symptome sowie des zugrunde liegenden Miasmas behandelt werden kann.

Eine ausführliche homöopathische Anamnese einschließlich Elternanamnese, gründliche Repertorisation der charakteristischen Symptome und das vergleichende Studium der Materia Medica sind unbedingt erforderlich.

Komplexmittel-Homöopathie

Phyto-C, Steierl, 3 × tägl. 5–10 Tr.

TCM

Therapieprinzip: Wird als Schwäche von Milz und Niere betrachtet.

Relevante Punkte: Le 5, Mi 10, Ma 36, Mi 6, Bl 23, Ni 11, Ren 3, Mi 6

3.10 Muskel-, Knochen- und Gelenkerkrankungen

3.10.1 Störungen der Knochenentwicklung

Längenwachstumsstörungen einzelner Knochen oder im gesamten Körper, insbesondere an den Epiphysenfugen.

Ursachen und Symptome

Ursachen: Ursachen für Minderwuchs können z. B. familiärer Kleinwuchs, Knochendysplasien (z. B. Achondroplasie, Osteogenesis imperfecta), Stoffwechselstörungen (z. B. Rachitis oder Mukopolysacharidosen), verschiedene Syndrome (z. B. Turner-Syndrom oder Noonan-Syndrom) sowie Mangelernährung, Resorptionsstörungen und chronischen Erkrankungen (z. B. M. Crohn, Zöliakie), hormonelle Störungen (z. B. Wachstumshormonmangel, Hypothyreose) oder eine langfristige Therapie mit Kortison sein.

Symptome: Je nach Grunderkrankung häufig proportionierter (z. B. familiärer Kleinwuchs, Hormonstörungen, Ernährungsstörungen und chronische Erkrankungen) oder dysproportionierter (Knochendysplasien) Minderwuchs, Verkürzung oder Dysmorphie der Knochen. Zum Teil auch gestörte Mineralisierung und damit abnormale Weichheit und Brüchigkeit des Knochens. Zusätzlich liegen je nach Grunderkrankung weitere Symptome vor.

Differenzialdiagnose: ☞ oben

Diagnose und schulmedizinische Therapie

Diagnose: Suche nach der Grunderkrankung – dazu je nach Symptomatik Bestimmung diverser Blutwerte (z. B. Kalzium, Phosphat, Schilddrüsenhormone, Wachstumshormon und -folgeprodukte), ggf. Urinwerte sowie weitere spezielle Tests (Chromosomenanalyse, Insulinhypoglykä-

mietest etc.). Röntgen (Bestimmung des Knochenalters, Mineralisierungsstörungen etc.), usw.
Schulmedizinische Therapie: Je nach Ursache! Zum Beispiel Substitution von Wachstums- und Schilddrüsenhormonen, Substitution von z. B. Vitamin D und Kalzium bei Rachitis usw.

Naturheilkundliche Behandlung

Anthroposophie

- **Heileurhythmie**
- **Aufbaukalk 1 und 2:** Die beiden Mittel sind in Bezug auf das rhythmische Wechselspiel von Abbau (Tag) und Regeneration (Nacht) hinsichtlich des Kalkstoffwechsels konzipiert. Mit den natürlichen Komponenten aus der Mineralien-, Pflanzen- und Tierwelt kommt die Mittelkomposition den physiologischen Bedingungen weitgehend entgegen und ist zur Unterstützung der Knochen- und Zahnbildung bestens geeignet.
  Aufbaukalk 1 morgens 1 MSP, Aufbaukalk 2 abends 1 MSP regelmäßig 3 Monate, dann 2 Wochen Pause

Bachblüten

Je nach vorherrschender Symptomatik sind folgende Blüten angezeigt und evtl. zu kombinieren: Wild Oat, Willow.

Klassische Homöopathie

Das aus homöopathischer Sicht konstitutionelle und miasmatische Problem kann nur unter Berücksichtigung der biographischen und individuellen Symptome sowie des zugrunde liegenden Miasmas behandelt werden. Eine ausführliche homöopathische Anamnese einschließlich Elternanamnese und gründliche Repertorisation der charakteristischen Symptome sind unbedingt erforderlich. Häufig sind folgende **Konstitutionsmittel** angezeigt: Calcium carbonicum, Calcium fluoratum, Calcium phosphoricum, Phosphorus, Silicea, Syphilinum.

Komplexmittel-Homöopathie

Calcium phosphoricum Synergon Nr. 21, 3 × tägl. 1 Tabl. lutschen; zusätzlich: Steirocall, alternativ: Chiroplexan® bzw. Infi-Symphytum® (je 3 × tägl. 15 Tr.).

Manuelle Therapie

Gezielte lokale Behandlungen sind möglich. Der Beckenschiefstand sollte oberste Priorität besitzen.

ISG-Blockaden müssen gelöst werden und muskuläre Verspannungen sind mit der Muscle Energy Technique auszugleichen.

Mikrobiologische Therapie

Basistherapie: Probiotik pur® oder Lacteol®, 1 × tägl. 1 Beutel in Wasser, alternativ Paidoflor Kautabletten®: 1 × tägl. 1 Tabl. kauen, Lacteol Kps.® 1 × tägl. 1 Kps. vor einer Mahlzeit schlucken.

TCM

Nach Auffassung der TCM ist die Niere das Organ, das für die Knochen zuständig ist. Ist das Nieren-Jing nicht ausreichend bzw. schwach, so sind die Knochen brüchig, porös und das Knochenwachstum ist gestört. Sind bei den Kleinkindern die Fontanellen nicht geschlossen oder sind die Knochen weich und biegsam, ist das angeborene Nieren-Jing unzureichend. Bei schwachem Nieren-Jing ist auch der Körper schwach, müde, „ohne Saft und Kraft" und die Fähigkeit des Denkens eingeschränkt, denn auch die Entwicklung des Gehirns braucht genügend Jing, um die Steuerung der geistigen Aktivitäten und des Denkens gut zu bewältigen.
Relevante Punkte: Bl 11, Gb 39, Du 4, He 7, Bl 23, Ni 3, Du 16, Du 20, Ni 4, Ni 13. Diese Punkte fördern sowohl die Knochenentwicklung als auch die geistige Reifung und Entwicklung, sowie die der Gonaden und Hormondrüsen. Moxa wird gerne auf diesen Punkten durchgeführt.

3.10.2 Hüftdysplasie

Abflachung der Hüftgelenkspfanne mit der Gefahr eines Austritts des Hüftkopfes, minderwertige Hüftgelenkanlage.

Ursachen und Symptome

Ursachen: Die häufig familiär bedingte Hüftdysplasie kann in Verbindung mit Fußdeformitäten, Geburt in Beckenlage und Asymmetrien im Kopfbereich (Schiefhals) auftreten. Die Engesituation im Uterus wird als Ursache für die mangelnde Pfannenausbildung angesehen. Mit zunehmender Entwicklung des Feten kommt es zur Streckstellung der Beine und in der Folge zur Luxation. Bei konstitutioneller Hypermobilität bereits zum Zeitpunkt der Geburt finden sich verstärkt Hüftgelenkinstabilitäten.
Symptome: Zusätzlich zur Abspreizbehinderung besteht eine Asymmetrie der Gefäß- und Ober-

schenkelfalten, evtl. andere Skelettmissbildungen, Beinverkürzung (**Cave:** beidseitige Luxation). Komplikationen treten nur auf, wenn das Beschwerdebild bagatellisiert wird und es somit später zu einer nicht mehr korrigierbaren chronischen Erkrankung kommt.
Differenzialdiagnose: Hüftgelenksluxation, andere Fehlbildungen.

Diagnostik und schulmedizinische Therapie

Diagnostik: Eine frühzeitige Diagnose ist äußerst wichtig, da sonst eine schwer behandelbare chronische Erkrankung die Folge sein kann. Die Subluxation tritt gehäuft bei Mädchen auf (Mädchen: Jungen = 6:1). Das positive Ortolani-Phänomen (spür- und hörbares Schnappen = Subluxation) ist wichtigstes Zeichen in den ersten Tagen (manchmal nur einige Tage lang oder in den ersten Wochen nachweisbar); ferner Prüfung der Abspreizung, Beinlängenuntersuchung, Inspektion auf Asymmetrien, Sonographie im Rahmen der U3; ggf. Röntgen zur Kontrolle
Schulmedizinische Therapie:
- Steht der Hüftkopf zentral, wird die Hüfte durch breites Wickeln und **Spreizhosen** in Beuge- und Abduktionsstellung gehalten, bis die Wachstumsstörung des Hüftgelenkes zurückgebildet ist
- Bei dezentralisiertem Hüftkopf **Extensionsreposition oder Orthesen**, z. B. Pavlik- Bandage
- Genügen diese Maßnahmen nicht, kann die Hüfte mit einer **Operation** korrekt eingestellt werden.

Naturheilkundliche Behandlung

Gezielter Aufbau der Knochenstruktur: Der Hauptanteil der Knochenmasse besteht etwa zu $2/3$ aus Kalziumphosphat und zu $1/3$ aus Nitrat, Natrium und Spurenelementen (z. B. Fluor). Um eine ausreichende Versorgung mit den knochenaufbauenden Substanzen zu gewährleisten, ist die Gabe von Kalziumverbindungen Basistherapie, vorrangig in Form des homöopathischen Mittels Calcium carbonicum (Austernschalenkalk). Es verhindert mögliche Entwicklungsstörungen des gesamten Skeletts. Zudem stärkt es die Elastizität der Knochenmatrix und wirkt stärkend auf das Knochensystem. Calcium phosphoricum, Kalziumhydrogenphosphat, gilt als der biochemische Hauptwirkstoff bei allen Knochenprozessen. Es ist das antirachitische Mittel, unterstützt die Kal-

ziumaufnahme in den Knochenzellen und aktiviert die Vitamin D-Synthese. Es beschleunigt auch den Heilungsprozess bei allen Frakturen und chondralen Entwicklungen.

Therapieempfehlungen von Thomas Beck

Äußere Anwendungen
Äußere Einreibung mit Johanniskrautöl, ☞ unten Tipps für die Eltern

Innere Anwendungen
- Zur Unterstützung des Knochenaufbaus bei Kindern:
  – Calcium carbonicum D 6 – D 30 (Calc. carb. D 6 3 × 5 Glob., Calc. carb. D 30 1 × 3 Glob.)
  – Calcium phos. D 6 (3 × 2 Tabl.)
  – Acidum silicicum D 12 (3 × 1 Tabl.)
  – Infi-Symphytum (3 × 10 Tr.)
  – Ranocalcin (3 × 1 Tabl.)
- Zur Stärkung des lymphatischen Systems: Calcium carbonicum Oplx. wirkt als Konstitutionsmittel bei dystrophischen, rachitischen, exsudativen und skrofulösen Kindern.
- Zur Stärkung des humoralen Systems: Disci comp. cum Stanno Glob. (3 × 5 Glob.)
- Zur Festigung der Knochen: Metasymphylen (3 × 10 Tr.)

Bachblüten

Unterstützend sind je nach vorherrschender Symptomatik folgende Blüten angezeigt und evtl. zu kombinieren: Wild Oat, Willow.

Biochemie
- **Nr. 1 Calcium fluoratum D 12/6:** Stärkt und festigt als Nutritionsmittel das Knochengewebe; aseptische Nekrosen. 2 × tägl. 1–2 Tabl.
- **Nr. 2 Calcium phosphoricum D 6:** Erethische Skrofulose; verbessert die Struktur der Knochenmatrix. Je nach Alter des Kindes anfangs mehrmals tägl. 1–2 Tabl, später 2 × tägl. 1–2 Tabl.
- **Nr. 5 Kalium phosphoricum D 6:** Wirkt antiatrophisch und antinekrotisch; tiefgreifende Gewebsdefekte. 3–5 × tägl. 1–2 Tabl.
- **Nr. 8 Natrium chloratum D6:** Nutritionsmittel für den Knochen; Anabolikum. 3–5 × tägl. 1–2 Tabl.
- **Nr. 11 Silicea D 12/6:** Zur Erhaltung der Bindegewebsstruktur; vermehrt die elastische Kraft; aseptische Nekrosen. Je nach Alter des Kindes abends 1–3 Tabl.

Komplexmittel-Homöopathie

Calcium phosphoricum Synergon Nr. 21, 3 × tägl. 1 Tabl. lutschen; zusätzlich: Steirocall, alternativ: Chiroplexan® bzw. Infi-Symphytum® (je 3 × tägl. 15 Tr.).

Manuelle Therapie

Traktionen am Hüftgelenk sind indiziert. Angebracht ist eine langsam steigernde Intensität, um keine Überreizungen in diesem Gebiet zu erzeugen. Rotationstechniken besonders an L4 und L5 beachten.

TCM

Bei der Akupunkturbehandlung orthopädischer Erkrankungen sollte man sich von der Druckschmerzhaftigkeit der Punkte und dem Tastgefühl (harter, druckschmerzhafter, oberflächlich liegender Punkt = Yang, tief liegender weicher Punkt = Yin) leiten lassen. Es wird eine Punktmassage oder Mikropunktur durchgeführt. Eine Lasertherapie über den Wachstumsfugen (Epiphysenfugen) und den Knochenkernen ist kontraindiziert. Als Alternative bietet sich die Laser-Ohrakupunktur an. Eine Fehlstellung der Hüfte (Hüftdysplasie) sollte bereits im Säuglingsalter mit Akupunktur behandelt werden. Jedoch sollte mit Laser eine Bestrahlung der Wachstumsfugen vermieden werden, um hier nicht frühzeitig einen Verschluss herbeizuführen.

Relevante Punkte und Anwendungen:

- Akupunktur: Bl 11, Gb 39, Du 4, Bl 23, Ni 3, Gb 30, Gb 31, Gb 29, Bl 37, Gb 28, Bl 62
- Moxa auf Ma 36, Bl 23, Du 4, Bl 62, Ni 3, Gb 30, Gb 31
- Punktmassage mit einem Massagestift sollte auch auf den spontan schmerzenden Punkten und Zonen am Oberschenkel, Knie-, Lenden- und Hüftbereich erfolgen.
- Laser-Ohrakupunktur: OP 49 Kniegelenk, OP 50 Hüftgelenk, OP 52 N. ischiadicus, OP 53 Gesäß, OP 54 Lendenschmerzpunkt (Lumbago), OP 95 Niere

> **Tipps für die Eltern**
>
> Oleum Hyperici und Thymus Oleum aethereum 5 % von Wala entlang der Wirbelsäule 1–2 × tägl. einreiben.

3.10.3 Morbus Perthes

Aseptische Knochennekrose des Femurkopfes, auch bezeichnet als Calve-Legg-Syndrom. Altersgipfel im 5.–6. Lj., doppelseitiger Befall in ca. 25 %. Jungen sind häufiger von M. Perthes betroffen als Mädchen (4:1). Beidseitige Hüfterkrankungen sind auch zeitversetzt möglich.

Ursachen und Symptome

Ursachen: Tritt gehäuft auf, auch in Verbindung mit einer angeborenen Hüftgelenksverrenkung, v.a. im 2. Lj. Morbus Perthes ist Folge einer Degeneration des Femurkopfs.

Symptome: Die Kinder hinken, sie klagen über Schwäche und Schmerzen im Bereich von Leiste und gelegentlich auch im Knie, schnelle Ermüdung, Druck- und Stauchungsschmerz, Bewegungseinschränkung der betroffenen Hüfte: meist Innenrotation (Untersuchung in Bauchlage!) und Abduktion. Später dann Fehlstellung und Muskelatrophie des jeweiligen Beines

Komplikationen: Nach einer angeborenen Hüftgelenksverrenkung und nach deren Einrenkung kommt es immer wieder zur Dystrophie der Kopfepiphysen

Differenzialdiagnose: Andere Erkrankungen an der Hüfte, z. B. Tumore und Knocheninfektionen wie die Osteomyelitis

Diagnostik und schulmedizinische Therapie

Diagnostik: Abgeflachter und verformter Femurkopf. Positiver Trendelenburg-Glutaeenzeichen. Das Hüftgelenk kann infolge von Schmerzen gelegentlich völlig kontrakt sein. Röntgenbild ist notwendig, Sonographie, MRT zur Frühdiagnose!

Schulmedizinische Therapie:

- Schonung: Kein Sport, v.a. kein Hüpfen und Springen
- Lokale Wärme- oder Kältetherapie
- Bei beginnender Kontraktur entgegenwirkende Krankengymnastik
- Entlastung mit Orthesen, z. B. Thomas-Schiene
- Operative Osteotomie, v.a. bei älteren Kindern

Naturheilkundliche Behandlung

Aus naturheilkundlicher Sicht liegt eine miasmatische Belastung vor, die mit homöopathisch aufbereiteten Nosoden behandelt werden kann: Tuberkulose, Gonorrhö, Syphilis und die Krätzmilbe (Psora) waren starke Toxine, die sich über Generationen übertragen haben. Ausleitungen werden während der Schwangerschaft in Form der sog. Eugenischen Kur (= Ausleitungsverfahren während einer Schwangerschaft, die Allergien, Neurodermitis, Warzenbildungen und allgemeine Schleimhauterkrankungen verhindern soll) versucht. Sonst können diese Nosoden als Globuli oder auch als Injektionen angewendet werden. Darüber hinaus hat sich eine allgemeine Konstitutionstherapie bewährt. Wichtigste Maßnahme ist, für die Durchblutung der Muskulatur und Entlastung des Hüftkopfes zu sorgen.

Therapieempfehlungen von Thomas Beck

Wichtigste Maßnahme ist die rechtzeitige Behandlung, insbesondere vor Beginn des Fragmentationsstadiums. Die Therapie ist vom Schweregrad abhängig, das Behandlungsspektrum reicht vom Abwarten bis zur Operation. Der Heilungsverlauf häufig langwierig.

Äußere Anwendungen

Osteopathie der Wirbelsäule mit viszeraler Komponente auf den Magen-Darmbereich zur Entlastung des gesamten Beckens oder viszerale Osteopathie des Peritoneums, 1 × wöchentl., später alle 3–4 Wochen

Innere Anwendungen

- Zur Schmerzlinderung:
  - Traumeel (3 × 2 Tabl.) und Zeel (3 × 1 Tabl.)
  - Calcium Phos D 6 Nr. 2 Biomineral (3 × 2 Tabl.)
  - Infiossan (3 × 10 Tr.)
  - Steirocall und Steirovit in der Mischung (3 × 10 Tr.)–alles gleichzeitig über mind. 4–6 Mon.
- **Mikronährstoffe** zur Festigung und besseren Durchblutung des Gewebes:
  - Metasymphylen und Metaossylen in der Mischung 3 × 10 Tr.
  - Cefazink (1 × 1 Tabl.), bei Jugendlichen ab 12 J. Aminosäure plus basic (1 × 1 Kaps.)
  - Magnesium phos. D 6 zur Muskellockerung (abends bis zu 5 Tabl. auf heißes Wasser, mit Holzlöffel umrühren und schluckweise trinken)

Bachblüten

☞ Kap. 3.10.1 Störungen der Knochenentwicklung

Biochemie

☞ Kap. 3.10.2 Hüftdysplasie

Komplexmittel-Homöopathie

Calcium phosphoricum Synergon Nr. 21, 3 × tägl. 1 Tabl. lutschen; zusätzlich: Chiroplexan® bzw. Infi-Symphytum® (je 3 × tägl. 15 Tr.).

Manuelle Therapie

Durchblutungsfördernde Maßnahmen sind wichtig. Die Innenrotationsblockade, hervorgerufen durch den M. piriformis ist vorwiegend zu behandeln.

Mikrobiologische Therapie

Basistherapie: Probiotik pur® oder Lacteol®, 1 × tägl. 1 Beutel in Wasser, alternativ Paidoflor Kautabletten®: 1 × tägl. 1 Tabl. kauen, Lacteol Kps.® 1 × tägl. 1 Kps. vor einer Mahlzeit schlucken. Zusätzlich: Colibiogen Kinder® und/ oder Symbioflor 1® 3 × tägl. 5–25 Tr. je nach Alter.

TCM

- **Akupunktur:** Bl 11, Gb 39, Du 4, Bl 23, Ni 3, Gb 30, Gb 31, Gb 29, Bl 37, Gb 28, Bl 62
- **Laser:** Ein weiterer wichtiger Punkt ist der von Liertzer beschriebene LHP (Lower Hip Point), der eine Handbreit unter dem Trochanter major in der Fascia lata liegt. Andere druckschmerzhafte Punkte in der Fascia lata sollten ebenfalls behandelt werden. Diese Punkte reagieren sehr gut auf Laser. Ab dem 10. Lj. Kann der Hüftkopf mit dem Laser(1–2 Min), je nach Laser bestrahlt werden.
- **Moxa:** auf Ma 36, Bl 23, Du 4, Bl 62, Ni 3, Gb 30, Gb 31

> ### Tipps für die Eltern
> - Leichte Massagen mit einer wärmenden Salbe, z. B. Nepro-Sport, über das gesamte Becken und Lendenwirbelsäulenbereich durchführen.
> - Motivation zur weiteren Behandlung zu Hause an die Eltern weitergeben.

3.10.4 Osgood Schlatter

Aseptische Knochennekrose der Tibiaapophyse.

Ursachen und Symptome

Ursachen: Überanstrengung im Sport mit Folge einer Periostentzündung im Bereich der Apophyse, Wachstumsstörungen, Beckenschiefstände, Mineralienstörungen

Symptome: Zusätzlich zu Druckschmerz und Schwellung im Bereich des Tibiakopfes bestehen Belastungsschmerzen, v.a. während des Springens und Treppensteigens sowie Zerrungsschmerz bei aktiver Streckung gegen Widerstand

Komplikationen: Bei Spontanheilung eines Osgood Schlatters gibt es in der Regel keine Komplikationen außer evtl. einer späteren Anfälligkeit gegenüber dem Patellaspitzensyndrom.

Differenzialdiagnose: Bursitis praepatellaris (Schwellung sitzt hier höher und direkt auf der Patella und ist wesentlich breiter angelegt und fluktuierend). Teilruptur der Patellasehne beim „Springer-Knie"

Diagnostik und schulmedizinische Therapie

Diagnostik: Anamnese: befällt vorwiegend Jungen zw. 11 und 15 J., dabei sind stark lymphatisch belastete Kinder auch mit Übergewicht besonders gefährdet. Überanstrengung im Sport ist oft ein Auslöser. Röntgenbefund kann Knochenfragmentation und entzündliche Veränderung im Bereich der tuberositas tibiae aufweisen

Schulmedizinische Therapie:
- Schonung und Vermeidung der Sportart
- Lokale physikalische Therapie (Wärme oder Kälte), Elektrotherapie
- Bei anhaltenden Beschwerden Ruhigstellung und Entlastung des Knies mit Gips
- Manche Kliniken gehen in speziellen Fällen auch operativ vor.

Naturheilkundliche Behandlung

Aus naturheilkundlicher Sicht sind Wachstumsschübe Auslöser der Erkrankung. Wichtig ist, für die Stabilisierung des Wachstums zu sorgen und die Psyche der Jugendlichen zu berücksichtigen.

Therapieempfehlungen von Thomas Beck

Sport: Kurzzeitige Meidung von Springübungen und Sprintintervallen

Äußere Anwendungen
- Eisabreibungen, Ultraschall- und Elektrotherapie
- Tapeverbände unterhalb der Patella
- Chiropraktik (evtl. alle 4–6 Wochen zur Stabilisierung):
  - Querfriktionen
  - Patellamobilisierung
  - Beckenschiefstand ausgleichen
- Neuraltherapie: Injektionen nach Huneke an die Sehnenstruktur mit 1 ml Infitraumex + 1 ml 1% Procain, 1 × wöchentl. und über 6 Wochen

Innere Anwendungen

Unterstützung des lymphatischen Systems: Aufbau der Wirbelsäule mit Lymphmitteln (z.B. Lymphomyosot Tabl. 3 × 1–2 tägl.) und Mineralien (Pearl S 13 Pulver 3 × 1 TL tägl.). Zusätzlich Ernährungsumstellung

Bachblüten

☞ Kap. 3.10.1 Störungen der Knochenentwicklung

Biochemie

☞ Kap. 3.10.2 Hüftdysplasie

Komplexmittel-Homöopathie

Calcium phosphoricum Synergon Nr. 21, 3 × tägl. 1 Tabl. lutschen; zusätzlich: Chiroplexan® bzw. Infi-Symphytum® (je 3 × tägl. 15 Tr.).

Manuelle Therapie

Nachdem dieser lokale Prozess den Jugendlichen insgesamt einschränkt, sollte die gesamte Wirbelsäule samt Beckenstatik behandelt werden. Besonders die Brustwirbelsäule als Blockade steht im Vordergrund:
- Häufig liegen Flexionsblockaden vor. Harmonisierende Weichteiltechniken nach Ledermann sind indiziert.
- Becken-, und Fibulaköpfchen im Anterior- und Posteriorschub behandeln.

Mikrobiologische Therapie

Basistherapie: Probiotik pur® oder Lacteol®, 1 × tägl. 1 Beutel in Wasser, alternativ Paidoflor Kautabletten®: 1 × tägl. 1 Tabl. kauen, Lacteol Kps.® 1 × tägl. 1 Kps. vor einer Mahlzeit schlucken. Zusätzlich: Colibiogen Kinder® und/ oder Symbioflor 1® 3 × tägl. 5–25 Tr. je nach Alter.

Phytotherapie

- Evtl. adjuvant mit Symphytum spag. D 4 (Staufen) 1 Op.; D.S.: 3 × 5 Glob. a.c. lutschen
- Steirocall dil. (100.0): D.S.: 3–4 × 30 Tr. (Knaben ab 12 Jahren betroffen, keine Dosisanpassung nötig!)

TCM

- Körperakupunktur: Mi 9, Mi 10, Le 7, Le 8, Ni 10, Bl 39, Bl 40, Gb 33, Gb 34, Ma 34, Ma 35, Ex-Le 2, Ex-LE 4. Die Auswahl erfolgt nach der Druckschmerzhaftigkeit der Punkte
- Ohrpunkte: Druckschmerzhafte Punkte in der Zone 55 Shenmen (entspricht der Kniezone nach Nogier), OP 95 Niere, OP 49 Kniegelenk, OP 50 Hüftgelenk.

> **Tipps für die Eltern**
>
> Patella nach distal Richtung Füße schieben und mit einer Sportsalbe mobilisieren, z. B. mit Traumeel um die Patella herum massieren und lockern.

3.10.5 Torticollis

Muskulär bedingte Schiefstellung des Kopfes infolge angeborener, selten erworbener einseitiger Verkürzung des M. sternocleidomastoideus, auch Schiefhals genannt.

Ursachen und Symptome

Ursachen: Meist genetisch bedingte Fehlbildung, exogen nur durch Geburtstraumatisierung durch Zangendruck oder nicht ausgeheilte Schleudertraumen, schockartig verursacht.

Symptome: Schmerzen im Halsbereich, die nicht in die Arme ausstrahlen mit extremer Verkürzung des M. sternocleidomastoideus zu einer Seite, der Kopf ist nach der Seite des verkürzten Muskels geneigt, das Kinn zur gesunden Seite gedreht und leicht angehoben. Bewegungen in gegenläufiger Richtung sind limitiert.

Komplikationen: Skoliotische Fehlhaltung des Halses, die später in eine echte S-förmige Skoliose der ganzen Wirbelsäule übergehen kann

Differenzialdiagnose: V.a. bei Jugendlichen können Zerrungen und auch Muskelfaserrisse im muskulären Bereich der HWS bestehen. Fokusbelastung im Zahn- und Kieferhöhlenbereich abklären lassen. Habitueller und hysterischer Schiefhals

Diagnostik und schulmedizinische Therapie

Diagnostik: Geburtrauma und Folgen erfragen. Sonstige Störungen am und im Kopf ausschließen (z. B. Fokus am Zahn, impaktierter Weisheitszahn), ggf. zum Neurologen (V.a. Epilepsie) überweisen. Erst ab dem 6.–8. .Lj. beurteilbar, da vorher z. T. physiologisch. Zum Ausschluss einer Fehlform evtl. radiologisch untersuchen lassen.

Schulmedizinische Therapie:
- Im 1. Lj. unter Übungsbehandlung meist rückgängig
- Falls im 2. Lj. immer noch vorhanden und/ oder Anzeichen einer Wachstumsstörung der betroffenen Seite oder einer Haltungsskoliose der Wirbelsäule auftreten, operative Muskeldurchtrennung
- Bei später im Leben auftretendem, „rheumatischem" Tortikollis: lokale Wärmeanwendung, Ruhe, Halskrawatte, evtl. Antiphlogistika

Naturheilkundliche Behandlung

Für den angeborenen Tortikollis wird ein genetischer Defekt angenommen. Ziel der naturheilkundlichen Therapie ist die Entspannung der Halswirbelsäule und Schmerzbefreiung. Empfohlen wird ein vorsichtiges Agieren des Therapeuten, weil die Patienten meist sehr sensibel sind! Beim erworbenen Schiefhals muss vorrangig eine fokale Belastung ausgeschlossen werden!

Therapieempfehlungen von Thomas Beck

Äußere Anwendungen
- Steuerungstherapien nach Mandel, bei Kindern Farbtherapie, 1 × wöchentl.
- Injektionstherapie:
  - Injektionen an den oberen Lymphpol mit 1 ml Cefasept + 1 ml 1 % Procain, Nackenpunkte 3E 15 mit Lachesis und 1 ml Infimyosotis, 1 x wöchentlich
  - i.m.-Injektionen an Myogelosen mit 1 ml Myogeloticum und 5 ml Lactopurum von Pflüger, alle 14 Tage

– Eigenbluttherapie mit 1 ml Engystol und 1 ml Eigenblut i.m., alle 4 Wochen.
● Osteopathie und Chiropraktik
  – Intensive osteopathische Korrekturbehandlung mit Einwirkung der muskulären Strukturen mittels MET, ca. 1 × wöchentl.
  – Chiropraktische Behandlung des Beckens und der ISG, alle 4 – 6 Wochen

Innere Anwendungen
● Intensive Lymphtherapie mit Lymphaden, 3 × 15 Tr.
● Biochemie: Hochdosiert Magnesium phos. D 6, 3 × 2 Tabl.

Anthroposophie

● **Magnesium phosphoricum comp., Globuli velati:** Dieses Heilmittel verhilft der Wärme-Ich-Organisation zu einem verstärkten Eingreifen in verdichtend-verhärtendes Muskelgeschehen und ist daher bei Muskelrheumatismus, Myalgien, Muskelspasmen angezeigt. Toxische Metaboliten werden ausgeschieden, daher viel Flüssigkeitsangebote.
  Je nach Alter des Kindes 1 – 3 × tägl. 2 – 5 Glob., in akuten Fällen sind 2-stündl. Gaben notwendig.
● **Kupfer-Salbe, rot:** Grundsätzlich ist diese Salbe mit Kupferoxid überall dort anzuwenden, wo es zu einer gestörten Wärmeintegration u.a. auch im Stoffwechsel-Bewegungssystem gekommen ist. Darunter fallen muskuläre Durchblutungsstörungen und es kommt durch die Beziehung des Venusmetalls Kupfer zur Niere zur Harmonisierung des Astralleibes.
  Etwas Salbe vorsichtig in die verspannten Muskelgebiete mehrmals tägl. einmassieren, danach gut warm halten.

Bachblüten

Unterstützend sind je nach vorherrschender Symptomatik folgende Blüten angezeigt und evtl. zu kombinieren: Cherry Plum, Mimulus.

Biochemie

● **Nr. 2 Calcium phosphoricum D 6:** Muskelerethismen. Je nach Alter des Kindes anfangs 1 – 2 Tabl. mehrmals tägl., später 1 – 2 Tabl. 2 × tägl.
● **Nr. 7 Magnesium phosphoricum D 6/3:** Krampfneigung der Muskulatur. 3 – 7 × tägl. 1 – 2 Tabl., später abends 5 Tabl. in heißem Wasser lösen und schluckweise trinken lassen.

● **Nr. 21 Zinkum chloratum D 6:** Muskelunruhe; tonische Krämpfe; Torticollis spasticus. Je nach Alter des Kindes 3 × 1 – 2 Tabl.

Klassische Homöopathie

● **Arnica:** Wichtiges Mittel nach einer traumatischen Geburt mit Verletzung und Bewegungseinschränkung des Halses, des Kopfes und der Wirbelsäule. Große Empfindlichkeit gegen Berührung und Erschütterung. Das Kind bohrt den Kopf ins Kissen.
● **Calcium carbonicum:** Fixierte Schiefhalsstellung, die passive Kopfdrehung ist schwierig. Abgemagerte Zervikalregion bei einem stämmigen bis dicklichen, pastösen Kind. Der Säugling kann den Kopf schlecht halten. Große Schwäche des Rückens bei schlaffem Muskeltonus, das Kind sitzt mit gebeugtem Rücken.
● **Cuprum metallicum:** Nach rechts gezogener Kopf, mit Opisthotonushaltung. Erhöhter Muskeltonus mit Krämpfen und Spasmen der Muskulatur. Konvulsivische Bewegungen des Kopfes, Konvulsionen der Gesichtsmuskulatur und Ticks.
● **Lachnanthes tinctoria:** Schiefhals meist nach rechts. Der seitliche Hals und Nacken ist steif und schmerzhaft, wie verstaucht beim Beugen des Kopfes nach hinten und beim Drehen des Kopfes. Schmerz erstreckt sich über den ganzen Kopf bis zur Nase. Steifheit der Zervikalregion bei Schnupfen.
● **Lycopodium:** Kopf meist nach links gezogen. Steifer Nacken nach Schnupfen, nach Überlastung. Reißender, stechender Schmerz erstreckt sich nach oben, in die rechte Schulter oder zum Sakrum. Schlechter beim Beugen des Kopfes nach hinten, beim Gehen im Freien. Abmagerung der Zervikalregion, kann den Kopf schlecht halten.
● **Phosphorus:** Schiefhals zur linken Seite. Brennende und drückende Schmerzen in der Nackenregion. Schwacher Rücken mit Hitzegefühl entlang der Wirbelsäule. Schlankes hoch gewachsenes Kind mit abgemagertem Hals und gekrümmter Halswirbelsäule.

Weitere Mittel: Causticum, Nux vomica, Rhus toxicodendron.

Komplexmittel-Homöopathie

● **Medikamentöse Therapie:** Magnesium phos. Synergon Nr.132 (3 × 1 Tabl.), Cicuta virosa Synergon Nr.124 (3 × 10 – 15 Tr.), zusätzlich Steirocall bzw. Chiroplexan (je 3 × 15 Tr.)

● Injektive Therapie: 1 ml Infi-Colocynthis + 1 ml 1 % Procain, s.c., i.m.; alternativ: 1 ml Cefaspasmon + 1 ml 1 % Procain sowie Cefaspasmon (3 × 15 Tr.) oral. Injektive Therapie 1 x wöchentl.

Manuelle Therapie

Nach Abklärung, dass kein Fokalherd und keine Epilepsietendenz bestehen, Deblockierung der Halswirbelsäule C3–C6 vornehmen. Weichteiltechniken im Bereich des gesamten Schultergürtels und der Scapula einsetzen. Meist ist der N. subscapularis beteiligt.

Phytotherapie

Es sind keine speziellen phytotherapeutischen Maßnahmen angezeigt: Auf Zähne achten, besonders auf Schübe von Weisheitszähnen.

TCM

Alle druckschmerzhafte Punkte am Hals fühlen sich meist hart verspannt an.
● **Körperakupunktur:** An der HWS, die Punkte therapieren, die den Ex-B 2-Punkten der BWS entsprechen würden, Du 14, Du 16, Bl 10, Bl 11, Gb 20, Gb 21, SJ 15, Dü 3, Le 3, Gb 39, SJ 5, SJ 6. Nur die druckschmerzhaften Punkte behandeln.
● **Lasertherapie** der entsprechenden Ohrzonen: OP 37 HWS, OP Halsmuskeln, OP C_0/C_1 (Atlantooccipitalgelenk), OP Paravertebrale Muskeln, OP Hals, OP Schlüsselbein

3.10.6 Wachstumsschmerzen

25–50 % aller Kinder zw. 5–10 Jahren leiden an Wachstumsschmerzen. In diesen Jahren wachsen hauptsächlich die Extremitäten. Die kniegelenksnahen Wachstumsfugen – die distale Femur-Epiphysenfuge und die proximale Tibia-Epiphysenfuge – sind dabei zu etwa $2/3$ am Wachstum der Extremitäten beteiligt. Treten Gelenkschmerzen bei Kindern > 10 Jahren auf, besteht grundsätzlich auch Tumorverdacht.

Ursachen und Symptome

Ursachen: Die genaue Ursache ist unbekannt. Vermutet wird eine Dehnung von Sehnen und Bändern, die nicht so schnell mitfolgen, wenn sich der Körper gemäß der zirkadianen Rhythmik nachts ausdehnt und Mini-Wachstumsschübe von täglich 0,2 Millimeter hinzukommen. Möglicherweise gehen die Schmerzen aber auch auf Überanstrengung zurück oder eine Dehnung der schmerzleitenden Nerven in der nervenreichen Knochenhaut.

Symptome: Die Schmerzattacken v.a. an Schienbein, Waden, Kniekehle oder am Oberschenkel, treten meist beidseitig auf und beginnen meist abends zur Bettzeit oder auch nachts, so dass die Kinder weinend erwachen. Die Schmerzen dauern etwa 10–15 Min., selten mehrere Std. Ursprungsorte der Schmerzen sind die großen Epiphysenfugen, vor allem der Knie, aber auch der Fußgelenke und Arme, wechselnd links oder rechts. Sonstige Symptome sind nicht zu erkennen, keine Rötung, Schwellung oder Überwärmung, kein Ausschlag oder Fieber. Tagsüber ist meist alles wie ein Spuk vorüber.

Komplikationen: Entzündungen

Differenzialdiagnose: Osteomyelitis und -nekrose

Diagnostik und schulmedizinische Therapie

Diagnostik: Röntgen, evtl. Skelettszintigramm

Schulmedizinische Therapie: Suche nach einer verursachenden Grunderkrankung!

Naturheilkundliche Behandlung

Aus naturheilkundlicher Sicht liegen die Ursachen in einer unausgewogenen Ernährung oder einem nicht gut funktionierenden lymphatischen System (☞ 1.1.x). Der Lymphatismus kann latent bleiben oder im Zusammenspiel mit bestimmten Umwelteinflüssen chronisch werden. Bei Wachstumsschmerzen ist an Vitamin-D- Mangel zu denken. Hauptauslösender Faktor dieser Knochenprobleme, in Richtung der Rachitis und Osteomalazie im Kindesalter gehend, ist ein ausgeprägter Vitamin D-Mangel, der verschiedene Ursachen hat, wie Mangelernährung, geringe Sonneneinwirkung, Magen- und Darmerkrankungen (Darmverschleimung), Pankreasinsuffizienz, Diabetes mellitus, Metabolisierungsstörungen bei Leber- und Nierenerkrankungen und Anwendung von Medikamenten, wie z. B. Antiepileptika. Herauszustellen ist aber der sehr starke Phosphatverlust. Insbesondere Kinder sind hier sehr stark betroffen. Es konnte nachgewiesen werden, dass Kinder bereits ab ca. der 7. Woche Abwehrreaktionen auf von der Mutter verzehrtes Eiweiß zeigen. Da das Immunsystem des Darmes auf arteigene Muttermilch ausgerichtet ist, führen Fremdeiweiße oft zu allergischen Reaktionen. Durch Zurückdrängen wichtiger Keimgruppen, z. B. milchsäurebildende Laktobazillen, werden Fäulniserregern zurückgedrängt. Es kommt zunehmend zu entzündlichen Veränderungen der Schleimhäute, was dazu führt, dass sich die nach der Geburt noch nicht vollständig entwickelte Darmschleimhaut zunehmend verändert.

Es ist somit eine generalisierte Erkrankung des Skeletts vorhanden, die sich durch eine zu geringe oder völlig fehlende Mineralisation in den neu gebildeten Knochen ausgebildet hat. Die Knochen verlieren an Festigkeit, erleiden Deformationen und die gesamte Knochenmatrix ist vermindert.

Therapieempfehlungen von Thomas Beck

Äußere Anwendungen
- Osteopathie: Anregung der Zirkulation, Liquor cerebrospinalis, Cranio-Sakral-Therapie
- Farbtherapie nach Mandel
- Aqua-Jogging im Warmwasserbecken zur Entlastung der Muskelstruktur

Innere Anwendungen
- Homöopathie nach genauer Anamnese und Konstitutionsbestimmung; Auswahl an möglichen Mitteln:
  - Arnica C 200 und Hypericum C 200 (je 1 × 3 Glob.)
  - Calcium carbonicum D 30 und Calcium phosphoricum D 30 (je 1 × 3 Glob.)
  - Chelidonium und Carduus marianus jeweils D 4 – D 6 je 2 × 2 Tabl.)
  - Symphytum officinale D 12 – D 24, auch als Potenzakkord bis D 200 (3 Glob.)
- Organotrop-funktionelle Unterstützung: Steiroplex 2 × 15 Tr. als Grundmittel bei Knochenbeschwerden
- Zur Substitution verschiedener Substanzen:
  - Thyreoidinum D 8/D 10 bei erbbedingten Schilddrüsenstörungen (2 × 5 Glob.)
  - Pearl 13 als Mineralienpulver (1 × 1 TL)
  - Biokalzium Tabl. und Komplex Nr. 112 (2 × 2 Tabl.)
  - Apatit und Quercus conchae (2 × 5 Glob.)
- Biochemie: Calc. phos D 6, Natrium chlor D 6, Silicea D 12 (je 2 × 2 Tabl.)
- Symbioselenkung: Mittels abgetöteter Bakterienpräparate, z. B. Symbioflor I und II, Acidophilus, Lactobact (je 2 × 15 Tr.)

Anthroposophie
- Heileurhythmie, Rhythmische Massage
- **Solum uliginosum, Oleum:** Diese Komposition aus Moorextrakt, Ackerschachtelhalm und Rosskastanie 1 – 2 × tägl. einreiben. Auch gut als Badezusatz zu verwenden.

Bachblüten

Unterstützend sind je nach vorherrschender Symptomatik folgende Blüten angezeigt und evtl. zu kombinieren: Mimulus, Star of Bethlehem.

Biochemie
- **Nr. 1 Calcium fluoratum D 12/6:** Stärkt und festigt als Nutritionsmittel das Knochengewebe. 2 × tägl. 1 – 2 Tabl.
- **Nr. 2 Calcium phosphoricum D 6:** Erethische Skrofulose; verbessert die Struktur der Knochenmatrix. Wachstumsschmerzen. Je nach Alter des Kindes anfangs mehrmals tägl. 1 – 2 Tabl, später 2 × tägl. 1 – 2 Tabl.
- **Nr. 11 Silicea D 12/6:** Verbessert die Kolloidalstruktur des Knochengewebes. Je nach Alter des Kindes abends 1 – 3 Tabl.

Klassische Homöopathie

Die Behandlung von Wachstumsschmerzen ist erfahrungsgemäß nur erfolgreich, wenn die Konstitution des Kindes einbezogen wird. Eine ausführliche homöopathische Anamnese mit Familienanamnese (syphilitisches Miasma) und die Durchführung einer konstitutionellen Therapie werden dringend angeraten.
- **Aurum metallicum:** Heftige bohrende Knochenschmerzen in den Schienbeinen, v.a. nachts im Bett. Besserung durch Heben des Beines und Bewegung. Strecken des Beines verstärkt den Schmerz.
- **Calcium phosphoricum:** Wachstumsschmerzen bei zu raschem Längenwachstum der Kinder. Ziehende Schmerzen am Schienbein v.a. abends und morgens. Brüchige Knochen, Wirbelsäulenkrümmung und frühzeitig Karies der Zähne. Sehr langsame Heilung von Knochenbrüchen und Verstauchungen. Allgemeine Entwicklungsverzögerung.
- **Mercurius solubilis:** Nächtliche Knochenschmerzen, die das Kind aus dem Bett treiben, muss herumlaufen. Heftig bohrende, drückende Schmerzen, schlimmer in Wärme, im warmen Bett. Nachts mit Schweiß an den Unterschenkeln, evtl. ödematöse Schwellung im Schmerzgebiet.

- **Phosphoricum acidum:** Wachstumsschmerzen in den Beinen, v.a. im Unterschenkel. Scharrig schabende Knochenschmerzen nachts, besser durch warme Anwendungen. Schwäche nach zu schnellem Wachstum. Langsame Heilung von Knochenbrüchen. Das Kind ist blass mit bläulichen Augenringen.
- **Guajacum:** Reißende, schießende oder stechende Knochenschmerzen, die sich vom Unterschenkel nach oben erstrecken. Schmerzen schlimmer bei Bewegung, beim Gehen, bei Wärme und im warmen Bett. Besserung durch kalte Anwendungen und Ausstrecken der schmerzenden Beine.

Weitere Mittel: Calcium carbonicum, Magnesium phosphoricum, Phosphorus, Syphilinum.

Komplexmittel-Homöopathie

Calcium phos. Synergon Nr. 21 (3 × 1 Tabl.), zusätzlich Steirocall bzw. Chiroplexan (je 3 × 15 Tr.).

Manuelle Therapie

Angewendet werden sollten die cranio-sakrale Therapie, um vorliegende Lymphabflussstörungen zu beheben, zudem ist die Beckenenstatik auszugleichen. Mehrere Behandlungen sind voraussichtlich notwendig. Meist stehen die Sprunggelenke in Pronationsstellung, zudem sind die Mittelfußgelenke blockiert. Auf Einlagen sollte unbedingt verzichtet werden. Magnetfeldbehandlungen wären angezeigt.

Mikrobiologische Therapie

Basistherapie: Probiotik pur® oder Lacteol®, 1 × tägl. 1 Beutel in Wasser, alternativ Paidoflor Kautabletten®: 1 × tägl. 1 Tabl. kauen, Lacteol Kps.® 1 × tägl. 1 Kps. vor einer Mahlzeit schlucken.

Phytotherapie

Polygonum ∅, alternativ Symphytum D 4 (3 × 15 – 20 Tr.).

TCM

Relevante Punkte:
- **Körperakupunktur:** Bl 11, Ma 36, Di 4, Bl 60, Gb 30, Gb 34, SJ 5, Le 3, Ma 44, Di 11, Mi 6, zusätzlich die spontan schmerzhaften Punkte (A Shi Punkte). Auswahl der Punkte nach Druckschmerz, nicht nach den Ursachen der Wachstumsschwäche.
- **Ohrakupunktur:** Wirkungsverstärkung durch entsprechende Ohrpunkte. Schmerzlösende Punkte am Ohr sind: OP 26a Thalamus, OP 34 Graue Substanz, OP 35 Sonne, OP 95 Niere, OP 29 Polster, OP Prostaglandin E1(PE 1), Lateralitätssteuerungspunkte nach Bahr, lokale Punkte die der Schmerzlokalisation entsprechen.

Tipps für die Eltern

- Zur äußerlichen Anwendung: Rabe Salbe Nr. 123 auf die jeweiligen Stellen der Gelenke und Kapselreizungen einreiben und fest einmassieren.
- Umgebende Muskulatur mit wärmenden Packungen, wie z. B. Florapress, Heublumensäcke behandeln.

3.10.7 Haltungsfehler und Muskelschwächen

Vielfältig sind die Erkrankungen von Kindern, die als einzige primäre Läsion eine Störung der Wirbelsegmente aufweisen. Stellungsanomalien einzelner Wirbelkörper führen zu Innervationsstörungen der betroffenen Bahnen und Tonusveränderungen der zugeordneten Muskeln, Organe und Gefäße.

Ursachen und Symptome

Die Entwicklung des Muskel-Skelett-Systems und die Ausprägung des heranwachsenden Menschen sind eng miteinander verwoben. Auf dem Wege vom Neugeborenen bis zum Erwachsenen bestehen mannigfalte schädigende Momente für die Modellierung des Bewegungsapparats.
- **Säugling und Kleinkind:** Durch eine Geburt via Kaiserschnitt kann die normale Beweglichkeit der Schädelknochen gestört sein, während der eigentliche Geburtsweg und Geburtsvorgang die physiologische Beweglichkeit des Schädels fördern. Der Zeitraum zwischen Zahnwechsel und dem Beginn der Pubertät wird gekennzeichnet durch die Entwicklung hin zur körperlichen Stabilität. Es kommt auch dann seltener zu Erkältungskrankheiten.
- **Schulkind und Pubertät:** In diesem Lebensabschnitt fällt eine sehr große seelische Labilität auf, die sich möglicherweise als Krankheitssymptome oder psychosomatischen Störungen (Kopf- und Bauchschmerzen) manifestieren. Spätestens hier muss man nach der Ursache forschen! Eine Sonderform des Rundrückens,

wie der Morbus Scheuermann, bahnt sich bereits in der Pubertät an. Somit darf der Therapeut bei Angabe von Rückenschmerzen nicht den Fehler machen, diese beginnende Haltungsproblematik zu bagatellisieren. Der Morbus Scheuermann hängt möglicherweise mit der Systemstörung Tonsillen-Keimdrüsen zusammen. Gerade am Höhepunkt des Morbus Scheuermanns findet man den Zusammenhang zwischen der Umschaltung der Schilddrüsenfunktion auf die Keimdrüsenleitfunktion.

- **Jugendliche:** Vielschichtig sind die Einflüsse der modernen Welt auf das Muskel-Skelett System der Adoleszenten. Ein hoher Thyroxin- und Adrenalinspiegel mobilisiert Glukose, die wiederum zu einem guten Teil aus Knochen stammenden Mineralstoffen kurzfristig abgepuffert werden muss. Durch die hormonell induzierte ständige Zuckermobilisation wird die Pankreasdrüse überlastet. Häufig findet man bei Jugendlichen Blockaden der Wirbelsegmente, die mit Tyreoidea, Pankreas und Nebennieren korrespondieren. Die gezielte manuelle Mobilisation dieser Segmente ist Voraussetzung für den Therapieerfolg.

Diagnostik und schulmedizinische Therapie

Diagnostik: Regelmäßige Beobachtungen, Röntgen

Schulmedizinische Therapie (Haltungsfehler): In leichten Fällen genügt mehr Bewegung (z. B. Schwimmen, Radfahren etc.) und weniger sitzende Tätigkeiten. In schwereren Fällen kann gezielte Krankengymnastik und Haltungsschule nötig sein. Besteht eine ausgeprägte Fehlhaltung mit der Gefahr des Übergangs in eine sekundäre Fehlform, sind ggf. Rumpforthesen nötig.

Schulmedizinische Therapie (Muskelschwäche): Hinter einer echten Muskelschwäche stecken in der Regel gravierende Erkrankungen, daher ist dringend eine Ursachenfindung nötig! Therapie und Prognose sind je nach Ursache verschieden.

Naturheilkundliche Behandlung

Aus naturheilkundlicher Sicht kann das Muskel-Skelett-System nicht isoliert gesehen werden. So sind z. B. ständig rezidivierende Tonsillenentzündungen ein Hinweis auf Dysfunktionen der Halswirbelsäule, besonders betroffen sind die ersten drei oberen Wirbel mit starken Druckdolenzen an den Querfortsätzen. Die Tonsillen sind nach

Angerer auch Alarmsirenen der Keimdrüsen, ein Sachverhalt, der osteopathisch durch die Fortleitung der Fehlstellung Atlas und Axis – LWK 4/5 – Sakrum und Sakroiliokalgelenk zu erklären ist. Nach naturheilkundlicher Auffassung sind nicht die Nieren die Leidtragenden der Mandeln, sondern die Tonsillen, die als Überlaufventile der Nieren fungieren. Diese Zusammenhänge sollten in der naturheilkunlichen Therapie berücksichtigt werden.

Eine sofortige Umstellung der Ernährung ist ein wichtiger Schritt in Richtung Stabilisation. Empfohlen werden Sauermilchprodukte mit rechtsdrehender Milchsäure, Rohkost, Gemüse, rohes Obst. Laktovegetabile Vollwerternährung und drastische Reduzierung von tierischen Fetten, Fleisch, Wurst, Schweinefleisch, Zucker, phosphorhaltige Getränke, säurehaltige Säfte und Kuhmilch sollten die Ernährungsrichtlinien sein. Braunhirse als großer Kalziumträger ist unbedingt im Speiseplan aufzunehmen.

Therapieempfehlungen von Thomas Beck

Äußere Anwendungen
- Konstitutionstherapie in Form von Sport
- Physikalische Therapie, z. B. manuelle Therapie auf neuromuskulärer Basis

Innere Anwendungen
- Nosoden sind nur einzusetzen nach genauer Anamnese und Repertorisation. Die Nosodentherapie dient der Befreiung der Störpotenziale in der Matrix.
  - Tuberculinum Nosode: Unterstützend für die Wirbelsäule, bei Skoliosebildung, Bettnässen (alle 2 Wo. auf 1 Glas Wasser Potenzakkord)
  - Tetanus Nosode: Bei unklaren spastischen Bauchschmerzen (alle 2 Wo. auf 1 Glas Wasser)
  - Poliomyelitis Nosode: Bei unklaren Entzündungen (alle 2 Wo. auf 1 Glas Wasser)
  - Syphilinum Nosode: Zur Erbtoxinausleitung, nächtliche Verschlimmerung (alle 2 Wo. auf 1 Glas Wasser)
  - Dipherinum Nosode: Bei starken Neuritisformen und Lähmungen (alle 2 Wo. auf 1 Glas Wasser)
  - Pertussis Nosode: Bei starkem chronischen Husten, zum Schutz der Brustwirbelsäule (alle 2 Wo. auf 1 Glas Wasser)
  - Medorrhinum Nosode: Knie-Ellenbogen-Lage des Kindes im Bett (alle 2 Wo. Medorrhinum Injeel Amp. auf 1 Glas Wasser)

- Zur Rachitisprophylaxe: Apatit und Quercus conchae, 2 × 5 Glob.
- Nach Impfschäden: Thuja, Sulfur, Silicea und Vaccinium Nosode (die Impfnosode!), 2 × 5 Glob. in Hochpotenz
- Zur Stabilisierung der Knochen: Stannum metallicum D 12, Quarz aquos. Globuli

Anthroposophie

- **Haltungsfehler:**
  - Heileurythmie, Kunsttherapie
  - Disci comp. cum Nicotiana, Globuli velati: Dieses Präparat ist immer dort einzusetzen, wenn es infolge ungenügender Aufrichtekräfte zu Gestalt- bzw. Bewegungsstörungen der Kinder kommt. Dadurch bekommt es bei juveniler Haltungsschwäche bis hin zu Wirbelsäulenverkrümmungen eine zentrale therapeutische Bedeutung.
    Je nach Alter des Kindes 1–3 × tägl. 2–5 Glob.
  - Bambusa e nodo, Globuli velati: Allein die Signatur eines Bambusstengels macht dessen therapeutische Wirksamkeit sichtbar. Das elegante Spiel zwischen vertikaler Aufrichtekraft und geschmeidiger Beugefähigkeit lässt gerade diese Pflanze als Basismittel bei allen Haltungsfehlern werden. Wichtig ist die konsequente Einnahme über eine längere Zeit.
    Je nach Alter des Kindes 1–3 × tägl. 2–5 Glob.
- **Muskelschwäche: Primula-Muskelnähröl:** Harmonisiert die Blut- und Nervenkräfte bei Muskelschwäche, Muskelatrophien nach längerer Ruhigstellung und auch bei Morbus Sudeck.
  Je nach Alter des Kindes 1–3 × tägl. etwas Öl einreiben.

Atemtherapie

Oft entstanden in frühester Kindheit durch mehrere Faktoren: Konstitutionelle Bindegewebsschwäche, Zeit starken Wachstums, Stillsitzen in der Schule, seelische Belastungen. Atemerziehung gehört in den Mittelpunkt des orthopädischen Turnens. Wenn Kind und Atem in guter Beziehung zueinander sind, wächst eine Kraft von innen, die zu einer völlig natürlichen Haltung führt, die niemals durch eine Vorstellung des „Richtigen" ersetzt werden kann. Nichts darf festgelegt werden, das schafft neue Störungen zu den alten. Jede Ausgleichsübung sollte immer auch ausgleichende Atemübung sein, im Sinne natürlichen Atems.

Therapie: Gleichgewichtsspiele, schreien, tönen, summen, sich bewegen, tanzen, werfen, fangen, ziehen, schieben. Wesentlich dabei ist das „Wie" in Beziehung zur Wahl, Kombination und Zeit. Atemmassagen, Anregung des Atems, passives bewegt werden. Zwerchfell, Flanken, Lungenspitzen. Die Dauer der Therapie richtet sich nach dem Maß der Störung.

Bachblüten

- **Haltungsfehler:** Centaury, Cerato, Honeysuckle
- **Muskelschwäche:** Clematis, Honeysuckle, Olive

Biochemie

- **Nr. 1 Calcium fluoratum D 6/3:** Zur Straffung der Muskelfaser; verbessert die muskuläre Vorspannung. 2 × tägl. 1–2 Tabl.
- **Nr. 3 Ferrum phosphoricum D 3/6:** Erhöht den Muskeltonus. 3–5 × tägl. 1–2 Tabl.
- **Nr. 5 Kalium phosphoricum D 6:** Energetikum der Zellen und Gewebe. 3–5 × tägl. 1–2 Tabl.

Komplexmittel-Homöopathie

- Bei **Haltungsfehlern** (unterstützend zu Krankengymnastik): Calcium phos. Synergon Nr.21 (3 × 10 Tr.), Steirocall, alternativ Chiroplexan (je 3 × 10 Tr.)
- **Muskelschwäche:** Spiraphan, (je 3 × 10 Tr.), zusätzlich Calcium phos. Synergon Nr. 21 (3 × 10 Tr.), Steirocall, alternativ Chiroplexan (je 3 × 10 Tr.)

Manuelle Therapie

Da es sich um eine Primärläsion handelt, ist eine genaue Anamnese wichtig. Oft liegt den Beschwerden ein Schädeltrauma zugrunde, das schockartige Zustände hinterlassen hat. Die Gehirnharmonisierung kann mittels Occiput-Atlas-Technik erreicht werden. Zudem ist die Stellung der Sprunggelenke sehr entscheidend.

Mikrobiologische Therapie

Basistherapie: Probiotik pur® oder Lacteol®, 1 × tägl. 1 Beutel in Wasser, alternativ: Paidoflor Kautabletten®: 1 × tägl. 1 Tabl. kauen, Lacteol Kaps.® 1 × tägl. 1 Kaps. vor einer Mahlzeit schlucken

Phytotherapie

- **Haltungsfehler:** Silicea D 6, 3 × 1 Tabl., Equisetum-Tee
- **Muskelschwäche:** Allgemein roburierende Maßnahmen; Phytotherapie nur adjuvant, i.S. v. Alcea Avena Ø 1 Op.; D.S.: vormittags und spät abends 5 Tr.

TCM

- **Haltungsfehler** lassen sich beeinflussen, wenn diese auf muskulären Verspannungen oder Blockaden beruhen. Das wesentliche ist, den Punkt des maximalen Schmerzes in einem verspannten Muskelgebiet zu finden. Mit der Mikropunktur nach Mann wird dann der Punkt therapiert. Zusätzlich können die korrespondierenden Ohrpunkte mit Laser bestrahlt werden.
- **Muskelschwäche:** Neben einem guten Training bei schwach ausgebildeter Muskulatur werden bei Muskelschwäche folgende Punkte eingesetzt. Bei Erwachsenen gelten sie als Dopingpunkte. **Relevante Punkte:** Bl 58, Ni 7, Gb 31, Gb 32, Lu 1, Gb 34, Bl 15, Ma 36, Di 15, Bl 19. Zusätzlich sollten lokale Punkte, meist in den Muskeln liegend behandelt werden.

> **Tipps für die Eltern**
> Kinder motivieren, Sport zu treiben.

3.10.8 Arthritis

Breitgefächerte Entzündungsform der großen und kleinen Gelenke unterteilt in eitrige, gonorrhoische, hämophile, psoriatische, rheumatoide, tuberkulöse und urtikariell bedingte Arthritis.

Die Diagnose der juvenilen idiopathischen Arthritis (JIA) umfasst verschiedene Verlaufsformen einer chronisch entzündlichen Gelenkerkrankung unbekannter Ursache mit Beginn vor dem 16. Lebensjahr und einer Krankheitsdauer von mindestens 6 Wochen („chronischer Verlauf").

Die Erkrankung wird als „idiopathisch" bezeichnet, wenn die Ätiologie unbekannt ist und andere Erkrankungen ausgeschlossen wurden.

Ursachen und Symptome

Ursachen: Die Ätiologie der juvenilen Arthritiden ist unbekannt. Genetische Einflüsse sind gesichert. Es besteht eine Häufung rheumatischer Erkrankungen bei Geschwistern bzw. in Familien. Exogene Auslöser, wie z. B. Infektionen, können zu einer Manifestation der Erkrankung führen.

Symptome: Gelenkschmerzen und -schwellungen, heiße bis rot verfärbte Haut mit starker Bewegungseinschränkung

- **Juvenile idiopathische Oligoarthritis:** Manifestation (30–40 % der Kinder mit JIA), oft Beginn im Kleinkindalter, in 70–80 % Mädchen betroffen: Asymmetrisches Gelenkbefallsmuster, bevorzugt untere Extremitäten (Kniegelenke, Sprunggelenke), aber auch Handgelenke, Ellbogengelenke, Kiefergelenke
- **Enthesitis-assoziierte Arthritis:** Vorwiegend Jungen > 6 Jahren betroffen, Mädchen deutlich seltener. Vorwiegend Gelenke der unteren Extremität: Kniegelenke, Hüften, Sprunggelenke, Mittelfuß (Tarsitis) sowie Sehnen und Bursen an Sprunggelenk und Fuß; Risiko einer Sakroileitis und Spondarthritis (Sicherung durch dynamisches MRT). Im Langzeitverlauf Auftreten einer verwandten Erkrankung möglich (z. B. chronisch entzündliche Darmerkrankung, Psoriasis-Arthritis). In 10–20 % der Fälle fortschreitende Wirbelsäulenbeteiligung bis hin zur Spondylitis ankylosans (M. Bechterew), wobei deren Diagnose-Kriterien oft erst im Erwachsenenalter erfüllt sind. Im Langzeitverlauf oft polyartikuläre Manifestation oder schubweiser Verlauf (evtl. infektgetriggert).

Komplikationen: Progressive Arthrosen, HLA-B-27 M. Bechterew

Differenzialdiagnose: Röntgenbefund und Laborbefunde als Differenzialdiagnose zum klassischen Rheuma. Rheumafaktor und HL-A-27 Antigen positiv.

Diagnostik und schulmedizinische Therapie

Labordiagnostik

- Abgrenzung von Infektionen: Borrelien-AK, Infekt-Serologien nach Anamnese: bei Luftwegsinfekten Chlamydien, Mykoplasmen, bei Gastroenteritiden Salmonellen, Yersinien, bei polyartikulärer Manifestation Parvovirus B 19, EBV und andere

- Beurteilung der Entzündungsaktivität: BSG, CRP, Blutbild, Differenzialblutbild, Ferritin, Elektrophorese
- Therapieüberwachung: GOT, GPT, LDH, CPK, Kreatinin, Urinstatus
- Bestimmung immunologischer Parameter (Immunglobuline, Komplementfaktoren C3, C4) und krankheitsassoziierter Marker (HLA B-27, Rheumafaktoren, antinukleäre Antikörper).

Bildgebende Diagnostik

- Arthrosonographie von bewegungseingeschränkten oder schmerzhaften Gelenken
- Röntgendiagnostik bei V.a. Erosionen und differenzialdiagnostischen Fragestellungen
- MRT bei V.a. Sakroiliitis und differenzialdiagnostischen Fragestellungen

Augenuntersuchung

Obligat bei jeder juvenilen Arthritis bei Diagnosestellung und regelmäßig im Verlauf. Kontrollintervalle bei Oligoarthritis und nach Iridozyklitis engmaschig, mindestens alle 4 Wochen.

Schulmedizinische Therapie

Unterschiedlich, je nach Ursache und Art der Arthritis! Allgemein gilt:

- **Krankengymnastik**, Ergotherapie, Haltungsschulung und Atemübungen zum Erhalt und zur Schulung der Beweglichkeit. Am besten spielerisch im Rahmen von Sportgruppen!
- **Kühlung und Analgetika** bei Gelenkschmerzen (reichen vor allem bei einer reaktiven Arthritis sowie bei Arthritis im Rahmen von chronischen Darmerkrankungen meist aus)
- **Bei schweren Schüben:** Kortikosteroide intraartikulär oder systemisch, Basistherapeutika und Immunsuppressiva
- Bei **Lyme-Arthritis** im Rahmen einer Borreliose: antibiotische Therapie, ergänzend evtl. Analgetika etc.

Naturheilkundliche Behandlung

Häufig ist die Arthritis infektbedingt, z. B. durch Streptokokken, chronische Tonsillitis. Ziel der naturheilkundlichen Behandlung ist die Entgiftung des lymphatischen Systems (☞ Kap. 3.3.4. Entschlackung und Abwehrstärkung) und Ernährungsumstellung. In der naturheilkundlich orientierten Praxis wird am häufigsten die rheumatoide Form behandelt. Bei Kindern jedoch müssen in besonderer Form die Erbtoxine beachtet werden, z.B bei M. Bechterew:

- Ursache Antigen-Antikörper Reaktion

- Ursache toxisch: Fremdeiweiße, auch nach Medikamenteneinnahme
- Ursache parainfektiös: Herdgeschehen, Scharlach, M. Reiter oder Virusinfektionen
- Ursache traumatisch bedingt, Überlastung

Das Herdgeschehen zur Ursachenfindung steht an erster Stelle der naturheilkundlichen Therapie (☞ auch Kap. 4.3).

Therapieempfehlungen von Thomas Beck und Georg von Hannover

Äußere Anwendungen

- Feucht-warme bis kalte Umschläge mit Quark, Retterspitz® und Arnika
- Entstauung der Lymphe: Injektion retromolar in die Kieferwinkel mit je 1 ml Cefasept+Cefarheumin + 0,5 ml 1 % Procain, 1 x wöchentl.

Innere Anwendungen

- Entgiftung und Ausleitung: Metabiarex® (Nosodenpräparat), 1–3 x tägl. 5–10 Tr., zur Ausleitung über die Nieren: Solidago-Synergon Nr. 78, 3 x tägl. 10–15 Tr., 2 x wöchentl., indischer Nieren-Tee (Fides), 1–2 Tassen tägl.
- Herdsanierung, v.a. Tonsillen, Appendix
- Lymphentstauung: Lymphomyosot®, alternativ Hewelymphon, 3 x tägl. 1 Tabl. lutschen
- Borreliose als Ursache: Borrelia-Nosode D 30 1–3 x wöchentl., 3–5 Glob., zur Entgiftung Derivatio®, 1–3 x tägl. 1 Tabl.
- Organotrop-funktionelle Unterstützung:
  - Akute und chronische Arthritis: Apis-Synergon Nr. 11 3 x tägl. 10–15 Tr.
  - Selen-Therapie als „Radikalenfänger" mit Cefasel® 50µg, 1–3 x tägl. 1 Tabl.
  - Hochdosierte Enzyme, z. B. Wobenzym und Bromelain forte, 3 x tägl. 3–5 Drgs.

Anthroposophie

- **Betula/Arnica comp., Globuli velati:** Birke, Silber, Schwefel, Ameise und Arnika vereinen hier ein Heilmittel, das die Gewebsatmung und Toxindrainage des periartikulären Gewebes anregt. Speziell einsetzbar bei der Periarthritis humeroscapularis auf rheumatoider Basis.
  Je nach Alter des Kindes 1–3 × tägl. 2–5 Glob.
- **Symphytum comp., Dilution:** Die dieser Komposition Namen gebende Beinwellwurzel ist bei allen periartikulären und artikulären Erkrankungen seit Urzeiten bereits in der Volksmedizin fest verankert. Weitere entzündungs-

überwindende Pflanzen tragen zur Regeneration der Gelenke und ihrer Umgebung bei.
Je nach Alter des Kindes 1–3 × tägl. 5–10 Tr., in akuten Fällen 2-stündl.

- **Rhus toxicodendron e foliis 5 % Ung.:** Besonders einsetzbar bei arthritischen Schmerzzuständen durch Überwindung der terrestrischen Kältewirksamkeit, die dieses Sumachgewächs repräsentiert.
Salbe 1–2 × tägl. auftragen oder als Salbenverband.

Bachblüten

Unterstützend sind je nach vorherrschender Symptomatik folgende Blüten angezeigt und evtl. zu kombinieren: Beech, Heather.

Biochemie

- **Nr. 3 Ferrum phosphoricum D12:** Akute Entzündungen und Traumen; erstes Entzündungsstadium. 3–5 × tägl. 1–2 Tabl.
- **Nr. 4 Kalium chloratum D 3/6:** Zweites Entzündungsstadium; subakute bis chronische Entzündung; teigige Schwellungen. Zu Beginn alle 2 Std. 1 Tabl., später 3–5 × tägl. 1–2 Tabl.
- **Nr.9 Natrium phosphoricum D 6:** Reizung und Entzündung durch harnsaure und lymphatische Schärfen. Je nach Alter des Kindes mehrmals tägl. 1–2 Tabl.
- **Nr. 10 Natrium sulfuricum D 6:** Wässrige Schwellungen; zur Anregung der Elimination; entstaut das Gewebe. Zu Beginn 1 Tabl. alle 2 Std., später 1–2 Tabl. 3–5 × tägl., ☞ auch Tortikollis 3.10.5

Klassische Homöopathie

Die homöopathische Therapie einer Arthritis bedarf immer einer konstitutionellen Behandlung nach den Regeln der klassischen Homöopathie. Eine ausführliche Anamnese mit Familienanamnese, Hierarchisierung der individuellen Symptome, gründliche Repertorisation und das vergleichende Studium der Materia Medica unter Berücksichtigung des zugrunde liegenden Miasmas sind dringend erforderlich. Nur ein erfahrener Homöopath wird die durch Allopathika (z. B. Antirheumatika) verwischten und unterdrückten ursprünglichen Krankheitssymptome sowie neu erzeugte Symptome richtig beurteilen und einordnen können.
Bei akuter klinischer Symptomatik kann eine homöopathische Akutbehandlung mit organbezogenen Mitteln zunächst Linderung verschaffen. Causa, Lokalisation und Modalitäten sind wichtige Kriterien für die Wahl des Akutmittels. Folgende Mittel können in Frage kommen: **Apis, Bryonia, Dulcamara, Guajacum, Ledum, Pulsatilla, Rhus toxicodendron.** Zu beachten ist jedoch, dass auch die Behandlung eines akuten Schubs einer chronischen Krankheit immer nach ganzheitlichen Kriterien erfolgen sollte. Die vordergründige Behandlung von Lokalsymptomen birgt immer die Gefahr einer Unterdrückung oder einer Verschiebung der Krankheit in tiefere Schichten des Organismus.

Komplexmittel-Homöopathie

- **Medikamentöse Therapie:** Actea spicata Synergon Nr. 95 (3 × 15 Tr.), alternativ Girheulit HM (3 × 1 Tabl.) bzw. Cefarheumin (3 × 15 Tr.)
- **Zusätzlich** Traumeel-Salbe auf die betroffenen Stellen auftragen

Eigenbluttherapie

- 1 ml Cefasept + 1 ml Cefarheumin + 1 ml 1 % Procain + 1 ml EB an 3E 15 i.m. oder an die Mandelpole, 10–15 × im 4-wöchigen Abstand
- Alternativ: 1 ml Ledum Pflüger + 1 ml Antiflammin + 1 ml 1% Procain + 1 ml EB **oder** 1 ml Rheuma Hevert + 1 ml Echinacea Hevert + 1 ml EB an 3E 15 i.m. oder an die Mandelpole, 10–15 × im 4-wöchigen Abstand

Mikrobiologische Therapie

Basistherapie: Probiotik pur® oder Lacteol®, 1 × tägl. 1 Beutel in Wasser, alternativ Paidoflor Kautabletten®: 1 × tägl. 1 Tabl. kauen, Lacteol Kps.® 1 × tägl. 1 Kps. vor einer Mahlzeit schlucken. Zusätzlich: Colibiogen Kinder® und/ oder Symbioflor 1® 3 × tägl. 5–25 Tr. je nach Alter

Phytotherapie

Kinder mit Arthritis sollten in einer rheumatologischen Klinik behandelt werden. Unbedingt alle Herdmöglichkeiten abklären

- **Spezifikum** aus Weidenrinde; Assplant Drg. C; D.S.: morgens und abends initial 2 p.c. dann jeweils 1 Drg. **Cave:** Niere: unbedingt Urinkontrolle
- **Tee-Rezepturen:**
  – Unterstützende Teemischung aus Weidenrinde, Eschenblätter, Pockholz und Holunderblüten: Salicis cort. (30.0), Fraxini fol. (20.0), Guajaci lign. (10.0), Sambuci flor.

(40.0); M.f. spec. D.S.: 1 TL/250 ml Infus, 5–8 Min. ziehen lassen, 2–3 Tassen tägl.
– Im Wechsel mit Blutreinigungstee aus Weidenrinde, Birkenblättern, bittersüßem Nachtschatten, Ackerstiefmütterchenkraut, Brombeere und Hagebutte
Rezeptur: Salicis cort. (25.0), Betulae fol. (10.0), Dulcamarae stip. (25.0), Violae tricoloris hb. (25.0), Rubi fruticosi fol. (15.0), Cynosbati fruct. (ad 100.0); M.f.spec. D.S. 1 EL/250 ml Infus, 10 Min. ziehen lassen, 2–3 Tassen tägl.

TCM

Die betroffenen Gelenke sollten über lokal wirkende Punkte auf den Meridianen, aber auch über A Shi-Punkte behandelt werden.
- Moxa: Gute Wirkung bei Behandlung der druckschmerzhaften Punkte der betroffenen Gelenke sowie der auf Knochen und Gelenke einwirkenden Punkte: Ma 36, Gb 34, Bl 11, Ni 3, SJ 5, Di 11, Ma 44, Di 4.
- Ohrakupunktur: Regionaler Punkt der dem Gelenk entspricht, OP 55 Shenmen, OP 95 Niere, OP 78 Allergie blutig nadeln bei Hitze- und Entzündungszeichen am Gelenk, Organpunkt(e) der Meridiane die über das betroffene Gebiet laufen, OP 13 Nebenniere. Bei akuter Entzündung lokalen Mikroaderlass der am entsprechenden Ohrpunkt – meist am druckschmerzhaftesten Punkt – durchführen.

3.10.9 KISS-Syndrom

Kopfgelenk induzierte Symmetrie-Störung; Fehlfunktion im Bereich der HWS, die sich als schmerzhafte Verspannungen an der oberen Halswirbelsäule mit Folgebeschwerden manifestiert.

Ursachen und Symptome

Ursachen: Muskulär: Einseitige Verkürzung des M. sternocleidomastoideus, evtl. durch Hämatom im Muskel oder angeborene einseitige Lagerung begünstigt. Es gibt auch den „rheumatischen Schiefhals", der durch Reize im Intervertebralgelenk und reaktive Muskelverspannung hervorgerufen wird.
Symptome: Schädel- oder Gesichtsasymmetrien, Tortikollis, Verspannung der Rückenstrecker, verstärkter Speichelfluss, Schrei- und Speikind, Dreimonatskoliken, Verzögerung der allgemein körperlichen und motorischen Entwicklung.
- Kind schreit viel (oft als 3-Monats-Koliken abgetan), Ein- und Durchschlafstörungen, Schiefhaltung des Kopfes, selten andere Haltungen, Kind hat Probleme, den Kopf selber zu halten, einseitige Schlafposition, Arme und Beine werden asymmetrisch bewegt, einseitige Rumpfhaltung, die Hüftgelenke haben oft eine Unreife, Fehlstellung der Füße, hohe Berührungsempfindlichkeit im Nacken. Der Schädel ist ungleich ausgebildet (Asymmetrie am Hinterkopf oder im Gesicht).
- **Folgebeschwerden:** Kopfschmerzen, Schluckbeschwerden, Wahrnehmungsstörungen, erschwerte Sprachentwicklung, Lernschwierigkeiten, Rückenschmerzen

Komplikationen: Schonhaltung, vegetative Störungen
Differenzialdiagnose: Neurologische Erkrankungen, Meningitis

Diagnostik und schulmedizinische Therapie

Diagnostik: Manualmedizinische funktionelle Untersuchung der Kopfgelenke, Inspektion, Palpation und Röntgenanalyse; Messung der seitlichen Drehung des Kopfes in Anteflexion
- Röntgenaufnahme der Wirbelsäule
- Lagetest (Symmetriebetrachtung des Kindes, Beobachtung von Gelenkbeweglichkeit und der Kopfhaltung)
- Segmentale Untersuchung der Wirbelsäule (abprüfen der Beweglichkeit aller Wirbel vom Beckenring bis zum Hinterkopf beim liegenden oder sitzenden Kind

Schulmedizinische Therapie: Keine Therapie nötig, da die Symptome von selbst verschwinden! Manipulationen an der Halswirbelsäule sollten im Allgemeinen so wenig wie möglich erfolgen und erfordern immer absolute Vorsicht (vorausgehender Ausschluss von Wirbelinstabilitäten etc.)!

Naturheilkundliche Behandlung

Empfehlenswert wäre, mit einem erfahrenen Orthopäden und Kinderarzt zusammenzuarbeiten.

Therapieempfehlungen von Thomas Beck und Georg von Hannover

Äußere Anwendungen
- Cranio-Sakral-Therapie als Behandlung der Wahl, zusätzlich Chiropraktik über die gesamte Beckenregion
- Einreibungen mit Magnesium phos. Salbe, alternativ Traumeel-Salbe

- 2 ml Spasmolyticum-Hevert + 1 ml 1 % Procain s.c., i.m., 1 – 3 × wöchentl., bei Traumen 2 ml Traumeel®

Innere Anwendungen
- Bei Trauma: Traumeel®, 3 × tägl. 1 Tabl., bei vegetativer Komponente: Dystologes®, 3 – 5 × tgl. 1 Tabl.
- Zur Muskelrelaxation: Magnesium phos. Synergon® Nr. 132, 3 × tägl. 1 – 2 Tabl.
- Homöopathie – Mittelwahl nach Causa und Modalitäten: z. B. Hypericum, Arnica (Trauma), Causticum (Lähmung), Cuprum (Spasmen, Folgen von Sauerstoffmangel unter der Geburt), Cicuta (Zuckungen, Folgen von Gehirnerschütterungen, Epilepsieneigung), Oenanthe (Neigung zu zerebralen Krämpfen)

Biochemie
- **Nr. 2 Calcium phosphoricum D 6:** Muskelerethismen. Je nach Alter des Kindes anfangs 1 – 2 Tabl. mehrmals tägl., später 1 – 2 Tabl. 2 × tägl.
- **Nr. 7 Magnesium phosphoricum D 6/3:** Krampfneigung der Muskulatur. 3 – 7 × tägl. 1 – 2 Tabl., später abends 5 Tabl. in heißem Wasser lösen und schluckweise trinken lassen.
- **Nr. 21 Zinkum chloratum D 6:** Muskelunruhe; tonische Krämpfe; Torticollis spasticus. Je nach Alter des Kindes 3 × 1 – 2 Tabl.

Komplexmittel-Homöopathie
- **Medikamentöse Therapie:** Magnesium phos. Synergon Nr.132 (3 × 1 Tabl.), Cicuta virosa Synergon Nr.124 (3 × 10 – 15 Tr.), zusätzlich Steirocall bzw. Chiroplexan (je 3 × 15 Tr.)
- **Injektive Therapie:** 1 ml Infi-Colocynthis Injekt. + 1 ml 1 % Procain, s.c., i.m.; alternativ: 1 ml Cefaspasmon + 1 ml. 1 % Procain sowie Cefaspasmon (3 × 15 Tr.). Injektive Therapie 1x wöchentl.

Manuelle Therapie
Nachdem das Problem multifunktionell ist, sollte mit einer Cranio-sacralen Therapie begonnen werden. Auf Deblockierungstechniken an der Halswirbelsäule sollte zumindest am Anfang verzichtet werden.

Phytotherapie
Kein Spezifikum bekannt! Evtl. Muskelschwäche behandeln durch allgemein roburierende Maßnahmen und Alcea Avena ∅ 1 Op.; D.S.: vormittags und spät abends 5 Tr.

TCM
Alle druckschmerzhafte Punkte am Hals fühlen sich meist hart verspannt an.
- **Körperakupunktur:** An der HWS, die Punkte therapieren, die den Ex-B 2-Punkten der BWS entsprechen würden, Du 14, Du 16, Bl 10, Bl 11, Gb 20, Gb 21, SJ 15, Dü 3, Le 3, Gb 39, SJ 5, SJ 6. Nur die druckschmerzhaften Punkte behandeln.
- **Lasertherapie** der entsprechenden Ohrzonen: OP 37 HWS, OP Halsmuskeln, OP C_0/C_1 (Atlantooccipitalgelenk), OP Paravertebrale Muskeln, OP Hals, OP Schlüsselbein

3.11 Hautkrankheiten

Die Haut ist die Abgrenzung des menschlichen Körpers zur Außenwelt. Sie ist ein Projektionsfeld innerer Vorgänge und kann im Falle einer Hautkrankheit ein Spiegel von Fehlsteuerungen innerer Organe und Systeme oder der Psyche sein. Allopathische Medikamente und Salben, die sehr oft Cortison enthalten und reich an Nebenwirkungen sind, unterdrücken die Hauterscheinung und verhindern eine Heilung. Die im Körper verbleibenden Noxen können so auch innere Organe angreifen.

Der naturheilkundliche Therapieansatz besteht darin, die Entgiftungssysteme über Leber, Niere, Lymphsystem und Darm zu reaktivieren, damit die Toxine ausgeschieden werden und die Haut entlastet wird. Der psychische Faktor bei Hautkrankheiten ist erheblich und muss bei der Therapie immer berücksichtigt werden.

3.11.1 Neurodermitis (Atopisches Ekzem, Endogenes Ekzem)

Erkrankung aus dem atopischen Formenkreis: chronisch-rezidivierende Entzündung der Haut mit Rötung, Nässe, Schuppung, Krustenbildung und v.a. starkem Juckreiz. Der Erkrankungsbeginn liegt meist nach dem 3. Lebensmonat und vor dem 2. Lj.

Ursachen und Symptome

Ursachen: Die Atopie ist eine ererbte Allergiebereitschaft. Zur Manifestation führen verschiedene innere und äußere Einflüsse. Obwohl regelmäßig höchste IgE-Werte im Serum gefunden werden und auch alle übrigen Symptome darauf hinweisen, wird bei der Neurodermitis der Zusammenhang mit einem allergischen Geschehen oft nicht entsprechend gesehen. Unter Berücksichtigung der Erkenntnisse von Schuhmacher und Werthmann handelt es sich um eine maskierte enterale Allergie auf Primärantigene, v.a. Kuhmilch, Weizen und Hühnerei. (☞ Nahrungsmittelallergie).

Symptome: Die Erkrankung ist charakterisiert durch trockene, gerötete, rissige und schuppige Exantheme, die schon ab dem 3. Lebensmonat auftreten können und oft sehr stark jucken.Nicht alle Zeichen und Symptome müssen vollständig oder gleichzeitig vorhanden sein. Sie können jedoch in beliebiger Form miteinander kombiniert sein oder von einer Form zur anderen übergehen.

- **Frühwarnzeichen:**
  – Einfache oder doppelte Unterlidfalte (Dennie-Morgan-Falte), die vom inneren Augenwinkel schräg nach unten und außen zieht
  – Pelzmützenartiger Haaransatz
  – Gelichtete seitliche Augenbrauen
  – Auffallend blasse Gesichtsfarbe und dunkle Augenringe
  – Allgemein trockene Haut
  – Milchschorf
  – Auffällig viele kleine Falten in der Handfläche und lineare Furchen der Fingerkuppen
  – Weißer Dermographismus
- **Symptome im Vollstadium:**
  – Quälender **Juckreiz**
  – **Trockene Haut** generalisiert oder an typischen Stellen (☞ Kasten)
  – **Ekzem-Form:** Meist unscharf begrenzte Rötung einzelner Hautpartien oder generalisiert, manchmal auch in scharf abgegrenzten Flecken (nummulär) auftretend; trocken oder nässend, Bläschen- und Krustenbildung
  – **Lichen-Form:** Verdickte Haut mit tiefen Einrissen („Elefantenhaut"), tritt bevorzugt am Hals, an Hand- und Fußgelenken sowie Ellenbeugen und Kniekehlen auf. Häufig sekundäre Kratzeffekte
  – **Prurigo-Form:** Derbe, einzelne Prurigopapeln am ganzen Körper, bevorzugt jedoch an Armen, Beinen und Rumpf. Wenn sie aufgekratzt werden, zeigen sie eine kraterförmige Eindellung
  – **Rhagaden** an Mundwinkeln und Ohransätzen

Diagnostik und schulmedizinische Therapie

- Diagnostik: **Basisdiagnostik** (☞ Kap. 3.13.1)

- **Familienanamnese:** Hinweise auf Atopie? Heuschnupfen? Asthma? Neurodermitis? Urtikaria?
- **Inspektion:** Typische allergenspezifische Besonderheiten im Hautbild bei Weizen- und Kuhmilchallergie (☞ Kasten)

⇨ **Symptome der „Weizen- und Kuhmilchneurodermitis" (nach Schumacher)**
- **„Weizenneurodermitis"**
  – Beginn meist im 2. Lj. oder später
  – Hautveränderungen vorwiegend trocken und lichenifiziert
  – Befall v.a. des Gesichtes (Augenpartie und Periloralregion) und der Streckseiten der Extremitäten (v.a. die Unterarme und Handrücken)
- **„Kuhmilchneurodermitis"**
  – Beginn meist schon in den ersten Lebensmonaten
  – Hautveränderungen vorwiegend exsudativ, nässend, zur Borkenbildung neigend, später auch lichenifiziert
  – Bei Säuglingen auch plaqueartige, nummuläre Ekzeme
  – Befall v.a. des Gesichtes und der Beugeseiten der Extremitäten. Im Gesicht: Ganzes Gesicht unter Aussparung der Augen- und Mundpartien, an den Extremitäten: V.a. die Beugeseiten der großen Gelenke ∎

Schulmedizinische Therapie: In der Therapie der Neurodermitis muss oft viel versucht werden, um die optimale Kombination für den einzelnen Patienten zu finden.

- **Provokationsfaktoren meiden:** Dazu gehören alle Stoffe, gegen die eine Allergie im Test nachgewiesen werden konnte und andere Provokationsfaktoren, wie das Tragen von synthetischer Kleidung, von Wolle, Stress etc. Diäten mit generellem Ausschluss von Nahrungsmitteln, für die beim betroffenen Kind kein Allergienachweis geführt werden konnte, sind aus schulmedizinischer Sicht nicht förderlich.
- **Klimatherapie** an der See oder im Gebirge
- **Hautpflege im Intervall:** Eine intensive Hautpflege ist dringend nötig. Nach dem Motto „Schmieren, schmieren, schmieren!" sollte nach jedem Wasserkontakt, je nach Alter mit glyzerinhaltigen oder bei älteren Kindern mit ureahaltigen Moisturizern die Haut eingerieben werden. Ureahaltige Moisturizer können brennen und die Haut irritieren, daher nicht im Schub anwenden.
- **Ölbäder:** Evtl. Versuch mit γ-Linolensäure oral

- **Antiekzematöse Therapie im Schub:**
  - Juckreizbekämpfung: Kühlung, Antihistaminika (Präparat je nach Alter des Kindes, frühestens ab ca. 6. Monat), Polidocanol, z. B. in Badezusätzen
  - Antientzündlich: Schwarzteeumschläge, bei Bedarf Steroide, je nach Schweregrad lokal als Salbe oder systemisch. In Frage kommen auch andere Immunsuppressiva wie Pimecrolimus oder Tacrolimus, deren Vorteil darin besteht, dass sie keine Hautverdünnung bewirken. Allerdings sind diese Mittel photosensibilisierend und noch nicht lange im klinischen Einsatz.
  - Antiseptische/Antibiotische Therapie: Die Haut von Neurodermitikern ist oft überdurchschnittlich stark mit Staphylokokkus aureus besiedelt, was häufig zu Infektionen der lädierten Haut führt. Antiseptika und Antibiotika sollten in diesen Fällen eingesetzt werden. Die lokale Therapie mit Antiseptika, z. B. Triclosan als Zusatz in Cremes, ist der lokalen oder systemischen Therapie mit Antibiotika vorzuziehen.

Prophylaxe: Als Prophylaxe ist Atopikerfamilien zu empfehlen, die Kinder lang zu stillen (wenigstens bis zum 6. Monat), die Wohnung möglichst staubarm und trocken zu gestalten (keine Teppichböden, nicht zu viele Polster und Kuscheltiere) und auf eine rauch- und haustierfreie Umgebung zu achten. Betroffene Kinder sollten v.a. Baumwollkleidung tragen und synthetische Materialien oder Wolle vermeiden.

- **Differenzialdiagnose:** Milchschorf (Säuglingsekzem), seborrhoisches Ekzem, Infektion mit Pilzen (Restmykosen), Bakterien oder Viren (
- **Komplikationen:** Superinfektion mit Herpesviren und Staphylokokken (speziell Staphylococcus aureus)

Naturheilkundliche Behandlung

Da die Neurodermitis ein multifaktorielles Krankheitsbild ist, wird man polypragmatisch behandeln müssen. Die Kombination von innerlichen und äußerlichen Anwendungen auch über die Grenzen der verschiedenen naturheilkundlichen Methoden hinweg wird sich oft nicht vermeiden lassen.

Insbesondere Kinder leiden besonders stark unter dem Leitsymptom „Juckreiz". Der Drang sich zu kratzen ist so massiv, dass sie oft erst aufhören können, wenn die Haut blutig gekratzt ist. Der Schmerz löst dann den Juckreiz kurzfristig ab.

Die Therapiemaßnahmen zielen darauf ab, auszuleiten, zu entgiften und zu beruhigen (☞ auch Basiskonzepte Kap. 3.3.4). Zusätzlich sollte die Psyche unterstützt werden, da der Juckreiz enorm belastend sein kann.

Grundsatz: Trockene Ekzeme werden trocken behandelt, nässende feucht.

Therapieempfehlungen von Hermann Biechele

Wichtig ist eine reichliche Flüssigkeitszufuhr: Die Kinder sollen angehalten werden, mind. 1 l Wasser tägl. trinken, da durch Zuführen von „leerer" Flüssigkeit Stoffwechselprodukte abgegeben und ausgeschieden werden können.

Äußere Anwendungen

- Lokaltherapie und Hautpflege: Cefabene Salbe, Neobonsen Nachtkerzenöl (Kapseln öffnen!). Viele Salben und Cremes bestehen in der Salbengrundlage aus Erdölderivaten wie Paraffin oder Vaseline. Diese bilden eine geschlossene Fettschicht, die eine Ausleitung über die Haut möglicherweise blockiert. Die Verträglichkeit und Wirksamkeit von Salben und Cremes ist sehr individuell. Bewährt haben sich z. B.:
  - Alle Hauterkrankungen mit Juckreiz: z. B. Ekzevowen derma Salbe
  - Trockene juckende Ekzeme: z. B. Hewekzem novo
  - Entzündliche Hauterkrankungen: z. B. Fidesan, Cefabene Salbe, Calendula Salbe
  - Akute und subakute Dermatitiden, Dermatosen: z. B. Ichthosin-Creme
  - Neutrale, leicht fettende Salben: z. B. Linola, Linola Fett
  - Fettende Badezusätze, Ölbäder: z. B. Ölbad Cordes F
  - Feuchte Umschläge mit Kamille (Kamillenbad APS), Schwarzer Tee, Zinnkraut
  - Abreibungen mit Apfel-Essigwasser

Innere Anwendungen

- Basistherapie (☞ Kap. 3.13.2)
- Medikamentöse Therapie (zur Stabilisierung der Haut und gegen den Juckreiz):
  - Neobonsen Nachtkerzenöl Dosis (Anwendungsbeschränkungen beachten: nicht bei Säuglingen und Kindern < 1 Jahr)
  - Juckreizstillend, antiallergisch, antiphlogistisch: Cefabene Tabl. 1 × tägl. 1 oder Cefabene Tr. 4−5 × tägl. 10−20
  - Bei Juckreiz: Cistus Similiaplex mehrmals tägl. 5 Tr.

- Bei nässendem Ausschlag: Scabiosa oplx 3 × tägl. 10–15 Tr.
- Bei trockenem Ausschlag: Bellis oplx 3 × 1–2 Tabl.
- Bei urtikariellem Ausschlag: Bellis Kplx., 3 × tägl. 10 Tr.
- Substitution der Nebennierenfunktion: Phytocortal. Cortison langsam reduzieren und ausschleichen
- Weitere Maßnahmen:
  - Striktes Weglassen der zugrunde liegenden Primärallergene, am besten Code-Karenz
  - Meiden der Sekundärallergene
  - Basenüberschüssige Ernährung
  - Meiden von Zucker, Schweinefleisch
  - Orthomolekulartherapie: Omega-3-FS, bei Juckreiz: Kalzium
  - BICOM-Resonanztherapie unter strikter Code-Karenz der Primärallergene

Anthroposophie

- Rhythmische Massagen, Öldispersionsbäder, Heileurythmie
- **Quercus-Essenz, Tinktur zum äußeren Gebrauch:** Eichenrindenauszug. Die roborierende Wirkung der Eiche kann das Herausfallen der ätherischen Prozesse im Hautorgan überwinden. Dabei sei an die stark adstringierende Kraft des Tannins (Gerben) gedacht. Damit wird die Haut als Grenze zwischen dem Innen und Außen gestärkt.
  Umschläge mit 1 TL auf ¼ Wasser, auch als Badezusatz geeignet.
- **Solutio Siliceae comp D 6, Dilution:** Eine spezielle mineralische Komposition nach dem Pflanzenmodell des Ackerschachtelhalms. Die Mineralität dieses Heilmittels wirkt auf das Wesens-Ich und kann von dort aus das Hautorgan gestaltend ergreifen.
  Je nach Alter des Kindes 1–2–3 × tägl. 3–5–10 Tr. in etwas Wasser.
- **Aquilinum comp., Globuli velati:** Diese Komposition enthält überwiegend verschiedene Farnarten und bewirkt eine verstärkte Astralisierung, Durchseelung des gesamten Magen-Darmtraktes. Durch den Zusammenhang von inneren und äußeren Oberflächen gehört dieses Präparat zur Basisbehandlung der Neurodermitis.
  Je nach Alter des Kindes 1–2–3 × tägl. 3–5–10 Glob.

Ausleitungstherapie

Ausleitungsverfahren bei Neurodermitis sind mit äußerster Vorsicht anzuwenden, da es sehr leicht und schnell zu überschießenden Reaktionen kommen kann, die dann sehr schwer wieder in den Griff zu bekommen sind.

Bachblüten

Je nach vorherrschender Symptomatik sind folgende Blüten angezeigt und evtl. zu kombinieren: Impatiens, Heather, Holly.

Biochemie

- **Nr. 3 Ferrum phosphoricum D 12:** Akute Entzündungen; erstes Entzündungsstadium; Hitze und Rötung der Haut. 3–5 × tägl. 1–2 Tabl.
- **Nr. 2 Calcium phosphoricum D 6:** Erethische Skrofulose; exsudative und allergische Reaktionen; Neurodermitis Je nach Alter des Kindes anfangs mehrmals tägl. 1–2 Tabl., später 2 × tägl. 1–2 Tabl.
- **Nr. 4 Kalium chloratum D 3/6:** Zweites Entzündungsstadium; kleieartige Hautabschuppungen; exsudative Diathese. Zu Beginn alle 2 Std. 1 Tabl., später 3–5 × tägl. 1–2 Tabl.
- **Nr.9 Natrium phosphoricum D 6:** Reizung und Entzündung durch harnsaure und lymphatische Schärfen. Je nach Alter des Kindes mehrmals tägl. 1–2 Tabl.
- **Nr. 21 Zinkum chloratum D 6:** Trockene, schuppende Haut; gestörte Hauternährung und Juckreiz. Je nach Alter des Kindes 3 × 1–2 Tabl.

Eigenbluttherapie

1 ml Cefabene cistus complex + 1 ml Cutis comp. + 0,5–1 ml EB + 1 ml 1% Procain, i.m.; nach 3 Tagen wiederholen; insgesamt 10 x, evtl. nach 4 Wochen Eigenblutserie wiederholen. Zur Unterstützung der psychischen Komponente 1 ml eines beruhigenden Komplexmittels beimischen, z. B. Dystologes oder Cypripedium.

Klassische Homöopathie

Die Auswahl einer Arznei zur erfolgreichen Behandlung eines Kindes mit Neurodermitis kann auf keinen Fall ausschließlich über die Hautsymptomatik erfolgen. Neurodermitis ist eine äußerlich sichtbare Manifestation einer tieferen inneren gesundheitlichen Störung des Kindes. Als chronische und atopische Erkrankung bedarf sie aus homöopathischer Sicht immer einer konstitutionellen und miasmatischen Behandlung. Eine ausführliche Anamnese mit Familienanamnese, Hierarchisierung der individuellen Symptome, gründliche Repertorisation und das vergleichende Studium der Materia medica unter Berücksichtigung des zugrunde liegenden Miasmas sind dringend erforderlich.

Es gibt kein homöopathisches Mittel zur Behandlung von Neurodermitis, aber einige **Konstitutionsmittel** sind erfahrungsgemäß häufiger indiziert: wie z. B. Arsenicum album, Calcium carbonicum, Causticum, Graphites, Medorrhinum, Natrium muriaticum, Sepia, Sulfur, Tuberculinum.

Komplexmittel-Homöopathie

- **Medikamentöse Therapie:**
  - Organotrop-funktionelle Unterstützung: Dercut (3 × 15 Tr.), alternativ Dolichos Synergon Nr. 12 (3 × 15 Tr, in akuten Fällen viertelstündl. 5–10 Tr.) Zusätzlich Metabiarex, morgens und abends 10 Tr., zur Unterstützung der Konstitution und Behandlung miasmatischer Belastungen
  - Nebennierenstimulation mit Phytocortal 3 × tägl. 10–15 Tr.
  - Für die Psyche: Dystologes (3 × 1 Tabl. bzw. 3 × 5–10 Tr.), alternativ Neurexan 3 × tägl. 1–3 Tabl.
  - Allergische Komponente: Pascallerg (5 × 1), alternativ Allergokatt (5 × 1), Cefabene (5 × 10 Tr.)
- **Injektive Therapie** (zusätzlich): 1 ml Cutis comp. + 1 ml Cefabene cistus 1–3 × wöchentl. i.m.

Falls – wie bei Kleinkindern häufig üblich – die Symptomatik Folge einer Tetanus- oder Polio-Impfung ist, sind nach diagnostischer Abklärung Nosoden (z. B. Kinesiologie) zu verabreichen. Die am häufigsten verwendeten Potenzen sind die D 30 und D 200. Um die durch die Nosoden freigesetzten Toxine schnell zur Ausscheidung zu bringen, sind durch Unterstützung der Entgiftungssysteme (Leber, Nieren, Lymphsystem, Darm), sog. „Drainagen" zu legen, z. B. mit Derivatio, 3 × tägl. 1 Tabl.

Mikrobiologische Therapie

- Basistherapie: Probiotik pur® oder Lacteol®, 1 × tägl. 1 Beutel in Wasser, alternativ Paidoflor Kautabletten®: 1 × tägl. 1 Tabl. kauen, Lacteol Kps.® 1 × tägl. 1 Kps. vor einer Mahlzeit schlucken. Zusätzlich: Colibiogen Kinder® und/ oder Symbioflor 1® 3 × tägl. 5–25 Tr. je nach Alter
- 2 × wöchentl. Folliculi lymphatici aggregati Amp. Wala® als Trinkampulle

- Weitere differenzierte mikrobiologische Therapie nach differenzierter Stuhluntersuchung

Physikalische Therapie

- Retterspitzwickel (☞ Kap. 2.11.1) auf die betroffenen Hautareale, alternativ Quarkwickel (☞ Kap. 2.11.1), bei Bedarf 1 × tägl.
- Juckreizstillend und beruhigend wirkt ein Kleopatrabad 1–2 × wöchentl., solange es den Kindern gut tut. 250 ml Sahne und 1 EL Olivenöl (Säuglinge entsprechend weniger) in das Badewasser geben.

Phytotherapie

- **Phytopharmaka aus α- und γ-Linolensäure**
  - Neobonsen Kps. C (Nachtkerzenöl); D.S.: 2 × 2–4 Kps.
  - Glandol forte (750.0), Glandol spezial (500.0) Kps.; D.S.: 1–2 Kps. mittags ad. c.; forte: 1 Kps. mittags ad. c.; spezial nur bei Kindern ab 12 Jahren als Twist-off Kapsel, 1 × tägl. das Öl unter das Essen mischen.
  - Adjuvanter Tee aus Ackerstiefmütterchenkraut, Gänseblümchen-, Ringelblumen Rosen- und Kamillenblüten und bittersüßem Nachtschatten; Rezeptur: Violae tric. hb. (25.0), Bellidis flor. (25.0), Calendulae flor. (20.0), Chamomillae flor. (10.0), Dulcamarae stipid. (15.0), Rosae flor. (5.0); M.f.spec. D.S.: 1 TL/250 ml Infus, 5–7 Min. ziehen lassen, 2–3 Tassen tägl.
- **Basensuppe nach Josef Karl** (eher für größere Kinder geeignet)
  Entweder kurmäßig oder auf Dauer ein-zweimal wöchentl. 1 Zwiebel, 1 Sellerieknolle, 1 Stange Lauch, 3 rohe Kartoffeln mit Schale, 2 Tomaten, 1 Pastinakenwurzel, 3–4 Karotten, Radieschenkraut, Petersilie, Blumenkohlblätter, Kohlrabiblätter. Zum Würzen 1 Prise, jodiertes Speisesalz oder Kräutersalz. Je kg Gemüse 3 l Wasser. Zubereitung: Zwiebel und Tomaten in großem Topf mit Sesam- oder Distelöl andünsten, das zerkleinerte Gemüse dazugeben, dann erst Wasser dazugeben. Zwei Stunden auf kleiner Flamme köcheln lassen, abseihen, entweder nur die Brühe heiß löffeln, oder auch das Gemüse essen. Entsäuert das Gewebe!
- **Phyto-Homöopathie:** Urtica D 2 Tbl. (20.0); D.S.: mehrmals tägl. 1 lutschen
- **Externa** (Balneophytotherapie):
  - Stram Avenae (100.0); D.S.: ges. Menge Haferstroh auf 2 l Wasser, 30 Min. Dekokt; ins Vollbad geben (ölige Substanz ad lib. beimengen)

– Weizenkleiebäder!
– Bei entzündlichen Reaktionen: Resina laricis Badezusatz und danach wahlweise Hewekzem Salbe (35.0/70.0), D.S.: bei Bedarf entzündliche/juckende Partien einreiben, alternativ Cefabene 1 Op. D.S.: dto., Ekzevowen 1 Op; D.S.: (☞ oben).

TCM

Die TCM nennt diese Erkrankung des allergischen Formenkreises „Kuhhautekzem". Als Ursache gilt: Trockenheit des Blutes mit Wind und Hitze als äußerem pathogenem Faktor. Therapie: Beleben des Blutes, Durchgängigmachen der Luo-Gefäße.
- **Akupunktur:** Di 11, Di 4, Lu 5, Mi 6, Mi 10, Bl 40, Bl 23, Du 4, Bl 13, Gb 20
- **Schröpfen:** In der Praxis zeigt sich, dass blutiges Schröpfen (und blutiges Nadeln) von Bl 40 gute Wirkungsverstärkung bringt, da der Punkt eine große kortikotrope Wirkung hat. Eine Behandlung der befallenen Stellen mit dem Pflaumenblütenhämmerchen bringt auch eine Wirkungsverstärkung. Superinfizierte Stellen werden ausgelassen.
- **Moxa** über den gereizten Hautflächen (☞ Kap. 2.12) – lindert den Juckreiz
- **Laser:** Die Hauträder, die betroffenen Areale in Streifenform oder mit einem Scanner, die Akupunkturpunkte sollten bestrahlt werden. Besonders gute Wirkung bei Hauterkrankung zeigen die Grünlichtlaser.

> **Tipps für die Eltern**
> - Im akuten Juckstadium sollen die Kinder ½ l gekochtes Leitungswasser (5 Min.) oder stilles Mineralwasser trinken. Diese neutrale Flüssigkeit gibt dem Körper die Möglichkeit, die Entzündungs- und Schlackenstoffe über die Nieren und nicht über die Haut auszuscheiden. Durch das sanfte Kochen verändert sich der Geschmack des Wassers, es schmeckt köstlich, leicht süß, und bekommt durch die Zufuhr von Energie eine erwärmende Wirkung.
> - Baden mit alkalisiertem Wasser.
> - Krusten nicht wegkratzen.
> - Stillende Mütter müssen beachten, dass eine Unterbrechung der Code-Karenz des Säuglings auch über die Muttermilch möglich ist.
> - Eigenurin (☞ Kap. 2.4.2) äußerlich und oral anwenden.

3.11.2 Ekzem (Juckflechte)

Entzündungsähnliche Hautreaktion mit Rötung, Bläschen, Krusten und Juckreiz.

Ursachen und Symptome

Ursachen: Das **exogene Ekzem**, auch Kontaktekzem genannt, entsteht durch Einwirkungen auf die Haut von außen und ist eine allergische oder toxische Reaktion oder eine bakterielle oder virale Superinfektion. Das **endogene Ekzem** entwickelt sich infolge von Stoffwechselstörungen bzw. von Fehlleistungen der Entgiftungssysteme Leber, Nieren, Lymphsystem, Darm.
Symptome: Ekzeme können überall auftreten. Sie sind gekennzeichnet durch Rötung der Haut, die an dieser Stelle erhaben sein kann, begleitet von Bläschen, Krustenbildung und Schuppung. Die Intensität des Juckreizes kann von zeitweise schwach bis ununterbrochen und stark sein.

Diagnostik und schulmedizinische Therapie

Diagnostik: Symptomatik (☞ oben sowie Anamnese (allergische Rhinitis, allergisches Asthma bronchiale?); oft auch pos. Familienanamnese. IgE-Erhöhung im Serum, oft pos. Reaktionen im Prick- oder Intrakutantest. Möglicherweise akute psychische Belastung als Auslöser für akuten Schub eruierbar.
Schulmedizinische Therapie: Die Therapie ist je nach Ursache, Form und Schwere des einzelnen Ekzems unterschiedlich. Generell gilt: **Auslöser identifizieren und** dann **meiden.** Eine gute, individuell angepasste **Hautpflege** ist eine wichtige Prophylaxe- und Therapiemaßnahme. Im akuten Schub sind in schwereren Fällen **Steroidcremes**, die die entzündliche Hautreaktion eindämmen, hilfreich. Die Suche nach Superinfektionen mit Bakterien oder Pilzen und ggf. lokale Behandlung kann in besonders hartnäckigen Fällen weiterführen.

Naturheilkundliche Behandlung

Auch hier steht die Ausleitung im Vordergrund, um die Haut in ihrer Entgiftungsfunktion zu entlasten, indem Leber Lymphe und Darm in ihrer Funktion unterstützt werden (☞ Kap. Konzepte 3.3). Die zusätzliche psychische Unterstützung hilft, die Kinder zu beruhigen.

Therapieempfehlungen von Georg von Hannover

Äußere Anwendungen

- **Einreibungen:** Bei leichteren Hauterscheinungen reicht meist eine naturheilkundliche Salbe, z. B. Dercut® oder Nettiderma®
- **Umschläge:** Bei stärkerem Befall lindern Umschläge mit Malve und Ringelblume

Innere Anwendungen

- **Modifizierte Eigenblutinjektionen** (bei chronisch rezedivierenden Ekzemen): 0,5 ml EB + 1 ml Cefabene cistus Kplx. (gegen den Juckreiz) oder 1 ml Cutis comp.® (als Hauttherapeutikum). Bei leichteren Formen 3–5 Behandlungen, mit mind. 2 Tagen Abstand zwischen den Injektionen. Bei hartnäckigen Fällen können 10–12 Injektionen angezeigt sein. Jeder Mischung zur Unterstützung der Psyche 1 ml Dystologes bzw. 1 ml Cypripedium beimischen.
- **Orale Eigenbluttherapie:** Bei Kindern, die keine Spritzen bekommen sollen, verwendet man das aus ihrer Fingerbeere gewonnene Blut und verabreicht es ihnen homöopathisch aufbereitet in oraler Form.
- **Phytotherapie:**
  - Linderung des Juckreizes: Cefabene cistus Kplx. auch als Tropfen, alternativ Dercut®, Dolichos Synergon Nr.12 oder Hydrocotyle Synergon Nr. 144. Im akuten Fall bis zu halbstündlich 10–15 Tr., nach eingetretener Besserung 3 × tägl. 10–15 Tr.
  - Anregung der körpereigenen Cortisonproduktion: Phytocortal®, 3 × tägl., je nach Alter, zw. 10–30 Tr.
- Förderung der Entgiftung (Leber, Nieren, Lymphsystem): Z.B. mit Derivatio®. Die Inhaltsstoffe dieses Mittels sprechen exakt diese 3 Systeme an. Auch eine Entgiftungskur mit Antitox®, Phönohepan® und Solidago® ist empfehlenswert.
- **Ernährung:** Wichtig ist, säurehaltige Nahrungs- und Genussmittel, die das Ekzem verschlimmern und den Juckreiz verstärken, extrem zu reduzieren oder gar zu meiden: z.B. Produkte aus weißem Zucker und weißem Mehl, wie z.B. auch Süßigkeiten, Cola, Limonaden, Milch und Milchprodukte, Schweinefleisch und -produkte (Schinken, Speck, Leberkäse, Wurstwaren). Schweinefleisch enthält u.a. Histamin, das den Pruritus noch extrem verstärken kann.

Anthroposophie

- **Aquilinum comp. Globuli velati:** ☞ Kap. 3.11.1 Neurodermitis
- **Kalium sulfuratum-Badezusatz:** Kaliumpolysulfid wirkt durch seine beiden Komponenten – Kalium und Schwefel. Ersterer hat eine besondere Beziehung zum Leberstoffwechsel, während der Schwefel das Überwiegen der entzündlichen Hautprozesse ausgleicht. Bei trockenen wie auch eitrigen Dermatopathien. Zu lokalen Umschlägen und Teil- und Vollbäder 1–2 × wöchentl.
- **Silicea colloidalis comp., Gelatum:** Kolloidale Kieselsäure mit Glycerin und Zitronenöl. Über die Kieselsäure, der Schlüsselsubstanz des Bindegewebes und der Haut kann die Ich-Organisation ordnend, gliedernd und rhythmisierend auf die übrigen Wesensglieder einwirken. Das angenehme Gel mehrmals täglich in die betroffene Hautstelle einreiben.

Ausleitungsverfahren

Eine sanfte Schröpfkopfmassage paravertebral über den Zustimmungspunkten für die Leber (Bl 18; li und re.) und der Nieren (Bl 23 li. und re.) dient der Anregung der Ausscheidungsfunktionen.

Biochemie

Konstitutioneller Hintergrund

- **Nr. 7 Magnesium phosphoricum D 6/3:** Umstimmung und Desensibilisierung. 3–7 × tägl. 1–2 Tabl., später abends 5 Tabl. in heißem Wasser lösen und schluckweise trinken lassen
- **Nr. 2 Calcium phosphoricum D 6:** Allergien und Katarrhe; stabilisiert die Zellmembranen. Je nach Alter des Kindes anfangs mehrmals tägl. 1–2 Tabl., später 2 × tägl. 1–2 Tabl.

Nach Erkrankungsstadium

- **Nr. 3 Ferrum phosphoricum D 12:** Akute Entzündungen; Hautausschläge mit vorwiegender Rötung; akute Ekzeme. 3–5 × tägl. 1–2 Tabl.
- **Nr. 4 Kalium chloratum D 3/6:** Zweites Entzündungsstadium; subakute bis chronische Entzündung; exsudative Hauterscheinungen. Zu Beginn alle 2 Std. 1 Tabl., später 3–5 × tägl. 1–2 Tabl.

Nach Begleitsymptomen

- **Nr. 10 Natrium sulfuricum D 6:** Alle Hauterscheinungen, die durch scharfe und vikariierende Absonderungen in Erscheinung treten; nässende Hauteruptionen. Zu Beginn alle 2 Std. 1 Tabl., später 3–5 × tägl. 1–2 Tabl.

- **Nr. 6 Kalium sulfuricum D 6:** Drittes Entzündungsstadium; Epithelerhaltungsmittel; chronische Hauterkrankungen; chronisches Ekzem. Zu Beginn alle 2 Std. 1 Tabl., später 3–5 × tägl. 1–2 Tabl.
- **Nr. 1 Calcium fluoratum D 6/3:** Ausschläge mit Verhärtungstendenz; trockene und rissige Haut; chronische Ekzeme. 2 × tägl. 1–2 Tabl.
- **Nr. 11 Silicea D 12/6:** Ekzeme mit Eiterungsneigung; faltige, trockene und rissige Haut; herabgesetzte Hautatmung. Je nach Alter des Kindes abends 1–3 Tabl.

Eigenbluttherapie

☞ 0,5-1 ml Eigenblut mit 1 ml Adeps Suis Injeel Amp., alternativ 1 ml Infilachesis, 1ml Cefabene; 1–2 × wöchentl. i.m.
☞ auch Therapieempfehlungen oben.

Klassische Homöopathie

Wie bei allen Hauterkrankungen ist hier zu beachten: Niemals ein homöopathisches Arzneimittel nur aufgrund von Lokalsymptomen der Haut auswählen. Eine tiefere Störung des kindlichen Organismus liegt zugrunde und bedarf aus homöopathischer Sicht einer konstitutionellen und miasmatischen Behandlung. Nur eine ausführliche Anamnese mit Familienanamnese, Hierarchisierung der individuellen Symptome, gründliche Repertorisation und das vergleichende Studium der Materia medica unter Berücksichtigung des zugrunde liegenden Miasmas können zu dem passenden Konstitutionsmittel führen.

Komplexmittel-Homöopathie

- **Medikamentöse Therapie:** Dercut, alternativ Cefasulfon (3 × 15 Tr.)
- **Injektive Therapie:** 1 ml Cefasept + 1 ml Cefasulfon, 1–2 × wöchentl. i.m.

Mikrobiologische Therapie

Basistherapie: Probiotik pur® oder Lacteol®, 1 × tägl. 1 Beutel in Wasser, alternativ Paidoflor Kautabletten®: 1 × tägl. 1 Tabl. kauen, Lacteol Kps.® 1 × tägl. 1 Kps. vor einer Mahlzeit schlucken. Zusätzlich: Colibiogen Kinder® und/ oder Symbioflor 1® 3 × tägl. 5–25 Tr. je nach Alter.

Physikalische Therapie

Retterspitzauflagen 1–2 × wöchentl. über mehrere Wochen hinweg, im Wechsel oder alternativ dazu Sole Wickel, die lokal entgiften und den Juckreiz lindern.

Phytotherapie

- **Fertigarzneimittel** (M.D.S.: 3 × lt. Kinderformel; Ausgangsmenge 30 Tr.): Cefabene cistus oplx. (25.0) + Saciosa oplx. (25.0) bei nässendem Ekzem bzw. Echinacea oplx. (25.0) bei trockenem Ekzem
- **Externa:** Salbe: M.f.Ungt. befallene Stellen mehrmals tägl. bestreichen. Ekzevowen Salbe (35.0), Penatencreme (80.0), Vaselina alba (ad 200.0).
- **Tee** ☞ Neurodermitis
- **Pflegebad:** 1/4 l frische Kuhmilch, 2 EL Olivenöl, 6 Tr. Chamomillae ol. aether., 6 Tr. Rosae ol. Tr.; zusammen in ein 38 °C warmes Vollbad geben, höchstens 1/2 Std. Dauer; initial 4 Wochen lang 2 × wöchentl., dann seltener

TCM

Zu empfehlen ist die Reizung der Lokalpunkte am Ekzemrand, v.a. auf den betroffenen Meridianen, die durch das betroffene Gebiet ziehen. Laser und Moxa sind erfolgreich möglich. Relevante Punkte: Di 4, Di 11, Bl 40, Du 14, Lu 7, Mi 10, Bl 16.

Tipps für die Eltern

- Viel Wasser trinken, 5 Min. gekochtes Leitungswasser oder stilles Mineralwasser tägl. trinken. Diese Neutrale Flüssigkeit gibt dem Körper die Möglichkeit, die Entzündungs-, und Schlackenstoffe über die Nieren und nicht über die Haut auszuscheiden. Durch das sanfte Kochen verändert sich der Geschmack des Wassers, es schmeckt köstlich, leicht süß, und bekommt durch die Zufuhr von Energie eine erwärmende Wirkung.
- Weitere Maßnahmen ☞ Kap. 3.11.6

3.11.3 Akne vulgaris

Pubertätsspezifische Hautkrankheit, bei der die Talgdrüsen des Gesichts, Nackens, Rückens und der Brust verstopfen und so genannte „Komedonen" (Mitesser) bilden.

Ursachen und Symptome

Ursachen: Da alle Drüsen in der Pubertät aufgrund der Hormonumstellung verstärkt sezernieren, werden auch die Talgdrüsen unter der Haut stimuliert. Die starke Talgproduktion oder auch eine starke Produktion von Hautschuppen können zu verstopften Talgdrüsengängen führen. In der Folge bildet sich an der Hautoberfläche eine sichtbare Verstopfung, die Mitesser oder Komedon genannt wird. Entzündet sich dieser Mitesser durch eindringende Bakterien, entsteht ein schmerzhaftes Knötchen oder Eiterpustel. Mögliche Ursachen für eine Akne vulgaris können auch jodhaltige Medikamente, scharfe oder fette Speisen oder chemische Noxen (Öle, Teerprodukte und auch Körperpflegeprodukte) sein. **Symptome:** Das Gesicht, der Nacken und der obere Teil von Brust und Rücken können mit Komedonen (Mitesser), Papeln (entzündete, eiterhaltige Pickel) oder Pusteln (gelbe Knötchen) befallen sein. Dabei ist das Gesicht das bevorzugte Gebiet. In leichten Fällen treten die Pickel nur vereinzelt auf, in schwereren Fällen sind die betroffenen Stellen großflächig bedeckt. Es besteht die Gefahr, dass sich nach der Abheilung Narben bilden.

Diagnostik und schulmedizinische Therapie

Diagnostik: Symptomatik ☞ oben
Schulmedizinische Therapie:
- **Externe Therapie** mit Benzoylperoxid oder Azelainsäure, bei Bedarf auch Antibiotika-Gels (z. B. Erythromycin) und Vitamin-A-Präparate (z. B. Isotretinoin)
- **Bei schwer entzündlichen Formen:** Lokale Therapie und zusätzlich Antibiotika oral bis die Entzündung sich bessert. Bei Mädchen ist auch die Pille als Antiandrogen zu erwägen.
- **Bei Akne conglobata (schwerste Form):** Zusätzlich zur externen Therapie Vitamin-A-Präparate oral. **Cave:** Diese Präparate sind in oraler, evtl. auch in lokaler Form fruchtschädigend, daher sollte vor Therapiebeginn eine Schwangerschaft ausgeschlossen werden und für eine sichere Kontrazeption bis 6 Monate über die Therapie hinaus gesorgt werden.
Therapiebegleitend: Keine fettenden Cremes, sondern lieber Gels verwenden; seifenfreie Hautreinigung oder Verwendung alkoholischer Lösungen; physikalisches, sachkundiges Eröffnen der Pusteln durch eine Kosmetikerin.

Naturheilkundliche Behandlung

Da die Aknebildung mit einer erhöhten Dihydrotestosteronbildung (wichtiges Hormon für die männliche Entwicklung) zusammenhängt, sollte neben einer gezielten Entgiftung auch die hormonelle Komponente berücksichtigt werden. Auch bei der Akne ist die Beteiligung der Psyche von erheblicher Bedeutung. Jugendliche leiden unter den Pickeln, insbesondere auch aus dem Grund, weil sich mit der Pubertät die eigene Körperwahrnehmung intensiviert.

Cave Beim Versuch, Eiterpusteln auszudrücken, kann es passieren, dass ein Teil des Eiters nicht nach außen gelangt, sondern nach innen gedrückt wird. Dort kann sich der Eiter einkapseln und es entsteht ein Furunkel oder er gelangt eventuell in die Blutbahn, was im schlimmsten Fall zu einer Sepsis führen kann. ■

Therapieempfehlungen von Georg von Hannover

Äußere Anwendungen
- Einreibungen mit Echinacin-Salbe® mehrmals tägl., bei entzündlichen „Pickeln" mit oder ohne Eiter

Innere Anwendungen
- Unterstützung der hormonellen Komponente (Pubertät): Phyto-C®, 3 × tägl. 20−30 Tr.
- Förderung der Entgiftung: Nosodenkomplex Metabiarex®, 3 × tägl. 10−20 Tr.; zusätzlich Derivatio-Tabl.®, 3 × tägl. 2 Tabl.
- Eigenblut-Injektionen: z. B. 1 ml Cefasept® + 1 ml Cefalymphat® + 0,5−1 ml Eigenblut + 0,5 ml 1% Procain an das „toxische Dreieck" (3E 15), alternativ 1 ml Cefasept® + 1 ml Cefasulfon®, 1−2 × wöchentl.
  Zur Unterstützung der Psyche evtl. 1 ml Dystologes oder Cypripedium beimischen.
- Ernährung: Milch, Schweinefleisch, Süßigkeiten und Alkohol sollten gemieden werden.

Anthroposophie
- **Dermatodoron, Dilution / Salbe:** Heilpflanzenkomposition aus Pfennigkraut und dem Bittersüßen Nachtschatten. Das Basistherapeutikum bei sehr vielen Hauterkrankungen. Durch den hohen Kieselgehalt beider Pflanzen ist die Beziehung zur Haut gegeben und dieser fördert die Struktur- und Aufbaukräfte der Haut.
  Je nach Alter des Kindes 1−3x tägl. 3−5−10 Tr. in etwas Wasser. Versuch mit der Salbe erst an kleiner Hautstelle.
- **Belladonna comp. Trit.;** Tollkirsche und Quarz. Belladonna wirkt insgesamt bei dem Polarisationsprozess (Entzündung−Verhärtung) ausglei-

chend, während Quarz die physische Grundlage für die Ich-Organisation bildet und über dieses Wesensglied das kieselreiche Hautorgan ordnend durchwirken kann.

3 × tägl. ein Messerspitze Pulver auf der Zunge zergehen lassen.

Bachblüten

Einzusetzen ist insbesondere Walnut.

Biochemie

- **Nr. 9 Natrium phosphoricum D 6:** Störungen im Fett- und Eiweißstoffwechsel; Haut glänzend und fettig; Mitesser; vermehrte Talgdrüsenabsonderung; Furunkel; Abszesse. Je nach Alter des Kindes mehrmals tägl. 1–2 Tabl.
- **Nr. 6 Kalium sulfuricum D 6:** Drittes Entzündungsstadium; Epithelerhaltungsmittel; chronische Hauterkrankungen; Akne; Furunkel. Zu Beginn alle 2 Std. 1 Tabl., später 3–5 × tägl. 1–2 Tabl.
- **Nr. 1 Calcium fluoratum D 6/3:** Ausschläge mit Verhärtungstendenz und Narbenbildung. 2 × tägl. 1–2 Tabl.
- **Nr. 11 Silicea D 12/6:** Eiterungsneigung; Neigung zur Herdbildung; Akne; Furunkel; Verbesserung der Phagozytose. Je nach Alter des Kindes abends 1–3 Tabl.
- **Nr. 12 Calcium sulfuricum D 12/6:** Chronisch-eitrige Entzündungen; offene Abszesse und eiternde Wunden. 3 × tägl. 1 Tabl.

Eigenbluttherapie

☞ Therapieempfehlungen oben

Klassische Homöopathie

Akne ist eine äußerlich sichtbare Manifestation einer inneren Störung des heranwachsenden Jugendlichen. Nur eine konstitutionelle homöopathische Therapie führt langfristig zu einer Besserung der Symptome. Eine umfassende Anamnese mit Familienanamnese, Hierarchisierung der individuellen Symptome, gründliche Repertorisation und das vergleichende Studium der Materia medica unter Berücksichtigung des zugrunde liegenden Miasmas sind nötig.

Einige **Konstitutionsmittel** sind häufiger angezeigt: z. B. Calcium carbonicum, Hepar sulfuris, Kalium bromatum, Natrium muriaticum, Pulsatilla, Sepia, Silicea, Sulfur, Thuja.

Komplexmittel-Homöopathie

- **Medikamentöse Therapie:**
  - Cefasulfon (3 × 10 Tr.), alternativ Heparsulfuris Synergon Nr.111 Tabl. (3 × 1 Tabl.) bzw. Crotalus Pflügerplex (3 × 15 Tr.)
  - Zusätzlich: Cefasept (3 × 15 Tr.), alternativ Echinacea Synergon Nr. 4 (3 × 15 Tr.) zur Linderung der entzündl. Prozesse
- **Injektive Therapie:** 1 ml Cefasept + 1 ml Infi-Eupatorium + 1 ml 1% Procain, 1-2 × wöchentl. i.m.

Mikrobiologische Therapie

Basistherapie: Probiotik pur® oder Lacteol®, 1 × tägl. 1 Beutel in Wasser, alternativ Paidoflor Kautabletten®: 1 × tägl. 1 Tabl. kauen, Lacteol Kps.® 1 × tägl. 1 Kps. vor einer Mahlzeit schlucken. Zusätzlich: Colibiogen Kinder® und/ oder Symbioflor 1® 3 × tägl. 5–25 Tr. je nach Alter.

Physikalische Therapie

Gesichtsmaske: 1 EL Heilerde mit lauwarmem Wasser zu einem Brei rühren, diesen etwa 2 mm dick auf die betroffenen Stellen auftragen. Nach 10–15 Min. Maske mit lauwarmem Wasser abnehmen, 2 × wöchentl. anwenden. Gut geeignet ist dazu ein heißes Bad, denn der heiße Dampf hält die Maske feucht, so dass die Haut nicht austrocknet.

Phytotherapie

- **Basensuppe nach Josef Karl:** Entweder kurmäßig oder auf Dauer ein-zweimal wöchentl. 1 Zwiebel, 1 Sellerieknolle, 1 Stange Lauch, 3 rohe Kartoffeln mit Schale, 2 Tomaten, 1 Pastinakenwurzel, 3–4 Karotten, Radieschenkraut, Petersilie, Blumenkohlblätter, Kohlrabiblätter. Zum Würzen 1 Prise, jodiertes Speisesalz oder Kräutersalz. Je kg Gemüse 3 l Wasser. Zubereitung: Zwiebel und Tomaten in großem Topf mit Sesam- oder Distelöl andünsten, das zerkleinerte Gemüse dazugeben, dann erst Wasser dazugeben. Zwei Stunden auf kleiner Flamme köcheln lassen, abseihen, entweder nur die Brühe heiß löffeln, oder auch das Gemüse essen. Entsäuert das Gewebe!
- **Teemischung** – Akne Urospez nach Apotheker Dr. W. Probst München: Rezeptur: Helianthi annui flor. (5,0), Abrotani hb. (5,0), Violae tricol. hb. (20,0), Urticae fol. (20,0), Echinaceae angust. rad. (20.0), Agni casti sem. (10.0), Aromatici hb. (ad 100.0); M.f.spec.

D.S.: 1 EL/$^1/_2$ l Infus, 5 Min. ziehen lassen, 2–4 Tassen tägl.

- **Waschungen** mit Schafgarben/Frauenmantel Tee; D.S.: 2 EL auf $^1/_2$ l Infus. abseihen, mit dem noch warmen Tee die betroffenen Stellen betupfen.
- **Hormonell bedingte Akne junger Mädchen:**
  - Blutreinigungstee (☞ Grundschema); „unliebsame Droge" durch Artemisia vulgaris ersetzen
  - Sepia oplx. 1 Op.; D.S.: 3 × 1 p.c., zusätzlich Alchemilla comp. Alcea 1 Op.; D.S.: 2 × 5–7 Tr. 3 Tage vor Menses-Beginn
  - Phyto-C (3 × $^1/_2$ TL auf heißes Wasser), Bellis Oplx (3 × 1–2 Tabl.)
- **Akne-Programm** (von Wala): Morgens 2 Kps., abends 1 Kps., 1–2 × tägl. Akne Gesichtsdampfbad, 1 × wöchentl. Akne Gesichtsmaske
- **Förderung der Abheilung:** Ichthraletten (Steinschieferölbasis, also keine Phytotherapie!); D.S.: erste Woche 3 × 2 p.c., dann auf 3 × 1 reduzieren
- **Fertigarzneimittel:** Naranocut (3 × 2), alternativ Kattwidern (3 × 2), alternativ Derma Plantin 3 × 10–15 Tr. auf heißen Tee

TCM

- **Therapieprinzip:** Nach Auffassung der TCM ist die Haut dem Funktionskreis Lunge/Dickdarm und dem Element Metall zugeordnet. Das Problem, das hinter der Akne steht, ist oft ein Ausscheidungsproblem (Darm, Stuhl) oder ein Problem des Loslassens (Darm) und Kommunizierens (Lunge). Akupunktur ist sehr indiziert.
- **Basistherapie:** Di 4, Di 11, Du 14, Mi 6, Lu 5, Lu 7, Bl 40, Ni 6, Le 13 je nach Symptomatik zusätzlich:
- **Symptomatische Punkte** (zusätzlich):
  - Shu-Mo Technik: Lu 1, Bl 13, Bl 25, Ma 25
  - Punkte für bestimmte Areale: Gesicht: Lu 5, Lippen: Ma 45, Nase: Ex-HN 3, Hals: Dü 3, Rücken: Bl 62
  - Juckreiz: Bl 13, Di 11, Bl 16
  - Eiterbildung: SJ 5, Pe 9

Tipps für die Eltern

- Auf regelmäßigen Stuhlgang, ausreichend Neutralflüssigkeit und eine möglichst ausgewogene Ernährung ist auch in diesem Alter zu achten.
- Gerade in oder zu Beginn der Pubertät ist es wichtig, mit den Jugendlichen selbst zu sprechen. Damit werden die Jugendlichen in ihrer Eigenverantwortlichkeit, die jetzt immer wichtiger wird, angesprochen; zudem werden mögliche Trotzreaktionen gegen die Eltern umgangen.
- Die immer noch gängige Methode vieler Gynäkologen jungen verpickelten Mädchen die Antibabypille zu verschreiben, ist aus naturheilkundlicher Sicht kritisch zu bewerten: Denn die Pille greift in das sich gerade entwickelnde Hormonsystem massiv ein und stört dessen natürliche Entfaltung nachhaltig. Zusätzlich werden Leber und Gefäße belastet. Mit naturheilkundlicher Unterstützung und einer halbwegs gesunden Ernährung kommen die Jugendlichen auch ohne Pille in relativ kurzer Zeit durch diese oft recht schwierige Zeit.
- Weitere Maßnahmen ☞ Kap. 3.11.6

3.11.4 Furunkel

Infektion des Haarfollikels durch Staphylococcus aureus.

Ursachen und Symptome

Ursachen: Es handelt sich um eine tiefe Entzündung des Haarbalgs mit einer Abszessbildung. Dass sich Furunkel bilden können hat neben einem gestörten Stoffwechsel auch mit einem geschwächten Immunsystem zu tun.

Symptome: Es zeigt sich ein bohnen- bis walnussgroßer, schmerzhafter Knoten mit einem Eiterpfropf. Die Umgebung ist gerötet und überwärmt.

Diagnostik und schulmedizinische Therapie

Diagnostik: Symptomatisch ☞ oben. Bei massivem Befund BSG und Leukozyten erhöht.

Schulmedizinische Therapie: Bettruhe, betroffene Gliedmaße hoch lagern, evtl. feuchte Umschläge. Verbände mit Ammoniumbituminosulfonat („Zugsalbe"), das den Eiter zusammen zieht.

Meist ist eine orale Gabe gegen Staphylococcus aureus wirksamer Antibiotika nötig. Einschmelzende Furunkel/ Abszesse sollten inzidiert und der Eiter entleert werden (Drainage). Bei gehäuftem Auftreten (Furunkulose) Ursache abklären.

Cave An einem Furunkel nie drücken! Vor allem gilt dies im Gesicht oberhalb der Lippen, wo über venöse Verbindungen die Gefahr einer Verschleppung ins Gehirn mit einer septischen Sinusvenenthrombose droht. Furunkel im Gesicht möglichst konservativ antibiotisch behandeln und dem Patienten in den ersten Tagen Sprechverbot und flüssige Kost oder Brei verordnen! ∎

Naturheilkundliche Behandlung

Eine verstärkte Entzündungsbereitschaft des Körpers – wie es bei Furunkeln der Fall ist – deutet auf ein geschwächtes Immunsystem hin. Dabei ist die Suche nach Herden dringend zu empfehlen. Fündig wird man meistens im Kopfbereich (☞ Kap. 4.2 Therapieblockaden). Eitrige Mandeln, Sinusitiden oder Zähne auf Eiter können Ursache für die erhöhte Entzündungsbereitschaft der Haut sein. Nur eine gründliche Herdsanierung kann die Furunkeltherapie zu einem nachhaltigen Erfolg bringen! Das oberste Gebot ist es, den Eiter möglichst schnell herauszuziehen, um einer Sinusvenenthrombose mit nachfolgender Sepsis vorzubeugen.

Zusätzlich Maßnahmen zur Entschlackung und Abwehrstärkung ☞ Kap. 3.3.3.

Therapieempfehlungen von Georg von Hannover

Äußere Anwendungen
- Zugverbände und -salben: Weißkohlwickel über Nacht anlegen. Tagsüber Salbenverbände mit Echinacin-Salbe®. Alternativ mehrmals täglich Ilon-Abszesssalbe® zur Desinfektion.
- Evtl. Cantharidenpflaster erwägenswert, **keine** Blutegel ansetzen.

Innere Anwendungen
- Modifizierte Eigenbluttherapie: 0,5 – 1 ml EB + 1 ml Cefasept® + 1 ml Cefasulfon®, alternativ 0,5 – 1 ml EB + 1 ml Infi-Eupatorium® + 1 ml Engystol® i.m. oder mit 1 ml 1 % Procain an 3E 15.
- Organotrop-funktionelle Unterstützung: Hepar sulfuris-Synergon® Nr. 111, Kinder bis 6 Jahre lutschen tägl. 1 Tabl., Schulkinder 3 × tägl. 1 Tabl.

- Zur Vorbeugung einer Sepsis: Echinacea-Synergon®Nr.4, 3 – 5 × tägl. 10 – 20 Tr. (je nach Alter).

Anthroposophie
- **Lachesis comp., Globuli velati:** Diese Heilmittelzusammenstellung aus Schlangengift, Tollkirsche, Kalkschwefelleber und Waldbingelkraut besitzt einen breiten Einsatzradius. Speziell bei lokalen eitrigen Entzündungen beugt das Schlangengift einer septischen Tendenz vor und kann daher unter Umständen den Einsatz eines Antibiotikums überflüssig machen. Jedoch die Grenzen eines solchen Mittels im Einzelfall beachten.
  Je nach Alter des Kindes 1 – 3 – 6x täglich 3 – 5 – 10 Globuli.
- **Heilsalbe:** Universell einsetzbar zur Förderung der Wundheilung – speziell zur Nachbehandlung von Abszessen.
  1 – 2 × tägl. auftragen, evtl. als Salbenverband.

Ausleitungsverfahren

Ein Cantharidenpflaster unter beide Mastoide zur allgemeinen Entgiftung und Lymphentlastung, als einmalige Anwendung (☞ Kap. 2.11).

Bachblüten

Je nach vorherrschender Symptomatik sind folgende Blüten angezeigt und evtl. zu kombinieren: Beech, Holly.

Biochemie
☞ Kap. 3.11.3 Akne vulgaris

Eigenbluttherapie
☞ Therapieempfehlungen oben

Klassische Homöopathie
- **Calcium sulfuricum:** Bei fistelbildenden Abszessen. Anhaltende Eiterungen, die trotz Abflussmöglichkeit nicht zur Ruhe kommen. Mittel um Abszesse zu kupieren.
- **Silicea:** Abszessbildung an beliebigen Körperstellen. Bei chronischen und rezidivierenden Abszessen. Begünstigt das Ausstoßen von Fremdkörpern, die Absorption des Eiters und Reinigung der Fistelgänge. Zur Beschleunigung der Eiterung. Abszess und umgebende Haut sind relativ kalt.

- **Hepar sulfuris:** Äußerst schmerzhafte Abszesse, hochgradige Berührungsempfindlichkeit mit stechenden Schmerzen. Hep sulf kann Abszesse kupieren oder die Eiterung beschleunigen. Eiter oft gelb und blutig. Abszess und umgebende Haut sind heiß, aber das Kind fröstelt eher. Allgemein leicht eiternde Haut bei langsamer Abheilung.

Komplexmittel-Homöopathie

- **Medikamentöse Therapie:**
  - Cefasulfon (3 × 10 Tr.), alternativ Hepar sulfuris Synergon Nr.111 Tabl. (3 × 1 Tabl.) bzw. Crotalus Pflügerplex (3 × 15 Tr.)
  - Zusätzlich: Cefasept (3 × 15 Tr.), alternativ Echinacea Synergon Nr. 4 (3 × 15 Tr.), zur Linderung der entzündlichen Prozesse
- **Injektive Therapie:** 1 ml Cefasept + 1 ml Infi-Eupatorium, 1 – 2 × wöchentl. i.m.

Mikrobiologische Therapie

Äußerlich Symbioflor 1® mit Wasser verdünnt auf die betroffenen Stellen auftupfen.

Physikalische Therapie

Eine gekochte, aufgeschnittene Kartoffel auf das Furunkel aufgelegt, fördert die Reifung und schließlich den Abfluss des Inhalts. Nur als einmalige Anwendung geeignet.

Phytotherapie

☞ auch Kap. 3.11.3 Akne vulgaris
Externum: Spezificum: Abszess-Ilon-Salbe 1 Op.; D.S.: lokal bei Bedarf mehrmals tägl. anwenden.

TCM

- **Abszesse** reagieren sehr gut auf direkte Laser-Bestrahlung sowie auf „Umnadelung" des Abszesses. Sicherheitsabstand vom Abszessrand etwa 1 cm.
  - Relevante Punkte: Du 14, Di 11, Mi 6, Ni 6, Mi 6, Mi 10, Bl 40.
  - Stoffwechselpunkte sollten mit therapiert werden, um Rezidive zu vermeiden und akute Abszesse auszuheilen. Die bekannten allgemeinen Stoffwechselpunkte sind: Bl 40, Le 13, Di 2, Di 3, Di 4, Ni 2, Ni 6, Bl 58. Die Auswahl erfolgt nach Lokalisation und Organindikation. Sie sollten nie alle gemeinsam eingesetzt werden.
- **Furunkel** sind Entzündungen der Schweißdrüsen und Haarfollikel. Sie sprechen sehr gut auf

Akupunktur an. Punkte ☞ Kap. 3.1^1.3 Akne vulgaris

Tipps für die Eltern

- Bei Furunkeln sollte absolute Schweinefleisch-, und Milcheiweißkarenz eingehalten werden.
- Säuernde Nahrung meiden, wie z. B. Zucker, Weißmehl, tierische Eiweiße, Süßigkeiten, Cola- und Limo-Getränke, Fast Food, Schweinefleisch (hoher Histamingehalt!).
- Eigenurin als lokale und orale Anwendung (☞ Kap. 2.4.2).

3.11.5 Herpes simplex (labialis)

Mit seröser Flüssigkeit gefüllte Bläschen, die an Haut und Schleimhaut in und um den Mund herum auftreten. Die Erstinfektion findet meist im Kindesalter statt.

Ursachen und Symptome

Ursachen: Der Erreger ist das Herpes simplex Virus Typ 1, das durch Tröpfchen- oder Schmierinfektion übertragen wird. Die Inkubationszeit kann einige Wochen bis Monate dauern. Die Bläschen können immer wieder ausbrechen, wenn das Immunsystem geschwächt ist: sie treten sowohl begleitend bei Infekten auf, als auch bei psychischen und physischen Stresssituationen. Da Schule für immer mehr Kinder Stress bedeutet, bricht der Lippen-Herpes bei Schulkindern öfter auf als früher. Eine andere Infektionsquelle besteht für Kinder, die häufig Umgang mit Pferden haben. Die sog. Pferdemauke kann beim Menschen Herpes Bläschen produzieren.
Symptome: Der Ausbruch des Herpes labialis kündigt sich durch Juckreiz an der entsprechenden Stelle an. Schon Stunden später können sich die ersten Bläschen bilden, die neben dem Pruritus noch ein Brennen erzeugen. Nach einigen Tagen gehen die Bläschen auf und verschorfen.

Diagnostik und schulmedizinische Therapie

Diagnostik: Symptomatisch ☞ oben
Schulmedizinische Therapie:
- **Stomatitis aphtosa (Mundfäule):** Häufig die Erstinfektion mit dem Virus im Kleinkindesalter. Bei Befall von Mundschleimhaut und Zahnfleisch: Mundspülung und -pinselung

mit antiseptischen (z. B. Kamillenextrakt) und lokalanästhetischen Lösungen (z. B. Lidocain, Polidocanol)

- **Lippenherpes:** Desinfizierende und austrocknende Lotionen, evtl. Virostatika (Aciclovir-Salbe) lokal, wenn möglich vor Auftreten der Bläschen, die lokale Wirksamkeit ist fraglich.
- **Ekzema herpeticum:** Bei Säuglingen mit vorgeschädigter Haut und ausgedehntem Befund: Aciclovir oral oder bei sehr schweren Fällen Aciclovir intravenös.

Naturheilkundliche Behandlung

Da die juckende und brennende Bläschenbildung äußerst unangenehm ist, ist das Nahziel der naturheilkundlichen Therapie, den Ausbruch zu verhindern (nicht zu unterdrücken!) oder abzumildern. Je früher die Behandlung einsetzt, umso erfolgreicher wird die Behandlung sein. Das Fernziel besteht darin, die Erkrankung nachhaltig auszuheilen (☞ Kap. 4.2 Nosoden). Zusätzlich Psyche berücksichtigen – nach Möglichkeit Stressfaktoren abbauen oder abmildern.

Therapieempfehlungen von Georg von Hannover

Äußere Anwendungen

- Beim ersten Juckreiz: Die entsprechenden Stellen mehrmals tägl. mit Contravir® betupfen; möglicherweise lässt sich ein Ausbruch verhindern.
- Förderung des Heilungsprozesses bei Bläschen: Contravir® oder Lomaherpan-Salbe®
- Eigenurintherapie: Kompressen mit unverdünntem Eigenurin ☞ Kap. 2.2.3 Autologe Verfahren

Innere Anwendungen

- Modifizierte Eigenblutinjektionen: 0.5–1 ml EB + 1 Amp. Engystol® + 1 Amp. Sedativa-Injektopas® (unterstützt die nervliche Komponente). Alternativ 0.5–1 ml Eigenblut + 1 Amp. Cefasept® + 1 Amp. Dystologes®
- Gegen Juckreiz und zur Förderung der Heilung: Contravir® 3–5 × tägl. 5-10 Tr. mit etwas Flüssigkeit einnehmen. Bei Schmerzen zusätzlich 3 × tägl. 10–20 Tr. Mezereum-Synergon®
- Nosodentherapie (☞ auch Kap. 4.2.2): Die Nosode Herpes simplex in der D 30 oder D 200 ist möglicherweise in der Lage, das Virus nachhaltig aus dem Körper zu verbannen. Es empfiehlt sich, die Dosierung sorgfältig auszu-

testen. Eine gängige Dosierung bei Schulkindern: tägl. oder jeden 2. Tag 5 Glob. einer D 30. Bei Kindern, die häufig mit Pferden in Kontakt kommen und an der Pferdemauke erkranken, ist die Nosode Malandrinum D 30 angezeigt (die Nosode der Pferdemauke).

Um die durch die Nosoden freigesetzten Toxine schnell zur Ausscheidung zu bringen, sind durch Unterstützung der Entgiftungssysteme (Leber, Nieren, Lymphsystem, Darm) sog. „Drainagen" zu legen: Derivatio®, 3 × tägl. 1–2 Tabl.

Anthroposophie

Halit D12, Dilution: Natürliches Steinsalz. Das Einsatzgebiet ähnelt der homöopathischen Verwendung von Natrium muriaticum. Feinfühlige, seelisch verschlossene Kinder, deren unterdrückte Emotionen in den Herpes-Eruptionen sichtbar zum Ausdruck kommen. Vorsichtige Dosierung, mit 1 × tägl. 5 Tr. verdünnt beginnen.

Bachblüten

Je nach vorherrschender Symptomatik sind folgende Blüten angezeigt und evtl. zu kombinieren: Beech, Cherry Plum, Crab Apple, Impatiens.

Biochemie

Herpetiforme Hauteruptionen:

- **Nr. 7 Magnesium phosphoricum D 6/3:** Umstimmung und Desensibilisierung. 3–7 × tägl. 1–2 Tabl., später abends 5 Tabl. in heißem Wasser lösen und schluckweise trinken lassen.
- **Nr. 2 Calcium phosphoricum D 6:** Bläschen mit serösem Inhalt; stabilisiert die Zellmembrane. Je nach Alter des Kindes anfangs mehrmals tägl. 1–2 Tabl., später 2 × tägl. 1–2 Tabl.
- **Nr. 5 Kalium phosphoricum D 6:** Zur Abwehrsteigerung bei viralen Infektionen. 3–5 × tägl. 1–2 Tabl.
- **Nr. 8 Natrium chloratum D 6:** Bläschen mit wässrigem Inhalt. 3–5 × tägl. 1–2 Tabl.

Eigenbluttherapie

☞ Therapieempfehlungen oben

Klassische Homöopathie

Häufige akute Ausbrüche einer latenten Herpesinfektion sind Zeichen eines geschwächten Immunsystems. Aus homöopathischer Sicht bringt nur eine konstitutionelle und miasmatische Behandlung nach den Regeln der klassischen Homöopathie langfristig eine Besserung.

Jedoch können im Ausnahmefall bei sehr schmerzhaftem, quälendem Herpesausbruch abhängig vom Erscheinungsbild und den auslösenden Faktoren zur Erleichterung einige Mittel in Betracht gezogen werden. Im Anschluss an diese symptomatische Behandlung sollte immer eine konstitutionelle Therapie folgen.

- **Arsenicum album:** Mit ausgeprägtem Brennen und Jucken. Bläschen werden schnell trocken, schuppig und sehen mehlig aus. Das Kind wirkt erschöpft und schwach.
- **Natrium muriaticum:** Herpesbläschen meist um Lippen und Mund. Nach Sonnenbestrahlung, bei Fieber und nach Kummer und emotionalen Krisen.
- **Rhus toxicodendron:** Häufigstes Akutmittel, Herpes um die Lippen und Herpes zoster. Starkes Brennen und Jucken, kleine Bläschen mit Krustenbildung. Nach Überanstrengung, Überhitzung und Schwitzen, bei Fieber und Infekten.
- **Sepia:** Herpesbläschen um die Lippen. Bläschen stark juckend, aufspringend und eiternd, ringförmig oder als braune Flecken. Bei hormonellen Störungen, nach Verzehr von Fisch.

Komplexmittel-Homöopathie

- **Medikamentöse Therapie:** Contravir (3 × 5 Tr.), zusätzlich Cefasept (3 × 10 Tr.), zur Stabilisierung der Psyche: Dystologes (3 × 1 Tabl.)
- **Injektive Therapie:** 1 ml Engystol + 1 ml Cefasept im Wechsel mit 1 ml Dysto-loges bzw. + 1 ml Sedativa-Injektopas, 1−2 × wöchentl., zusätzlich 1 ml 1% Procain.

Mikrobiolgische Therapie

Symbioflor 1® äußerlich unverdünnt auftupfen (Wattestäbchen).

Phytotherapie

Spezificum: Loma-herpan-Salbe 20.0; D.S.: bei ersten Anzeichen einer sich anbahnenden Effloreszenz mehrmals tägl. betroffene Stelle bestreichen.

TCM

Laserbestrahlung des Herpes an der Lippe, zusätzlich immunstärkende Punkte auswählen: Di 11, Lu 7, Bl 40, Bl 23, Lu 5, Mi 6, Di 4, Le 3, Bl 11, Bl 24, Ma 36.

> **Tipps für die Eltern**
>
> - Honig auf den beginnenden Herpes verhindert die Ausbreitung und fördert die Heilung durch den hohen Gehalt an Propolis und Enzymen. Honig aus dem Reformhaus oder Naturkostmarkt verwenden.
> - Eigenurin lokal oder oral anwenden (☞ Kap. 2.4.2).
> - Weitere Maßnahmen ☞ Kap.3.11.6

3.11.6 Psoriasis (Schuppenflechte)

Chronische, meist schubförmig verlaufende gesteigerte Zellneubildung der Oberhaut. Die Erytheme können sich bis zur Verhornung entwickeln.

Ursachen und Symptome

Ursachen: Diese Hauterkrankung wird zu den Erbkrankheiten gerechnet (in der ☞ Homöopathie gehört sie zu den großen Miasmen). Sie tritt meist nach dem 10. Lj. auf. Auslöser können Noxen unterschiedlicher Genese sein: Infekte (Tonsillitis, Masern o.ä.), chemische Noxen (z. B. Medikamente) und psychischer Stress. Gerade in der Pubertät ist die Psyche durch die hormonelle Umstellung belastet und sensible Kinder legen sich in der Zeit einen „Hautpanzer" zu, der auch später nicht mehr so leicht therapeutisch zu durchbrechen ist.

Symptome: Es entstehen scharf begrenzte Erytheme mit weißlichen Schuppen, die sich allmählich ausdehnen. Bevorzugte Stellen sind Ellenbogen, Knie, Kreuzbeingegend und behaarte Kopfhaut, die Schuppenflechte kann sich jedoch überall hin ausdehnen. Juckreiz ist kein fester Bestandteil des Krankheitsbildes. Die Schuppen lösen sich nach einiger Zeit ab. Die darunter liegende Haut ist dünn und kann kleine blutige Stellen aufweisen. Die Symptomatik tritt meist in Schüben auf.

Diagnostik und schulmedizinische Therapie

Diagnostik: Symptomatik ☞ oben. Auslösbarkeit von Psoriasisphänomenen (Kerzenwachsphänomen, Auspitz-Phänomen), Histologie.

Schulmedizinische Therapie:

- Abschuppung mit salicylat- oder harnstoffhaltigen Salben. **Cave:** Salicylat wird über die Haut aufgenommen, deshalb in niederer Konzentration und nur auf kleinen Flächen verwenden!

- Antientzündliche Therapie mit Steroidcremes
- Antiproliferative Therapie: Vitamin D-Derivate (z. B. Calciprotriol), Cignolin. Cave: Verfärbt Haut, Wäsche und Keramik), Dithranol
- Auslöser vermeiden: Es sollte immer auch nach möglichen Auslösern wie Stress, Infekten und Medikamente gesucht werden
- Physikalische Therapie: Zusätzlich können Solebäder und eine Kur mit Klimawechsel gut wirken.
- Systemische Behandlung bei schweren Fällen: Nach Ausschluss infektiöser Herde stehen Vitamin-A-Derivate und Immunsuppresiva zur oralen Gabe zur Verfügung.

Naturheilkundliche Behandlung

Die starke Schuppenbildung ist gewöhnlich nicht von Juckreiz oder Brennen begleitet. Dennoch wird die Lebensqualität der Betroffenen erheblich beeinträchtigt. Ziel der Therapie ist es, die Haut von ihrer Schuppenbildung abzubringen. Dabei sind miasmatische Aspekte genauso zu berücksichtigen wie gestörte Entgiftungssysteme (Leber, Nieren, Lymphsysteme), die Reduktion von Noxen aller Art und die Psyche.
Basiskonzept: Entschlackung und Abwehrstärkung ☞ Kap. 3.3.3

Therapieempfehlungen von Georg von Hannover

Äußere Anwendungen

- Eine positive Wirkung hat die sanfte UV-Bestrahlung, die vor allem die Umgebung um das tote Meer bietet. Die kostengünstigere Alternative ist die dosierte UV-A-Bestrahlung in Form einer Sonnenbank.
- Gegen die verstärkte Austrocknung 3–4 EL Calendula-Hautöl® ins Badewasser geben, keine Seife verwenden. Die betroffenen Stellen mehrmals tägl. mit Dercut®-Salbe behandeln. Auf die Kopfhaut: Klettenwurzelöl sanft einmassieren und 1–2 Std. einwirken lassen, mit einer sanften Waschlotion ausspülen.

Innere Anwendungen

- Modifizierte Eigenbluttherapie: Wie bei allen Hauterkrankungen ist auch bei der Psoriasis die Eigenblutbehandlung ☞ indiziert. Für die modifizierte Eigenblut-Injektion empfiehlt sich eine Mischung aus 1 ml Cutis comp.® + 1 ml Cefasulfon®, angereichert mit 0,5–1 ml Blut aus der Cubitalvene + 1 ml 1 % Procain, s.c. an die Punkte 3E 15 (toxisches Dreieck)

reinjiziert. Man appliziert 5 solcher EB-Injektionen im wöchentl. Abstand. Danach setzt man die Behandlung mit 5 EB-Injektionen einer anderen Mischung fort: 1 ml Metabiarex® + 1 ml Hepaloges® + 0,5–1 ml EB. Man kann diese beiden Mischungen auch wöchentl. abwechseln. Nach einer 4-wöchigen Pause entscheidet man, ob eine weitere Serie angezeigt ist!

- Nosodentherapie: Metabiarex® besteht hauptsächlich aus Nosoden der wichtigsten Erbkrankheiten und Impfstoffen, darunter auch Psorinum. Dieses Mittel gibt es auch in Tropfenform für die orale Therapie. Schulkindern gibt man 3 × tägl. 10–15 Tr. Zur Entgiftung und Drainagelegung Derivatio® Tabletten 3 × tägl. 1–2 Tabl. Zusätzlich zur Ausleitung Sulfur-Synergon®, 3 × tägl. 15 Tr. Ausleitung!
- Ernährung: Der Ernährungsplan sieht wenig Säuren und keine Milch und -produkte vor. Außerdem sollte der Patient fette Speisen, Zucker und Schweinefleisch meiden.

Anthroposophie

- **Dermatodoron, Dilution/Salbe:** Heilpflanzenkomposition aus Pfennigkraut und dem Bittersüßen Nachtschatten. Das Basistherapeutikum bei sehr vielen Hauterkrankungen. Durch den hohen Kieselgehalt beider Pflanzen ist die Beziehung zur Haut gegeben und dieser fördert die Struktur- und Aufbaukräfte der Haut.
Je nach Alter des Kindes 1–3 × tägl. 3–5–10 Tr. in etwas Wasser. Versuch mit der Salbe erst an kleiner Hautstelle.
- **Antimonit 0,4 %, Salbe:** Natürlicher Grauspießglanz. Das Antimon fördert die Durchorganisation des Aufbaustoffwechsels. Diese auf jeder Ebene organisierende Antimonkraft ist bei der überschießenden und damit unvollständigen Regeneration der Epidermiszellen (Psoriasis) therapeutisch notwendig.
Salbe 1–2 × tägl. auf die betroffenen Stellen auftragen.

Bachblüten

Je nach vorherrschender Symptomatik sind folgende Blüten angezeigt und evtl. zu kombinieren: Larch, Rock Water.

Biochemie

- **Nr. 3 Ferrum phosphoricum D 12:** Akute Phase; Hautausschläge mit vorwiegender Rötung; Psoriasis punctata. 3–5 × tägl. 1–2 Tabl.

- **Nr. 9 Natrium phosphoricum D 6:** Stoffwechselstörungen mit psoriatiformen Ausschlägen; Jucken infolge von Schärfen. Je nach Alter des Kindes mehrmals tägl. 1–2 Tabl.
- **Nr. 6 Kalium sulfuricum D6:** Epithelerhaltungsmittel; chronische Hauterkrankungen mit vermehrter Abschuppung. 3–5 × tägl. 1–2 Tabl.
- **Nr. 1 Calcium fluoratum D 6/3:** Ausschläge mit Verhärtungstendenz; trockene und rissige Haut; starke Hautverdickung. 2 × tägl. 1–2 Tabl.
- **Nr. 11 Silicea D 12/6:** Akanthose der Epidermis; herabgesetzte Hautatmung. Je nach Alter des Kindes abends 1–3 Tabl.
- **Nr. 13 Kalium arsenicosum D 6:** Alle chronischen und therapieresistenten Hauterscheinungen mit Juckreiz, Rötung, Schuppung. Je nach Alter des Kindes 3 × tägl. 1–2 Tabl.

Eigenbluttherapie

☞ Therapieempfehlungen oben

Klassische Homöopathie

Psoriasis ist eine äußerlich sichtbare Manifestation einer tieferen inneren gesundheitlichen Störung des Kindes. Wie bei allen Hauterkrankungen ist hier zu beachten: Niemals ein homöopathisches Arzneimittel nur aufgrund von Lokalsymptomen der Haut auswählen. Als chronische Krankheit bedarf sie aus homöopathischer Sicht immer einer konstitutionellen und miasmatischen Behandlung. Eine ausführliche Anamnese mit Familienanamnese, Hierarchisierung der individuellen Symptome, gründliche Repertorisation und das vergleichende Studium der Materia Medica unter Berücksichtigung des zugrunde liegenden Miasmas sind dringend erforderlich.

Es gibt kein homöopathisches Mittel zur Behandlung von Psoriasis, aber einige **Konstitutionsmittel** sind erfahrungsgemäß häufiger indiziert, wie z. B. Arsenicum album, Calcium carbonicum, Lycopodium, Natrium muriaticum, Phosphorus, Pulsatilla, Sepia, Silicea, Staphisagria, Sulfur.

Komplexmittel-Homöopathie

- **Medikamentöse Therapie:**
  - Dercut (3 × 15 Tr.), zusätzlich Cefasulfon (3 × 10 Tr.)
  - Zur Entgiftung und Ausleitung: Metabiarex (2 × 10 Tr.) + Derivatio (3 × 1 Tabl.)

- **Injektive Therapie:** 1 ml Cefasulfon + 1 ml Cutis comp., + 1 ml 1% Procain 1–2 × wöchentl. i.m., bzw. als Einzelinjektion im Wechsel

Mikrobiologische Therapie

Basistherapie: Probiotik pur® oder Lacteol®, 1 × tägl. 1 Beutel in Wasser, alternativ Paidoflor Kautabletten®: 1 × tägl. 1 Tabl. kauen, Lacteol Kps.® 1 × tägl. 1 Kps. vor einer Mahlzeit schlucken. Zusätzlich: Colibiogen Kinder® und/ oder Symbioflor 1® 3 × tägl. 5–25 Tr. je nach Alter

Phytotherapie

- **Tee-Rezeptur:** Violae tricol. hb. (20.0), Equiseti hb. (20.), Saponariae rubrae (20.0), Sarsaparillae hb. (20.0), Juniperi fruct. (20.0), Menthae pip. fol. (20.0); M.f.spec. D.S.: 2 TL/250 ml. Kaltauszug über Nacht. Morgens aufkochen und 1/2 Min. kochen lassen. 2 Tassen tägl. kurmäßig über 3–5 Mon.
- **Fertigarzneimittel:** Linolensäurepräparate ☞ Neurodermitis
- **Spezificum:** Traditionell: Sarsapsor Tabl. CL; D.S.: 3 × 6 Tabl. in Tee gelöst. Neu, in Erprobung: Sinuplasan dil. (100.0), D.S.: 3 × lt. Kinderformel (Ausgangsdosis 20–40 Tr.)
- **Externa (Spezificum):** Rubisan Unguentum 1 Op.; D.S.: 1–2 × tägl. betr. Stellen einreiben. Ist vorwiegend die Kopfhaut betroffen, über Nacht Packungen mit Ricini ol. (50.0)

TCM

- **Körperakupunktur:** Du 20, Di 11, Ma 36, Mi 6, Mi 10, Lu 7, Lu 5, auch Punkte um die betroffenen Stellen sowie die Meridianpunkte in direkter Nähe zur Hautläsion
- **Moxa:** Sehr gute Wirkung aufgrund der beruhigenden Wirkung des Moxarauches
- **Lasertherapie:** Großflächiges Scannen der Hautareale

Tipps für die Eltern

Der Zustand der Haut ist unmittelbar abhängig von der Leistungsfähigkeit der Entgiftungssysteme Leber, Nieren, Lymphsystem und Darm. Wenn eines oder mehrere dieser Systeme aus unterschiedlichen Gründen in seiner Funktion eingeschränkt ist, besteht die Option des Organismus darin, Schlackenstoffe über die Haut zu entsorgen. Für die Eltern gilt daher, den Kindern zusätzliche Gifte so weit wie möglich fern zu halten: →

- **Ernährung:** Säuernde Nahrung meiden! Dazu gehören Zucker, Weißmehl, tierische Eiweiße, Süßigkeiten aller Art, Cola- und Limo-Getränke, Fast Food, Schweinefleisch (hoher Histamingehalt!)
- **Trinken:** Kinder sollten angehalten werden, Wasser zu trinken. Dadurch werden die Entgiftungssysteme aktiviert und das Wasser dient ausschließlich als Transportmittel der Giftstoffe aus dem Körper (Urin). Trinkmenge ☞ Kap. 3.4.3.
- **Waschmittel, Seifen und Shampoos:** In vielen Haushalten werden Waschmittel mit zu vielen Reizstoffen verwendet. Zu empfehlen sind Waschmittel aus biologisch abbaubaren Stoffen (Bioladen!). Die meisten Duschgels und Shampoos enthalten Stoffe, die stark schäumen und die Haut und Schleimhäute sehr reizen. Stattdessen reizfreie Kosmetika verwenden.
- **Kleidung:** Es sollte unbedingt darauf geachtet werden, dass keine synthetischen Stoffe getragen werden, die die Hautatmung beeinträchtigen. Baumwolle und naturbelassene Schurwolle sollte der Vorzug gegeben werden. Leider sind oft auch die Farben der Kleidung Reizstoffe.
- **Psyche:** Die Haut ist der Spiegel der Seele. Stressfaktoren, die die Hautprobleme verstärken können, sollten abgebaut oder zumindest abgemildert werden. Der Schulstress, den eine große Zahl von Kindern hat, sollte zu Hause nicht durch Drohungen und Ermahnungen verstärkt werden.
- Quellen von **Elektrosmog** ausschalten (☞ Kap. 4.3.7)

3.11.7 Urtikaria (Nesselsucht, Quaddelsucht)

Allergische Immunreaktion vom Soforttyp (Typ 1) mit meist stark juckenden Quaddeln.

Ursachen und Symptome

Ursachen: Insektenstiche (Mücken, Bienen, Wespen und Zecken), Allergene (Nahrungsmittel und Medikamente), Toxine, Druck und Reibung, Wärme und Kälte, und auch UV-Licht können allergische Reaktionen vom Typ 1 hervorrufen.
Symptome: Innerhalb von Minuten entwickeln sich, z. B. nach einem Insektenstich, unterschied-

lich große, leicht erhabene, meist rötliche Quaddeln, die heftig jucken und den Quaddeln nach Brennnesselkontakt ähneln. Im Rahmen der allergischen Reaktion können auch Luftnot, Magen-Darm-Beschwerden und Kopfschmerzen bis hin zu Kreislaufkollaps, Blutdruckabfall und Bewusstlosigkeit auftreten. Bei diesen Anzeichen des anaphylaktischen Schocks muss beim geringsten Verdacht **unverzüglich** der Notarzt gerufen werden.

Diagnostik und schulmedizinische Therapie

Diagnostik: Symptomatik ☞ oben. Zusätzlich Ursachenforschung:
- Laborparameter, z. B. Entzündungsparameter, Anti-Streptolysin-Titer, Virusserologie
- Ausschluss einer Herdinfektion, z. B. Helicobacter pylori, Tonsillen, Zähne
- Allergologische Tests: Prick- und/oder Intrakutantestung
- Physikalische Tests zum Ausschluss einer physikalischen Urtikaria, z. B. Drucktest, kaltes und heißes Armbad
- Eliminationsdiät, um Nahrungsmittelabhängigkeit zu prüfen
- Orale Provokationstests mit Nahrungsmitteln oder Medikamenten – nur im freien Intervall, sonst nicht zu verwerten
- Bei V. a. erbliches Quincke-Ödem: C1-Esterase-Inhibitor-Aktivität

Schulmedizinische Therapie: Generell gilt: **Auslöser suchen und meiden!**
- Bei allergischer Urtikaria und Intoleranzurtikaria sowie bei chronischen Formen: **Antihistaminika**, in schweren Fällen **Glukokortikosteroide**
- Bei physikalischer Urtikaria richtet sich die Behandlung nach der Ursache: z. B. wird eine Infektion mit Antibiotika therapiert, Lichturtikaria wird mit Sonnenschutz und einer Lichtgewöhnungstherapie behandelt, bei Kälteurtikaria oder Druckurtikaria kommen Glukokortikoide in Betracht.

Naturheilkundliche Behandlung

Die Urtikaria ist den allergischen Hautreaktionen zuzuordnen. Aufgrund einer Fehlsteuerung des Immunsystems kommt es zu Überreaktionen gegen Einwirkungen von außen (z. B. Insektenstiche, Nahrungsmittel, Medikamente etc.). Die naturheilkundliche Therapie zielt darauf ab, Quaddeln und Juckreiz schnell zum Abklingen zu bringen und in der Folge das Immunsystem umzustimmen, damit es nicht mehr zu solchen Überreaktionen neigt (☞ Therapiemaßnahmen: Entschlackung und Abwehrstärkung ☞ Kap. 3.3.3).

Therapieempfehlungen von Georg von Hannover

Äußere Anwendungen

- Die Stichstelle sofort mit Regenaplex® Nr.510a betupfen. Selbst schmerzhafte Wespenstiche sind nach einigen Minuten nicht mehr zu sehen und zu spüren! Zusätzlich gibt man Kindern in kurzen Abständen mehrmals hintereinander einige Tropfen auf die Zunge. Alternativ bei Wespenstichen: Eine Zwiebel in zwei Hälften schneiden und eine der beiden Hälften auf die Stichstelle legen.
- Injektive Therapie: 2 ml Allergie-Injektopas + 0,5 ml Eigenblut + 1ml 1 % Procain i.m., 5 EB-Injektionen im wöchentl. Abstand.

Innere Anwendungen

Bei Insektenstichen Apis (alternativ Vespa) und Ledum in der D 30 im $1/2$-stündl. Wechsel, je 3 Glob., bis Schwellung und Schmerz abgeklungen sind.

Anthroposophie

Urtica comp. Globuli velati: Komposition aus Brennnessel, Zinn und Austernschalenkalk. Durch diese spezielle Komposition aus je einer mineralisch-metallischen, pflanzlichen und tierischen Komponente wird die ätherische Organisation geordnet und ein Überufern des allergischen Immungeschehens eingedämmt.
Je nach Alter des Kindes und Zustand 1–3–6x tägl. 3–5–10 Globuli.

Bachblüten

Je nach vorherrschender Symptomatik sind folgende Blüten angezeigt und evtl. zu kombinieren: Heather, Impatiens. Zusätzlich Rescue-Salbe auftragen.

Biochemie

- **Nr. 24 Arsenum jodatum D 6:** Allergische Diathese; zur Absorption entzündlicher und allergischer Exsudate. Je nach Alter des Kindes 3 × tägl. 1–2 Tabl.
- **Nr. 8 Natrium chloratum D 6:** Allergische Anschwellung der Haut. 3–5 × tägl. 1–2 Tabl.
- **Nr. 3 Ferrum phosphoricum D 12:** Akute entzündliche Phase. 3–5 × tägl. 1–2 Tabl.

- **Nr. 2 Calcium phosphoricum D 6:** Exsudativallergische Reaktionen; stabilisiert die Zellmembrane. Je nach Alter des Kindes anfangs mehrmals tägl. 1–2 Tabl., später 2 × tägl. 1–2 Tabl.

Eigenbluttherapie

☞ Therapieempfehlungen oben

Klassische Homöopathie

Wie bei allen Hauterkrankungen ist hier zu beachten: Ein homöopathisches Arzneimittel sollte nie nur aufgrund von Lokalsymptomen der Haut ausgewählt werden. Ausführliche Anamnese mit Familienanamnese, Hierarchisierung der individuellen Symptome, gründliche Repertorisation und vergleichendes Studium der Materia Medica unter Berücksichtigung des zugrunde liegenden Miasmas sind dringend erforderlich.
Im Ausnahmefall können bei sehr starker Urtikaria – abhängig von Modalitäten und auslösenden Faktoren – zur Erleichterung einige häufige Mittel für ein symptomatisches Vorgehen in Betracht gezogen werden. Im Anschluss an diese Akutbehandlung sollte immer eine konstitutionelle Therapie folgen.

- **Apis:** Brennender stechender Schmerz, hellrote oder livide Quaddeln. Kalte Anwendungen bessern, nachts schlechter. Urtikaria während Fieber, Schweiß und nach Genuss von Schalentieren. Urtikaria mit asthmatischen Beschwerden.
- **Natrium muriaticum:** Urtikaria nach heftiger körperlicher Anstrengung und Wärme, nach Sonnenbestrahlung, während Frost, bei Kummer und emotionalen Krisen.
- **Rhus toxicodendron:** Knötchenförmige Quaddeln. Urtikaria nach Nasswerden, bei Schweiß, durch kalte Luft, während Fieber und Infekten, jeden Frühling. Urtikaria mit rheumatischen Beschwerden.
- **Urtica urens:** Starkes Jucken und unerträgliches Brennen. Haut stark gerötet in unregelmäßigen Flecken. Urtikaria nach heftiger körperlicher Anstrengung und Wärme, nach dem Baden, nach Genuss von Schalentieren. Urtikaria bei und abwechselnd mit rheumatischen Beschwerden.

Komplexmittel-Homöopathie

- **Medikamentöse Therapie:** Urtica Synergon Nr. 9 a (3 × 15 Tr.) zusätzlich Dercut (3 × 10 Tr.)

- **Injektive Therapie:** 1 ml Allergie-Injektopas, 1-2 × wöchentl. i.m.

Mikrobiologische Therapie

- Basistherapie: Probiotik pur® oder Lacteol®, 1 × tägl. 1 Beutel in Wasser, alternativ Paidoflor Kautabletten®: 1 × tägl. 1 Tabl. kauen, Lacteol Kps.® 1 × tägl. 1 Kps. vor einer Mahlzeit schlucken. Zusätzlich: Colibiogen Kinder® und/ oder Symbioflor 1® 3 × tägl. 5–25 Tr. je nach Alter
- Unbedingt 2 × wöchentl. je 1 Amp. Folliculi lymphatici aggregati Wala® als Trinkampulle

Physikalische Therapie

Wickel oder Auflagen mit Calendula Essenz, alle 15 Min. wechseln, bis die Beschwerden abgeklungen sind.

Phytotherapie

☞ Kap. 3.11.2 Ekzem
Dercut-Salbe, mehrmals tägl. auftragen.

TCM

- **Körperakupunktur:** Quellpunkte der betroffenen Meridiane sowie: Di 11, Ma 36, Mi 6, Mi 10, Lu 7, Lu 5, auch Punkte um die betroffenen Stellen sowie die Meridianpunkte in direkter Nähe zur Hautläsion
- **Moxa:** Sehr gute Wirkung aufgrund der beruhigenden Wirkung des Moxarauchs
- **Lasertherapie:** Großflächiges Scannen der betroffenen Hautareale

---

Tipps für die Eltern

- Gerade im akuten Juckstadium sollen die Kinder $1/2$ l Leitungswasser, das 5 Min. gekocht wurde, oder stilles Mineralwasser trinken. Diese neutrale Flüssigkeit gibt dem Körper die Möglichkeit, die Entzündungs-, und Schlackenstoffe über die Nieren und nicht über die Haut auszuscheiden. Durch das sanfte Kochen verändert sich der Geschmack des Wassers, es schmeckt köstlich, leicht süß und hat eine erwärmende Wirkung.
- Weitere Maßnahmen ☞ Kap. 3.11.6

3.11.8 Verrucae (Warzen)

Gutartige Neubildungen der Haut (Papeln), die meist durch Viren hervorgerufen werden, insbesondere durch das Papilloma-Virus.

Ursachen und Symptome

Ursachen: Warzen entstehen meist durch direkte virale Ansteckung, entweder zwischen Menschen, aber auch von einer Stelle eines Betroffenen zu anderen Stellen. Typischerweise sind Kinder betroffen. Begünstigend für Warzen an den Füßen sind feuchte und kalte Füße.

Symptome: Es werden verschiedene Formen von Warzen unterschieden. Die häufigste Form sind Verrucae vulgares, gewöhnliche Warzen. Es handelt sich hierbei um harte Papeln, die allmählich wachsen, verhornen, und dadurch immer rauer werden. Sie kommen vor allem an den Händen und Fingern vor, aber auch im Gesicht und an den Fußsohlen. Die Warzen sind hautfarben und können im Zentrum schwärzliche Einschlüsse zeigen.

Diagnostik und schulmedizinische Therapie

Diagnostik: Symptomatisch ☞ oben
Schulmedizinische Therapie: Warzen sind v.a. ein kosmetisches Problem. Sie verschwinden teilweise von selbst wieder, können aber auch sehr therapieresistent sein. Wichtig ist bei allen konservativen Therapien zu wissen, dass die Anwendung lange dauern kann.

- Pflaster mit Salicylsäure, Pinselungen mit 5-Fluorouracil (5-FU) oder Kombinationen aus 5-FU und Salicylsäure, harnstoffhaltige Cremes, Monochloressigsäure etc.
- Kryotherapie, chirurgische Entfernung
- Bei Mollusca contagiosa (Dellwarzen): Anritzen und ausdrücken oder chirurgische Entfernung

Naturheilkundliche Behandlung

Therapieempfehlungen von Georg von Hannover

Äußere Anwendungen

- Die Warzen mehrmals tägl. mit Thujatinktur betupfen. Zusätzlich Kalium sulfuricum- oder Kalium bromatum-Salbe (☞ Biochemie) verwenden.
- Morgens vor dem Zähneputzen die betroffenen Stellen mit (antiviralem) Speichel betupfen.

Innere Anwendungen

- Modifizierte Eigenblutinjektionen: 0,5 ml EB + 1 Amp. Thuja oplx® + Cutis comp.® + 1 ml 1% Procain an das toxische Dreieck. 3–5 Injektionen reichen meist aus.

Zur Abheilung der Warzen Thuja oplx®, 3 × tägl. 10–15 Tr.; zur Stärkung des Lymphsystems: z. B. Lymphaden®, 3 × tägl. 15 Tr.

Anthroposophie

- **Bismutum/Stibium Ung.:** Salbe aus Wismut und Antimon. Wismut vermag Tendenzen zur Abkapselung im Organismus zu überwinden und in Verbindung des von innen her organisierenden Antimons ist es ein vielfach bewährtes Externum bei Warzen. Allerdings muss die Konstitution des Kindes beachtet und mit dem passenden Mittel behandelt werden.
  Salbe 1–2 × tägl. auf die betroffenen Stellen auftragen.
- **Thuja-Essenz:** Die klassische Pflanze extern wie auch intern ist der Lebensbaum. Er ist ein Repräsentant wuchernder Lebenskraft und hilft Fremdätherisches zu überwinden, das heißt, wenn zum Beispiel nach Impfungen Fremdstoffe zum Ausgangspunkt von neoplastischen Vorgängen werden. Tinktur mehrmals täglich äußerlich auftupfen.

Bachblüten

Je nach vorherrschender Symptomatik sind folgende Blüten angezeigt und evtl. zu kombinieren: Holly, Heather.

Eigenbluttherapie

☞ Therapieempfehlungen oben

Biochemie

- **Nr. 1 Calcium fluoratum D 6/3:** Ausschläge mit Proliferationstendenz; starke Hautverdickung. 2 × tägl. 1–2 Tabl.
- **Nr. 11 Silicea D 12/6:** Gewebsvermehrung der Haut; plane, harte Warzen. Je nach Alter des Kindes abends 1–3 Tabl.
- **Nr. 6 Kalium sulfuricum D6:** Epithelvermehrung; Warzen. 3 × tägl. 1–2 Tabl.
- **Nr. 14 Kalium bromatum D 6:** Warzenbildung auf skrofulöser Grundlage. Je nach Alter des Kindes 3 × tägl. 1–2 Tabl.

Klassische Homöopathie

Die Auswahl einer Arznei zur erfolgreichen Behandlung von Warzen kann auf keinen Fall ausschließlich über die Hautsymptomatik, das Aussehen und den Ort ihres Auftretens erfolgen. Warzen sind eine äußerlich sichtbare Manifestation einer tieferen Störung im Leben des Kindes und bedürfen aus homöopathischer Sicht immer einer konstitutionellen und miasmatischen Behandlung. Ausführliche Anamnese mit Familienanamnese, gründliche Repertorisation und vergleichendes Studium der Materia medica unter Berücksichtigung des zugrunde liegenden Miasmas sind dringend erforderlich.

Erfahrungsgemäß verschwinden Warzen nur während einer konstitutionell-miasmatischen Behandlung. Oftmals sind es gerade nicht die häufig als „Warzenmittel" bezeichneten Arzneien wie **Causticum, Thuja** und **Nitricum acidum**, die hier zum Erfolg führen.

Komplexmittel-Homöopathie

- **Symptomatische Behandlung:** Thuja oplx. (3 × 15 Tr.) zusätzlich 1 ml Thuja oplx. + 1 ml 1% Procain 1–2 × wöchentl. i.m.
- **Zur Unterstützung des Lymphsystems:** Lymphaden bzw. Cefalymphat (3 × 15 Tr.)

Mikrobiologische Therapie

- Basistherapie: Probiotik pur® oder Lacteol®, 1 × tägl. 1 Beutel in Wasser, alternativ Paidoflor Kautabletten®: 1 × tägl. 1 Tabl. kauen, Lacteol Kps.® 1 × tägl. 1 Kps. vor einer Mahlzeit schlucken. Zusätzlich: Colibiogen Kinder® und/ oder Symbioflor 1® 3 × tägl. 5–25 Tr. je nach Alter
- Evtl. Symbioflor 1® äußerlich auftupfen

Phytotherapie

- **Spezificum:** Verintex 1 Kombipackung; n. Anw.
- **Externa:** Versuchsweise Presssäfte von Chelidonium, Thuja, Euphorbia cyparisseas, Allium sativum, Allium cepa, Allium ursinum, Taraxacum officinale auftragen. Alternativ sehr wirkungsvoll, wenn obige Anwendungen keinen Erfolg hatten: Engystol Ampullen: Mit Watteträger die Flüssigkeit aus den Ampullen auftragen lassen

TCM

Die direkte Laserbestrahlung der Warze ist sehr erfolgreich. Zusätzliche Möglichkeiten:
- Um die Warze herum nadeln (einkreisen), oder die der Warze am nächsten liegenden Punkte einsetzen. Eine Goldnadel in das Zentrum der Warze zu nadeln, ist ein Tipp, der von „alten" Kollegen gerne gegeben wurde.
- Stimulation der Lunge (der Haut zugeordnetes Organ) mit folgenden Punkten: Lu 1, Lu 7,

Lu 9. Diese Therapie ist auch bei multiplen Warzen erfolgreich.

> **Tipps für die Eltern**
> ● Manchmal ist es hilfreich das Verschwinden von Warzen mit einem Ritual zu unterstützen. Warzen können abgebetet werden, verkauft werden oder mit einem Stein in einem Gewässer versenkt werden.
> ● Eigenurin lokal anwenden (☞ Kap. 2.4.2).

3.12 Erkrankungen des Auges

3.12.1 Konjunktivitis

Akute oder chronische Entzündung der Augenbindehaut, häufigste Augenerkrankung. Die Bindehaut ist die Schleimhaut, die sich über das Weiße des Auges und die Innenseite der Augenlider legt.

Ursachen und Symptome

Ursachen: Meist sind Fremdkörper (chemische oder physikalische Reize wie Rauch, Ozon, Staub, Zugluft) oder Verletzungen (Verätzung, Verbrennung, Strahlen) Ursache einer Bindehautentzündung. Auch Bakterien, Chlamydien (Schwimmbad-Konjunktivitis) oder Viren kommen als Verursacher in Frage. In selteneren Fällen kann die Entzündung auch durch eine Benetzungsstörung infolge verminderter Tränensekretion oder durch Allergien hervorgerufen werden. Eine Ansteckung erfolgt durch Hautkontakte und Schmierinfektion. **Symptome:** Neben einer sichtbaren Rötung der Bindehaut macht sich die Entzündung vor allem durch ein Gefühl von Fremdkörpern im Augenbereich („wie Sand im Auge") bemerkbar. Es bildet sich wässriges oder schleimiges Sekret, dass morgens meist als gelbliche Borke an Lidern und Wimpern klebt. Neben Lichtempfindlichkeit und möglichem Juckreiz oder Brennen verursacht Konjunktivitis jedoch keine starken Schmerzen. **Komplikationen:** Das Ansteckungspotential kann sehr hoch sein und zu einer Entzündung der Hornhaut (v.a. bei viralem Infekt) führen. **Differenzialdiagnose:** Gerstenkorn (Rötung und Schwellung im Lidbereich); Erkältungskrankheiten; Fremdkörper im Auge (einseitig?), Staubkorn, Rauch; Herpesinfektion; Chlor und andere chemische Reize (Schwimmbad); verstopfter Tränenkanal (☞ Kap. 3.12.2).

Diagnostik und schulmedizinische Therapie

Diagnostik: In der Regel sollte das Augenlid umgeklappt werden, um die Innenseite mit entsprechenden Veränderungen der dortigen Bindehaut zu betrachten. Bei Verdacht auf eine bakterielle Entzündung oder Chlamydien als Ursachen sollte ein Bindehautabstrich erfolgen, um den Erreger zu bestimmen. Bei Verdacht auf Allergien können alle üblichen Verfahren der Allergiediagnostik, wie Hautteste, Organprovokationsteste, Karenzversuche u.ä. eingesetzt werden.
Schulmedizinische Therapie:
● **Virale Konjunktivitis:** Nur symptomatische Therapie (z.B. kalte Kompressen, evtl. abschwellende Augentropfen) und Prophylaxe einer Übertragung auf Kontaktpersonen: Häufiges Händewaschen, Handtücher wechseln und nur getrennt benutzen, möglichst kein Reiben an den Augen!
● **Bakterielle Konjunktivitis:** Nachweis des Erregers im Abstrich und Therapie mit antibiotischen Augentropfen
● **Allergische Konjunktivitis:** Allergenkarenz, Cromone als Augentropfen zur Prophylaxe, Augentropfen mit Antihistaminika bei leichterer oder Glukokortikoide bei schwererer Symptomatik (☞ auch Heuschnupfen), Hyposensibilisierung, nicht sedierende Antihistaminika oral

Naturheilkundliche Behandlung

Therapieempfehlungen von Uwe Karstädt

Äußere Anwendungen
● Mit abgekochtem, lauwarmem Wasser und einem sauberen, weichen Tuch – für jedes Auge extra – zur Nase hin auswaschen, danach Hände waschen.
● Augentropfen: Calendula D 4; Echinacea/Quarz comp.; Euphrasia Augentropfen, stündlich 3 – 4 Tr. in jedes Auge für 2 – 3 Tage, Oculoheel (3 – 6 × tägl.)
● Borax D 6; Alumina D 12
● Bei Allergien: Kühlende Umschläge, zusätzlich Euphrasia Augentropfen oder Gencydo 0,1 %
● Power-QuickZap 3 × tägl. (Einstellung: 2 Min.), Mindestabstand 3 Std., lokale Behandlung direkt um das Auge

Innere Anwendungen
● Ferrum phos. D 3 (1 Tabl. alle 5 – 10 Min.)

- Auf den Bedarf des wachsenden Gehirns an langkettigen Omega-3-FS achten (1,5–2,0 g tägl.). Dabei ist es wichtig, ein pharmazeutisch reines Fischöl zu nehmen. Nicht mit den kurzkettigen, pflanzlichen Omega-3-FS, wie z. B. in Leinöl enthalten, verwechseln! Langkettige Omega-3-FS wirken entzündungshemmend.
- Ausreichend Wasser trinken.

Anthroposophie

- **Echinacea/Quarz comp.; Einzeldosis Augentropfen:** Bestandteile dieser Augentropfen sind Sonnenhut, Silber, Quarz und ätherisches Rosenöl. Echinacea ist weitläufig wegen seiner antiseptischen Wirkung bekannt. Sie regt die Bindegewebstätigkeit und damit auch das immunologische Geschehen an. Die Tollkirsche hat eine ganz besondere Beziehung zum Auge und ist als Entzündungsmittel hierbei erste Wahl. Speziell einzusetzen bei Gefahr einer bakteriellen Superinfektion.
In akuten Fällen mehrmals tägl. 1 Tr. in den Bindehautsack träufeln.
- **Euphrasia-Einzeldosis-Augentropfen:** Wie schon der Name der Pflanze (Augentrost) sagt, ein uraltes Heilmittel bei Augenerkrankungen. Speziell bei nicht-eitrigen Bindehautentzündungen, auch bei Augenbrennen infolge von Augenübermüdung (Game-Boy, PC-Spiele!).
1–3 × tägl. 1–2 Tr. in den Bindehautsack beider Augen träufeln.

Bachblüten

Je nach vorherrschender Symptomatik sind folgende Blüten angezeigt und evtl. zu kombinieren: Clematis, Honeysuckle.

Biochemie

- **Nr. 3 Ferrum phosphoricum D 12:** Akute entzündliche Phase; trockene Vorphase mit Sandkorngefühl; Tränenfluss. Zu Beginn jede Stunde 1 Tabl., später 3–5 × tägl. 1–2 Tabl.
- **Nr. 4 Kalium chloratum D 3/6:** Zweites Entzündungsstadium; subakute bis chronische Entzündung; schleimig-fibrinöse Absonderung mit Neigung zur Verklebung. Zu Beginn alle 2 Std. 1 Tabl., später 3–5 × tägl. 1–2 Tabl.
- **Nr. 6 Kalium sulfuricum D 6:** Chronische und chronisch-eitrige Katarrhe; Fremdkörpergefühl. 3 × tägl. 1–2 Tabl.

- **Nr. 8 Natrium chloratum D 6:** Nasses oder trockenes Auge; allergische Reaktionen. 3–5 × tägl. 1–2 Tabl.
- **Nr. 24 Arsenum jodatum D 6:** Allergische Diathese; zur Absorption entzündlicher und allergischer Exsudate. Je nach Alter des Kindes 3 × tägl. 1–2 Tabl.

Eigenbluttherapie

1 ml Antiflammin + 1 ml Rufebran Nr.8 + 1 ml 1 % Procain + 0,5–1,0 ml EB, s.c. an 3E 15, 1–2 × wöchentl.

Klassische Homöopathie

- **Aconitum:** Bindehautentzündung im Anfangsstadium. Plötzlicher Beginn durch kalten, trockenen Wind, durch Staub oder reflektierendes Licht (z. B. Sonne auf Schnee). Akute Konjunktivitis durch Fremdkörper, Verletzung der Bindehaut oder durch Erkältung. Brennen und Trockenheit der Bindehaut.
- **Apis:** Konjunktivits mit starker Schwellung der Bindehaut und Lider. Ektropium des Ober- oder Unterlides möglich. Brennende und stechende Schmerzen, schlechter durch Hitze, Besserung durch Kühlung des Auges.
- **Calcium carbonicum:** Akute und wiederkehrende Entzündungen, Blepharokonjunktivitis. Absonderungen sind gelb-eitrig und verkleben die Lider. Konjunktivits nach Verletzung, durch Fremdkörper, Sonnenlicht, Erkältung, nach Fahren im Wind und bei nasskaltem Wetter.
- **Euphrasia:** Reichlich scharfe, dick-gelbe oder wässrige Absonderungen. Stark geschwollene und brennende Lidränder. Schlechter im Freien und besser in der Dunkelheit. Konjunktivitis bei Erkältungen und nach Masern.
- **Pulsatilla:** Milde, dicke gelb-eitrige Absonderungen. Das Kind hat das Gefühl, Sekret hängt über dem Auge und will es immer wegwischen. Auffallende Besserung im Freien, durch Kälte oder kaltes Wasser. Konjunktivitis durch Erkältung und Fremdkörper.

Weitere Mittel: Argentum nitricum, Belladonna, Chamomilla, Hepar sulfuris, Sulfur, Thuja.

Komplexmittel-Homöopathie

- **Medikamentöse Therapie:** Euphrasia oplx (3 × 15 Tr.), alternativ Euphrasia Synergon Nr. 39 (3 × 15 Tr.) bzw. Iso-Augentropfen (3 × 15 Tr.)

- **Injektive Therapie:** 1 ml Rufebran Nr. 8 + 1 ml 1% Procain, alternativ 1 ml Euphrasia oplx, 1–2 × wöchentl. i.m.

Phytotherapie

- **Rezeptur** (Augenbäder/Augenkompressen mit Augentrost und Fenchel: Euphrasiae hb. (50.0), Foeniculi fruct. (50.0); D.S.: 1 TL/200 ml. Infus, 15 Min. ziehen dann abkühlen lassen, 2–3 × tägl. anwenden
- **Fertigarzneimittel** (alternativ):
  - Chelidonium Rh 4 Tr. 1 Op.; D.S.: morgens und abends jeweils 1–2 Tr. in jeden Bindehautsack träufeln
  - Gencydo Augentropfen 1 Op., Euphrasia Augentropfen 1 Op., Iso Augentropfen

TCM

Bei Kindern häufig als „Wind-Hitze-Syndrom" der Augen beschrieben. Folgende Punkte können mit Laser (je Punkt 30 Sek.) oder mittels Sekundenakupunktur mit Mikrotechnik behandelt werden:

- **Körperakupunktur:** Di 4, Di 11, Gb 20, Ex-HN 3, Bl 2
- **Ohrakupunktur:** OP 8 Auge, OP 78 Allergie, 24 A und B Konjunktivitis

---

Tipps für die Eltern

- Bettwäsche bzw. Kopfkissen häufig wechseln, da die Gefahr der Reinfektion besteht.
- Keine Kamille verwenden! Die Schwebestoffe können das Auge reizen. Allergiegefahr!

3.12.2 Verstopfter Tränenkanal

Verengung der Verbindung zwischen Auge und Nase.

Ursachen und Symptome

Ursachen: Bei Säuglingen ist häufig eine Verengung des Tränenkanals die Ursache. Diese weitet sich jedoch meist im Laufe der ersten Lebensmonate. Bei älteren Kindern liegt meist eine Entzündung des Tränensacks vor.

Symptome: Da der normale Abfluss der Flüssigkeit über den unteren Nasengang verstopft ist, kommt es zu ständigem Tränen der Augen. Im Fall einer Entzündung können sich Eiterpolster in den Augenwinkeln bilden, die – vor allem nach dem Aufwachen – auch zu Verklebungen am Auge führen können.

Komplikationen: Bei gestautem Tränenfluss ist eine Entzündung durch Bakterien möglich.

Differenzialdiagnose: Konjunktivitis

Diagnostik und schulmedizinische Therapie

Diagnostik:
Über die Symptome. Sonst nur über den Augenarzt!

Schulmedizinische Therapie:

- Oft von selbst rückgängig, daher Abwarten bis zum Ende des 1. Lj., Verringerung des Sekretstaus und damit Förderung einer Heilung durch Massage des Tränensackes mehrmals tägl. Morgens angetrocknetes Sekret mit einem feuchten Tuch entfernen
- Ist trotzdem im 1. Lj. eine weitere Maßnahme nötig, evtl. Druckspülung des Tränenkanals
- Bei weiter bestehenden Symptomen nach dem 1. Lj., Sondierung des Tränenkanals, bei Bedarf mit Einlage eines Silikonschlauches, um den Kanal offen zu halten
- Bei Entzündungen Antibiotika-Tropfen oder -Salben

Naturheilkundliche Behandlung

Therapieempfehlungen von Uwe Karstädt

- Vorsichtige Druckmassagen mit sauberem Kleinfinger auf den Verlauf des Tränenganges vom Auge zur Nase
- Calendula D 4 Augentropfen, 3 × tägl. 2–3 Tr. in jedes Auge
- Bei Entzündungen: Power-QuickZap 1 × tägl. (Einstellung: 2 Min.), lokale Behandlung direkt um das Auge

Anthroposophie

Euphrasia-Einzeldosis-Augentropfen: Wie bereits der Name der Pflanze (Augentrost) sagt, ein uraltes Heilmittel bei Augenerkrankungen. Speziell bei nicht-eitrigen Bindehautentzündungen, auch bei Augenbrennen infolge von Augenübermüdung (Game-Boy, PC-Spiele!).
1–3 × tägl. 1–2 Tr. in den Bindehautsack beider Augen träufeln.

Klassische Homöopathie

Die homöopathische Behandlung ist erfahrungsgemäß nur erfolgreich, wenn die Konstitution des Kindes einbezogen wird. Eine ausführliche homöopathische Anamnese mit Familienanamnese, gründliche Repertorisation der charakteristischen Symptome und das vergleichende Studium der Materia medica sind erforderlich. Allein aufgrund von Lokalsymptomen und Modalitäten sind die Mittel nicht differenzierbar. In Betracht kommen häufig: **Natrium muriaticum, Pulsatilla, Silicea.**

Komplexmittel-Homöopathie

- **Medikamentöse Therapie:** Euphrasia Synergon Nr. 39 (3 × 15 Tr.), alternativ Euphrasia oplx (3 × 15 Tr.)
- **Externum:** Mucokehl-Augentropfen (3 × je 1 Tr.) in jedes Auge

Mikrobiologische Therapie

Symbioflor 1® mit Wasser verdünnt aufschnupfen oder mittels Pipette/Zerstäuber in jedes Nasenloch einbringen.

Phytotherapie

Vom Augenarzt durchspülen lassen, anschließend für Befeuchtung der Conjunctiva sorgen (☞ Kap. 3.12.1 Konjunktivitis)

TCM

Versuch mit Mikropunkturtechnik: Ohrpunkt Augen-Nase-Reinheit
Körperpunkte: Massage, Laser oder bei größeren Kindern Akupunktur: Di 4, Di 11, Ex-HN 3, Bl 2, Ma 2, Gb 3, Ex-HN 8
Massage, Lasern 30 Sek. pro Punkt

Tipps für die Eltern

Bei Säuglingen bzw. Kleinkindern Geduld haben! Oft öffnet sich der Tränengang von allein.

3.12.3 Schielen

Zusammenspiel der Augenmuskeln ist gestört, daher schaut jedes Auge in eine andere Richtung.

Ursachen und Symptome

Ursachen: Oft liegt eine Fehlentwicklung nach Geburtstraumen oder frühkindlichen Traumen zugrunde. Auch psychische Belastungen und An-

spannungen können eine mehr oder weniger große Rolle spielen („Ich kann und will die Situation nicht in seiner ganzen Tiefe sehen" oder „da will und kann ich nur teilweise hinschauen") Wenn Schielen erst später auftritt, ist es oft ein Symptom einer anderen Erkrankung (☞ unten); bei Kindern ist gelegentliches Schielen normal, erst ständiges Schielen ist behandlungswürdig.

Symptome: Unter Schielen versteht man die Abweichung der Augenachsen von der Normalstellung bzw. die Unfähigkeit beider Augen, ein Objekt zu fixieren. Dabei treten erhebliche Sehstörungen auf. In der Folge kann der Orientierungssinn gestört werden, es kommt zu Schwindel, Übelkeit, zum Sehen von Doppelbildern und auch das räumliche Sehen kann gestört oder nicht möglich sein.

Komplikationen: Unbehandelt kann Schielen zu einem Ausfall eines Auges führen, da das stärkere Auge alle Funktionen übernimmt.

Differenzialdiagnose: Schielen als Symptom einer anderen Erkrankung, z. B. Infektionskrankheit, Vergiftung, Entzündung, Verletzung, Geschwulst am Auge, Nervenleiden, Multiple Sklerose

Diagnostik und schulmedizinische Therapie

Diagnostik: Eine möglichst frühzeitige Abklärung durch einen Abdecktest bzw. eine Schielwinkelbestimmung (z. B. mittels Synoptophor) machen eine erfolgreiche Therapie wahrscheinlicher.

Schulmedizinische Therapie:
- Das starke Auge abdecken und das schwache Auge trainieren
- Sehübungen mit Apparaten
- Kurz- oder Weitsichtigkeit mit Brille korrigieren
- Operation an den Sehmuskeln
- Bei Lähmungsschielen: Behandlung der Grunderkrankung

Naturheilkundliche Behandlung

Der ganzheitliche Aspekt der Behandlung steht im Vordergrund, da erfahrungsgemäß das Schielen durch verschiedene Auslöser auf geistiger, seelischer und körperlicher Ebene – mit jeweils unterschiedlicher Gewichtung – verursacht wird.
Eine gute psychotherapeutische Behandlung bzw. ein Augentraining bezieht auch die ganze Familie mit ein. Das schielende Kind kann ein Lösungsträger für Konflikte innerhalb der Familie oder einer anderen Gemeinschaft sein.

Therapieempfehlungen von Uwe Karstädt

Äußere Anwendungen

- Bei Infektionen als Grunderkrankungen: Power-QuickZap anwenden. Andere Grunderkrankungen müssen mit den entsprechenden Therapien behandelt werden.
- Bei Schielen von Geburt an oder nach einem Trauma ist eine cranio-sakrale Körpertherapie als Basistherapie am erfolgversprechendsten. Andere Therapien können bei Bedarf ergänzend hinzukommen.

Innere Anwendungen

- Homöopathie entsprechend der Konstitution des Kindes
- Auf den Bedarf des wachsenden Gehirns an langkettigen Omega-3-FS achten (1,5–2,0 g tägl.). Dabei ist es wichtig, ein pharmazeutisch reines Fischöl zu nehmen. Nicht mit den kurzkettigen Omega-3-FS, wie z. B. in Leinöl enthalten, verwechseln!

Anthroposophie

Heileurythmie, Kunsttherapie

Klassische Homöopathie

Die Behandlung von Strabismus ist erfahrungsgemäß nur erfolgreich, wenn die Konstitution des Kindes einbezogen wird. Eine ausführliche homöopathische Anamnese mit Familienanamnese, gründliche Repertorisation der charakteristischen Symptome und das vergleichende Studium der Materia medica unter Berücksichtigung des zugrunde liegenden Miasmas sind dringend erforderlich. Einige Konstitutionsmittel kommen häufiger in Betracht, z. B. **Calcium carbonicum** (v.a. linkes Auge nach innen gedreht), **Lycopodium, Natrium muriaticum** (Hauptmittel bei divergentem Schielen), **Nux vomica.**

Komplexmittel-Homöopathie

Cinneraria Synergon (3 × 15 Tr.), wenn Schielen bei Ermüdung auftritt: Phosphorus Pflügerplex (3 × 15 Tr.).

Manuelle Therapie

Ergänzende Therapie zur augenärztlichen Untersuchung ist die Deblockierung des 3. Halswirbels sowie eine Cranio-sacrale Therapie.

TCM

Folgende Punkte versprechen gute Ergebnisse: Di 4, Bl 1, Gb 20, Gb 44. Technik ☞ oben

> **Tipps für die Eltern**
> - Spezielles Augentraining in Gruppen sowie individuelles Augentraining sind zwar hervorragende Möglichkeiten, diese Sehstörung ganzheitlich zu behandeln, sind aber oft sehr anstrengend und unstabil, wenn nicht die Ursache mit cranio-sakraler Therapie oder Trauma-Therapie aufgelöst wird.
> - Kräftiges Nuckeln an einer Flasche mit kleinen (!) Löchern kann helfen, die Spannungen im Kopfbereich zu lösen und damit eine normale Ausrichtung der Augen zu unterstützen.

3.13 Allergien

Haut und Schleimhäute sind das hauptsächliche Reaktionsgebiet von Allergien. Voraussetzung für eine Allergie ist meistens eine ererbte Allergiebereitschaft. Die Symptomatik ergibt sich aus der individuellen Reaktionslage (Diathese), den angeborenen oder erworbenen Schwachstellen (Dispositionen) und verschiedenen Faktoren, wie z. B. Art und Menge der Antigene, Sensibilisierungsgrad des Patienten, Belastungen durch Toxine, Medikamente, Impfungen usw. Auch die psychische Belastung spielt eine erhebliche Rolle.

3.13.1 Formen der allergischen Erkrankungen

Definition und Einteilung

Als Allergie bezeichnet man eine spezifische überschießende Reaktionsbereitschaft des Immunsystems gegenüber eigentlich unschädlichen und harmlosen Substanzen, die vom Immunsystem als Allergen erkannt werden. Diese Reaktionsbereitschaft kann angeboren oder erworben sein. Die hochkomplexen Vorgänge vom Erstkontakt mit einem Allergen bis zur Herstellung von spezifischen Antikörpern bezeichnet man als Sensibilisierung.

➡ Die Allergie ist eine Immunreaktion nach vorausgehender Sensibilisierung mit einem Allergen. ∎

Einteilung

Die Einteilung der Allergien erfolgt üblicherweise nach der Geschwindigkeit des Reaktionsablaufs oder der Art der auslösenden Immunreaktion (☞ Tab. 3.13-1).

Relevant in der naturheilkundlichen Praxis sind davon nur 2 Typen: Die Allergien vom Soforttyp (Typ I mit allergischer Rhinitis, allergischem Asthma und Urtikaria) sowie die Allergien vom Spättyp (Typ IV mit den Kontaktallergien und Arzneimittelexanthemen).

Akute und chronische Allergien

Eine praxisgerechte Einteilung unterscheidet akute und chronische Allergien oder analog Primär- und Sekundärallergien

- **Akute/Sekundäre Allergien** sind saisonale oder situationsbezogene Reaktionen auf Substanzen, mit denen kein dauernder Kontakt besteht, z. B. Pollinose, Erdbeerallergie usw. Sie sind durch entsprechende Tests relativ sicher nachweisbar.
- **Chronische/Primäre Allergien** sind Reaktionen auf ein täglich zugeführtes Grundnahrungsmittel (v.a. Kuhmilch, Weizen, Hühnerei) oder eine Substanz, die dauernd im Körper vorhanden ist (z. B. Amalgam, Candida-Hefen).

Atopie

Atopie ist eine angeborene und ererbte Bereitschaft, gegen bestimmte Substanzen (☞ Allergene) sensibilisiert zu werden. Das führt zu typischen klinischen Erscheinungsbildern der Typ-I-Allergie: allergisches Asthma, Urtikaria, Heuschnupfen, perennierende allergische Bronchitis bzw. Rhinitis, atopische Dermatitis usw. Diese Allergiebereitschaft wird ohne Beteiligung des kindlichen Immunsystems von den Eltern an ihre Kinder weitergegeben. Es handelt sich also um eine genetische Disposition (☞ Kap. 3.3.1). Eine Atopie wird angenommen, wenn beide Eltern an einer Allergie leiden.

Kreuzallergie

Sie entstehen bei Sensibilisierung durch Substanzen mit sehr ähnlicher Antigenstruktur. Besteht gegen eine dieser Substanzen bereits eine Sensibilisierung, kann es schon beim Erstkontakt mit einer verwandten Substanz zu einer allergischen Reaktion kommen, auch wenn gegen diese Substanz noch keine Sensibilisierung stattgefunden hat. Beispiele: Tiere (Katzen, Milben), Pflanzen (Beifuss, Arnika, Kamille und andere Korbblütler) und Medikamente (verschiedene Antibiotika, wie Penizilline u.a.).

Antigen-Antikörper-Reaktion

Anlagerung eines Antikörpers an das Antigen (Antigen-Antikörper-Komplex), die zu verschiedenen immunologischen Reaktionen (Agglutination, Präzipitation, Lyse) führen kann. So wird bei der klassischen Allergie (Typ I) durch die Immunglobulin-E-vermittelte Aktivierung der Mastzellen Histamin freigesetzt. Dieses führt letztlich zu einer erhöhten Kapillar- und Schleimhautper-

Allergietyp	Allergiemechanismus	Reaktionszeit	Beispiel
Typ I Anaphylaktischer Typ (Reagin-Typ, Soforttyp)	IgE-vermittelte Freisetzung von Mediatoren aus Mastzellen	Sek. – Min.	Allergisches Asthma Allergische Enteritis Urtikaria Allergische Rhinitis
Typ II Zytotoxischer Typ (Arthus-Typ)	Zellzerstörung durch Antikörper, die sich gegen zelloberflächenständige Antigene wenden	6 – 12 Std.	Allergisch bedingte hämolytische Anämien Transfusionszwischenfälle
Typ III Immunkomplex-vermittelter Typ	Aktivierung des Komplementsystems und Freisetzung von Enzymen durch Immunkomplexe	6 – 12 Std.	Serumkrankheit, allergische Vaskulitis
Typ IV Zellvermittelte Reaktion vom verzögerten Typ (Spättyp)	Lymphokinfreisetzung durch sensibilisierte T-Lymphozyten nach Zweitkontakt	12 – 72 Std.	Allergisches Kontaktekzem, Arzneimittelexanthem

Tab. 3.13-1: Allergische Reaktionstypen nach Gell und Coombs

meabilität: Verstärkte Durchblutung, Ödembildung und Reizung sensibler Nervenfasern (Juckreiz!) sind die unmittelbare Folge und lassen das klinische Bild der Allergie erkennen. Weil unterschiedliche Allergene auch unterschiedliche Zielorgane haben, kann es überall zu Reaktionen kommen, was eine genaue Diagnose erschweren kann (☞ Kasten unten).

Histamin regt darüber hinaus die Schleimbildung in den Epithelien an und kann so zur Verstopfung der Luftwege führen. Auf die glatte Muskulatur wirkt es anregend und führt so zur Kontraktion. Blutgefäße werden erweitert, dies führt zu Schwellung und Rötung. Bei einer generalisierten Reaktion kann es zu einem anaphylaktischen Schock bis hin zum tödlichen Kreislaufversagen kommen.

Pseudoallergie/Intoleranz/ Unverträglichkeit

Bezeichnung für Unverträglichkeitsreaktionen auf Haut oder Schleimhäuten (z. B. Konjunktivitis, Rhinitis, Asthma bronchiale, bestimmte Formen der Urtikaria), die ohne nachweisbare immunologisch-allergische Mechanismen ablaufen, aber vom Erscheinungs- und Beschwerdebild her allergischen Reaktionen ähneln. Die Pseudoallergie ist mengenabhängig, d. h. es muss eine gewisse Grenzmenge einer unverträglichen Substanz erreicht werden, damit ein allergisches Symptom auftritt. Die echte Allergie ist im Gegensatz dazu ein qualitatives Phänomen, unabhängig von der Menge des Allergens. In der Praxis bedeutsam sind vor allem die Glutenintoleranz (Zöliakie, einheimische Sprue), Medikamentenunverträglichkeiten (Analgetika, Antibiotika) und Reaktionen auf chemische Lebensmittelzusatzstoffe.

Bei der Milchzuckerunverträglichkeit (Laktoseintoleranz) handelt es sich nicht um eine Allergie gegen Milch(-eiweiß) sondern um eine Schwäche des milchzuckerspaltenden Enzyms Laktase. Dadurch gelangen bei Milchgenuss größere Mengen von Milchzucker in den Dickdarm und führen zu Blähungen oder sogar Durchfällen. Sauermilchprodukte, in denen der Milchzucker zu Milchsäure vergoren wurde, werden meist gut vertragen.

Kontaktallergie

Kontaktallergien unterliegen eigenen Gesetzen. Sie werden üblicherweise dem Typ IV vom verzögerten Typ zugeordnet. Der wichtigste Unterschied zu den anderen Allergien liegt aber nicht in der Reaktionszeit, sondern im zugrunde liegenden immunologischen Mechanismus, der bei diesen Allergien ausschließlich auf der zellulären Ebene abläuft.

Maskierte Allergie

Der häufige Kontakt mit dem Allergen kann eine Maskierung hervorrufen, bei der sich die Symptomatik auf eine individuelle Schwachstelle (z. B. Haut, Bronchien, Gelenke) verlagert und ein Zusammenhang zwischen dem verursachenden Nahrungsmittel und den Krankheitssymptomen nicht mehr erkennbar ist. Maskierte Allergien spielen eine wichtige Rolle bei vielen chronischen Erkrankungen wie Neurodermitis, Asthma, Morbus Crohn, Colitis ulcerosa oder rheumatischen Erkrankungen. Anamnestisch und diagnostisch ergibt sich die Schwierigkeit, andere (scheinbar nicht allergische) Beschwerden der Allergie zuzuordnen, da eine Maskierung dies verhindert.

Ursachen und Symptome

- **Ursachen:** Grund für die meisten Fälle von Allergien ist eine Basisbelastung mit sog. zentralen Allergenen bzw. Primärallergenen: das sind häufig oder täglich zugeführte Grundnahrungsmittel (v.a. Kuhmilch, Hühnerei und Weizen) oder dauernd im Körper vorhandene Substanzen (z. B. Mykosen). Bei Atopikern entstehen solche Allergien meist schon in früher Kindheit. Eine zentrale Allergie ist immer ein schwerer Dauerbelastungszustand für das Immunsystem – auch wenn die Schwere der Symptome erheblichen Schwankungen unterliegt. Dies hängt v.a. davon ab, ob es dem Organismus gelingt, den allergischen Dauerstress zu kompensieren. Eine Überlastung führt zu den bekannten Multiallergien. Die meisten Allergien lassen sich so als Manifestation einer zugrunde liegenden Allergie gegen ein oder mehrere Primärallergene erklären.
- **Symptome:** Allergische Reaktionen können so vielgestaltig sein, dass fast bei jedem Symptom auch an eine Allergie gedacht werden kann. Das hängt mit dem Phänomen der Maskierung zusammen. Die häufigsten Symptome finden sich in folgendem Kasten:

> ### Häufige Symptome allergischer Reaktionen
>
> - Allgemeinsymptome: Müdigkeit, Leistungsschwäche, Frieren, Schwindel
> - Haut: Juckreiz, Erytheme, Exantheme, Quincke-Ödem   →

- Schleimhäute: Rhinitis, Niesattacken, Konjunktivitis, Augenbrennen, Husten, Asthma
- Magen-Darm-Trakt: Völlegefühl, Gastritis, Stuhlunregelmäßigkeiten, Meteorismus und Roemheld-Syndrom, Reizdarm-Syndrom, Colitis
- Herz-Kreislauf-System: Blutdruckschwankungen, Tachykardien, Extrasystolien
- Harnwege: Polyurie, Dysurie, Reizblase, rezidivierende Harnwegsinfekte
- Muskeln und Gelenke: Rheumatoide Beschwerden aller Art
- Psyche: Unruhezustände, Benommenheit, depressive Verstimmungen, Angst- und Panikattacken, Aggressivität und Hyperaktivität (bei Kindern)
- Kopfschmerzen und Migräne
- Gewichtsschwankungen

3.13.2 Basisdiagnostik und Basistherapie

Basisdiagnostik

Anamnese

Das wichtigste Instrument der Allergiediagnostik ist die genau durchgeführte Anamnese. Örtliches und (jahres-)zeitliches Auftreten der allergischen Symptome gibt erste diagnostische Hinweise, z. B. bei Schimmelpilzallergie, Pollinose. Bei Nahrungsmittelallergien sollte man an die verzögerte Reaktionszeit denken (von nur wenigen Min. bis zu 48 Std.). Typische, lokal deutlich begrenzte Hautreaktionen lassen eine Kontaktallergie vermuten.

Bei allen Allergien, unabhängig von der Symptomatik und Lokalisation, ist das Phänomen der Maskierung zu berücksichtigen. Der Patient selbst weiß ja in Unkenntnis der geschilderten Zusammenhänge in der Regel nicht, dass er auf bestimmte (Grund-) Nahrungsmittel allergisch ist.

- Eigenanamnese: V.a. zentrale Allergene erfragen: Impfanamnese, Still- und Trinkanamnese, Gedeihstörungen, Ernährungsgewohnheiten, Verdauungstätigkeit (Stuhlbefund, -frequenz), Tierkontakt
- Familienanamnese: Atopiker in der Familie?

Körperliche Untersuchung

- Inspektion und Palpation des Abdomens (Blähungen, Bauchformen nach F.X. Mayr)
- Inspektion der Mundhöhle (Zunge, Schleimhaut, Zähne)
- Inspektion der Haut (Kopf, Stamm, Beuge- und Streckseiten der Extremitäten)
- Über- und Untergewicht

Enterale Diagnostik

Suchdiäten

Um unbekannte und/oder vermutete Nahrungsmittel-Allergene in Erfahrung zu bringen bzw. zu verifizieren:

- **Rotationsdiäten** bestehen darin, dass das gleiche Lebensmittel frühestens nach 3–4 Tagen wieder gegessen wird.
- **Auslassdiäten** sind langwierig und bedürfen einer guten Systematik. Nach und nach werden verdächtige Nahrungsmittel für mehrere Tage oder Wochen vom Speiseplan gestrichen (=Allergenkarenz). Wenn das relevante Allergen eliminiert ist, sollte sich die Symptomatik in der Folge deutlich bessern. Die Ergebnisse sind nicht immer zuverlässig, bei der Beurteilung muss die mögliche Maskierung berücksichtigt werden. Die übliche Allergenkarenz beinhaltet das vollständige Meiden der Allergene im biochemischen Sinn. Die Bioresonanztherapie kennt darüber hinaus die so genannte **Code-Karenz**. Sie erstreckt sich zusätzlich auf die nichtmaterielle Allergen-Information, wie sie z. B. auch im Wasserdampf beim Kochen von Weizen-Nudeln oder beim Erhitzen von Kuhmilch enthalten ist.
- Im nachfolgenden **Provokationstest** nimmt der Patient das ausgelassene Nahrungsmittel wieder zu sich (evtl. unter gastroskopischer Kontrolle). Dies ist für den Patienten u.U. belastend.

DNCG-Test

Bei Verdacht auf eine Nahrungsmittelallergie kann eine unspezifische Diagnose durch orale Verabreichung eines Mastzellblockers (Cromoglicinsäure) gestellt werden. Sie wirkt auf der Oberfläche der Darmschleimhaut bzw. an den Membranen der dort ansässigen Mastzellen. Lokale Immunreaktionen werden so unterbunden. Verabreicht man das Präparat für etwa 4 Wochen, ist bei einer Lebensmittelallergie mit einem Rückgang der Beschwerden innerhalb dieses Zeitraums zu rechnen.

Tipps für die Suchdiät

Wesentlich für das Gelingen der Allergietherapie ist die exakte Allergenkarenz. Bei allen Lebensmitteln ist daher auf die genaue Zusammensetzung zu achten. Leider ist die vollständige Deklaration der Inhaltsstoffe aber eher die Ausnahme als die Regel. Milchallergie: Alle auf Milchbasis hergestellten Babynahrungen (auch sog. „adaptierte" oder „teiladaptierte" Nahrung und sog. Heilnahrungen) enthalten Milchpulver. Bei den sog. „hypoallergenen Nahrungen" (HA-Nahrungen) ist das Kuhmilch-Eiweiß-Molekül in kleinere Bestandteile zerlegt. Für die Zeit der Karenz sind sie daher nicht geeignet. Weizenallergie: Zu unterscheiden ist zwischen einer Weizenallergie und der Überempfindlichkeit gegen Gliadin, das Klebereiweiß des Weizens. „Gliadinfrei" heißt nicht automatisch „weizenfrei".

Labordiagnostik

Man wird in der Praxis eine individuelle gestufte Diagnostik betreiben, um den finanziellen und diagnostischen Aufwand nicht zu hoch werden zu lassen.

Blutbild

Die Bluteosinophilie ($> 600/mm^3$ Blut) hat keine direkte Aussagekraft im Hinblick auf eine Allergie. Beweisend ist allerdings die Eosinophilie eines zum Krankheitsbild gehörenden Sekrets (z. B. aus der Darmschleimhaut oder einem Gelenkpunktat). Dabei gibt es weder eine Entsprechung noch einen zwingenden Zusammenhang zwischen Blut- und Sekret-Eosinophilie.

Cave Beta-Blocker, Kortikosteroide, Stress und Infekte führen zu einem Abfall der Eosinophilenzahl und können zu einer falsch-negativen Bewertung führen. ∎

Serologie

Die immunologische Allergiediagnostik erfolgt durch Bestimmung der Immunglobuline E, A und G.

- **Immunglobulin E** (Norm: 180 U/ml; 432 g/l): Der Nachweis spezifischer IgE-Antikörper erfolgt mittels RAST (Radio-Allergo-Sorbent-Test). Er ist gut geeignet bei Soforttyp-Allergien (Typ I), v. a. der Haut und des Pulmobronchialtrakts. Bei Atopie sind keine serologischen Parameter nachweisbar.

- **Immunglobulin A** (Norm: 0,81 – 4,63 g/l): ist der vorherrschende Antikörper in Schleimhautsekreten, seine wichtigsten Produktionsorte sind die Schleimhäute der Lungen und des Darmes. Erniedrigte Werte sprechen für eine Fehlfunktion des schleimhautassoziierten lymphatischen Gewebes (GALT). Das beweist zwar noch nicht automatisch eine Allergie, stellt jedoch einen wichtigen Baustein in der gesamten Allergiediagnostik dar.

- **Immunglobulin G4** (Norm: $< 0,35$ kU/l): Nachweis spezifischer IgG-Antikörper gegenüber Nahrungsmitteln. Erhöhte IgG4 Werte finden sich bei Atopikern, besonders bei Allergien des verzögerten Typs. Wird angewendet bei Nahrungsmittelallergien, die oft Stunden bis Tage verzögert ablaufen und so die Anamnese erschweren und bei Allergikern mit normalen IgE-Werten. Bei Kindern unter 5 Jahren ist der Test meist nicht notwendig, weil bis zu diesem Alter Nicht-IgE-vermittelte Allergien kaum vorkommen. Positive Werte sprechen zunächst lediglich für eine (intakte) Immunantwort. Das beweist noch nicht automatische eine Allergie, kann jedoch einen Baustein in der gesamten Allergiediagnostik darstellen.

Stuhluntersuchung

- **Stuhlbefund**: Konsistenz, Farbe, Geruch und Verdauungsrückstände lassen erste Rückschlüsse auf den Zustand des Darmes zu.

- **Bakterielle Stuhluntersuchung (intestinales Ökogramm)**: Eine bakterielle Fehlbesiedlung des Darms bzw. eine Dysbiose ist häufig vergesellschaftet mit einer reduzierten Widerstandsfähigkeit des Ökosystems Darm gegen Fremdorganismen.
  - Sekretorisches IgA (sIgA; Normwert: 510 – 2040 g/ml Stuhl) ist eine Sonderform des IgA, welches im Rahmen einer lokalen Antigen-Antikörper-Reaktion in der Schleimhaut gebildet wird. Erhöhte Werte weisen auf eine Entzündung mit aktiver Immunreaktion hin, erniedrigte Werte auf eine Atrophie der Schleimhaut mit reduzierter Immunabwehr. In diesem Fall werden häufig zusätzlich hohe Antikörpertiter gegen Nahrungsmittelantigene gefunden.
  - Alpha-1-Antitrypsin (Normalwert: < 27 mg/dl Stuhl) dient dem Ausschluss von Entzündungsreaktionen der Darmwand oder deren Beurteilung, z. B. bei chronisch-entzündlichen Darmerkrankungen (Morbus Crohn).

– Lactoferrin im Stuhl ist ein hochsensitiver quantitativer Marker für die Anzahl der Leukozyten im Stuhl und weist auf eine aktive entzündliche Darmerkrankung hin. Er ist zur differenzialdiagnostischen Abgrenzung gegen das (nichtentzündliche) Reizdarmsyndrom (Colon irritabile) geeignet.

Hauttests

Durch direkten Kontakt der verdünnten Lösung eines Allergens mit der Haut entstehen bei einer Allergie gegen diese Substanz charakteristische Entzündungserscheinungen (Rötung, Quaddelbildung), deren Größe für die Beurteilung herangezogen wird. Hauttests können bei Lebensmittelallergien zu falsch positiven und falsch negativen Ergebnissen führen, für den Nachweis von Pseudoallergien sind sie völlig ungeeignet. Folgende Tests werden bei Dermatologen durchgeführt:

- **Pricktest (Stichtest):** Vor allem bei Inhalationsallergenen (Pollen) erfolgreich und ausreichend.
- **Läppchen-, Pflastertest (Epikutantest):** Die zu testenden Allergene werden auf spezielle Pflaster aufgetragen, die für 3 Tage auf dem Rücken verbleiben. Abgelesen wird die Reaktion nach 24, 48, und 72 Std. Der Test dient zur Beurteilung einer Allergie vom Typ IV, vor allem zur Feststellung von Kontaktallergien (v.a. Nickel).
- **Reibetest (Perkutantest):** Wird bei hochallergischen Patienten zur Diagnose von Allergien gegen natürliche Allergene (z.B. Nahrungsmittel bzw. Tierepithelien) verwendet.
- **Photo-Patch-Test:** Zur Diagnostik eines lichtallergischen Ekzems werden je zwei Proben der vermuteten Allergene mit einem Pflaster auf den Rücken angebracht. Nach 24 Std. wird eine Testreihe mit UVA bestrahlt. Die Reaktionen werden nach 48 bzw. 72 Std. abgelesen und miteinander verglichen. Die Diagnose ist gestellt, wenn die bestrahlte Testreihe stärker reagiert hat.

Energetische Testverfahren

Elektroakupunktur nach Voll (EAV), Biotensor, Kinesiologie, Pulstest und andere energetische Verfahren erlauben die Testung von Allergien und Belastungen (Herdgeschehen, Impfungen, Schadstoffe, Toxine, Medikamente, Amalgam, Elektrosmog, Geopathie, Virusbelastung usw.). Diese Testverfahren stellen in der Hand versierter Anwender eine große Hilfe dar. Individuelle und methodische Fehlerquellen sind jedoch für all diese Verfahren bekannt und müssen in der diagnostischen Bewertung berücksichtigt werden.

Augendiagnose

Eine Domäne der Augendiagnose ist das Erkennen einer Individualkonstitution, bestehend aus Grundkonstitution + Disposition + Diathese. Bei Allergikern findet man oft eine typische Verbindung mehrerer dieser Komponenten: Disposition vom tuberkulinem Typ, allergische Diathese, exsudative Diathese usw. Darüber hinaus zeigen sich individuelle Schwachstellen und pathogenetische Zusammenhänge, z.B. zwischen Verdauungstrakt, Atemtrakt, Endokrinum und anderen Systemen. Die Augendiagnose liefert also nicht nur wertvolle diagnostische Hinweise, sondern bietet auch die Möglichkeit die Befunde unmittelbar therapeutisch umzusetzen.

> **Cave** Keiner der vorgestellten Tests ist in jedem Fall sicher und beweisend für eine Allergie. Alle Befunde müssen mit der Symptomatik und den Ergebnissen der Anamnese in Zusammenhang gestellt und in Übereinstimmung gebracht werden. ∎

Basistherapie

Erste und wichtigste Maßnahme ist die Eliminierung der fraglichen Allergene.

Ernährung

- Allergenkarenz bzw. Code-Karenz bei Primärallergien
- Meiden von Nahrungsmitteln, die einen hohen Anteil biogener Amine (Histamin, Serotonin u.a.) enthalten
- Rohkost reduzieren, sie ist für Nahrungsmittelallergiker oft unzuträglich.
- Ernährungsumstellung auf eine naturgemäße Kost unter Verzicht auf unnötige Zusatzstoffe (Aromastoffe, Farbstoffe, Geschmacksverstärker und sonstige Hilfsstoffe)

Schulmedizinische Therapien

- Hyposensibilisierung (kausal): Die klassische Hyposensibilisierung erfolgt durch subkutane Injektionen, bei denen die Konzentration des Allergens kontinuierlich gesteigert wird. Ausschlaggebend für den Therapieerfolg ist die Dosis. Zu wenig Allergen verleiht keine Toleranz. Der Schutz ist selten vollständig. Nebenwirkungen können sein: Lokalreaktionen (Rötung, Schwellung), Allgemeinreaktionen (Kopfschmerz, Müdigkeit), allergische Reaktionen (Nesselsucht, Fließschnupfen), anaphylaktische Reaktionen. Die Methode ist am erfolgversprechendsten bei Pollenallergien.

- Antihistaminika (symptomatisch)
- Mastzellstabilisatoren (symptomatisch)
- Cortison (symptomatisch)

Naturheilkundliches Therapiekonzept

Nach Möglichkeit werden die zugrunde liegenden Ursachen einer Allergie genauso berücksichtigt, wie die individuellen Belastungen:

- **Therapie der Hintergrundbelastungen:** Herdsanierung, Nosodentherapie (v.a. Tuberkulinum, Impfnosoden), Schlafplatzsanierung
- **Immunmodulation:** Eigenbluttherapie mit Tiergiften, potenziertes Eigenblut nach Imhäuser (☞ Kap. 2.2.3 und unten)
- **Regulationstherapie**: U.a. Homöopathie, Komplexhomöopathie, Akupunktur, Osteopathie, Mikrokinesie-Therapie, Bioresonanz-Therapie
- **Mikrobiologische Therapie:** Therapie des Darms als wichtigste kausale Therapiemaßnahme – Stabilisierung der Darmmukosa, Symbioselenkung, Mikrobiologische Therapie, Mykose-Therapie

Standardtherapie

Medikamentöse Basistherapie:

- **Umstimmungsmittel** bei allergischen Erkrankungen: Pascallerg Tabl. (1–3 × tägl. 1; bei akuten Zuständen stündl. 1, höchstens 12 × tägl.)
- **Basismittel** bei allen Erkrankungen des allergischen Formenkreises: Acid.formicicum Synergon 140 (1–3 × tägl. 5–10 Tr.)
- **Konstitutionelle Therapie** nach Augendiagnose:
  - Lymphatische Konstitution: Scrophularia Similiaplex (Dosierung nach Alter. Firmenangaben beachten)
  - Hämatogene Konstitution: Sulfur N Synergon 156 (1–3 × tägl. 5–10 Tr.)
  - Mischkonstitution: Medorrhinum N Synergon 158 (1–3 × tägl. 5–15 Tr.)

Mikrobiologische Therapie

- **Sanum-Therapie** bei **Kleinkindern:**
  - Alkala T Tabl. 2 × tägl. ½, 10 Tage lang, dann Alkala N Pulver, 2 × tägl. 1 ML in warmem Frucht- oder Gemüsesaft über mehrere Wochen

- Fortakehl D 5 Tr. 1 × tägl. 1–2 Tr. in Bauch oder Ellenbeuge einreiben, 3 Tage lang; anschließend
- Sankombi D 5 Tr. 1 × tägl. 1–2 Tr. in Bauch oder Ellenbeuge einreiben, 3 Tage lang, dann wieder Fortakehl, usw.; nach 2–3 Wochen kann dann jeweils 1 Tr. oral dazu gegeben werden.
- **Sanum-Therapie** bei **Kindern** und **Jugendlichen:**
  - Alkala T Tabl. 2 × tägl. 1 Tab., 10 Tage lang, dann Alkala N Pulver, 2 × tägl. 1 ML über mehrere Wochen
  - Fortakehl D 5 Tabl. 2 × tägl. 1, 10 Tage lang, dann
  - Mucokehl D 5 Tabl. 1 × tägl. morgens (Montag–Freitag)
  - Nigersan D 5 Tabl. 1 × tägl. abends (Montag–Freitag)
  - Fortakehl D 5 Tabl. 2 × tägl. 1 (Samstag–Sonntag)

Eigenblutbehandlung

Die Eigenblutbehandlung wird möglichst in der allergenfreien Zeit durchgeführt. Die klassische Eigenblutbehandlung ist als Injektionstherapie nicht für Säuglinge und Kleinkinder geeignet. Von Kindern ab etwa 12 Jahren wird sie jedoch durchaus toleriert, wenn man dünne Nadeln verwendet.

- Allergie-Injektopas und Eigenblut in ansteigender Dosierung. (☞ Kasten unten)
- Infi-Lachesis-Injektion und Eigenblut (Vorsicht bei Allergien gegen Korbblütler)
- Potenziertes Eigenblut nach Imhäuser (☞ Kasten unten)

Formen der Eigenblutbehandlung nach Hermann Biechele

1. Serie (14 Tage lang):
Injektionspräparat nach Wahl i.m. 2–3 × wöchentl. in ansteigender Dosierung:
0,3 ml → 0,6 ml → 1,0 ml → 1,4 ml → 1,7 ml → 2,0 ml

2. Serie (6 Wochen):
Injektionspräparat nach Wahl + Eigenblut (EB) i.m. 1x wöchentl. in ansteigender Dosierung:
0,3 ml + 1 ml EB → 0,6 ml + 1 ml EB → 1,0 ml + 1 ml EB → 1,4 ml + 1,5 ml EB → 1,7 ml + 1,5 ml EB → 2,0 ml + 2,0 ml EB

3. Serie (6 Wochen):
Injektionspräparat nach Wahl + Eigenblut i.m. 1x wöchentl. bei gleicher Dosierung:
2,0 ml + 2,0 ml EB   →

Die 1. Serie kann bei weniger stark belasteten oder nur schwach allergischen Patienten auch entfallen. Man beginnt dann gleich mit der 2. Serie. In der Regel werden 12 Injektionen mit Eigenblut durchgeführt – wenn möglich in der allergenfreien Zeit (bei Heuschnupfen also im Herbst und Winter). Bei Auftreten von Erstverschlimmerungen geht man auf die zuletzt gut vertragene Dosis zurück.

Die Dosisangaben beziehen sich auf Jugendliche und Erwachsene. Bei Kindern nimmt man die Hälfte der angegebenen Mengen.

Potenziertes Eigenblut nach Imhäuser

1 Tr. Blut (möglichst Venenblut) wird mit 100 Tr. 30 igem Alkohol gemischt und verschüttelt (= C 1)

1 Tr. C 1 wird mit 100 Tr. 30 igem Alkohol gemischt und verschüttelt (= C 2)

1 Tr. C 2 wird mit 100 Tr. 30 igem Alkohol gemischt und verschüttelt (= C 3)

1 Tr. C 3 wird mit 100 Tr. 30 igem Alkohol gemischt und verschüttelt (= C 4)

usw. bis zur C 18.

Man beginnt mit der C 5 und geht nach und nach auf höhere Potenzen über. Häufigkeit bzw. Dosis der Gaben und Erhöhung der Potenz richten sich nach dem aktuellen Zustand des Patienten. Hierbei sind die Richtlinien der Homöopathie zu beachten.

BICOM-Resonanztherapie

Die Allergiebehandlung ist die Königsdisziplin innerhalb der Bioresonanztherapie. Bei exakter Diagnose und lege artis durchgeführter Behandlung (auch der Hintergrundbelastungen) ist in vielen Fällen völlige Beschwerdefreiheit möglich. Bei langer Krankheitsdauer bleibt die Haut noch einige Zeit rau und ekzembereit. Hier ist therapeutische Aufmerksamkeit und intensive Pflege angezeigt. Die Behandlung ist völlig schmerzlos und daher ideal für Kinder jeden Alters.

TCM

Als **Basistherapie** für alle Formen der Allergie werden folgende Punkte eingesetzt: Bl 40, Bl 23, Bl 17, Di 4, Lu 7, Di 11.

Empfehlung: Alle Kinder mit Allergie auf Blockaden der Halswirbelsäule untersuchen und ggf. einrenken oder therapieren. Die HWS versorgt über die Spinalnervenpaare, insbesondere über die, die von den Halswirbel C3/4 und C4/5 abgehen die vor der Wirbelsäule gelegene sympathische Ganglienkette, die Organe Thymus, Nebenschilddrü-

se, den Kopf, den Kehlkopf und Hals, Bronchien, das Glomulus caroticus, sowie den gesamten inneren Körper d. h. alle Organe bis in das Kleine Becken. Eine Blockade in diesem Bereich bringt oft eine Allergie mit sich. In der Praxis zeigen sich hier immer wieder Blockaden bei Patienten die nur schwach oder gar nicht auf Akupunktur reagieren. Bei allen Allergieformen hat sich das erweiterte „Laserakupunkturgestützte Ausleitungsprogramm", auch SMAP (St. Moritzer Ausleitungsprogramm) bewährt. Dieses Programm besteht aus mehreren therapeutischen Komponenten oder Modulen:

- Modul 1: Therapie an Akupunkturpunkten mit Punktmassage oder Laserbehandlung
- Modul 2: Feste Reihenfolge der zu behandelnden Punkte
- Modul 3: Zuführen oder Einschwingen feinstofflicher Informationen am Akupunkturpunkt Ren 6 Qi Hai während der ganzen Therapiezeit
- Modul 4: Schröpfkopfbehandlung auf Ren 8

Indikation für dieses Programm: Es ermöglicht, dass Impfungen besser vertragen werden, dass weniger Nebenwirkungen auftreten, Therapie von allergischen Erkrankungen jeglicher Art, Reduktion der Nebenwirkungen allopathischer (chemischer) Medikamente), macht Medikamente besser verträglich, Ausleitung toxischer Stoffe, Fehlinformationen durch Viren, Bakterien, Pilze und anderer Substanzen, Auflösen von Stoffwechselblockaden.

- Modul 1: Die aufgelisteten Akupunkturpunkte werden jeweils etwa 30 Sek. therapiert. Diese Therapie kann mittels Punktmassage oder Bestrahlung mit einem Laser erfolgen. Wichtig aber ist, dass die Akupunkturpunkte in der angegebenen Reihenfolge behandelt werden. Diese Reihenfolge stellt den ersten großen Energiezyklus des Qi-Umflusses in den Meridianverläufen dar.
- Modul 2: Feste Reihenfolge der zu behandelnden Punkte: Lu 1 – Lu 11 – Di 1 – Di 20 – Ma 1 – Ma 45 – MP 1 – MP 21.
- Modul 3: Während dieser Therapie wird ein Schröpfkopf über dem Nabel (Umbilicus) aufgesetzt, der insgesamt 30 Min. hier verbleiben soll, wobei er jedoch alle 10 Min. kurz für einige Sek. abgehoben werden muss, um eine erneute Stimulation des Nabels zu erreichen. Bei der Behandlung von Allergie sollte die Schröpfkopfbehandlung – wie oben beschrieben – für 30 Min. am Nabel über 4 Wochen als Heimtherapie durch den Patienten zu Hause erfolgen. Dem Patienten wird dazu ein Schröpfkopf mit Ball mitgegeben.

● Modul 4: Zusätzlich wird, um eine Wirkungsverstärkung zu erreichen, ein Einschwingen feinstofflicher Informationen über den Akupunkturpunkt Ren 8 Qi Hai erfolgen. Dazu wird auf diesen Punkt eine entsprechende Information aufgelegt, die als Nosode, Impfnosode, Allergen, Eigenblut oder anderen Stoffen bestehen kann und informativen Charakter hat.

Durch dieses Therapiemodul ist Art ist eine von Aufheben oder „Löschung" von Fehlinformationen möglich. Durch kinesiologische Testung, RAC- oder BFD-Testung ist dies nachkontrollierbar.

3.13.3 Nahrungsmittelallergien

Allergische Reaktion auf Substanzen, die über den Verdauungstrakt in den Körper gelangen. Nahrungsmittelallergien gehören zum Typ I (seltener Typ IV) nach Coombs und Gell (☞ oben).

Ursachen und Symptome

Ursachen: Sensibilisierung gegen Vollnahrungsmittel oder Nahrungsmittelbestandteile (z. B. Gluten/Gliadin), oder auch gegen Nahrungsmittelzusatzstoffe und Medikamente. Entsprechend disponierte Menschen können sich im Prinzip gegen jede Substanz sensibilisieren.

➡ Eine enterale Allergie entsteht immer in der Zeit kurz nach der Geburt durch die Aufnahme von Fremdeiweiß (Werthmann) Bis zur Ausreifung des Zottenapparates und der intestinalen Schleimhaut gegen Ende des 1. Lj. ist daher bei familiärer Atopie oder bereits bekannter Allergie eine Stillzeit von 9 – 12 Mon. zu empfehlen. Ist Vollstillen nicht möglich, sollte nur kuhmilchfreie Babymilch zugefüttert werden. ∎

Dabei gibt es häufige Allergene (Kuhmilch, Ei) und seltenere (Kaviar), aggressive (Fisch, Erdnuss) und weniger aggressive (Äpfel, Karotten). Auch die Zubereitungsform kann eine Rolle spielen. So werden manche Lebensmittel, die roh allergen wirken, nach Erhitzen völlig problemlos vertragen. Ein Lebensmittel kann mehrere allergenwirksame Bestandteile haben. Gerade bei Lebensmittelallergien spielen die so genannten Kreuzallergien eine Rolle, weil verschiedene Obst- und Gemüsesorten eine ähnliche Allergenstruktur besitzen.

„Oberflächliche" Sekundär-Allergene (Auswahl): Erdbeeren, Zitrusfrüchte, Kiwi, Nüsse, Tomaten, Lebensmittelzusatzstoffe (Farbstoffe, Emulgatoren, Stabilisatoren usw.), Schimmelpilze, Fischeiweiß spielen eher bei Erwachsenen eine Rolle.

„Zentrale" Primär-Antigene: Kuhmilch, Weizen, Hühnerei. Allergien gegen diese Primär-Antigene führen zu Krankheitsbildern wie Neurodermitis, Asthma und vielen anderen chronischen Erkrankungen. Eine gewisse Sonderform stellt die gluteninduzierte Allergie (Zöliakie) dar. Sie ist zunächst eine isolierte Allergie gegen das Klebereiweiß der Getreide (Gluten/Gliadin). In einem Teil der Fälle liegt jedoch eine Allergie gegen Kuhmilch zugrunde, was bei der Therapie zu berücksichtigen ist.

Symptome: Die Symptome der Nahrungsmittelallergie sind sehr vielgestaltig und finden sich bei weitem nicht immer im Bereich des Verdauungstrakts (ca. 20 %). Etwa die Hälfte aller Symptome finden wir am Hautorgan, weitere 20 % im Atemtrakt. Sie können kurz nach der Nahrungsaufnahme auftreten, manchmal aber auch erst Stunden oder Tage später. Anamnestische Rückschlüsse sind dann oft sehr schwierig. Hier hilft manchmal ein genau geführtes Ernährungstagebuch. Das Wissen um die Zusammenhänge bei einer Maskierung der Allergie erleichtert die Diagnose.

● Verdauungstrakt: Übelkeit, Erbrechen, „Bauchweh", Stuhlunregelmäßigkeiten (Durchfall/Verstopfung, voluminöse Stühle)
● Haut: Juckreiz, Exantheme, Urtikaria, Ekzem, Neurodermitis
● Atemtrakt: Dyspnoe, Husten, Asthmaähnliche Bronchitis
● Herz-Kreislauf-System: Tachykardie, Extrasystolie
● Gedeihstörungen: Gewichtsabnahme, Längenwachstum, Kopfumfang, bei älteren Kindern auch ungewöhnliche Gewichtsschwankungen oder Gewichtszunahme
● Psychische Störungen: Hyperaktivität, Konzentrationsstörungen, Leistungsschwäche

Diagnostik und schulmedizinische Therapie

Diagnostik
● **Anamnese:**
  – Sekundärallergene sind anamnestisch gut zu erfassen, weil die Sofortreaktion den unmittelbaren Zusammenhang zwischen Allergenaufnahme und Allergiereaktion zeigen.
  – Primärallergene entziehen sich der direkten Diagnostik häufig wegen der Maskierung der Symptome

- Suchdiät, Serologie, Stuhluntersuchung
- Differenzialdiagnose: Pseudoallergien / Intoleranzen (z. B. Laktoseintoleranz), chronische Intoxikationen, chronisch entzündliche Darmerkrankungen, Reizdarmsyndrom (Colon irritabile)
- **Komplikationen:** Symptome des allergischen Schocks (Atemnot, Ödeme, evt. Bewusstlosigkeit, bis hin zum Kreislaufversagen)
- **Nach Allergen-Nachweis:** Eliminationsdiät. Da sich bei Kinder die Allergiesituation häufig spontan verändert oder zurückbildet, muss nach ein bis zwei Jahren überprüft werden, ob die angewandte Diät noch nötig und richtig ist.
- Evtl. Hyposensibilisierung, aber da die Allergie oft von selbst verschwindet, lohnt sich in der Regel der Aufwand nicht.
- Im Fall der akuten allergischen Reaktion helfen Antihistaminika und Glukokortikoide, evtl. auch Adrenalin, das abschwellend wirkt.

Naturheilkundliche Diagnostik und Behandlung

Mithilfe energetischer Testverfahren (☞ Kap. 3.13.2) lassen sich krankheitsauslösende Allergene bestimmen. Erforderlich sind eine strikte Karenz aller Primärallergene sowie das Meiden der Sekundärallergene. Bei einer isolierten Allergie gegen Weizen ist nur der Weizen zu meiden, bei Glutenallergie zusätzlich zu Weizen auch Roggen, Gerste und Hafer. Bei Zöliakie empfiehlt sich neben der Glutenkarenz die Kuhmilchkarenz.

Therapieempfehlungen von Hermann Biechele

- Basistherapie (☞ oben)
- Bei Hautbeteiligung: Urtica Synergon 9a, 1 × tägl. 2–5 Tr.
- Bei Schleimhautbeteiligung: Teucrium Synergon 74, 2–4 × tägl 10 Tr. und Galeopsis Synergon 141, 1 × wöchentl. 5–10 Tr.
- BICOM-Resonanztherapie ohne Karenz bei Sekundär-Allergien, mit Karenz bei Primär-Allergien

Anthroposophie

Wichtig bei allen allergischen Erkrankungen die Grundstörung zu behandeln, ungeachtet, in welcher Form sich dann die Allergie manifestiert. Grundbehandlung:

- **Glandulae suprarenales comp., Globuli velati:** Eine Heilmittelkomposition aus dem Organpräparat Nebennieren, Galle und Milz. Diese Bestandteile regen die Resorption der Nahrung im Dünndarm und den Ätherkörper im Stoffwechsel an. Dadurch werden fremdätherische Substanzen, Grund der Allergie, überwunden.
  Je nach Alter des Kindes und Zustand 1–3 × tägl. 3–5–10 Globuli.
- **Plumbum 0,4 %, Ung.:** Das Metall Blei ist der irdische Repräsentant des Saturns und seiner Kräftewirksamkeit. Er gibt allen Dingen seine Grenze. Im Menschen vermag er in potenzierter Form die Grenzorgane Haut und Schleimhaut im Sinne der Bewahrung der Identität zu organisieren.
  1–2 × wöchentl. eine kleine Salbenmenge in die Milzgegend einreiben.
- **Urtica comp., Globuli velati:** Komposition aus Brennnessel, Zinn und Austernschalenkalk. Innerlich einzusetzen nach mehr konstitutionellen Gesichtspunkten, also bei exsudativer und allergischer Diathese der Haut (beim lymphatischen Kind). Der einseitig wirkende Ätherkörper (Wasserorganismus) wird wieder an die anderen Wesensglieder angeschlossen.
  Je nach Alter des Kindes 2–3 × 5 Globuli.

Ausleitungsverfahren

Schröpfkopf auf den Nabel, 1–2 × wöchentl., mehrere Wochen lang

Eigenbluttherapie

1 ml Cefalymphat + 1 ml Pefrakehl + 0,5–1 ml EB an 3E 15 oder i.m., 10–15 × im wöchentl. Abstand. Alternativ 1 ml Lymphdiaral + 1 ml Allergie-Injektopas + 0,5–1 ml EB an 3E 15 oder i.m., 10–15 × im wöchentl. Abstand.

Klassische Homöopathie

Nahrungsmittelallergien und -unverträglichkeiten sind immer Symptom eines insgesamt geschwächten Immunsystems. Häufig bestehen gleichzeitig andere atopische Erkrankungen wie Neurodermitis, allergisches Asthma oder rezidivierende Urtikaria. Nur eine konstitutionelle homöopathische Behandlung führt langfristig zu einer Besserung der Beschwerden. Eine umfassende Anamnese mit Familienanamnese, Hierarchisierung der individuellen Symptome, gründliche Repertorisation und das vergleichende Studium der Materia medica unter Berücksichtigung des zu Grunde liegenden Miasmas sind dringend erforderlich.

Einige **Konstitutionsmittel** können in Betracht gezogen werden, z. B. Arsenicum album, Nux vomica, Pulsatilla, Sulfur.

Komplexmittel-Homöopathie

Zusätzlich zur mikrobiologischen Therapie (☞ unten) sind folgende Komplexmittel einzusetzen:

- Pefrakehl bzw. Mucokehl (1 × 5 Tr.). bzw. 1 ml Pefrakehl 1–2 × wöchentl. i.m., alternativ Pefrakehl als Zäpfchen (1 × tägl.)
- Zusätzlich: Allergie-Injektopas, 1 × wöchentl. i.m.

Mikrobiologische Therapie

Basistherapie: Probiotik pur® oder Lacteol®, 1 × tägl. 1 Beutel in Wasser, alternativ Paidoflor Kautabletten®: 1 × tägl. 1 Tabl. kauen, Lacteol Kps.® 1 × tägl. 1 Kps. vor einer Mahlzeit schlucken. Zusätzlich: Colibiogen Kinder® und/ oder Symbioflor 1® 3 × tägl. 5–25 Tr. je nach Alter.

TCM

Bei Nahrungsmittelallergie finden folgende Punkte zusätzlichen Einsatz: Bl 20, Mi 6, Mi 10, Ren 12

Tipps für die Eltern

- Muttermilch ist die adäquate Nahrung für den Säugling. Unter Umständen sollte an eine Substitution von Vitaminen und Nährstoffen über die Mutter gedacht werden: Vit. D₃ und E, Omega-3-FS, Kalzium, Eisen.
- Bei entsprechend disponierten Kindern ist eine Allergisierung auf Kuhmilch auch über die Muttermilch möglich. In solchen Fällen sollte die Mutter eine strikte Kuhmilch-Karenz einhalten.
- Hinweise auf Kuhmilchbestandteile in Babymilch sind: Beta-Laktoglobulin, Kasein, Alpha-Laktalbumin, Bovin-Serum-Albumin (BSA), Eiweiß.

3.13.4 Neurodermitis

☞ Kap. 3.11.1

3.13.5 Heuschnupfen

Allergie vom Soforttyp (Typ I). Bezeichnung für saisonal auftretende Rhinitiden.

Ursachen und Symptome

Ursachen: Pollen von Frühblühern und Gräsern. Als Allergene kommen in der Regel nur Pollen von Wind bestäubenden Pflanzen vor (Ausnahme: einige Pflanzen, die auch von Insekten bestäubt werden). Der Pollen muss eine starke Antigenität haben. Das ist nur bei einer relativ kleinen Zahl von Gräsern und früh blühenden Bäumen bzw. Sträuchern der Fall. Auch hier findet man als (ursächliche?) Hintergrundbelastung häufig eine Darmallergie.

Symptome: Niesattacken, wässriges Nasensekret, Augensymptome: Juckreiz, Schwellung, Tränen, Allgemeinsymptome wie Abgeschlagenheit, Kopfschmerz

Diagnostik und schulmedizinische Therapie

Diagnostik: Anamnese und Basisdiagnostik ☞ Kap. 3.13.2. Zusätzlich Besonderheiten beachten: Streng saisonales Auftreten in der Blütezeit der Allergene, starke Abhängigkeit von Tageszeit und Wetterlage, Luftschadstoffe scheinen eine erhebliche zusätzliche Rolle zu spielen.

Komplikationen: Nasennebenhöhlenentzündungen, Polypenbildung, Asthma

Schulmedizinische Therapie:

- Allergene meiden!
- Stufentherapie: In leichten Fällen Nasen-/Augentropfen mit Cromoglicinsäure (Substanzgruppe, z. B. Dinatriumcromoglitrat als Prophylaxe, d. h. bereits bevor die Symptome beginnen) oder Antihistaminika bei bereits beginnender Symptomatik, in mittleren Fällen Antihistaminika oral (auf die Auswahl nicht sedierender Wirkstoffe achten!), in schwereren Fällen zusätzlich lokale Behandlung mit Glukokortikoiden
- Bei Allergien gegen maximal zwei Allergene besteht die Möglichkeit einer Hyposensibilisierung
- Schleimhautabschwellende Mittel nur bei Bedarf zu Beginn der Therapie und für wenige Tage einsetzen (☞ Kap. 3.6.6 Akute seröse Otitis media).

Naturheilkundliche Behandlung

- Rechtzeitiger Therapiebeginn in den Herbst- und Wintermonaten
- Ernährung: Karenz der Primärantigene

Therapieempfehlungen von Hermann Biechele

Innere Anwendungen
- Basistherapie: ☞ Kap. 3.13.2
- Darmsanierung: ☞ 3.13.2
- Medikamentöse Therapie:
  - Zur Vorbeugung: Heweallergia I und II, 4 × 5–20 Tr. je Präparat
  - Im akuten Fall: Allergokatt akut ½ stündl. 1 Tabl. max. 12 tägl., sonst 3 × 1 Tabl.
  - Ausleitung über die Nieren: Pascorenal N Tr., 3 × 5–10 Tr.

Anthroposophie

Wichtig bei allen allergischen Erkrankungen die Grundstörung zu behandeln, ungeachtet, in welcher Form sich dann die Allergie manifestiert. Grundbehandlung:

- **Glandulae suprarenales comp., Globuli velati:** Eine Heilmittelkomposition aus dem Organpräparat Nebennieren, Galle und Milz. Diese Bestandteile regen die Resorption der Nahrung im Dünndarm und den Ätherkörper im Stoffwechsel an. Dadurch werden fremdätherische Substanzen, Grund der Allergie, überwunden.
  Je nach Alter des Kindes und Zustand 1–3 × tägl. 3–5–10 Globuli.
- **Plumbum 0,4 %, Ung.:** Das Metall Blei ist der irdische Repräsentant des Saturns und seiner Kräftewirksamkeit. Er gibt allen Dingen seine Grenze. Im Menschen vermag er in potenzierter Form die Grenzorgane Haut und Schleimhaut im Sinne der Bewahrung der Identität zu organisieren.
  1–2 × wöchentl. eine kleine Salbenmenge in die Milzgegend einreiben.
- **Urtica comp., Globuli velati:** Komposition aus Brennnessel, Zinn und Austernschalenkalk. Innerlich einzusetzen nach mehr konstitutionellen Gesichtspunkten, also bei exsudativer und allergischer Diathese der Haut (beim lymphatischen Kind). Der einseitig wirkende Ätherkörper (Wasserorganismus) wird wieder an die anderen Wesensglieder angeschlossen.
  Je nach Alter des Kindes 2–3 × 5 Globuli.

Bachblüten

Je nach vorherrschender Symptomatik sind folgende Blüten angezeigt und evtl. zu kombinieren: Holly, Pine.

Biochemie

- **Nr. 2 Calcium phosphoricum D 6:** Exsudativ-allergische Reaktionen; stabilisiert die Zellmembran. Je nach Alter des Kindes anfangs mehrmals tägl. 1–2 Tabl, später 2 × tägl. 1–2 Tabl.
- **Nr. 3 Ferrum phosphoricum D 12:** Hauptmittel bei allen Entzündungen im ersten Stadium, auch bei allergischen. Zu Beginn jede Stunde 1 Tabl.. Später 3–5 × tägl. 1–2 Tabl.
- **Nr. 8 Natrium chloratum D 6:** Allergische Reaktionen mit wässrigen Absonderungen; Fließschnupfen. 3–5 × tägl. 1–2 Tabl.
- **Nr. 24 Arsenum jodatum D 6:** Allergische Diathese; Umstimmungsmittel. Je nach Alter des Kindes 3 × tägl. 1–2 Tabl.

Eigenbluttherapie

- 1 ml Allergie-Injektopas + 1 ml Cefaluffa + 0,5–1 ml EB + 1 ml 1% Procain an 3 E 15, 10–15 Anwendungen im wöchentl. Abstand
- Alternativ: 1 ml Rufebran Nr.8 + 1 ml Cefaluffa 0,5–1 ml EB + 1 ml 1% Procain an 3 E 15, 10–15 Anwendungen im wöchentl. Abstand

Klassische Homöopathie

Heuschnupfen ist immer ein Symptom eines insgesamt chronisch kranken Kindes mit einem gestörten Immunsystem. Nur eine konstitutionelle homöopathische Behandlung führt langfristig zu einer Besserung der Beschwerden. Eine umfassende Anamnese mit Familienanamnese, Hierarchisierung der individuellen Symptome, gründliche Repertorisation und das vergleichende Studium der Materia Medica unter Berücksichtigung des zugrunde liegenden Miasmas sind dringend erforderlich. Nach einer 2–3-jährigen Konstitutionsbehandlung sollten die ursprünglichen Beschwerden auf ein Minimum zurückgegangen sein, d. h. die Symptome flackern nur an einzelnen seltenen Tagen mit überdurchschnittlichem Pollenflug auf.
Bei akuten Beschwerden lässt sich mit symptomatischem Vorgehen eine Linderung der stärksten Beschwerden erreichen. Bei der Auswahl des Mittels sollten neben Lokalsymptomen, Beschaffenheit der Absonderungen und Modalitäten auch Begleitsymptome, allgemeine Umstände und Gemütssymptome repertorisiert werden. Das gewählte Akutmittel sollte eine größtmögliche Ähnlichkeit mit der vom Patienten geschilderten Symptomatik aufweisen, um eine Unterdrückung oder Verschiebung der Krankheit in tiefere Schichten

des Organismus zu vermeiden. Nachfolgend eine Auswahl häufig benötigter Mittel:

- **Allium cepa:** Reichlicher wässriger, scharfer und wund machender Fließschnupfen mit mildem reichlichem Tränenfluss (umgekehrt bei Euphrasia). Schlimmer auf der linken Seite, im warmen Zimmer, am Abend, durch Blumenduft (v.a. Rosen). Deutliche Besserung im Freien.
- **Arsenicum album:** Wundmachender Fließschnupfen mit häufigem Niesen. Schlimmer auf der rechten Seite, beim Erwachen, im Freien und bei Kälte. Besser im warmen Zimmer. Heuschnupfen oft mit asthmatischer Atmung.
- **Euphrasia:** Reichlich dünnes, mildes Nasensekret und reichlich fließender, wund machender Tränenfluss. Allergische Konjunktivitis, stark gerötete, juckende und sehr lichtempfindliche Augen, Brennen der Lider. Schnupfen schlimmer tagsüber und v.a. morgens mit Husten und Auswurf, im Freien (umgekehrt bei Allium cepa) und bei Wind. Heuschnupfen oft mit asthmatischer Atmung.
- **Gelsemium:** Heuschnupfen mit anfallsartigem heftigem Niesen morgens, mit Halsschmerzen. Scharfe wässrige Nasenabsonderung, Wundsein und brennend beißende Schmerzen der Nasenflügel. Das Kind fühlt sich benommen und benebelt.
- **Nux vomica:** Fließschnupfen morgens, tagsüber und im warmen Zimmer, schlechter nach dem Mittagessen. Verstopfte Nase abends und nachts. Mit Jucken in der Nase, mit Halsentzündung. Heuschnupfen mit häufigem Niesen oder mit asthmatischer Atmung.
- **Pulsatilla:** Fließschnupfen mit häufigem Niesen, v.a. im warmen Zimmer. Verschlechterung des Schnupfens morgens, abends und im Freien, obwohl sich das Kind an der frischen Luft ansonsten wohler fühlt. Abwechselnd mit verstopfter Nase, sowie alle Symptome sehr wechselhaft und widersprüchlich sind.

Weitere Mittel: Dulcamara, Lycopodium, Natrium muriaticum, Sabadilla.

Komplexmittel-Homöopathie

- **Medikamentöse Therapie:** Heuschnupfenmittel (DHU), alternativ Allergo-Loges Tropfen (3–5 × 15 Tr.) bzw. Hewallergia (1+2; Dosierung nach Herstellerangaben)
- **Externa:** Iso-Augentropfen C, alternativ Conjunktisan-B-Augentropfen, zusätzlich Halicar-Salbe äußerlich auf die Nase auftragen

- **Injektive Therapie:** 1 ml Allergie-Injektopas + 1 ml Rufebran Nr.8 + 1 ml 1% Procain 1–2 × wöchentl. i.m.

Mikrobiologische Therapie

Basistherapie: Probiotik pur® oder Lacteol®, 1 × tägl. 1 Beutel in Wasser, alternativ Paidoflor Kautabletten®: 1 × tägl. 1 Tabl. kauen, Lacteol Kps.® 1 × tägl. 1 Kps. vor einer Mahlzeit schlucken. Zusätzlich: Colibiogen Kinder® und/ oder Symbioflor 1® 3 × tägl. 5–25 Tr. je nach Alter.

Phytotherapie

- **Spezificum:** Cardiospermum D 4 (25.0), Galphimia glauca D 4 (25.0), Formica rufa D 4 (25.0), Apis D 4 (25.0); M.D.S.: 3 × Tr. nach Kinderformel (Ausgangsdosis 30 Tr.). alternativ Gencydo
- Evtl. auch Eigenblut mit **Formica rufa**-Präparaten, p.i.

Spezielle Therapien

BICOM-Bioresonanztherapie: Das BICOM-Bioresonanzverfahren ist ein eigenständiges biophysikalisches Diagnose- und Therapieverfahren, das in der Regel gut mit anderen Methoden kombiniert werden kann. Bei der Allergiebehandlung werden die nativen Allergene (z. B. Lebensmittel oder Pollen) verwendet. Da die Allergene bei der Therapie nicht inkorporiert, sondern nur „eingeschwungen" werden, besteht keinerlei Risiko für eine überschießende allergische Reaktion.

TCM

- Neben den Standardpunkten werden eingesetzt: Bl 2, Ex-HN 3, Di 20, Di 4, Di 11, Ex-HN 8, Lu 7
- Bei Heuschnupfen hat sich die Laserbestrahlung der Nase, von außen und innen, sowie des Gaumens und Rachens als sehr hilfreich erwiesen, da der Laser auch eine sehr starke antiallergische Wirkung zeigt.

Tipps für die Eltern

Für energetische Test- und Therapieverfahren hat es sich als vorteilhaft erwiesen, neben entsprechenden Testampullen auch das native Allergen zu verwenden. Man gewinnt den aktuellen Pollen und andere „Luftschadstoffe" mit Hilfe eines Tesafilm-Streifens, mit dem man die Ablagerungen von einer waagrechten Fläche, z. B. vom Fensterbrett abnimmt.

3.13.6 Allergisches Asthma

Variable und reversible Atemwegsobstruktion infolge Entzündung und Hyperreaktivität der Atemwege.

Ursachen und Symptome

Ursachen: Bronchospasmus durch dauerhafte Belastung mit Metaboliten der enteralen Allergie, Hyperreaktivität der Atemwege. Das allergische Asthma (extrinsic Asthma) ist eine IgE-vermittelte Allergie vom Soforttyp und oft gleichzeitig eine T-Zell-vermittelte Allergie vom Spättyp. Davon unterschieden wird das nichtallergische Asthma (intrinsic Asthma). Im Hintergrund steht auch hier vermutlich ein allergisches Geschehen. Das hyperreaktive Bronchialsystem „lernt" durch die allergische Reaktion die zur Obstruktion führenden Mechanismen. Inhalationsallergene, körperliche Anstrengung, Luftschadstoffe (Ozon, Rauch), kalte trockene Luft usw. können als Auslöser fungieren. Außerdem spricht viel dafür, dass hier die bei den Primärallergien geschilderten Mechanismen der Maskierung greifen.

Symptome: Die Trias Spasmus, Ödem und vermehrte Schleimbildung führen zu Atemnot (Ausatmung erschwert, exspiratorischer Stridor, Giemen und Brummen), zu kraftlosem Reizhusten und Auswurf.

Diagnostik und schulmedizinische Therapie

Diagnostik

- Anamnese: Episoden von Atemnot mit beschwerdefreien Intervallen, saisonale Häufung, nächtliche Verschlimmerung
- Familienanamnese
- Körperliche Untersuchung: Grunduntersuchung: s.o., hypersonorer Klopfschall
- Labor: Basislabor (Hb, Ery, Leuko, Hämatokrit, Elektrolyte, Differentialblutbild, IgE), Erweitertes Labor: Allergiediagnostik (s.o.)
- Lungenfunktionsprüfung: Vitalkapazität, Atemwegswiderstand, Residualvolumen, Funktionelle Residualkapazität, Peak-Flow
- **Differenzialdiagnose:** Bakterielle und virale Infektionen, rezidivierende akute Bronchitis, chron. obstrukt. Bronchitis (spastische Bronchitis, asthmoide Bronchitis), Pseudokrupp (akute Kehlkopfentzündung): ziehendes Geräusch beim Einatmen (Stridor), Asthma cardiale

- Komplikationen: Status asthmaticus, bakterielle und virale Superinfektion

Schulmedizinische Therapie

Maßnahmen zur Vorbeugung eines Asthma-Anfalls stehen bei Kindern im Vordergrund. Allergien u.a. Provokationsfaktoren, wie z. B. Zigarettenrauch, sollten gemieden werden. Eine Hyposensibilisierung ist nur in einzelnen Fällen mit nachgewiesenem Allergen sinnvoll. Ansonsten Stufentherapie ($\rightarrow$ Kap. Asthma bronchiale):

1. β_2-Mimetika bei Bedarf
2. Inhalative Glukokortikoide in niedriger Dosis (evtl. Dinatriumcromoglykat, Antileukotriene)
3. Inhalative Glukokortikoide in mittlerer Dosis
4. Langwirksame β-Mimetika, Leukotrienantagonisten, inhalative bzw. orale Glukokortikoide

Naturheilkundliche Behandlung

Die Domäne der naturheilkundlichen Therapie ist die konstitutionelle Behandlung.

Therapieempfehlungen von Hermann Biechele

Äußere Anwendungen

- BICOM-Bioresonanztherapie
- Injektionen mit Kattinjekt Cuprum (1 Ampulle) + Procain 1 % 1 ml; bei akuten Zuständen tägl., bei chron. Zuständen 1 × wöchentl.
  - Injektion in AP-Punkte (Bl 10, 12,13,17; Di 4, Le 13)
  - Quaddeln unter den Claviculae und parasternal

Innere Anwendungen

- Ernährung: Strenge Karenz des Primärallergens
- Basistherapie $\rightarrow$ Kap. 3.13.2
- Therapiekonzept mit spasmolytischer, sekretoloytischer und antiallergischer Komponente: Als Standardmittel kommen u.a. die Pflanzen Grindelia, Yerba Santa und Petasites in Frage. Sie sind Bestandteil vieler Fertigarzneimittel. Die von den Herstellern empfohlene Dosierung muss nach Lebensalter und Krankheitsstatus evt. individuell angepasst werden. Als Richtlinie kann gelten: Säuglinge 1 Tr. pro Lebensmonat, verteilt auf mehrere Einzeldosen mit max. 3 Tr. Kleinkinder bis 6 Jahre erhalten $1/3$ der Erwachsenendosis. Kinder ab dem 6. Lj. erhalten die Hälfte der Erwachsenendosis.
  - Cefadrin und Cefaspasmon: Broncholytisch und antiasthmatisch (je $3-5 \times 5-15$ Tr.)

– Scorotox: Zur Umstimmung und bei Begleit-
infektionen (3 × 5–10 Tr.)
– Sulfur Synergon Nr. 156 Konstitutionsmittel
bei kleinen Kindern (3 × wöchentl. bis 1 ×
tägl. 5 Tr.)
– Tartarus emeticus Synergon Nr. 49 im
Wechsel mit Ephedra Synergon 126 bei aku-
tem Asthma (je 3 × 15 Tr.)
– Petadolex als mildes Spasmolytikum (Kinder
ab 6 Jahren 1–2 × tägl. 1 Kps.)
– Asthmavowen N bei Asthma bronchiale mit
Herzbeteiligung (3 × 3–15 Tr.)
– Asthmakhell bei allen asthmatischen Erkran-
kungen (3 × 3–15 Tr.)
– Asthma-Bomin bei chronischem Bronchial-
asthma mit schwer löslichem Schleim (3 ×
3–15 Tr.)
– Pulmo-Kattwiga (Gegenanzeige: Chromübe-
rempfindlichkeit) bei Krampfhusten mit zä-
hem Auswurf. Im akuten Anfall 1/4-stündl. 5
Tr., sonst 4 × 10 Tr.
– Fugacid Bronchialtee 3 × tägl. 1 Tasse
– Haut- und Blutreinigungstee O.P. Infirmari-
us 3 × tägl. 1 Tasse
– Vorbeugende Dauertherapie: DEASTH
spag,. 3 × 10 Tr. nach den Mahlzeiten
● Crataegus oplx. zur Herzstütze, 3 × 5–10 Tr.
● Sulfur oplx. bei Wechsel zwischen Asthma und
Ekzem: 1–3 × tägl. 1 Tabl.

Anthroposophie

Wichtig bei allen allergischen Erkrankungen die
Grundstörung zu behandeln, ungeachtet, in welcher Form sich dann die Allergie manifestiert.
Grundbehandlung:
● **Glandulae suprarenales comp., Globuli vela-
ti:** Eine Heilmittelkomposition aus dem Organpräparat Nebennieren, Galle und Milz.
Diese Bestandteile regen die Resorption der
Nahrung im Dünndarm und den Ätherkörper
im Stoffwechsel an. Dadurch werden fremdätherische Substanzen, Grund der Allergie,
überwunden.
Je nach Alter des Kindes und Zustand 1–3 ×
tägl. 3–5–10 Globuli.
● **Plumbum 0,4 %, Ung.:** Das Metall Blei ist der
irdische Repräsentant des Saturns und seiner
Kräftewirksamkeit. Er gibt allen Dingen seine
Grenze. Im Menschen vermag er in potenzierter Form die Grenzorgane Haut und Schleimhaut im Sinne der Bewahrung der Identität zu
organisieren.

1–2 × wöchentl. eine kleine Salbenmenge in
die Milzgegend einreiben.
● **Urtica comp., Globuli velati:** Komposition aus
Brennnessel, Zinn und Austernschalenkalk. Innerlich einzusetzen nach mehr konstitutionellen Gesichtspunkten, also bei exsudativer und
allergischer Diathese der Haut (beim lymphatischen Kind). Der einseitig wirkende Ätherkörper (Wasserorganismus) wird wieder an
die anderen Wesensglieder angeschlossen.
Je nach Alter des Kindes 2–3 × 5 Globuli.

Ausleitungsverfahren

● Baunscheidtieren unter den Schlüsselbeinen
und parasternal,1 × wöchentl.
● Trocken schröpfen zwischen den Schulterblättern, 1 × wöchentl.

Bachblüten

Je nach vorherrschender Symptomatik sind folgende Blüten angezeigt und evtl. zu kombinieren:
Heather, Holly.

Biochemie

● **Nr. 4 Kalium chloratum D 3/6:** Schleimig-fibrinöse Absonderung mit Neigung zur Verklebung; verflüssigt zähen Schleim; Pfeifen und
Giemen bei der Auskultation. Zu Beginn alle
2 Std. 1 Tabl. , später 3–5 × tägl. 1–2 Tabl.
● **Nr. 7 Magnesium phosphoricum D 6/3:** Umstimmung und Desensibilisierung; entspannt
die Atemwege. 3–7 × tägl. 1–2 Tabl., später
abends 5 Tabl. in heißem Wasser lösen und
schluckweise trinken lassen
● **Nr. 10 Natrium sulfuricum D 6:** Vermindert
die Schleimhautschwellung und befördert den
Schleim. Zu Beginn alle 2 Std. 1 Tabl., später
3–5 × tägl. 1–2 Tabl.
● **Nr. 24 Arsenum jodatum D6:** Allergische Diathese; Umstimmungsmittel. Je nach Alter des
Kindes 3 × tägl. 1–2 Tabl.

Eigenbluttherapie

☞ Asthma Kap. 3.7.6

Klassische Homöopathie

Das chronisch allergische Asthma zeigt ein noch
vielschichtigeres und multikausaleres Bild als
der Heuschnupfen. Aus homöopathischer Sicht
handelt es sich um eine tief greifende Störung
der Lebenskraft und um ein multimiasmatisches
Geschehen. Als atopische Erkrankung tritt Asthma selten als isolierte Erkrankung auf, sondern

meist gleichzeitig mit Neurodermitis oder Heuschnupfen. Durch unterdrückende Maßnahmen hat oft ein Etagenwechsel in die tieferen Atemwege stattgefunden. Hier wird deutlich, dass nur eine konstitutionelle und miasmatische Behandlung langfristig zu einer Besserung der Beschwerden führen kann. Eine umfassende Anamnese mit Familienanamnese, Hierarchisierung der individuellen Symptome, gründliche Repertorisation und das vergleichende Studium der Materia medica unter Berücksichtigung der zugrunde liegenden Miasmen sind hierzu dringend erforderlich. Eine rein symptomatische Akutbehandlung mit homöopathischen Mitteln birgt die Gefahr einer weiteren Unterdrückung und sollte vermieden werden.

Komplexmittel-Homöopathie

- **Medikamentöse Therapie:**
  - Lobelia Synergon Nr. 1 a, alternativ Asrhma-Bomin (3 × 15 Tr, akut: $^{1}/_{2}$ Stdl. 10 Tr.)
  - Zur Stimulierung der Nebennnieren (zusätzlich): Phytocortal (3 × 15 Tr.)
  - Nososdentherapie (zusätzlich) Histamin D 6 (3 × 5 Glob.)
- **Injektive Therapie:** 1 ml Broncho-Injektpas alternativ 1 ml Asthma-Bomin, 2-3 × wöchentl. i.m. bzw. s.c. an Bl. 12 und Bl. 13 mit 1 ml Procain

Mikrobiologische Therapie

Basistherapie: Probiotik pur® oder Lacteol®, 1 × tägl. 1 Beutel in Wasser, alternativ Paidoflor Kautabletten®: 1 × tägl. 1 Tabl. kauen, Lacteol Kps.® 1 × tägl. 1 Kps. vor einer Mahlzeit schlucken. Zusätzlich: Colibiogen Kinder® und/ oder Symbioflor 1® 3 × tägl. 5 – 25 Tr. je nach Alter

Phytotherapie

☞ Kap. 3.7 Atemwegserkrankungen

TCM

In der TCM zeigt sich eine Mitbeteiligung von Niere und Milz als Yin-Organe. Es lässt sich das Asthma in einen Fülle- und einen Leeretyp unterteilen. Trockener Husten zeigt eine Mitbeteiligung der Funktionskreise von Lunge/Dickdarm, feuchter Husten den von Milz/Magen an.
Akupunkturpunkte sind: Lu 9, Bl 13, Ren 17, Lu 1, Lu 2, Lu 7, Lu 9, Ren 22
- Bl 17 bei verkrampfter Atmung und Spasmus
- H 3, H 7, Ma 36, Ex-HN 3 bei starker psychischer Komponente

- Dü 3, Di 4, Bl 23, Bl 40
- Ohrpunkt 78 Spitze des Ohres bei allergischer Ursache

3.13.7 Sonnenallergie (Polymorphe Lichtdermatose)

Reaktion von verschiedenen Substanzen mit UV-Strahlen.

Ursachen und Symptome

Ursachen: Photoallergische Vorgänge, bei denen durch UV-Licht-Einwirkung aus einem Halb-Antigen durch Immunkomplexbildung ein Vollantigen wird, das die Produktion von Antikörpern auslöst. (Teerhaltige Salben, Sonnenschutzfaktoren in Sonnenschutzcremes, Sulfonamide, Phenothiazine, Tetracyclin, Doxycyclin, bestimmte ACE-Hemmer u.a.). Die genauen Ursachen sind unbekannt.

Symptome: Das klinische Bild entspricht einer akuten Dermatitis. Art und Lokalisation der Hautveränderungen sind beim einzelnen Patienten immer gleich, von Patient zu Patient aber durchaus verschieden, daher auch die Bezeichnung „polymorphe Lichtdermatose": Juckreiz, papulös, vesikulös, lichenifizierter Hautausschlag an den lichtexponierten Stellen, bei der Auslösung durch lokal wirksame Stoffe nur an den belichteten Stellen, die mit der auslösenden Substanz in Berührung gekommen sind (z. B. Wiesengräserdermatitis)

Diagnostik und schulmedizinische Therapie

Diagnostik

- **Anamnese:** Genaue Arzneimittelanamnese. Die Diagnose ist eigentlich eine Ausschlussdiagnose, für die manchmal eine bewusste Exposition des Patienten mit künstlichem oder normalem Licht nötig ist.
- **Differenzialdiagnose:** Phototoxische Reaktion (z. B. Lichturtikaria), bei der die giftige Wirkung einer Substanz durch UV-Licht-Einwirkung erheblich gesteigert wird. Symptome an allen Stellen, die dem Licht ausgesetzt sind
- **Komplikationen:** Superinfektion

Schulmedizinische Therapie

- Symptomatische Behandlung der Haut: Kortisonsalbe
- Sonnenexposition durch bedeckende Kleidung minimieren, Lichtschutzmittel, falls diese

Maßnahmen nicht genügen: **Lichtgewöhnungstherapie**

- Die Wirksamkeit systemischer Medikamente ist nicht sicher nachgewiesen. Da Betakarotin kaum Nebenwirkungen hat, kann es versucht werden.

Naturheilkundliche Behandlung

Therapieempfehlungen von Hermann Biechele

- Basistherapie (☞ Kap. 3.1.3.2)
- Vorbeugende Maßnahmen:
  - Vorsichtige Gewöhnung der Haut an Sonne
  - Mutaflor 100 mg, 14 Tage vor dem Urlaub und während der ersten Urlaubswoche 1 × tägl. 1 Kapsel

Anthroposophie

Wichtig bei allen allergischen Erkrankungen die Grundstörung zu behandeln, ungeachtet, in welcher Form sich dann die Allergie manifestiert. Grundbehandlung:

- **Glandulae suprarenales comp., Globuli velati:** Eine Heilmittelkomposition aus dem Organpräparat Nebennieren, Galle und Milz. Diese Bestandteile regen die Resorption der Nahrung im Dünndarm und den Ätherkörper im Stoffwechsel an. Dadurch werden fremdätherische Substanzen, Grund der Allergie, überwunden.
  Je nach Alter des Kindes und Zustand 1–3 × tägl. 3–5–10 Globuli.
- **Plumbum 0,4 %, Ung.:** Das Metall Blei ist der irdische Repräsentant des Saturns und seiner Kräftewirksamkeit. Er gibt allen Dingen seine Grenze. Im Menschen vermag er in potenzierter Form die Grenzorgane Haut und Schleimhaut im Sinne der Bewahrung der Identität zu organisieren.
  1–2 × wöchentl. eine kleine Salbenmenge in die Milzgegend einreiben.
- **Urtica comp., Globuli velati:** Komposition aus Brennnessel, Zinn und Austernschalenkalk. Innerlich einzusetzen nach mehr konstitutionellen Gesichtspunkten, also bei exsudativer und allergischer Diathese der Haut (beim lymphatischen Kind). Der einseitig wirkende Ätherkörper (Wasserorganismus) wird wieder an die anderen Wesensglieder angeschlossen.
  Je nach Alter des Kindes 2–3 × 5 Globuli.

Biochemie

- **Nr. 2 Calcium phosphoricum D 6:** Exsudativallergische Reaktionen; stabilisiert die Zellmembrane. Je nach Alter des Kindes anfangs mehrmals tägl. 1–2 Tabl, später 2 × tägl. 1–2 Tabl.
- **Nr. 3 Ferrum phosphoricum D 12:** Akute entzündliche Phase; Rötung der Haut. Zu Beginn jede Stunde 1 Tabl.. Später 3–5 × tägl. 1–2 Tabl.
- **Nr. 24 Arsenum jodatum D 6:** Allergische Diathese; aktinische (durch Strahlen verursachte) Allergie. Je nach Alter des Kindes 3 × tägl. 1–2 Tabl.

Klassische Homöopathie

Wie bei allen allergischen Reaktionen des kindlichen Organismus wird auch bei der Sonnenallergie nur ein gut gewähltes Konstitutionsmittel langfristig das gestörte Immunsystem positiv beeinflussen können. Ausführliche Anamnese mit Familienanamnese, Hierarchisierung der individuellen Symptome, gründliche Repertorisation und vergleichendes Studium der Materia medica unter Berücksichtigung des zugrunde liegenden Miasmas sind hierzu dringend erforderlich. In Betracht können gezogen werden, z. B. **Natrium muriaticum, Staphisagria.**

3.14 Neurologische und psychogene Störungen

3.14.1 Kopfschmerzen und Migräne

Schmerzen im Kopfbereich bzw. Kopfnervenbereich als Leit- oder Begleitsymptom zahlreicher allgemeiner oder organgebundener Krankheiten.

Ursachen und Symptome

Ursachen:

- **Biologische Faktoren:** Kopfschmerzen als primär neuronale Erkrankung, für die kortikale Hypersensitivität verantwortlich ist.
- **Psychologische und soziale Faktoren:** Individuell empfundener Stress kann über verschiedene psychologische Prozesse zu Schmerzen führen, z. B. Reduzierung der Schmerztoleranz, erhöhte Selbstaufmerksamkeit, Veränderung der Verhaltensgewohnheiten. Etwa ein Drittel

der Kinder kann die Ursachen für die Kopfschmerzen benennen, z. B. Ärger in der Schule oder der Familie, Klassenarbeiten, Schlafmangel. Kopfschmerzenkinder legen eine stärkere Misserfolgsorientierung in Leistungssituationen an den Tag und sind oft höheren Leistungsanforderungen durch die Eltern ausgesetzt. Das Ergebnis ist dann eine meidende Stressbewältigung.

Lernprozesse: In der Familie wird ein bestimmter Umgang mit Schmerzen gelernt. Es müssen folgende Fragen geklärt werden: Wie reagieren die einzelnen Familienmitglieder auf die Kopfschmerzen? Welche Rolle spielen Kopfschmerzen in der Interaktion der Familie? Nehmen die Eltern die Kopfschmerzen ernst, oder müssen die Kinder die Schmerzen intensivieren? Gibt es einseitige Zuwendung bei Schmerzen und zu wenig Aufmerksamkeit für aktives, bewältigendes Verhalten? Werden durch Kopfschmerzen problematische Situationen vermieden?

Symptome (diagnostische Kriterien nach ICD-10):

- **Migräne:** Um eine Migräne zu diagnostizieren, müssen folgende Kriterien erfüllt sein: wenigstens fünf vorangegangene Attacken mit einer Dauer von 2 – 48 Std., zumeist einseitiger Kopfschmerz
  - Schmerzcharakteristika: Pulsierender Charakter des Schmerzes, mäßige bis starke Schmerzintensität, die Aktivitäten erschwert oder unmöglich macht, Verstärkung des Schmerzes bei körperlicher Aktivität
  - Begleiterscheinungen: Übelkeit und / oder Erbrechen, besonders bei jüngeren Kindern, Licht- und Geräuschempfindlichkeit
- **Kopfschmerzen vom Spannungstyp:** Wenigstens 10 Tage vorangegangene Episoden, weniger als 15 Kopfschmerztage pro Monat (sonst chronisch). 30 Min. bis 7 Tage bei unbehandeltem Verlauf
  - Schmerzcharakteristika: Drückender bis ziehender, nicht pulsierender Schmerz, leichte bis mäßige Schmerzintensität, übliche Aktivität wird nicht unmöglich gemacht, beidseitige Lokalisation des Schmerzes, keine Verstärkung durch körperliche Arbeit
  - Begleiterscheinungen: Keine Übelkeit und kein Erbrechen während der Kopfschmerzepisode, entweder Licht- oder Lärmempfindlichkeit (jedoch nur maximal eine der beiden Überempfindlichkeiten)

Differenzialdiagnose: Migräne und Kopfschmerzen werden nur bei Ausschluss einer symptomatischen Verursachung (Nasennebenhöhlenentzündung, Infektionskrankheiten, Kopfverletzungen, Funktionsstörungen des Kauapparates) diagnostiziert

Diagnostik und schulmedizinische Therapie

Diagnostik: Zur Erhebung der Schmerzanamnese wird das Kind gebeten, seine Kopfschmerzen zu beschreiben. Es folgt die Einordnung der Kopfschmerzen durch Erfragen folgender Informationen: Auftreten, Manifestation der Kopfschmerzen (Lokalisation, Krankheitsdauer, Frequenz, Intensität anhand von Ratingskalen, Dauer der Attacken, Begleiterscheinungen, Auftreten der Kopfschmerzen und anderer Erkrankungen in der Familie, Umgang mit Schmerz in der Familie). Ferner muss erhoben werden: Auslöser, Auswirkungen der Schmerzen, Verhalten bei Schmerzen, Reaktion der Familie, bisherige Behandlungsmaßnahmen und deren Ergebnis, Medikamenteneinnahme

Schulmedizinische Therapie:

- Genügend Schlaf, regelmäßiger Sport sowie ausreichend Flüssigkeit beugen Kopfschmerzen vor!
- **Akute Kopfschmerzen:** Pfefferminzöl auf die Stirn auftragen, Schmerzmittel (z. B. Paracetamol, Ibuprofen, Aspirin wegen Gefahr des Reye-Syndroms erst bei Kindern ab 12 Jahren und ohne Infekte!)
- **Spannungskopfschmerz:** Regelmäßig Sport treiben, ausreichend Schlaf, Anleitung zur Stressbewältigung und Entspannungsverfahren (PMR etc.). Bei Kopfschmerzanfällen zunächst Pfefferminzöl und nichtmedikamentöse Maßnahmen versuchen, Schmerzmitteln sollten eher zurückhaltend verwendet werden. In Ausnahmefällen, in denen die übrigen Maßnahmen ausgereizt und nicht ausreichend sind kann eine prophylaktische Gabe von Amitryptilin erfolgen.
- **Migräne:** Beim akuten Migräneanfall Reizabschirmung (z. B. Liegen im dunklen Raum, Schlafen), sind Schmerzmittel (z. B. Paracetamol, Ibuprofen) nötig, dann möglichst frühzeitig und ausreichend dosiert! Bei Jugendlichen können zur Bekämpfung der Übelkeit antiemetische Medikamente gegeben werden (z. B. Domperidon, Metoclopramid).
  - Als weitere Möglichkeit zur Migränetherapie gibt es die Mutterkornalkaloide und Triptane. Hier ist jedoch zu beachten, dass diese Präparate in der Regel für Kinder nicht zuge-

lassen sind und ihre Empfehlung für die Migränetherapie bei Kindern zweifelhaft ist.
  – Eine medikamentöse Migräneprophylaxe (z. B. mit β-Blockern, Aspirin etc.) sollte bei Kindern die Ausnahme bleiben.
● **Stress- und Schmerzbewältigungsstrategien:**
  – Sensibilisierung für Körperreaktionen in Stresssituationen durch Selbstbeobachtung (z. B. Zähne zusammenbeißen, Verspannungen in Gesicht, Nacken oder Schultern, schneller flacher Atem)
  – Kopfschmerztagebuch führen, um Zusammenhänge zwischen Stresssituationen und Kopfschmerzen aufzudecken
  – Erlernen von Entspannungstechniken, z. B. progressive Muskelentspannung nach Jacobson
  – Unterbrechen dysfunktionaler Gedanken
  – Biofeedbackverfahren
  – Einbeziehen der Eltern

Naturheilkundliche Behandlung

Wichtig ist die Klärung der Ursachen. Meist liegen mehrere Ursachen zugrunde, die entsprechend in der Therapie berücksichtigt werden sollten.
● Fehlstellung der HWS ☞ Chirotherapie, Osteopathie, Krankengymnastik)
● Elektrosmog durch Handy, Kopfhörer ☞ Ausschaltung der Belastung
● Nahrungsmittelunverträglichkeit: haben bei fast jeder Kopfschmerzart eine Triggerfunktion, häufigste Auslöser bei Kindern sind Nüsse, Schokolade, Farbstoffe, Konservierungsstoffe
● Verdauungsstörungen, v.a. Obstipation als Autointoxikation. Diff.: Besserung der Symptomatik nach Stuhlgang oder Einlauf. Therapie: Stuhlregulierung, danach Entgiftung
● Candida albicans-Befall führt zu Kopfschmerzen, Müdigkeit und Konzentrationsstörungen
● Flüssigkeitsmangel

Therapieempfehlungen von Anita Kraut

Äußere Anwendungen
● Akute Schmerzen, Rescue Salbe auf Stirn und Schläfen, mehrmals auftragen
● Abendliche Kopfschmerzen (Hinweis auf Augenbelastung z. B. durch PC und Fehlhaltung): Akkomodationstraining der Augen, in die Ferne dann wieder in die Nähe sehen bzw.
● Morgendliche Kopfschmerzen (erwacht mit Schmerzen – Hinweis auf Elektrosmog am Schlafplatz, falsches Kopfkissen, Zahnspange): Störende Faktoren eliminieren.

Innere Anwendungen
● APO Dolor N spag. Tropfen
● Stirnkopfschmerz und Schmerzen am oberen Schädel (Bezug zur Niere): Organotrop-funktionelle Unterstützung der Niere: Renalin (3 × 15 Tr.), Renelix (3 × 15 Tr.), zusätzlich Nieren- und Blasentee
● Schläfenkopfschmerz und Schmerzen am seitlichen Schädel (Bezug zum Leber-Galle-System und in Pubertät zum hormonellen System): Organotrop-funktionelle Unterstützung von Leber und Galle: Hepatik (3 × 15 Tr.), apo-Hepat (3 × 15 Tr.), Pekana Komplex Nr. 6 (3 × 15 Tr.), zusätzlich Leber-Galle-Tee abends
● Kopfschmerz, v.a. an den Augen und Augenlidern mit Sehstörungen (Hinweis auf Nahrungsmittelallergie und/oder Leberbelastung): Organotrop-funktionelle Unterstützung der Leber (☞ oben), Allergene meiden
● Kopfschmerzen am Vormittag: Nahrungsmittelallergie im Frühstück, Pausenbrot, Leistungsdruck in der Schule, Therapie: Rescue-Tropfen morgens
● Kopfschmerzen am Nachmittag: Allergene im Mittagessen, zu wenig Flüssigkeit (Diff. Besserung, wenn mindestens 0,5 l Wasser getrunken)

Anthroposophie

● **Kephalodoron 0,1 %, Tabl.:** Diese ganz spezielle Komposition aus Eisen, Schwefel und Quarz geht noch auf Rudolf Steiner direkt zurück. Mit diesem Präparat wird der ganze, dreigliedrige Mensch wieder in Harmonie gebracht. Sehr bewährt bei klassischer Migräne, aber auch bei Überreiztheit, nervösem Kopfschmerz und Zustand nach Gehirnerschütterung.
  Je nach Alter des Kindes 1 – 3 × 1 Tabl. unzerkaut schlucken.
● **Ferrum/Sulfur comp., Globuli velati:** Dieses Heilmittel beruht auf den gleichen Überlegungen Rudolf Steiners wie bei Kephalodoron. Alle drei Wesensglieder werden an die ordnende Ich-Organisation angeschlossen. Ein Mittel mit weitreichenden Indikationen.
  Je nach Alter des Kindes 2 – 3 × 5 Globuli

Ausleitungsverfahren

Zum Einsatz kommen folgende Maßnahmen (evtl. in Kombination): Einlauf bzw. Klistier, Schröpfkopf auf den Bauchnabel 1 × wöchentl., zusätzlich Senfmehlfußbäder.

Bachblüten

Je nach vorherrschender Symptomatik sind folgende Blüten angezeigt und evtl. zu kombinieren: Mimulus, Pine.

Biochemie

Orthostatischer Kopfschmerz

- **Nr. 1 Calcium fluoratum D 12/6:** Statisch bedingte Schmerzsyndrome; steigert die Kraft erschlaffter Gewebe bei Bindegewebsschwäche. 2 × tägl. 1–2 Tabl.
- **Nr. 11 Silicea D 12/6:** Statische bedingte Kopfschmerzen mit Muskel- und Bänderschwäche, schlaffe Halsmuskulatur. Je nach Alter abends 1–3 Tabl.

Konstitutioneller Hintergrund

- **Nr. 2 Calcium phosphoricum D 6:** Exsudativ-allergische Reaktionen; Schulkopfschmerzen; nervös-neuralgische Kopfschmerzen; Aufbau- und Kräftigungsmittel. 2 × tägl. 1–2 Tabl.
- **Nr. 14 Kalium bromatum D 6:** Kopfschmerzen auf skrofulöser Grundlange. Je nach Alter des Kindes 3 × tägl. 1–2 Tabl.
- **Nr. 19 Cuprum arsenicosum D 6:** Umstimmend bei allen Krampfzuständen; spastische Kopfschmerzen; Schmerzen durch Magen-Darm-Spasmen. Besserung durch kaltes Trinken. Zu Beginn alle 2 Std. 1 Tabl., später 3–5 × tägl. 1–2 Tabl.
- **Nr. 24 Arsenum jodatum D 6:** Kopfschmerzen bei allergischer Diathese; Umstimmungsmittel. Je nach Alter des Kindes 3 × tägl. 1–2 Tabl.

Spannungskopfschmerz, kongestiver Kopfschmerz

- **Nr. 3 Ferrum phosphoricum D 12:** Kongestive Kopfschmerzen beim übererregbaren Kind; Gesichtsröte; sinugener Kopfschmerz im ersten Entzündungsstadium. Zu Beginn jede Stunde 1 Tabl.; später 3–5 × tägl. 1–2 Tabl.
- **Nr. 7 Magnesium phosphoricum D 6/3:** Spannungskopfschmerz; Schmerzen durch Schlafmangel als Zeichen des gestörten Schlaf-Wach-Rhythmus beim Kind; neuralgische Schmerzen. 3–7 × tägl. 1–2 Tabl., später abends 5 Tabl. in heißem Wasser lösen und schluckweise trinken lassen.
- **Nr. 9 Natrium phosphoricum D 6:** Gefäßkopfschmerzen beim hoch reizbaren Kind. tägl. 1–2 Tabl.

Emotionaler Hintergrund

- **Nr. 4 Kalium chloratum D 3/6:** Kopfschmerzsyndrome bei Ärgersymptomatik; sinugener Kopfschmerz mit zähem weißem Sekret. 2–3 × tägl. 1–2 Tabl.
- **Nr. 5 Kalium phosphoricum D 6:** Kopfschmerzsyndrome beim übernervösen und neurasthenischen Kind; grippoider Kopfschmerz mit Fieber über 39 °C. 3–5 × tägl. 1–2 Tabl.

Anämischer, infektbedingter bzw. neuralgischer Kopfschmerz

- **Nr. 3 Ferrum phosphoricum D 3:** Anämischer Kopfschmerz. 1–3 × tägl. 1–2 Tabl.
- **Nr. 6 Kalium sulfuricum D 6:** Kopfschmerz bei chronischen Reizungen der Kopfschleimhäute; Kopfschmerz bei Sauerstoffarmut. 3 × tägl. 1–2 Tabl.
- **Nr. 8 Natrium chloratum D 6:** Anämischer Kopfschmerz; Chlorose; Blutverwässerung; Kopfschmerzen bei Rhinitis vasomotorica. 3–5 × tägl. 1–2 Tabl.
- **Nr. 10 Natrium sulfuricum D 6:** Infektkopfschmerzen im Anfangsstadium; Kopfschmerzen nach Traumata. 3–5 × tägl. 1–2 Tabl.
- **Nr. 17 Manganum sulfuricum D 6:** Anämische Kopfschmerzen; chronische und chronisch-eitrige Katarrhe. 3 × tägl. 1–2 Tabl.
- **Nr. 21 Zinkum chloratum D 6:** Neuralgisch bedingte Kopfschmerzen; Schulkopfschmerz, 3 × 1–2 Tabl.

Klassische Homöopathie

- **Belladonna:** Heftigste pulsierende, pochende Kopfschmerzen, plötzlich auftretend. Mit heißem roten Gesicht, Schmerzen im Auge, Trübsichtigkeit und großen glänzenden Pupillen. Bohrt den Kopf ins Kissen oder schlägt ihn gegen die Wand. Kopfschmerz beim Bücken, bei der geringsten Bewegung, nach Sonneneinstrahlung oder sonstiger Erhitzung, nach dem Haare schneiden. Besserung im Liegen auf der Seite und im dunklen Zimmer.
- **Bryonia:** Erwacht morgens beim ersten Öffnen der Augen mit Kopfschmerzen, werden allmählich stärker und hören gegen Abend auf. Kopfschmerzen nach Zorn, kaltem Wind, feuchtkaltem Wetter, Wetterwechsel und bei Verstopfung. Schlechter bei der geringsten Bewegung, muss sich hinlegen. Besser im dunklen Zimmer. Die Kinder sind reizbar und wollen in Ruhe gelassen werden.
- **Calcium carbonicum:** Kopfschmerzen nach körperlicher oder geistiger Überanstrengung (Schulkopfschmerz), bei Wetterwechsel, feuchtkaltem Wetter, nach dem Baden, Wa-

schen des Kopfes und beim Befall von Würmern. Gefühl von eisiger Kälte im Kopf und Verlangen nach Süßigkeiten bei Kopfschmerzen. Schmerzen strahlen bis in die Augen aus. Besser durch Berührung.

- **Natrium muriaticum:** Hämmernde Kopfschmerzen morgens, steigen und fallen mit der Sonne. Nach Anstrengung der Augen, körperlicher oder geistiger Überanstrengung (Schulkopfschmerz), nach Aufenthalt in der Sonne, im warmen Zimmer. Mit Sehstörungen, blind machend, muss krampfhaft die Augen schließen. Mit Leeregefühl im Magen.
- **Nux vomica:** Kopfschmerz morgens beim Erwachen, Aufstehen bessert. Schlechter bei jeder Erschütterung, nach dem Essen. Kopfschmerz bei Obstipation, Schlafmangel, nach Gemütserregungen, Zorn, durch geistige Anstrengung, kaltes Wetter und kalten Wind. Extreme Reizbarkeit bei Kopfschmerzen. Katarrhalische Kopfschmerzen.

Weitere Mittel: z. B. Barium carbonicum, Calcium phosphoricum, Gelsemium, Glonoinum, Kalium phosphoricum, Phosphoricum acidum, Pulsatilla, Sabadilla, Sanguinaria, Spigelia, Zincum metallicum.

Komplexmittel-Homöopathie

- **Medikamentöse Therapie:**
  - Dolex (3 × 15 Tr.), alternativ Cyclamen-Synergon Nr. 183 (3 × 15 Tr.)
  - Bei begleitenden Sehstörungen: Rephalgin (3 × 1 Tr.); alternativ Unotex (3 × 15−20 Tr.)
- **Injektive Therapie:** 1 ml Cefanalgin + 1 ml 1% Procain, alternativ 1 ml Infi-Colocynthis, 1−2 × wöchentl. i.m.

Manuelle Therapie

Nach intensiver Anamnese steht die Beckenstatikregulierung am Beginn einer Behandlung. Einzelne Läsionen an der Wirbelsäule müssen deblokiert werden. Die viszerale Therapie des Peritoneums und des Diaphragmas ist ebenfalls wichtig.

Mikrobiologische Therapie

Adjuvant: Probiotik pur® oder Lacteol, 1 × tägl. 1 Beutel in Wasser, alternativ: Paidoflor Kautabletten®: 1 × tägl. 1 Tabl. kauen, Lacteol Kps.® 1 × tägl. 1 Kps. vor einer Mahlzeit schlucken.

Physikalische Therapie

- **Hydrotherapie:** Morgens ansteigende Arm- und Fußbäder, abends absteigende Vollbäder

mit Melissen-, Baldrian-, Lavendel- oder Fichtennadelnzusatz
- **Bewegungstherapie:** Spazierengehen, Radfahren, Schwimmen, jegliche sportliche Betätigung an frischer Luft. Cave: Nicht spät abends.

Phytotherapie

- **Innere Anwendung:** Petadolex Kps.; D.S.: prophylaktisch 3 × 1−3 Kps. akut mehrmals 3 Kps.
- **Externum:** Einreibung der Schläfen und der Stirn mit Menthae piperitae ol. aether. (10.0); D. S.: 3−5 Tr. in 1 EL Olivenöl oder vgl. fettes Öl. Alternativ Aconit Schmerzöl.

TCM

Das Gebiet der Kopfschmerzen und Migräne zeichnet sich durch viele verschiedene Ursachen aus. Man unterscheidet sonst nach Verlaufstyp und Symptom bzw. Syndrom. Im allgemeinen Sprachgebrauch wird oft nicht zwischen diesen Krankheiten unterschieden. Hier wird nur eine Art „Notfalltherapie bei Kopfschmerz und Migräne" aufgelistet. Es muss aber immer eine genaue Diagnostik erfolgen, um die Formen des Kopfschmerzes zu unterscheiden.

- Kopfschmerzen im Stirnbereich (frontal, oft dem Yangming = Di-Ma zugerechnet): Di 4, Ma 41, Gb 14, Lu 7, Le 3,
- Kopfschmerzen im Schläfenbereich (temporal, oft dem Shaoyang = SJ−Gb zugerechnet: SJ 5, Gb 41, G 8, Gb 20, Ma 1
- Kopfschmerzen im Parietalbereich: Ma 1, Gb 8, Di 4, SJ 3,
- Kopfschmerz occipital: Gb 20, Lu 7, Bl 60, Bl 10, Dü 3
- Kopfschmerz auf der Scheitelmitte (Vertex) (Le−Pericard): SJ 3, Le 3,LG 20, Ni 10, Di 11
- Bei einseitiger Migräne kann der Punkt SJ 4 sehr gut auf den Gefäßspasmus im Stirnbereich wirken, Gb 41 homolateral bei Zyklusstörungen und einseitiger Migräne, Lu 7. Diese Punkte werden alle kontralateral genadelt.

Tipps für die Eltern

- Leistungsansprüche an sich selbst und an die Kinder senken.
- Eigenes Verhalten beobachten: Wie gehe ich selbst mit Schmerzen um? Welche Bedeutung und Stellenwert haben Schmerzen für mich? Wie sind meine Eltern mit Krankheiten und Schmerzen umgegangen? Wie möchte →

ich mit Krankheiten und Schmerzen umgehen? Wie gebe ich meinem Kind Aufmerksamkeit? Gebe ich in erster Linie Aufmerksamkeit, wenn mein Kind Kopfschmerzen hat? Wie kann ich positives Bewältigungsverhalten des Kindes stärken?

3.14.2 Schlafstörungen

Störung der aktiven Erholungsvorgänge im physiologischen Tag-Nacht-Rhythmus. Das Bedürfnis nach Schlaf wechselt individuell sehr stark. Unterschieden werden Dyssomnien in Form von Ein- und Durchschlafstörungen (☞ unten) sowie Schlafstörungen bei internen und neuropsychiatrischen Erkrankungen.

Im Säuglingsalter ist der Schlaf in den ersten 3–6 Monaten polyphasisch über Tag und Nacht verteilt. Die Gesamtschlafdauer des jungen Säuglings liegt im Mittel zwischen 13–16 Stunden. Bis zur zweiten Hälfte des ersten Lebensjahres hat sich normalerweise der Tag-Nacht-Rhythmus entwickelt, mit längerer Schlafperiode in der Nacht, die beim gesunden Säugling nicht mehr durch Flüssigkeits- oder Nahrungsaufnahme unterbrochen wird. Die Gesamtschlafdauer nimmt bis zum 6. Lebensjahr auf durchschnittlich 11 und bis zum 16. Lebensjahr auf durchschnittlich 8 Stunden ab. Interindividuelle Schwankungen von mindestens 1,5 Stunden mehr oder weniger Schlaf sind physiologisch, da auch bei Kindern und Jugendlichen Kurz- und Langschläfer vorkommen.

Im Vorschulalter leiden ca. 20 % der Kinder an Ein- und Durchschlafstörungen, im Grundschulalter und bis zum Jugendalter ca. 10 % der Kinder bzw. Jugendlichen.

Ursachen und Symptome

Ursachen: Schlafstörungen bei Kindern legt oft die Vermutung nahe, dass es eine Wechselwirkung der Schlafstörung und der Reaktion der Eltern gibt. Die Schlafstörung mündet dann häufig in einen Teufelskreis, bei dem das Nicht-Einschlafen, das Schreien oder Aufstehen dazu führt, dass die Eltern Aufmerksamkeit, in welcher Form auch immer, spenden. Somit werden die Wünsche des Kindes positiv verstärkt und das dysfunktionale Verhalten etabliert sich.

Symptome:

● **Dyssomnien:** Störung von Dauer, Qualität oder Zeitpunkt des Schlafes, die deutlichen Leidensdruck verursachen oder sich störend auf die soziale oder schulische Laufbahn auswirken. Dazu gehören:
  - Intrinsische Insomnien: Eine primäre Schlafstörung, die nicht durch psychische oder körperliche Störungen verursacht wird oder die vorliegenden psychiatrischen oder körperlichen Symptome nicht vollständig erklären können.
  - Belastungsbedingte Insomnie: Insomnie aufgrund von emotionalem Stress wie kindlichen Ängsten, chronischen Konfliktsituationen oder belastenden Lebensereignissen.
  - Umweltbedingte Insomnie: Störende Umwelteinflüsse, wie Lärm, Helligkeit, unbequemer Schlafplatz, unruhige Geschwister im gleichen Raum, zu hohe oder zu niedrige Raumtemperatur o.ä.
  - Durch nächtliches Füttern bedingte Insomnie: Das Kind ist an nächtliche Mahlzeiten gewöhnt, es kommt zu einem nächtlichen Absinken des Blutzuckerspiegels, der zu Erwachen führt.
  - Insomnie durch Nahrungsmittelallergie: Allergien können ebenfalls zu Schlafstörungen führen, besonders Allergie auf Kuhmilch
● **Parasomnien:** Abnorme Episoden von Verhaltensmustern oder physiologischen Ereignissen, die während des Schlafs oder des Schlaf-Wach-Übergangs auftreten:
  - Intrinsische Hypersomnie: Eine primäre Schlafstörung, die nicht durch psychische oder körperliche Störungen verursacht wird bzw. die durch vorliegende psychiatrische oder körperliche Symptome nicht vollständig erklärt wird.
  - Atmungsassoziierte Hypersomnie: Infolge einer Störung des Atemflusses treten wiederholte Unterbrechungen des Nachtschlafes auf, als deren Folge entstehet die Hypersomnie. Die Störung des Atemflusses kann infolge mechanischer Obstruktion der Luftwege oder einer gestörten zentralnervösen Regelung auftreten.
  - Narkolepsie: Die Hauptsymptome sind exzessive Tagesmüdigkeit und Kataplexie (plötzlicher Tonusverlust der Muskulatur). Etwa zwei bis dreimal täglich treten nicht unterdrückbare Schlafattacken auf. Diese treten in wenig stimulierenden, monotonen Situationen auf. Die Dauer der Schlafattacken be-

trägt etwa 10 bis 20 Minuten, kann aber bis zu 90 Minuten andauern und ist generell bei Kindern länger.

– Kataplexie tritt vor allem in Situationen mit starker emotionaler Beteiligung auf.

Differenzialdiagnose: Organische Schlafstörungen, neurologische Störungen

Diagnostik und schulmedizinische Therapie

Diagnostik: Diagnostische Kriterien nach ICD-10 für die nichtorganischen Schlafstörungen: Dyssomnien: Dazu gehören die Insomnien (Ein- und Durchschlafstörungen), die Hypersomnien (abnorm verlängerte Schlafzeiten) und Schlaf-Wach-Rhythmusstörungen (mangelnde Synchronität des Schlafes). Parasomnien – Pavor nocturnus (nächtliche Episoden von Furcht und Panik), Alpträume (Angstträume) und Schlafwandeln. Eine ausführliche Anamnese der Faktoren, die zur Schlafstörung geführt haben, ist vonnöten: Erfragen der Wohnverhältnisse und Schlafbedingungen sowie Erhebung von Krankheiten und Schlafstörungen in der Familie, die Hinweis auf Modelllernen sein können. Bei älteren Kindern muss der Umgang mit Alkohol, Drogen und Nikotin sowie mit belastenden Lebensereignissen und Alltagsproblemen exploriert werden.

Schulmedizinische Therapie:

- Schlafzeiten mit den Eltern besprechen! Der Mittagsschlaf zählt zu Schlafzeit dazu! Oft bestehen falsche Vorstellungen, wie lange ein Kind schlafen sollte und müsste! Regelmäßige Schlafzeiten sind für Kinder wichtig.
- Familiensituation evaluieren! Häufig sind Ängste (z. B. Trennungsangst) oder veränderte Einschlafrituale die Ursache für Schlafstörungen! Die Eltern dazu anleiten, mit dem Kind die Ängste zu thematisieren und Hinweise zum Angst- und Spannungsabbau geben (z. B. Verwendung von Nachtlicht gegen Angst im Dunkeln, „Sorgenpuppen", denen die Sorgen für die Nacht übertragen werden).
- Tagsüber für viel Bewegung sorgen, dann sind die Kinder abends müde! Keine Überstimulation vor dem Einschlafen (z. B. Fernsehen, Herumalbern), stattdessen Einschlafrituale ein- oder fortführen!
- Wenn das Kind nachts ins elterliche Bett kommen will, kann es kurzfristig eine Lösung sein, das zuzulassen. Einschlafen sollte es aber möglichst im eigenen Bett.

- Entspannungsfördernde Medikamente sind nur kurzfristig angebracht, wenn die Familie durch die Schlafstörung sehr belastet wird. Dabei kann bei kleinen Kindern nach einigen Tagen der Schlaftrank auch ohne Medikament als Placebo wirksam werden. Der Pavor nocturnus kann mit Tranquillizern oder Neuroleptika behandelt werden.
- Bei den v. a. bei Jugendlichen auftretenden depressiven Verstimmungen oder Angstneurosen hilft eine Psychotherapie.
- Schlafwandeln erfordert in der Regel keine Therapie, die Umgebung sollte so gestaltet werden, dass das Kind sich nicht verletzen kann. Bei starker Eigen- oder Fremdgefährdung ist eine medikamentöse Behandlung mit Antidepressiva möglich.

Naturheilkundliche Behandlung

Schlafstörungen werden durch Eltern und Kinder sehr unterschiedlich wahrgenommen. In diesem Zusammenhang sollten die Eltern insbesondere über die große Variabilität und die Entwicklung des kindlichen Schlafverhaltens aufgeklärt werden (☞ oben). Schlafstörungen spielen demnach in der kindlichen Entwicklung eine jeweils unterschiedliche Rolle: Beim Säugling stehen Anpassungs- und Rhythmisierungsvorgänge im Vordergrund, während beim Kleinkind nicht selten Trennungsängste im Vordergrund stehen.

Sowohl bei jüngeren, wie bei älteren Kindern können traumatische oder krisenhafte Erlebnisse zu einer plötzlichen Veränderung des Schlafverhaltens führen. Soziale Erfahrungen, wie z. B. die Trennung der Eltern, mögen beispielhaft für solche belastenden Situationen stehen.

Therapieempfehlungen von Anita Kraut

Allgemeinmaßnahmen

- Schlafplatz optimieren (wie bereits angegeben), zusätzlich keine Elektrogeräte im Raum, v.a. keine Babyphone
- Durchschlafstörungen: Hinweis auf äußere Störfaktoren und innere Erkrankungen, z. B. Lebensmittelallergien, ungünstiger Schlafplatz

Innere Anwendungen

- Einschlafstörungen deuten auf psychische Belastungen hin, Gedanken gehen nicht aus dem Kopf, Ängste, Probleme etc. Therapie: Abends in das Getränk 1 Tr. White Chestnut (hilft abschalten)

- Somcupin (3 × 15 Tr.), zusätzlich Baldrian Tropfen: 7 Tr. abends
- Bach Blüten:
  - White Chestnut beruhigt die Gedanken
  - Aspen bei unbestimmten Ängsten
  - Mimulus bei bestimmten Ängsten

Anthroposophie

- **Malvenöl:** Ölauszug aus Johanniskraut, Malve, Schlehe, Holunder und Linde mit ätherischen Ölen aus Geraniumarten. Wunderbar zum Einreiben und Einmassieren, um die Aufbaukräfte anzuregen, vertieft daneben auch noch die Beziehung zwischen Eltern und Kind durch diese Art der Zuwendung. Auch bei Schlaflosigkeit nach erschöpfenden Krankheiten.
  Je nach Alter des Kindes 1–2 × tägl. Anwendung
- **Avena comp., Globuli velati.** Speziell bei Ein- und Durchschlafstörungen. Nach anthroposophischer Auffassung trennt sich bei diesen Störungen der Astralleib und das Ich nicht genügend von den beiden anderen Körpern, die Phosphor- und Schwefelkomponenten in dieser Heilmittelkomposition ermöglichen diesen Prozess wieder. Ein bewährtes Mittel, besonders bei neurasthenischen Kindern!
  1–3 × tägl. 2–3 Glob. je nach Alter des Kindes.
- **Valeriana comp., Globuli velati.** Ähnliche Zusammensetzung wie Avena comp., speziell bei Kindern, die stark träumen, jedoch nicht tief schlafen können. Nervöse und unruhige Kinder.
  1–3x tägl. 2–3 Glob. je nach Alter und Nervosität des Kindes.

Ausleitungsverfahren

Kamillenauflage auf den Bauch beruhigt und fördert den Schlaf.

Bachblüten

Je nach vorherrschender Symptomatik sind folgende Blüten angezeigt und evtl. zu kombinieren: Mimulus, Pine.

Biochemie

- **Nr. 2 Calcium phosphoricum D 6/3:** Unerquicklicher Schlaf; Schlaflosigkeit durch zu starkes Absinken des Kalziumspiegel am Abend; Aufbau- und Kräftigungsmittel. 2 × tägl. 1–2 Tabl.

- **Nr. 5 Kalium phosphoricum D 6:** Nervöse und neurasthenische Schlaflosigkeit; 3–5 × tägl. 1–2 Tabl.
- **Nr. 7 Magnesium phosphoricum D 6/3:** Hauptmittel bei Schlaflosigkeit; reguliert den Schlaf-Wach-Rhythmus. 3–7 × tägl. 1–2 Tabl., später abends 5 Tabl. in heißem Wasser lösen und schluckweise trinken lassen
- **Nr. 11 Silicea D 12/6:** Schlafstörungen bei Neu- und Vollmond. Je nach Alter des abends 1–3 Tabl.

Klassische Homöopathie

- **Coffea:** Bei Kindern, die abends immer munterer und aufgedrehter werden (als ob sie Kaffee getrunken hätten), v.a. vor freudigen Ereignissen (z.B. Reiseantritt, Geburtstag), nach starken Emotionen (Zorn, Freude), nach akuten Krankheiten, während der Zahnung. Erwacht mit Aufschrecken durch das geringste Geräusch. Übererregbarkeit aller Sinne, überwach, nachts munterer als am Tag. Sitzt nachts im Bett und spielt. Ansonsten ein sanftes und schüchternes Kind.
- **Lycopodium:** Erwacht nachts wie durch Schreck, wie aus Angst, durch Träume, wegen Hunger und Verdauungsstörungen. Schreien im Schlaf. Spätes Einschlafen mit frühem Erwachen zwischen 3 und 4 Uhr. Das Kind ist unausgeruht und äußerst reizbar beim Erwachen.
- **Magnesium carbonicum:** Schlafstörungen beginnen v.a. nachts nach 2 oder 3 Uhr, durch Durst, Hitze, Ängste, schlechte Träume. Morgens völlig unausgeschlafen und müder als abends. Kinder mit starkem Verlassenheitsgefühl, die unter Streitigkeiten der Eltern leiden.
- **Phosphorus:** Einschlafen ist nur bei Licht möglich, spätes Einschlafen und häufiges Erwachen nachts. Schlaflos durch Hunger, kann nicht auf der linken Seite einschlafen, kurzer Schlaf bessert. Das Kind hat viele Ängste: vor der Dunkelheit, Dämmerung, Gewitter und v.a. vor dem Alleinsein, möchte zu den Eltern ins Bett.
- **Sulfur:** Häufiges Erwachen nach Mitternacht, halbstündlich bis stündlich, durch Träume und geringste Geräusche, durch Bettwärme. Hitze der Füße nachts im Bett, entblößt sie. Ruheloser Schlaf. Schlaflos nach 5 Uhr oft mit Stuhldrang. Spätes Einschlafen und frühes Erwachen, morgens und tagsüber schläfrig.
- **Nosoden (Carc, Med, Psor, Syph, Tub):** Meist schlaflos seit Geburt. Ausführliche homöopa-

thische Anamnese nach den Regeln der klassischen Homöopathie einschließlich Eltern-Anamnese ist unbedingt erforderlich. Nur als konstitutionelle oder miasmatische Verschreibung bei Vorhandensein der charakteristischen Gemüts- und Allgemeinsymptome.

- **Weitere Mittel:** Arsenicum album, Belladonna, Chamomilla, Cina, Magnesium muriaticum, Nux vomica, Pulsatilla, Stramonium, Zincum metallicum

Komplexmittel-Homöopathie

- Stramonium Synergon bei Unruhe am Abend je nach Alter, Anacardium Pflügerplex bei Angst vor nächtlichem Erwachen: abends: 10–20 Tr.
- Alternativ: Sedinfant je nach Alter, abends $^1/_4$–1 TL, Nervoplantin Phyto, abends 10–15 Tr. auf heißes Wasser

Manuelle Therapie

Einzelne Läsionen müssen gefunden und behandelt werden. Angezeigt sind Weichteiltechniken an der gesamten Wirbelsäule sowie die cranio-sacrale Therapie. Zusätzlich auf geopathogene Störzonen im Schlafzimmer achten und Beziehung zu den Eltern und anderen Bezugspersonen hinterfragen.

Mikrobiologische Therapie

1 Beutel Probiotik pur® oder Lacteol® in handwarme Milch eingerührt vor dem Schlafengehen trinken. Bei Milchallergie: handwarmes Wasser.

Phytotherapie

Erforderlich ist eine sehr individuelle Vorgehensweise, die folgende Aspekte mit einbezieht. Psychohygiene; Abend-Bettgeh-Rituale; kein Zuviel an abendlichem Essen, v.a. abends keine hochkalorischen Speisen und keine Süßigkeiten zuführen; TV- und andere Informationskonserven meiden. Evtl. Ängste mit dem Kind besprechen; u.U. kalte Waschung bzw. kaltes Armbad.

- **Grundrezept Tee** aus Lavendel, Melisse, Fenchel, Orangenblüten und Rittersporn. Rezeptur: Lavandulae flor. (15.0); Melissae fol. (25.0), Foeniculi fruct. (20.0), Aurantii flor (15.0), Calcatrippae flor. (5.0); M.f.spec. D 1 TL/200 ml. Infus, 8 Min. ziehen lassen; tagsüber 2 Tassen und vor dem Schlafen 1 Tasse
- **Spezifica:** Hier immer Auslöser eruieren (untereinander auch kombinierbar!)

- Alcea Valeriana ⌀ 1 Op. (Baldrian); bei Unruhe und Nervosität, Gedankenzudrang, Schmerzen als Auslöser. D.: beim Schlafengehen 5 Tr.
- Alcea Humulus lupulus ⌀ 1 Op.; wenn Pavor nocturnus vorm Einschlafen abhält. D.: beim Schlafengehen 5 Tr.
- Alcea Passiflora incarnata ⌀ 1 Op.; wenn Sorgen oder Liebeskummer Auslöser sind. D.: beim Schlafengehen 5 Tr
- Alcea Avena sativa ⌀ 1 Op.; wenn Informationsüberreizung (Medien), Rhythmusverlust, Konflikte Auslöser sind. D.: beim Schlafengehen 5 Tr.
- Äußerlich Nervenstärkendes Vollbad mit Lavandulae flor. (500.0), 2.Wahl; D 50 g/1 l Infus, 10 Min. ziehen lassen, dann dem Vollbad zugeben. 1–2 × wöchentl. anwenden
- **Aromatherapie** sollte hier nicht unterschätzt werden, doch muss auf individuelle Vorlieben eingegangen werden. Hier zwei Vorschläge:
  - Zeder Tr. Nr. V, Lavendel Tr. Nr. VII, Rose Tr. Nr. I; ins Duftlämpchen, neben das Bett stellen
  - Jasmin Tr. Nr. I, Bergamotte Tr. Nr. IV, Sandelholz Tr. Nr I, ins Duftlämpchen, neben das Bett stellen

TCM

Schlafstörungen sind Hinweise auf Störungen des Herzens, die von verschiedenen weiteren Ursachen und Begleitumständen verursacht werden wie Angst, Reizbarkeit, Unruhe, Nervosität. Akupunktur: He 7, Ex-UE 10, Ma 36, MP 6, Ren 12, He 3, Dü 3, Pe 6

> ### Tipps für die Eltern
> - Herstellen einer angenehmen Schlafumgebung, die vertraut, bequem und eher mit Schlaf denn mit Spiel assoziiert ist.
> - Das Bett oder das Schlafzimmer sollte kein Ort der Bestrafung sein, Zu-Bett-schicken sollte nicht als Strafe angewandt werden.
> - Feste abendliche Rituale etablieren, die das Kind entspannen.
> - Keine aufregenden Aktivitäten, Fernsehfilme etc. von dem Schlafen.
> - Kinder daran gewöhnen einzuschlafen, ohne dass ein Elternteil zugegen ist.
> - Bringen Sie das Kind ins Bett, wenn es müde ist. →

- Frühe Gewöhnung an ein Muster mit Füttern tagsüber und nächtlichem Schlafen ohne Füttern.
- Vermeiden von Hunger oder Durst, aber auch von schweren Mahlzeiten zur Einschlafzeit. Keine stimulierenden Getränke in den Stunden vor dem Einschlafen.

3.14.3 ADS/ADHS

Beginnend in der frühen Kindheit entwickelt sich ein charakteristisches, zeitlich stabiles Verhaltensmuster mit Störungen der Aufmerksamkeit in Form von Konzentrationsstörungen und erhöhter Ablenkbarkeit. In den meisten Fällen treten Impulsivität und Hyperaktivität hinzu. Schätzungsweise sind 3 % aller Schulkinder, Jungen sind im Verhältnis 2:1 bis 3:1 häufiger betroffen.

Ursachen und Symptome

Ursachen: Aus ganzheitlicher Sicht handelt es sich bei ADS und ADHS um eine erworbene, zeitweilige und reversible Gehirnfunktionsstörung. Mögliche Auslöser sind: Impfungen, Nahrungsmittelallergien: Selten klassische, antikörpervermittelte allergische Reaktionen auf Proteine tierischen oder pflanzlichen Ursprungs, häufig dagegen pseudoallergische Reaktionen durch Mediator-Freisetzung aus Gewebemastzellen, ausgelöst durch Nahrungszusatzstoffe, Konservierungsmittel, Farbstoffe. Zudem Elektrosmog, Reizüberflutung durch Medien und Computer, Schwermetallbelastung, Würmer, Überforderung in Schule und Elternhaus.

Symptome: U.a. zielloses und dranghaftes Verhalten, Unkonzentriertheit, plötzliche Wutanfälle, innere Unruhe, „Zappelphilipp", Zerstörungsbedürfnis, Schlaflosigkeit, übertriebener Bewegungsdrang usw.

Differenzialdiagnose: Normal lebhafte Kinder, echte Intelligenzdefekte, echte Entwicklungsstörungen, echte neurologisch/zerebrale Störungen, Drogenkonsum, Vergiftungen

Diagnostik und schulmedizinische Therapie

Diagnostik: Es gibt bisher keine allgemeinverbindliche Diagnostik, keine anerkannten wissenschaftlichen psychologischen Testverfahren. Hilfe bei der Abklärung des ADS/ADHS zu normalem,

lebhaften Verhalten bietet die „Unabhängigkeit der Situation". Das bedeutet, diese Kinder zeigen die Symptome nahezu beständig und überall: in der Schule, im Elternhaus, bei den Großeltern, bei Freunden, auf dem Spielplatz etc. Als Therapeut hat man den Eindruck, die Kinder wollen nicht so sein, doch sie können nicht anders.
Schulmedizinische Therapie:
- Erarbeitung strukturierter Erziehungsgrundsätze mit den Eltern, Verhaltenstherapie beim Kind mit dem Ziel der Fähigkeit, konzentrierter und ausdauernder zu arbeiten und des besseren Gruppenverhaltens
- Psychostimulanzien, z.B. Methylphenidat. Führt vermutlich über eine Erhöhung des Noradrenalin- und Dopamingehalts im Hirn zu vermehrter Wachheit, Ausdauer und Aufmerksamkeit. Nebenwirkungen: Schlaflosigkeit, Appetitlosigkeit, psychische Veränderungen. Das Auftreten und Ausmaß von psychischer Abhängigkeit und Sucht wird widersprüchlich diskutiert.
- Antidepressiva
- Bei einem Teil der Kinder hilft eine Diät unter Ausschluss von Nahrungsmittel, gegen die sie allergisch sind, die Symptome zu bessern.

Naturheilkundliche Behandlung

Vordringlich sollten mögliche schädigende krankheitsunterhaltende Faktoren ausgeschaltet bzw. reduziert werden, wie z.B. spezielle Nahrungsmittel, Fluor, Belastungen durch Elektrosmog. Die häufigsten unverträglichen Lebensmittel sind Nüsse jeder Art, rohe und gekochte Kuhmilch (Milchprodukte sind erlaubt), alle künstlich zugesetzten Stoffe wie Konservierungsstoffe, Farbstoffe, Geschmacksverstärker, Phosphat etc., Süßigkeiten: Allein diese Lebensmittel zu meiden, führt meist zu einer signifikanten Besserung der Situation und unterstützt die Darmsanierung (☞ unten). Zudem ist Fluor zu meiden, da ein Zuviel an Fluor – Fluor ist in zahlreichen Lebensmitteln, im Wasser, in Zahnpasten und D-Fluoretten enthalten – den Gehirnstoffwechsel beeinflusst.
Die Frage, ob Impfungen am vermehrten Auftreten von ADS und ADHS beteiligt sind, lässt sich zwar nicht nachweisen, aus ganzheitlicher Sicht findet man jedoch häufig einen Zusammenhang. Aus Erfahrung lässt sich sagen, dass Störungen des ZNS i.d.R. vom Impfstoff selbst ausgehen (z.B. Tetanus, Masern, HIB etc.), wohingegen die allergische Komponente gern von den Begleitstoffen herrührt (z.B. Thiomersal, Neomycin, Aluminiumhydroxid, Formaldehyd ☞ auch Kap. 4.3).

Therapieempfehlungen von Anita Kraut

Allgemeinmaßnahmen und äußere Anwendungen

- Verminderung von Elektrosmog: Schlafzimmer frei halten von Fernseher, Computer etc., nachts Stecker ziehen, keine Stand-by-Funktion von Elektrogeräten, kein Radiowecker am Bett, normale Batteriewecker sind harmlos. keine eingeschalteten Mobiltelefone am Bett. Handy tagsüber nur einschalten, wenn unbedingt nötig, Nachtfreischaltung installieren
- Fluor meiden: D-Fluoretten absetzen, fluoridfreie Zahnpasta wählen. Evtl. zum Ausgleich des Fluorhaushalt 2 Wo. lang (nicht länger!) Acid. fluoricum D 12 (1 × 1 tägl.). Eine natürliche Alternative zur Stärkung der Zähne wäre z. B. Calcium fluoratum D 4 und Kreosotum D 6 bei zunehmendem Mond 1 × 1 tägl., bei abnehmendem Mond aussetzen.
- Ausreichende Bewegung: Abenteuerspielplatz, Aufenthalt in freier Natur, ungezwungene Aktivitäten (Lagerfeuer, „Hüttenbau" etc.). Vereinssport ist nicht so gut geeignet, da sich die Kinder nur schwer anpassen und eingliedern können und der strukturierte, geplante Ablauf von Training und Wettkampf (Erwachsenenvorstellung!) für ADHS-Kinder ein Gräuel ist.
- Ergotherapie als gute Begleittherapie, dient der sensomotorischen Integration

Innere Anwendungen

- Bach-Blüten–Basismischung für das Kind: **Cherry Plum** (unkontrolliert, aggressiv), **Heather** (will Aufmerksamkeit auf sich ziehen), **Impatiens** (ungeduldig, impulsiv)
- Bach-Blüten Basismischung für die Eltern: Centaury (Neinsagen gelingt besser, Abgrenzung), Red Chestnut (Angst und Sorge um das Kind), Sweet Chestnut (entnervt, am Rande dessen, was man aushalten kann)
- Individuelle Mischung (bevorzugt einzusetzen) aus Bach-Büten und kalifonischen Blüten:
  - Chamomille: Hyperaktivität, Nervosität, Schlaflosigkeit, für Ruhe und Gelassenheit
  - Chicory: Temperamentsausbrüche, „anstrengende" Kinder, die emotional fordernd und besitzergreifend sind
  - Saguaro: Extreme Auflehnung gegen Autoritätspersonen
  - Mariposa Lily: Bestörtes Verhältnis zur Mutter
  - Sunflower: Gestörtes Verhältnis zum Vater
- Biochemie: Calcium phosphoricum D 6: bei motorischer Unruhe, Reizbarkeit und blasser Gesichtsfarbe
- Fertigarzneimittel: PSY-stabil-Tropfen spag. zusammen mit SEDICELO-Tropfen spag., verschaffen eine psychische Ausgeglichenheit, zusätzlich SEDinfant (Dosierung nach Angabe)
- Klassische Homöopathie: Individuelle Therapie nach Repertorisation ist zu bevorzugen (☞ auch unten). Einige bewährte Mittel zur Unterstützung der individuellen Therapie sind:
  - Agaricus muscularis: ruckweises Bewegen, redet ständig, hört aber nicht zu, ist motorisch unruhig und ungeschickt, lässt Dinge fallen. D12 1 × 1 Gabe jeden 3. Tag, nicht länger als 1 Mon., dann arzneifreie Zeit dazwischenschalten
  - Tarantula hisp.: wie „von der Tarantel gestochen", äußerste Ruhelosigkeit, muss dauernd in Bewegung sein, hysterische Reaktionen, launenhaft, unzufrieden, zerstörerische Impulse. Musik beeinflusst die Stimmung! D 12 1 × 1 Gabe jeden 3. Tag, nicht länger als 1 Mon., dann arzneifreie Zeit dazwischenschalten
- Bei Verdacht auf Störungen des **ZNS durch Impfungen** hat sich das folgende Schema bewährt: Impfnosode austesten. Wenn eine der geimpften Krankheiten als immunologisch unzureichend aufgearbeitet getestet wird, ist (am Bsp. Tetanus) folgende Therapie durchzuführen: Tetanus D 30 1 × 1 Gabe. Dazu die passenden Heilmittel laut homöopathischer Repertorisation (s. unter Tetanus), in der D12, 3 Wochen lang 1 × 1 Gabe tägl. sowie entsprechende Ausleitungsmittel (z. B. Toxex, Derivatio oder individuelle Mischungen) verabreichen. **Cave:** Impfnosoden nie alleine geben! Weitere Impfungen sind auf ihre Notwendigkeit hin zu überdenken.
- Phytotherapie: Beruhigende Pflanzen einsetzen, wie z. B. Melisse, Baldrian, Hopfenzapfen als Teemischung, kein Johanniskraut verwenden
- Mikrobiologische Therapie: Aufbau der Darmflora, Therapie der Intestinalmykosen, Anti-Wurm-Therapie. Keine schulmedizinischen Medikamente zur Entwurmung! Sie beeinflussen den Gehirnstoffwechsel und belasten die Leber.

Anthroposophie

- Heileurythmie, Kunsttherapie
- Kuraufenthalte in anthroposophischen Kliniken, Psychologische Betreuung durch anthroposophisch orientierte Pädagogen
- **Bryophyllum D 4–D 6 Dil.:** Zubereitung aus dem Blatt der Keimzumpe. Die ganze Signatur dieser Pflanze ist beeindruckend – die zahlreichen Brutknospen am Blattrand fallen zu Boden und entwickeln daraus neue Pflanzen. Analog dazu: ätherisches Überwuchern im Stoffwechselbereich des Menschen wird wieder integriert, wenn diese Kräfte nicht transformiert werden und als vagabundierende Willens- und Phantasiekräfte zu Hyperaktivität und Ängsten führen.
  1–3 × tägl. 2–3 Glob. je nach Alter und Nervosität des Kindes.
- **Bryophyllum comp., Globuli velati:** Keimzumpe, Silber und das Organpäparat Uterus bilden die Bestandteile dieses Präparates, welches vor allem dann indiziert ist, wenn ätherische Kräfte sich aus dem unteren Menschen vorzeitig lösen (zum Beispiel nach Schocks) und nicht mehr durch den Astralkörper beherrscht werden können. Gut einsetzbar bei Ängsten mit hysterischer Komponente.
  1–3 × tägl. 2–3 Glob. je nach Alter des Kindes

Bachblüten

Je nach vorherrschender Symptomatik sind folgende Blüten angezeigt und evtl. zu kombinieren: Cherry Plum, Heather.

Klassische Homöopathie

Aus homöopathischer Sicht handelt es sich bei ADHS um ein miasmatisches und sehr tief sitzendes Problem, da diese chronische Störung im Nervensystem die Persönlichkeit und individuelle Ausdrucksform des Kindes betrifft. Vorhandene körperliche Beschwerden, die jedoch nur bei einem Teil der Kinder auftreten, können noch als „Ventil" dieser tief sitzenden Störung angesehen werden. Die homöopathische Therapie bedarf immer einer konstitutionellen Behandlung nach den Regeln der klassischen Homöopathie unter Berücksichtigung des zugrunde liegenden Miasmas. Einige **Konstitutionsmittel** können erfahrungsgemäß häufiger in Betracht gezogen werden, wie z. B. Agaricus, Arsenicum album, Calcium phosphoricum, Cina, Ferrum metallicum, Magnesium carbonicum, Stramonium, Sulfur, Tarentula hispanica, Tuberculinum, Zincum metallicum.

Manuelle Therapie

Aus naturheilkundlicher Sicht liegt bei ADS/ADHS meist eine fermentative Problematik des Darms vor, die sich aufgrund der gestörten Bauchlymphe in Form von Gärungsdyspepsien im Oberbauch manifestiert. Zusätzlich eine Candidose ausschließen. Da die Kinder demzufolge an Kreislaufbeschwerden leiden, sind gezielte Deblockierungen der Wirbelsäule, v.a. der HWS, indiziert.

Mikrobiologische Therapie

Basistherapie: Probiotik pur® oder Lacteol®, 1 × tägl. 1 Beutel in Wasser, alternativ Paidoflor Kautabletten®: 1 × tägl. 1 Tabl. kauen, Lacteol Kps.® 1 × tägl. 1 Kps. vor einer Mahlzeit schlucken. Zusätzlich: Colibiogen Kinder® und/ oder Symbioflor 1® 3 × tägl. 5–25 Tr. je nach Alter.

Phytotherapie

Vor allem bei motorischer Unruhe:
- **Fertigarzneimittel:** Zappelin (ISO) 1 Op.; D.S. 3 × altersgem. Globuli a.c und vor dem Schlafen zusätzlich Rosenelixier (180.0/460.0) auf Rosenölbasis; D 3 × 1 TL/1 EL a.c.
- **Spagyrik:** Alcea Avena ∅ (20.0), Alcea Melisse ∅ (20.0), Alcea Lavandula ∅ (20.0); M.D.: 3 × 10 Tr. (ab 12 Jahren: 20 Tr.)
- **Aromatherapie:**
  - Bei Unruhe: 3 Tr. Römische Kamille, 4 Tr. Bergamotte, 3 Tr. Lavendel, 1 Tr. Rose zusammen in die Duftlampe geben, tagsüber und beim Einschlafen anwenden
  - Bei Konzentrationsstörungen(individuelle Vorlieben berücksichtigen): z.B. 5 Tr. Zypresse, 5 Tr. Bergamotte, 4 Tr. Geranie, 1 Tr. Vetiver zusammen in die Duftlampe geben; bei Bedarf (z. B. Hausaufgaben) anwenden. Alternativ 5 Tr. Ysop, 5 Tr. Zypresse, 5 Tr. Limette
  - Cuprum Pflügerplex, alternativ Truw Kpl. 83 (je 3 × 1 Tr.)

TCM

Die TCM sieht diesen Symptomenkomplex als Störung von Herz und Leber (Schwäche des Herz-Yin und innerem aufsteigenden Leber-Yang) und als Hitze im Körper und gleichzeitig vorkommendem Schweiß.
Akupunktur: He 7, He 8, Du 20, Ex-HN 1, Ex-HN 3, Pe 6, Le 8, Le 3, MP 6, Dü 3, Du 14

Tipps für die Eltern

- ADHS ist kein Ausdruck von Provokation, mangelnder Intelligenz oder Willensschwäche!
- ADHS-Kinder sind ein Spiegel unserer Zeit: Aus astrologischer Sicht gehören sie dem Uranos-, im weiteren Sinn dem Neptun-Prinzip an, was der jetzigen, sehr saturnorientierten Generation Probleme macht.
- Uranos-Kinder sind hochintelligent, vielseitig interessiert, können schnell wechselnde Eindrücke, Situationen oder Bilder (Medien) verkraften. Sie sind stark energiegeladen und haben ein fast bewundernswertes Selbstbewusstsein. Sie sind die Wissenschaftler, Designer und Künstler der Zukunft. Der perfekte Umgang mit Computern ist z. B. eine ihrer großen Stärken.
- Die saturngeprägten Erwachsenen, für die im Leben eine feste Struktur, Ordnung, Planung und Berechenbarkeit wichtige Faktoren sind, werden nun mit dem Chaos des Uranos konfrontiert. Da die meisten Erwachsenen nur sehr schwer damit umgehen können, folgt der Griff zu Medikamenten (Ritalin = Neptun), um diese Kinder lenkbar zu machen. Allein diese Gedanken lassen die Frage offen, ob diese Kinder zu schnell, zu hektisch, zu unkonzentriert, zu hyperaktiv sind, oder wir Erwachsene zu träge, zu langsam und zu festgefahren?
- Die häufigsten Auseinandersetzungen gibt es innerhalb der Familie beim Umgang mit den Medien. Besser als Fernsehen ist der Computer. Für eine fest vereinbarte Zeit (Saturn) sollte dem ADHS-Kind der Zugang zum Computer gewährt werden, wo es seine uranos-typischen Fähigkeiten ausleben kann. Danach die Möglichkeit schaffen, dass sich die angespannte Muskulatur durch Bewegung „entladen" kann.

3.15 Infektionskrankheiten

Katharina Gockel

Für alle hier aufgeführten Krankheiten besteht Behandlungsverbot mach § 24 des IfSG. Die verschiedenen Krankheitsbilder werden an dieser Stelle kurz porträtiert, da das Erkennen der spezifischen Werkrankungen in der Praxis wichtig ist.

3.15.1 Borreliose

Lyme-Krankheit. Von Zecken übertragene bakterielle Infektionskrankheit.

Ätiologie

- Die Erreger der Borreliose sind Bakterien mit dem Namen **Borrelia burgdorferi.** Sie leben im Magen von Zecken und können von diesen auf den Menschen übertragen werden. In der Regel geschieht das erst nach einer Saugdauer von mehr als 24 Stunden, da die Wanderung der Borrelien aus dem Magen der Zecke in den menschlichen Organismus etwa so lange dauert. Borrelien treten in ganz Deutschland auf.
- Das Frühstadium der Erkrankung beginnt nach ca. 3 Tagen bis 3 Wochen Inkubationszeit.

Symptome

Die Borreliose ist eine Erkrankung mit vielen verschiedenen Symptomen, die nicht in einer bestimmten Reihenfolge hintereinander auftreten, obwohl sich einige Symptome typischerweise früh, andere erst später und manche erst nach einem langen chronischen Verlauf entwickeln.

- Relativ früh, nämlich 4 Tage bis 3 Wochen nach Infektion, aber nicht zwingend, tritt das **Erythema migrans** auf. Es beginnt als Rötung im Bereich des Stiches, die sich innerhalb der nächsten Tage vergrößert, eventuell zentral abblasst und sich schuppt. Das Erythem verschwindet unbehandelt nach einigen Wochen, kann aber auch wiederkehren.
- Anschließend oder auch ohne vorheriges Auftreten eines Erythema migrans treten neurologische Symptome, wie z. B. eine Fazialisparese, Lähmungen, Sensibilitätsstörungen und Schmerzen, Meningitis, Enzephalitis und Meningoradikuloneuritis Bannwarth. Auch eine Myokarditis und eine Arthritis können Manifestationen einer Borreliose sein. Seltener wird eine Lymphadenosis cutis benigna, d. h. rötliche Knoten, z. B. im Bereich des Ohrläppchens beobachtet.
- Nach Monaten und Jahren kann sich die Borreliose im Bereich der Haut als Acrodermatitis chronica atrophicans in Form einer chronischen Hautentzündung manifestieren. Des Weiteren kann eine Arthritis der großen Gelenke oder eine chronische Enzephalomyelitis entstehen.

Diagnostik und Differenzialdiagnose

- Anamnese: Zeckenbiss? Aufenthalt im hohen Gras/Gebüsch? Erythema migrans?
- Inspektion der Haut, neurologische Untersuchung, orthopädische Untersuchung
- Blutuntersuchung auf Borrelien-Antikörper
- Bei neurologischer Symptomatik evtl. Lumbalpunktion und Liquoruntersuchung, Nachweis von Borrelien-Antikörper im Liquor
- Ein Erregernachweis aus der Zecke ist möglich, muss aber vom Patienten selbst gezahlt werden.
- Differenzialdiagnose: Da die Neuroborreliose sehr verschiedene Krankheitsbilder hervorrufen kann, gibt es je nach Stadium und Krankheitsbild viele Differenzialdiagnosen, z. B. Ekzeme, Arthritiden anderer Genese (z. B. rheumatoide Arthritis, M. Reiter etc.), FSME, Meningitis anderer Genese.

Komplikationen

- AV-Block bei Myokarditis
- Bleibende neurologische Ausfälle

Schulmedizinische Therapie

- Antibiotische Therapie (Mittel der Wahl sind Tetrazykline, die aber wegen ihrer Nebenwirkungen, wie Verfärbung der Zähne und Störung des Knochenaufbaus nur für ältere Kinder ab ca. 9 Jahre geeignet sind. Bei jüngeren bietet sich eine Therapie, z. B. mit Ampicillin an) für ca. 2–3 Wochen, bei schwererer Erkrankung/Rezidiv auch länger. Bei Neuroborreliose und auch bei Lyme-Arthritis bzw. Akrodermatitis erfolgt intravenöse Antibiotikatherapie, bei Neuroborreliose auf jeden Fall mit liquorgängigem Antibiotikum (z. B. Ceftriaxon).
- Bei Arthritis symptomatisch zusätzlich Analgetika
- Ggf. Kontrolle des Antikörpertiters nach Therapie, um den Erfolg zu kontrollieren.
- Da es gegen Borreliose keine Impfung gibt, ist es die beste Prophylaxe, Zeckenbissen mit langer Kleidung vorzubeugen. Zusätzlich sollte man sich nach Aufenthalten im hohen Gras und Gebüsch etc. auf Zecken absuchen. Zecken sollten möglichst rasch und vollständig, z. B. mit der Zeckenzange entfernt werden, da wie oben erläutert mit der Saugdauer das Risiko für die Übertragung der Borrelien steigt. Anschließend sollte die Bissstelle regelmäßig für bis zu einem Monat auf eine Rötung im Sinne eines Erythema migrans kontrolliert werden.

3.15.2 Diphtherie

Meldepflichtige Infektionskrankheit mit pseudomembranösen Belägen auf Tonsillen, Mund- und Nasenschleimhaut. Die Kehlkopfdiphtherie kann zum „echten" Krupp führen.

➡ Behandlungsverbot für Heilpraktiker nach § 24 IfSG! ∎

Ätiologie

- **Corynebacterium diphteriae** wird durch Tröpfcheninfektion, bei Hautdiphtherie gelegentlich über Schmierinfektion übertragen. Die Krankheitszeichen werden durch das Bakterientoxin hervorgerufen, das die Eiweißsynthese der Zielzellen behindert und damit zum Zelltod führt. Nicht alle Diphtheriestämme bilden dieses Toxin.
- Mit antibiotischer Behandlung ist die Ansteckungsgefahr rasch beseitigt, ohne kann sie bis zu 4 Wochen bestehen. Die Inkubationszeit beträgt 2–7 Tage.

Symptome

- Vorläuferstadium: 1–2 Tage Bild des fiebrigen, grippalen Infekts
- Dann **Fieber** sowie **lokale Symptome** (je nach Manifestationsort):
  - Tonsillen-/Rachendiphtherie: Weiß-graue Pseudomembranen, süßlicher Mundgeruch, Schwellung der Kieferlymphknoten bis hin zum „Cäsarenhals" (übernatürlich dick wirkender Hals)
  - Kehlkopfdiphtherie: Pseudomembranen können zum Kruppsyndrom mit inspiratorischem Stridor, Heiserkeit, Husten und Atemnot führen!

Cave Achtung! Erstickung droht! ∎

Nasendiphtherie: Serös-eitriger, später blutiger Schnupfen, Pseudomembranen am Naseneingang
- – Hautdiphterie: Geschwüre mit Pseudomembranen an Konjunktiven, vulvovaginal oder am Nabel

Diagnostik und Differenzialdiagnose

- Anamnese: Schutzimpfung vorhanden? Kontakt zu Erkrankten?
- Racheninspektion: Vorsicht! Nicht bei Atemnot durchführen! Grau-weiße Pseudomembra-

nen, die sich mit einem Spatel schwer abstreifen lassen und leicht bluten
- Rachenabstrich bei Hautdiphtherie, Läsionsabstrich am Rand, aber unterhalb der Pseudomembranen, zum Erregernachweis
- Toxinnachweis zur Diagnose nötig, da es auch toxinnegative Diphtheriestämme gibt!
- Differenzialdiagnose: Streptokokkenangina, Epiglottitis, virale Laryngitis, Pfeiffersches Drüsenfieber, Angina Plaut-Vincenti

Komplikationen

Komplikationen sind durch das Bakterientoxin bedingt und treten erst im Verlauf, meist nach ca. 14 Tagen auf:
- Myokarditis
- Polyneuritis, die zu Lähmungen der Schlund-, Augen- und Atemmuskulatur führen kann
- Nierenschäden

Schulmedizinische Therapie

- Sicherung der Atemwege bei Krupp!
- Isolierung des Patienten, strenge Bettruhe für mehrere Wochen, evtl. unter EKG-Kontrolle, um eine frühe Diagnose der Herzmuskelentzündung zu ermöglichen.
- Diphtherie-Antitoxin neutralisiert das zu den Symptomen führende Toxin. Es ist die wichtigste Therapiemaßnahme und entscheidend für die Prognose und um Komplikationen zu vermeiden!
- Antibiotika hemmen die Vermehrung der Diphtheriebakterien.
- Weitere Maßnahmen: Wiederzulassung zu Gemeinschaftseinrichtungen, wenn 3 Rachenabstriche frei von Diphtheriebakterien waren. Kontaktpersonen eine Woche beobachten! In dieser Zeit dürfen sie Gemeinschaftseinrichtungen nicht aufsuchen, erhalten Antibiotika sowie ggf. die Diphtherieimpfung. Die Wiederzulassung erfolgt nach 3-tägiger Antibiotikabehandlung. Bei nicht antibiotisch behandelten Kontaktpersonen muss die Untersuchung des Rachenabstrichs 3 × negativ ausfallen.
- Impfung: Die Diphtherieimpfung wird mit einem Toxoid (= abgewandeltes und dadurch inaktiviertes Diphtherietoxin) durchgeführt. Sie ist Bestandteil der „6-fach-Kombinationsimpfung", die in Deutschland empfohlen ist. Die 1. Impfung erfolgt mit 2 Monaten, es folgen 2 weitere im Abstand von jeweils mindestens einem Monat, spätestens jedoch bis zum Ende des 1. Lebensjahres. Eine 4. Impfung sollte frü-

hestens 6 Monate nach der 3., also mit 11–14 Monaten, durchgeführt werden. Auffrischungen folgen mit 4–5 Jahren und 9–17 Jahren. Auch Erwachsene sollten alle 10 Jahre eine Auffrischungsimpfung durchführen lassen.

3.15.3 Dreitagefieber

Exanthema subitum. Viral bedingte Kinderkrankheit bei der nach mehreren Tagen Fieber unter Fieberabfall ein Ausschlag am ganzen Körper entsteht. Die Erkrankung betrifft fast nur Kinder zwischen 6 Monaten und 2 Jahren und hinterlässt lebenslange Immunität.

Ätiologie

- Verursachend ist das Herpes Virus Typ 6. Das Virus persistiert in den Speicheldrüsen und wird über Tröpfcheninfektion bzw. Speichel übertragen.
- Die Inkubationszeit beträgt 3 Tage bis 1 Woche.

Symptome

- Plötzlich hohes Fieber, das 3–4 Tage andauert. Zum Teil Fieberkrämpfe, Erbrechen und Meningismus. Beim Säugling evtl. vorgewölbte Fontanelle. Manchmal leichte Erkältungszeichen, die das hohe Fieber jedoch nicht erklären.
- Dann Auftritt eines Exanthems am ganzen Körper mit gleichzeitigem Fieberabfall. Der Ausschlag ist klein- bis mittelfleckig, hellrot und kaum erhaben. Meist ist er am nächsten Tag wieder verschwunden.

Diagnostik und Differenzialdiagnose

- Anamnese: Weitere Krankheitszeichen? War das Kind bereits einmal an Dreitagesfieber erkrankt?
- Diagnose aus dem typischen Verlauf bei Kindern zwischen 6 Monaten und 2 Jahren, die noch kein Dreitagesfieber hatten.
- Differentialdiagnose: Im Stadium ohne Exanthem: Andere Erkrankungen, z. B. Harnwegsinfektionen, Meningitis, Otitis

Komplikationen

Sehr selten: Enzephalitis

Schulmedizinische Therapie

Symptomatische Therapie mit Fiebersenkung und ausreichender Flüssigkeitszufuhr.

3.15.4 Frühsommer-Meningo-enzephalitis (FSME)

Viral bedingte, von Zecken übertragene Hirnhaut- und Gehirnentzündung.

Behandlungsverbot für Heilpraktiker nach § 24 IfSG!

Ätiologie

- Das **FSME-Virus** wird von Zecken übertragen. Es gibt bestimmte Risikogebiete in Deutschland, in denen „gehäuft" FSME-Erkrankungen auftreten. Aber selbst in diesen Gebieten ist die Gefahr, nach einem Zeckenstich an FSME zu erkranken weit geringer als die für Borreliose, da nur ein geringer Anteil der Zecken Virusträger ist.
- Die Inkubationszeit beträgt 2 Tage bis 4 Wochen.

Symptome

Eine FSME-Infektion verläuft **meist asymptomatisch**. Bei nur 10 – 30 % der Infizierten treten Symptome auf, wie z. B.
- Kopfschmerzen
- Nackensteife
- Fieber
- Erbrechen, v.a. auch nüchtern
- Müdigkeit, Somnolenz und Eintrübung.

In manchen Fällen kommt es dann nach ca. einer Woche zu einem erneuten Fieberanstieg und einer Meningoenzephalitis mit neurologischen Ausfällen, z. B. Lähmungen und Krampfanfällen.

Diagnostik und Differenzialdiagnose

- Anamnese: Zeckenbiss? Aufenthalt in Risikogebieten? FSME-Schutzimpfung?
- Blutuntersuchung und Antikörpernachweis
- Lumbalpunktion und Liquoruntersuchung, Antikörpernachweis im Liquor
- Erregernachweis aus Liquor oder Blut
- Differenzialdiagnose: Bakterielle Meningitis (z. B. Meningokokken, Pneumokokken, HIB etc.) oder virale Meningitis bzw. Enzephalitis anderer Genese (z. B. Herpesmeningitis), Polneuropathien

Komplikationen

- Hirnödem, Hirndruck
- Irreversible neurologische Schäden

Schulmedizinische Therapie

- Rein symptomatisch (Analgetika, Antikonvulsiva)!
- Impfung: In Risikogebieten ist die Impfung gegen FSME empfohlen. Auch Risikogruppen, die viel im hohen Gras und Gebüsch unterwegs sind (z. B. Förster) sollten geimpft sein. Die Impfung wird 3 × durchgeführt, wobei die 2. Impfung 1 – 3 Monate und die 3. Impfung 9 – 12 Monate nach der ersten erfolgt. Der Impfschutz sollte etwa alle 3 Jahre aufgefrischt werden.

3.15.5 Hand-Fuß-Mundkrankheit

Erkrankung mit Bläschen an Händen, Füßen und im Mund.

Ätiologie

- Die Hand-Fuß-Mund-Krankheit wird von **Coxsackie-Viren** oder dem Enterovirus 71 verursacht. Sie wird durch Schmier- und Tröpfcheninfektion übertragen. Die Durchseuchung der Bevölkerung ist sehr hoch. Infektionen treten v.a. im Spätsommer und Herbst auf.
- Die Inkubationszeit beträgt 3 – 6 Tage.

Symptome

- Papeln an der Mundschleimhaut sowie an Händen und Füßen. Im Verlauf der Krankheit werden diese zu Bläschen. Ist nur die Mundschleimhaut betroffen, spricht man von einer Herpangina.
- Die Kinder haben oft kein Fieber und kein Krankheitsgefühl. Es können aber auch Krankheitsverläufe mit Fieber, Hals- und Schluckschmerzen auftreten.

Diagnostik und Differenzialdiagnose

- Inspektion von Mund und Haut
- Das typische Krankheitsbild genügt in der Regel zur Diagnosestellung. Erregernachweis aus Rachenspülwasser bzw. -abstrich oder Antikörpernachweis ist daher selten nötig.
- Differenzialdiagnose: Stomatitis aphtosa/Herpes simplex, Windpocken

Schulmedizinische Therapie

Keine besondere Therapie nötig, da unkompliziert und selbst heilend. Bei Halsschmerzen können schmerzlindernde Lutschtabletten eingesetzt werden.

3.15.6 Meningitis

Hirnhautentzündung.

➡ Behandlungsverbot für Heilpraktiker nach § 24 IfSG! ■

Ätiologie

- Die Hirnhautentzündung kann bakteriell oder viral (z. B. Herpes, FSME) bedingt sein. Sie kann durch Tröpfcheninfektion, durch direkte Ausbreitung infektiöser Herde oder Streuung von Bakterien aus einem Entzündungsherd über das Blut entstehen.
- Borrelien und FSME werden von Zecken übertragen. Das Erregerspektrum der bakteriellen Meningitis ist altersbedingt. Bei Kindern sind die häufigsten Erreger Meningokokken, Pneumokokken und Haemophilus influenzae B. Im Neugeborenenalter treten häufig Streptokokken der Gruppe B, Listerien oder Darmbakterien wie Escherichia coli auf.

Symptome

Die Symptomatik hängt sehr vom Alter ab:
- Bei älteren Kindern hohes Fieber, Nackensteife und Kopfschmerzen, Übelkeit und Erbrechen sowie Schläfrigkeit und Bewusstseinsstörung
- Bei Säuglingen können diese Symptome fehlen! Stattdessen schreien die Kinder, sind allgemein unruhig oder apathisch und evtl. sehr berührungsempfindlich. Eine gespannte Fontanelle und Erbrechen können weitere Hinweise sein.

Diagnostik und Differenzialdiagnose

- Anamnese: Beginn und Dauer der Symptome? Kopfschmerzen? Nackensteife? Epileptische Anfälle? Medikamenteneinnahme? Reisen? Insektenstiche/Tierbisse? Impfstatus? Kontakt zu Erkrankten?
- Körperliche Untersuchung: Prüfung auf Nackensteife, neurologische Untersuchung, Meningitiszeichen (Brudinzki: Kopfbeugung führt zu Kniebeugung; Kernig: Anheben des gestreckten Beines führt zur Beugung im Knie)
- CT oder MRT vom Schädel
- Blutabnahme mit Untersuchung von Entzündungszeichen, Elektrolyten, Blutzucker, Blutbild, Gerinnungsstatus Antikörperbestimmung, und Blutkultur
- Lumbalpunktion und Liquordiagnostik

- Differenzialdiagnose: Hirntumoren, Enzephalitis, Migräne

Komplikationen

- Meningokokkensepsis
- Septische Sinusvenenthrombose
- Hirnabszess
- Hirnödem
- Neurologische Schäden, z. B. Hörschäden

Schulmedizinische Therapie

- Bei begründetem Verdacht auf eine bakterielle Meningitis muss direkt nach der Abnahme von Blutkulturen und Lumbalpunktion eine antibiotische Therapie begonnen werden. Das Antibiotikum wird dabei je nach Alter des Kindes und dem zu erwartenden Erregerspektrum ausgewählt. Zusätzlich können Kortikosteroide zur Hemmung der Entzündungsreaktion gegeben werden.
- Bei viralen Infektionen wird symptomatisch (z. B. FSME) oder antiviral (z. B. bei Herpesenzephalitis mit Aciclovir) behandelt.
- Eine prophylaktische Antibiotikagabe (Rifampicin) für Kontaktpersonen ist bei Haemophilus influenzae B empfohlen für Kinder unter 2 Jahren und für alle Personen eines Haushalts, in dem nicht gegen Haemophilus influenzae B geimpfte Kinder leben, die weniger als 4 Jahre alt sind. Bei Menigokokken wird die prophylaktische Antibiotikagabe empfohlen, wenn ein intensiver Kontakt zum Erkrankten innerhalb der letzten Woche vor Beginn der Krankheit bestand.

3.15.7 Masern

Meldepflichtige, viral bedingte Kinderkrankheit mit großfleckigem, konfluierendem makulo-papulösem Ausschlag. Hinterlässt lebenslange Immunität.

➡ Behandlungsverbot für Heilpraktiker nach § 24 IfSG! ■

Ätiologie

- Das Masernvirus wird durch Tröpfcheninfektion übertragen. Die Infektiosität beginnt bereits im Prodromalstadium und endet ca. 3–5 Tage nach dem Ausbruch des Exanthems.
- Die Inkubationszeit beträgt 8–12 Tage.

Symptome

- **Prodromalstadium** mit Symptomen eines allgemeinen Atemwegsinfektes, Fieber um 39 °C, Konjunktivitis mit Lichtscheu und Appetitlosigkeit. Die Kinder wirken im Gesicht oft verquollen und erscheinen deutlich krank. Das Fieber sinkt im Verlauf der folgenden Tage wieder ab.
- **Nach 2–3 Tagen** Auftreten der „Koplik-Fecken", die als weiße Flecken an der Wangenschleimhaut in Höhe der vorderen Backenzähne imponieren. Sie verschwinden 1–2 Tage nach Auftritt des Exanthems. Zusätzlich Rötung der Mundschleimhaut und Enanthem des weichen Gaumens.
- **Am 3.–5. Tag** beginnt hinter den Ohren das Masernexanthem. Gleichzeitig erneuter Fieberanstieg, oft auf 40 °C und höher. Der großfleckige, makulo-papulöse und konfluierende Ausschlag breitet sich von oben nach unten und von innen nach außen über den ganzen Körper aus.
- Zusätzlich evtl. Durchfälle und Milz- sowie Lymphknotenvergrößerungen
- Nach etwa 3 Tagen Rückbildung des Exanthems und evtl. kleieförmige Schuppung

Diagnostik und Differenzialdiagnose

- Anamnese: Schutzimpfung? Kontakt zu Erkrankten?
- Die Diagnose beruht auf dem typischen Exanthem sowie evtl. im Frühstadium auf dem Auftreten von Koplik-Flecken. Zur Differentialdiagnose Blutbild (Leuko- und Lymphopenie) und Antikörper.
- Differenzialdiagnose: Röteln, Ringelröteln, Scharlach, Exanthema subitum

Komplikationen

- Otitis media
- Bronchopneumonie (viral oder bakterielle Superinfektion)
- Laryngitis mit Pseudokrupp
- Masernenzephalitis
- Subakut sklerosierende Panenzephalitis

Schulmedizinische Therapie

- Bettruhe, evtl. in abgedunkelten Räumen und ausreichende Flüssigkeitszufuhr!
- Evtl. fiebersenkende Maßnahmen (Wadenwickel, Antipyretika)
- Antibiotikatherapie bei bakteriellen Superinfektionen. Komplikationen werden je nach Krankheitsbild, z. B. immunsupressiv oder antiviral behandelt.
- Bei ungenügendem Impfschutz: Postexpositionelle Impfung. Immunsupprimierte sollten innerhalb von 3 Tagen nach Kontakt mit einem Erkrankten passiv immunisiert werden.
- Gemeinschaftseinrichtungen können frühestens 5 Tage nach Auftreten des Ausschlags wieder besucht werden.
- Impfung: Die zweimalige Impfung gegen Masern, Mumps und Röteln bietet einen fast hundertprozentigen Schutz. Der Impfstoff enthält veränderte und daher relativ ungefährliche Viren. Die Masern-Mumps-Röteln-Impfung wird das 1. Mal mit 11–14 Monaten durchgeführt und ein weiteres Mal im Abstand von mindestens einem Monat, meist wie empfohlen mit 15–23 Monaten.

3.15.8 Mumps

„Ziegenpeter". Viral bedingte Kinderkrankheit mit ein- oder beidseitiger Schwellung der Ohrspeicheldrüse. Nach einer Erkrankung besteht dauerhafte Immunität.

⇨ Behandlungsverbot für Heilpraktiker nach § 24 IfSG! ■

Ätiologie

- Das Mumpsvirus (Paramyxovirus parotitidis) wird im Speichel ausgeschieden und durch Tröpfcheninfektion übertragen. Ansteckungsgefahr besteht bereits 7 Tage vor Krankheitsausbruch und hält bis 9 Tage nach Krankheitsbeginn an.
- Die Inkubationszeit beträgt ca. 2–3 Wochen.

Symptome

- 1–2 Tage unspezifische Vorläufersymptome
- Anschließend Ohrspeicheldrüsenschwellung, zuerst ein-, dann meist beidseitig. Daher Schmerzen beim Kauen, in den Ohren und bei Kopfbewegung. Die Mündung des Ohrspeicheldrüsengangs im Mund ist gerötet. Oft sind auch andere Speicheldrüsen betroffen.
- Zum Teil ohne Fieber, ansonsten Temperaturen von ca. 38 °C.

Diagnostik und Differenzialdiagnose

- Anamnese: Schutzimpfung? Kontakt zu Erkrankten?
- Entscheidend ist das typische Krankheitsbild mit geschwollener Ohrspeicheldrüse, zusätzlich Antikörperbestimmung
- Differentialdiagnose: Eitrige Parotitis, Sekretstau durch Speichelsteine, Diphtherie

Komplikationen

- Meningitis/ Meningoenzephalitis, bei Befall des Hörnervs evtl. Taubheit als Folge
- Ab der Pubertät: Orchitis oder Epididymitis mit Gefahr der Unfruchtbarkeit
- Entzündung der Bauchspeicheldrüse, des Thymus, der Schilddrüse oder Tränendrüse

Schulmedizinische Therapie

- Kein Besuch von Gemeinschaftseinrichtungen bis zum Ende der Infektiosität, 9 Tage nach Beginn der Ohrspeicheldrüsenschwellung
- Rein symptomatisch: Breikost, lokale Wärmeanwendung, Schmerzmittel
- Bei Orchitis Hodenhochlagerung und Kortisongabe, die Wirksamkeit ist jedoch nicht erwiesen!
- Kontaktpersonen, die nicht geimpft sind und nie an Mumps erkrankt waren, werden postexpositionell geimpft oder für 18 Tage isoliert
- Impfung: Die beste Prophylaxe ist die Masern-Mumps-Röteln-Impfung (☞ Masern). Gelegentlich kommen trotz Impfung Erkrankungen vor.

3.15.9 Pfeiffersches Drüsenfieber

Infektiöse Mononukleose, „kissing disease". Erkrankung des lymphatischen Systems, typischerweise mit starker Lymphknotenschwellung am Hals. Die Erkrankung hinterlässt lebenslange Immunität.

Ätiologie

- Der Erreger des Pfeifferschen Drüsenfiebers ist das **Epstein-Barr-Virus**. Das Virus wird über die Schleimhäute in den Körper aufgenommen, die Übertragung erfolgt daher z. B. über den Speichel beim Küssen. Das Virus kann lebenslang im Körper latent bleiben. Die Durchseuchung der Bevölkerung ist hoch.

- Die Inkubationszeit ist sehr unterschiedlich, häufig beträgt sie 10 Tage bis 2 Wochen, aber auch längere Zeiträume sind möglich.

Symptome

- Oft hohes und anhaltendes Fieber, evtl. Husten oder Schnupfen
- Tonsillitis, evtl. mit hämorrhagischen stecknadelgroßen Petechien am weichen Gaumen
- Generalisierte Lymphknotenschwellung, Milzvergrößerung, Lebervergrößerung mit Ikterus
- In manchen Fällen Exanthem

Diagnostik und Differenzialdiagnose

- Palpation des Bauches und der Lymphknoten, Inspektion des Rachens
- Blutbild: Lymphozytose, Makrozytose und typische Pfeiffer-Zellen (aktivierte T-Lymphozyten) sowie evtl. Antikörpernachweis
- Differenzialdiagnose: Streptokokkenangina, Diphtherie, Angina-Plaut-Vicenti, akute Leukämie

Komplikationen

- Myokarditis
- Meningoenzephalitis
- Polyneuritis
- Hepatitis
- Granulo-/Thrombopenie
- TINU-Syndrom (tubulär-interstitielle Nephritis und Uveitis)
- Chronische Infektion mit großer Abgeschlagenheit, Leistungsminderung und rezidiv. Infektanfälligkeit

Schulmedizinische Therapie

Rein symptomatisch, Bettruhe bis einige Tage nach Abklingen des Fiebers. Auf ausreichende Flüssigkeitszufuhr und körperliche Schonung achten, bei Bedarf Fiebersenkung und Schmerzmittelgabe.

3.15.10 Poliomyelitis

Kinderlähmung. Meldepflichtige, viral bedingte Erkrankung, die zu schlaffen Lähmungen der Muskulatur führt.

⮕ Behandlungsverbot für Heilpraktiker nach § 24 IfSG! ∎

Ätiologie

- Der Poliomyelitis-Virus vermehrt sich im Darm und Rachen. Gelingt es ihm, die Blut-Liquor-Schranke zu überschreiten, befällt er v.a. die motorischen Vorderhornzellen des Rückenmarks und führt durch deren Zerstörung zu schlaffen Lähmungen der Muskulatur. Poliomyelitis wird fäkal-oral übertragen. Die Virusausscheidung im Stuhl beginnt nach 2–3 Tagen und dauert wochen- bis monatelang an.
- Die Inkubationszeit beträgt 1–2 Wochen.

Symptome

- Polio beginnt unspezifisch mit Symptomen eines allgemeinen Atemwegsinfekts und evtl. Durchfall. Im weiteren Verlauf können die Symptome einer Meningitis auftreten.
- Letztendlich kommt es bei der spinalen Form zu schlaffen Lähmungen, die in der Regel zuerst die Beine, dann die Arme und zuletzt die Rumpfmuskulatur betreffen.

Diagnostik und Differenzialdiagnose

- Anamnese: Eine akute, schlaffe Lähmung ohne vorausgehendes Unfallereignis muss immer zum Verdacht auf Poliolmyelitis führen. Dieser ist meldepflichtig!
- Virusnachweis aus Stuhl oder Rachenspülwasser, zusätzlich wird der Antikörperanstieg im Serum nach 14 Tagen als Bestätigung bestimmt.
- Differenzialdiagnose: Schlaffe Lähmung durch Unfall und andere neurologische Ursachen

Komplikationen

Tod durch Atemlähmung

Schulmedizinische Therapie

- Keine spezifische Therapie, die Impfung mit inaktiviertem Virus ist die beste Prophylaxe! Sie wird auch postexpositionell ausgeführt.
- Impfung: Die Poliomyelitisimpfung wird wie die Keuchhustenimpfung (☞ Keuchhusten) in der Regel im Rahmen der „6-fach-Impfung" 4 × durchgeführt und dann mit 9–17 Jahren ein weiteres Mal aufgefrischt. Weitere Impfungen alle 10 Jahre sind nur für Personen mit erhöhtem Risiko, z.B. medizinisches Personal, Reisende in Regionen mit erhöhtem Risiko nötig.

3.15.11 Keuchhusten

Bakterielle Infektionserkrankung der Atemwege mit stakkatoartigen, heftigen Hustenattacken.

➡ Behandlungsverbot für Heilpraktiker nach § 24 IfSG! ∎

Ätiologie

- Die auslösenden Bakterien (Bordetella pertussis) führen durch ihre Toxine zur Schäden am Atemwegsepithel und damit zur Entzündung. Keuchhusten ist eine Tröpfcheninfektion und tritt v. a. in den Herbst- und Wintermonaten auf. Das Maximum der Infektiosität liegt im ersten, unspezifischen Stadium, d. h. in der Regel wenn die Erkrankung noch nicht als Keuchhusten erkannt wurde.
- Die Inkubationszeit liegt zwischen 1–2 Wochen.

Symptome

Keuchhusten verläuft in drei Stadien:
- 1–2 Wochen: Bild eines banalen Atemwegsinfekts
- 2–6 Wochen: V.a. nachts typischer angestrengter, stakkatoartiger Husten in Anfallsform, dazwischen tiefes, juchzendes Atemholen. Im Anfall rot-blaue Gesichtsverfärbung, zum Abschluss Hochwürgen von Schleim bzw. Erbrechen. Durch den Druckanstieg in Brustkorb und Bauch während der heftigen Hustenattacken können Konjunktivalblutungen, Nasenbluten, Nabel- und Leistenhernien sowie Petechien etc. entstehen.
- 2–4 Wochen: Abklingender Husten

Diagnostik und Differenzialdiagnose

- Anamnese: Typische Hustenanfälle nachts? Keuchhusten bei Kontaktpersonen? Schutzimpfung vorhanden? (Diese verhindert das Auftreten aber nicht völlig, mildert jedoch den Verlauf!)
- Aufgrund des typischen Hustens kann die Diagnose oft klinisch gestellt werden.
- Erregernachweis aus Nasenrachenabstrich im Frühstadium (1–2. Woche) bei Verdacht
- Antikörpernachweis ab 2.–4. Woche, also erst im Hustenstadium
- Differenzialdiagnose: Bronchitis, Fremdkörperaspiration, Mukoviszidose

Komplikationen

- Apnoe, v.a. bei Säuglingen
- Bronchitis/Bronchopneumonie, Otitis media durch Superinfektionen
- Enzephalopathie durch Sauerstoffmangel (Krampfanfälle, Koma)
- Pneumothorax, Atelektasen
- Nabel-, Leistenhernien

Schulmedizinische Therapie

- Isolierung mit antibiotischer Therapie für 7 Tage, ohne Therapie für 3 Wochen kein Aufenthalt in Gemeinschaftseinrichtungen!
- Im Frühstadium (Bild des banalen Atemwegsinfektes) ist die Therapie mit Antibiotika möglich. Dadurch kann der Krankheitsverlauf abgemildert und die Zeit der Infektiosität verkürzt werden. Im Hustenstadium ist eine Antibiotikatherapie nur noch in Spezialfällen ratsam (z. B. bei Säuglingen oder Superinfektion mit anderen Bakterien).
- Anfeuchten der Atemluft sowie kühle Frischluft können den Hustenreiz lindern.
- Häufige kleine, kalorienreiche Mahlzeiten, vor allem Breikost, da sie nicht zu Hustenanfällen reizt. Zusätzlich viel Flüssigkeit!
- Bei Bedarf: Sauerstoffgabe.
- Eine positive Wirkung von Bronchodilatatoren und Glukokortikoide wird diskutiert.
- Säuglinge werden im Hustenstadium wegen der Gefahr der Apnoe stationär behandelt.
- Enge Kontaktpersonen werden prophylaktisch mit Antibiotika behandelt.
- Impfung: Keuchhusten ist eine unangenehme und für die Familie belastende, aber außer beim Säugling selten lebensgefährliche Erkrankung. Die Impfung, die heutzutage mit bestimmten Erregerteilen erfolgt, ist in Deutschland empfohlen und wird im Rahmen der „Sechsfach- Impfung" im ersten Lebensjahr dreimal im Abstand von je einem Monat, beginnend im zweiten Lebensmonat, durchgeführt. Ein viertes Mal folgt frühestens sechs Monate nach der dritten Impfung, also mit 11-14 Monaten. Im Alter von 9- 17 Jahren sollte der Impfschutz ein weiteres Mal aufgefrischt werden.

3.15.12 Röteln

Viral bedingte Kinderkrankheit mit mittelfleckigem Exanthem. Hinterlässt lebenslange Immunität.

⮕ Behandlungsverbot für Heilpraktiker nach § 24 IfSG! ∎

Ätiologie

Das Rötelnvirus wird per Tröpfcheninfektion übertragen. Die Krankheit ist eine Woche vor, bis eine Woche nach Exanthembeginn infektiös. Die Inkubationszeit beträgt zwei bis drei Wochen.

Symptome

- 1–2 Tage unspezifische Symptome eines Erkältungsinfektes und evtl. Fieber
- Der hellrote, mittelfleckige Ausschlag beginnt hinter den Ohren und im Gesicht. Die Ausbreitung erfolgt von oben nach unten und von innen nach außen. Der Rachen ist in Form eines Enanthems mitbeteiligt. Nach 3 Tagen verschwindet das Exanthem.
- Körpertemperatur normal oder gering erhöht (weniger als 39 °C)
- Häufig Lymphknotenschwellung hinter den Ohren und im Nacken
- In einigen Fällen Gelenkschmerzen oder Milzvergrößerung

Diagnostik und Differenzialdiagnose

- Anamnese: Schutzimpfung? Kontakt zu Erkrankten?
- In der Regel genügt der typische Ausschlag, um eine Diagnose zu stellen. Ein Blutbild (Leukopenie mit Lymphozytose, Vermehrung der Plasmazellen und Eosinophilen) kann die Diagnose stützen. Bei Schwangeren werden zur zweifelsfreien Feststellung der Erkrankung Antikörper gegen den Virus im Blut bestimmt.
- Differenzialdiagnose: Masern, Scharlach, Erythema infectiosum, Drei-Tage-Fieber, allergisch bedingte Ausschläge

Komplikationen

- Enzephalitis
- Rötelnembryopathie bei Infektion in der Schwangerschaft

Schulmedizinische Therapie

- Die Therapie erfolgt rein symptomatisch! Gemeinschaftseinrichtungen dürfen bis 7 Tage nach Auftreten des Ausschlags nicht besucht werden.

- Die Rötelnembryopathie, die v. a. bei einer Infektion während des ersten Drittels der Schwangerschaft auftritt, kann zu Fehlbildungen des Kindes führen. Der beste Schutz ist eine Rötelnimpfung, die bis zur Pubertät abgeschlossen sein sollte. Nichtimmunisierte Schwangere, die Kontakt zu einem Erkrankten hatten, können innerhalb von acht Tagen passiv immunisiert werden, dies kann die Erkrankung jedoch nicht sicher verhüten.
- Impfung: Die beste Prophylaxe ist die Masern-Mumps-Röteln-Impfung (☞ Masern). Auffrischung bzw. Vervollständigung des Impfschutzes bei Mädchen unbedingt vor der Pubertät (mit 10 – 14 Jahren), damit vor einer möglichen Schwangerschaft ein ausreichender Schutz gegen die Erkrankung besteht.

3.15.13 Ringelröteln

Erythema infectiosum acutum. Viral bedingte Kinderkrankheit mit girlandenförmigen Exanthem.

Ätiologie

- Die Erkrankung wird durch den **Parvovirus B 19** hervorgerufen. Das Virus vermehrt sich in den roten Blutkörperchen, die dabei zerstört werden. Es wird parenteral und durch Tröpfcheninfektion übertragen.
- Die Inkubationszeit beträgt 1–2 Wochen, maximal 18 Tage.

Symptome

- Grippeartiges Vorläuferstadium, meist sind die Kinder aber in gutem Allgemeinzustand.
- Das Exanthem beginnt mir einer juckenden und spannenden **Wangenrötung in Schmetterlingsform** (Das Munddreieck bleibt frei!).
- Nach 1–2 Tagen geht der Ausschlag auf die Extremitäten über, wobei hier v.a. die **Streckseiten** für 1–2 Wochen mit den **girlandenförmigen Effloreszenzen** bedeckt sind. Das Exanthem kann an Gesicht und Körper verblassen und dann wiederkehren.

Diagnostik und Differenzialdiagnose

- Anamnese: Kontakt zu Erkrankten?
- Typisches girlandenförmiges Exanthem
- DNS-Nachweis im Blut, Antikörper
- Differenzialdiagnose: Röteln u.a. exanthemische Kinderkrankheiten

Komplikationen

Komplikationen sind generell eher selten. Es können auftreten:
- **Hämolytische Anämie** v.a. bei zusätzlich bestehender Erythrozytenerkrankung durch die Zerstörung der Erythrozyten
- Thrombopenie und Granulozytopenie (meist nur bei Immunschwäche oder -suppression)
- Arthritis
- Chronische Infektion mit Viruspersistenz

Cave Bei Erstinfektion einer Schwangeren besteht die Gefahr des Aborts, einer hämolytischen Anämie des Feten und des Hydrops fetalis („Wasserkopf"). ▪

Schulmedizinische Therapie

- Keine Therapie nötig, da unkompliziert und von selbst heilend.
- Schwangere, Personen mit bestehender Anämie sowie Immunsupprimierte sind selbstverständlich von erkrankten Kindern fernzuhalten.

3.15.14 Scharlach

Bakteriell bedingte exanthemische Erkrankung. Der Erreger führt auch zur Angina tonsillaris.

⇨ Behandlungsverbot für Heilpraktiker nach § 24 IfSG! ▪

Ätiologie

- Auslöser des Scharlachs sind β-hämolysierende Streptokokken der Gruppe A (Streptokokkus pyogenes). Scharlach wird durch Tröpfcheninfektion übertragen. Es gibt auch gesunde Streptokokkenträger! Die Erkrankung ist ansteckend, solange Streptokokken nachgewiesen werden können, d. h. ohne Therapie in der Regel ca. 3 Wochen. Mit antibiotischer Therapie ist die Ansteckungsgefahr nach 24 Std. meist gebannt.
- Die Inkubationszeit beträgt 2–4 Tage.

Symptome

- Voraus geht in den meisten Fällen eine plötzlich beginnende **Tonsillopharyngitis** mit starkem Krankheitsgefühl, Halsschmerzen, intensiv rotem Gaumenenanthem, geröteten und evtl. eitrig belegten Tonsillen, Fieber sowie Schwellung der Halslymphknoten.

- 1–2 Tage später beginnt am Rumpf in den Beugefalten von Achsel und Leisten ein **samtartiges, papulöses Exanthem** mit etwa stecknadelgroßen Effloreszenzen. Die Wangen gerötet, das **Munddreieck blass.**
- Ab dem 3.–4. Tag: **Himbeerzunge** (hochrote Zunge mit hervortretenden Papillen)
- Nach ca. 1 Woche: **kleieförmige Schuppung der Haut** für mehrere Wochen

Diagnostik und Differenzialdiagnose

- Anamnese: Tonsillopharyngitis? Kontakt zu erkrankten Personen?
- Rachen- und Hautinspektion (Gaumenenanthem und Exanthem)
- Schnelltest auf Streptokokken, Nasenrachenabstrich (Nachweis von β-hämolysierenden Streptokokken der Gruppe A), Antistreptolysintiter
- Differenzialdiagnose: Masern, Röteln, Kawasaki-Syndrom, toxisches Schock-Syndrom

Komplikationen

- In seltenen Fällen Sepsis oder schwerer Verlauf mit Hautblutungen und Krämpfen
- Otitis media, Sinusitis, Tonsillarabszess, Arthritis, Pneumonie, Meningitis
- Rheumatisches Fieber und Poststreptokokkenglomerulonephritis nach 14–21 Tagen

Schulmedizinische Therapie

10 Tage Antibiotika (Penicillin) oral. Der Besuch von Gemeinschaftseinrichtungen ist ab dem 2. Tag der Antibiose wieder möglich, wenn keine Krankheitszeichen mehr vorhanden sind.

Cave Nach einer Streptokokkeninfektion sollte man nach circa 2 Wochen eine Urinkontrolle auf Blut durchführen, die Herztöne auskultieren, den Blutdruck messen und nach Gelenkschmerzen fragen, um ein rheumatisches Fieber mit Nieren und Herzbefall auszuschließen! ■

3.15.15 Windpocken

Viral bedingte, exanthemische und mit Juckreiz verbundene Kinderkrankheit.

➡ Behandlungsverbot für Heilpraktiker nach § 24 IfSG! ■

Ätiologie

- Windpocken werden durch das **Varicella-Zoster-Virus** verursacht, das in den Nervenzellen des Rückenmarks (Spinalganglien) persistiert und bei Abwehrschwäche oder Immunsuppression zu einem Rezidiv in Form der Gürtelrose (= Herpes zoster) führen kann. Windpocken werden durch Tröpfcheninfektion übertragen. Die Kontagiosität beginnt bereits 1–2 Tage vor Beginn des Ausschlages und endet mit Abfall des Schorfes ca. 1 Woche später.
- Die Inkubationszeit liegt meist zwischen 10 Tagen bis zu 3 Wochen.

Symptome

- Evtl. kleinfleckiges Vorexanthem („rash"), für maximal 24 Std.
- Juckendes Exanthem am gesamten Körper einschließlich Gesicht, Kopf- und Mundschleimhaut (zum Teil sind auch Konjunktiven und Genital betroffen), zugleich Fieberanstieg
- Sog. **„Sternenhimmel"**: Nebeneinander verschiedener Effloreszenzstadien: Knötchen, Bläschen (evtl. mit rotem Saum, platzen unter Druck leicht), Abheilungsformen mit Krusten
- Durch Kratzen können bakterielle Superinfektionen und damit Narben entstehen!

Diagnostik und Differenzialdiagnose

- Anamnese: Kontakt zu Erkrankten? Bereits durchgemachte Windpockenerkrankung?
- Diagnose erfolgt aufgrund des typischen Exanthems, bei Zweifel Virusnachweis aus Bläschen/ Liquor
- Differenzialdiagnose: Herpes zoster, Ekzema herpeticum, Erythema exsudativum multiforme, Insktenstiche

Komplikationen

- Varizellenenzephalitis
- Varizellenpneumonie oder sekundäre bakterielle Pneumonie
- Bakterielle Superinfektionen
- Embryopathie oder neonatale Varizellenerkrankung bei Infektion der Mutter

Schulmedizinische Therapie

- Kein Besuch von Gemeinschaftseinrichtung, solange bis alle Bläschen verschorft sind, also ca. 1 Woche.

- Fingernägel kürzen, nachts evtl. Baumwollhandschuhe anziehen, damit die Kinder sich nicht aufkratzen können! Gegen den Juckreiz helfen häufiges Baden, feuchtigkeitsreiche Cremes und evtl. Antihistaminika sowie adstringierende Lotionen.
- Windpocken bei Neugeborenen: Entwickelt die Mutter innerhalb von 5 Tagen vor, bis 3 Tage nach der Geburt ein Exanthem, so sollte der Säugling mit Varizellen-Hyperimmunglobulin passiv immunisiert und mit dem Virostatikum Aciclovir behandelt werden, um das Auftreten der Erkrankung zu verhindern
- Passive Immunisierung Schwangerer und besonders gefährdeter Personen mit Kontakt zu Erkrankten
- Impfung: Eine Schutzimpfung gegen Windpocken wird nur für besondere Risikogruppen empfohlen.

4 Kinder und Jugendliche – Spezial

4.1 Notfälle und Erste Hilfe

Britta Reither (schulmedizinischer Teil, allgemeine Maßnahmen)

In einer Notfallsituation hat jeder Mensch, nicht nur ein Arzt, die moralische und rechtliche Pflicht zu helfen. Im § 323c StGB sind die rechtlichen Grundlagen zur Hilfeleistung verankert. Danach wird jeder bestraft, der im Unglücksfall keine Hilfe leistet, obwohl Hilfe erforderlich und dem Helfenden zumutbar ist. Zumutbar sind Hilfeleistungen, soweit sie keine erhebliche Gefahr für die eigene Person darstellen und ohne Verletzung eigener wichtiger Pflichten möglich sind.

➡ Notfalltasche des Heilpraktikers

Die Notfalltasche muss an einem trockenen, zentral gelegenen Platz aufbewahrt werden.
- **Medikamente und Infusionen:**
  - Krampflösende Medikamente wie Buscopan®
  - Schmerzlindernde Medikamente wie ASS® oder ben-u-ron®
  - Antihistaminika (z. B. Tavegil® Gel, Tavegil® Injektionslösung 5 ml und Tavegil® Tabletten)
  - Wunddesinfektionsmittel
  - Ringer-Lösung sowie 0,9 % NaCl-Lösung oder eine andere Infusion (dient der Volumensubstitution und zum Freihalten der venösen Zugänge, Ringer-Lösung auch zur Wundreinigung)
  - 40 %ige Glukoselösung zur i.v.-Gabe
  - Sauerstoff-Flasche mit Anschlussmöglichkeiten für Beatmungsbeutel und Sauerstoffnasensonden
- **Geräte:**
  - Blutdruckmessgerät, Stethoskop
  - Beatmungsbeutel, Sauerstoffmaske, transportables „Notfall-Sauerstoff-Set" mit Sauerstoffpatronen
  - Reflexhammer, Taschenlampe (Diagnostikleuchte), Ohrenspiegel, Blutzuckermessgerät und -teststreifen, Thermometer
  - Handabsaugpumpe
  - Staubinde

- **Sonstige Materialien:**
  - Rettungsdecke, Handschuhe
  - Mundspatel, Spritzen und Kanülen, Ampullensäge, Materialien zum Legen eines i.v.-Zugangs
  - Urinteststreifen
  - Haut- und Händedesinfektionsmittel
  - Zellstofftupfer, sterile Tupfer und Kompressen, Verbandmull, Dreiecktuch, Pflaster, Pflasterschere
  - Plastiktüte (z. B. bei Hyperventilation)
  - Notizzettel, Kugelschreiber, Telefonliste (z. B. Rettungsleitstelle, Giftnotrufzentrale). ■

Cave Der Inhalt der Notfalltasche sollte regelmäßig, z. B. alle 3 Monate, auf Verfallsdaten und Gebrauchsfähigkeit kontrolliert werden. Nach einem Einsatz müssen verbrauchte Materialien umgehend wieder aufgefüllt werden. ■

4.1.1 Schock

Unter dem Begriff **Schock** versteht man das Missverhältnis zwischen der benötigten und der tatsächlich vorhandenen Blutmenge. Dies ist so zu verstehen, dass es unterschiedliche Ursachen für einen Schock gibt. Die Frage stellt sich, besteht ein echter Volumenverlust (z. B. Volumenmangelschock oder Verbrennungsschock), ein relativer Volumenverlust (z. B. anaphylaktischer Schock) oder eine Schwächung der Herzkraft.

Anaphylaktischer Schock

Der anaphylaktische Schock kann während oder nach der Gabe von Medikamenten, nach einem Stich oder beim Anwenden einer Infusion auftreten. Das Kind kann so aus einem völligen Normalzustand heraus betroffen sein. Diese Schockform ist die schwerste Form einer allergischen Reaktion auf eine Substanz (Medikament, Fremdstoff oder Gift), die in oder auf den Körper gelangt. Eine Allergie bedeutet, dass der Organismus eine veränderte Reaktionslage aufweist, nachdem eine Antigen-Antikörper-Reaktion stattgefunden hat.

Definitionen

- **Antigene** sind Fremdstoffe und veranlassen den Körper, Reaktionsprodukte zu bilden.
- **Antikörper** sind Reaktionsprodukte auf Antigene.
- **Anaphylaxie** ist eine übersteigerte Reaktion auf einen Fremdstoff, gegen den bereits nach einem früheren Kontakt Antikörper gebildet wurden. ■

Ursachen und Symptome

Gleich nach Beginn der Infusion, der Gabe von Medikamenten oder nach einem Insektenstich klagt das Kind über Juckreiz und Hitzewallungen, wird unruhig, ihm wird übel und es muss sich möglicherweise übergeben. Es kann zu Quaddelbildung auch im Schleimhautbereich und einem Lidödem kommen. Der Puls wird tachykard und der Blutdruck fällt ab. Aufgrund der Schwellung im Kehlkopfbereich und des Bronchospasmus kommt es zu einer erschwerten Atmung, Schmerzen hinter dem Sternum und im Rücken bis hin zum Kreislaufstillstand.

Maßnahmen

- **Allgemeine Maßnahmen:** Sofortiges Beenden der Infusion oder Medikamentverabreichung. Beruhigend auf das Kind einwirken und Sauerstoff verabreichen, ggf. mit der Beatmung beginnen. Bei Atembeschwerden mit erhöhtem Oberkörper lagern. Wärmeerhaltung durch eine Decke. Kühlen im Bereich eines Stiches und Eiswürfel zum lutschen geben. Bei einem Kreislaufstillstand mit der Herz-Lungen-Wiederbelebung beginnen. Notarzt verständigen!
- **Naturheilkundliche Maßnahmen** ☞ Volumenmangelschock

Hypoglykämischer Schock

Der hypoglykämische Schock ist eine Stoffwechselentgleisung des Diabetikers, die sich meist innerhalb von Minuten ergibt. Das Gehirn reagiert am frühesten und empfindlichsten auf den Glukosemangel.

Ursachen und Symptome

Dem Kind steht der kalte Schweiß auf der Stirn, es zittert, klagt über Sehstörungen und ist müde. Es kann auch zu Erregungszuständen kommen, Heißhunger haben und über Kopfschmerzen klagen. Im Folgenden kommt es zu Tachykardie und Krämpfen teilweise wie bei einem Apoplektiker. Somnolenz bis hin zum Koma.

Maßnahmen

Allgemeine Maßnahmen: Blutzuckerbestimmung mit einem Teststreifen. Bei einer Hypoglykämie ist der BZ um oder unter 40 mg%. Bei einem bewusstseinsklaren Kind bei der Einnahme von Kohlenhydraten, wie Zucker, Brot usw. helfen und Sauerstoff verabreichen. Ein bewusstloses Kind in die stabile Seitenlage bringen und einen venösen Zugang mit einer Ringer-Laktat-Infusion legen, Wärmeerhaltung.

Verbrennungsschock

☞ Verbrennungen

Volumenmangelschock

Ein Volumenmangel kann unterschiedliche Ursachen haben, wie Blutungen nach innen oder außen. Außerdem führen Flüssigkeitsverluste nach Verbrennungen, Durchfall und Erbrechen nicht nur zu einer Reduzierung der vorhandenen Blutmenge, sondern auch zu einer Eindickung des Blutes. In jedem Fall kommt es zu einer Blutverteilungsstörung. Als Schutzfunktion schaltet der Körper auf Zentralisation. Eine Zentralisation ist die Engstellung der Gefäße, wobei der Schwerpunkt der Durchblutung bei den lebenswichtigen Organen liegt, Haut und Skelettmuskulatur werden hingegen minderdurchblutet. Aufgrund der geringeren Blutmenge und des so verkleinerten Kreislaufs wird das Herz durch den Sympathikus stimuliert, mit Hilfe einer Tachykardie das Blut schneller durch die Organe zu pumpen. Dadurch lässt sich der Sauerstoffbedarf der lebenswichtigen Organe decken. Als Folge entwickelt sich eine akute Mikrozirkulationsstörung mit immer stärker werdendem Sauerstoffmangel in den einzelnen Zellen des gesamten Körpers. Je nach Dauer und Ausmaß treten irreversible Schädigungen auf.

Ursachen und Symptome

Das Kind ist aufgrund der Zentralisation blass und friert wegen der Störung des vegetativen Nervensystems. Gleichzeitig kann es schwitzen und verhält sich untypisch, wie z. B. Unruhe oder Starre. Der Puls des Kindes ist tachykard und leicht unterdrückbar, was ein Zeichen für eine Hypotonie sein kann. Es hat eine kalte Haut, ist kaltschweißig und weist eine Minderdurchblutung am Nagelbett auf.

Maßnahmen

- **Allgemeine Maßnahmen:** Das Kind in die Schocklage bringen. Wärmeerhaltung, ständige Puls- und Blutdruckkontrolle, Sauerstoffgabe, venösen Zugang mit einer Ringer-Laktat-Infusion legen, Notarzt verständigen.
- **Bachblüten:** Rock Rose, Star of Bethlehem, Rescue Remedy
- **Klassische Homöopathie:**
  - **Aconitum:** Folge von großer Furcht oder Schreck, z. B. Zeuge eines Unfalls. Panikattacken mit Todesangst, sagt den Tod voraus. Mit entsetztem Gesichtsausdruck, heftigem Herzklopfen, extremer Ruhelosigkeit und Hin- und Herwerfen. Symptome treten plötzlich und heftig auf, v. a. nachts.
  - **Arnica:** Nach Verletzungen, v.a. der Weichteile und nach psychischen Traumata, z. B. bei einem Unfall. Körperlicher oder geistiger Schock. Alpträume und nächtliche Angstzustände nach einem Unfall, Erwachen mit großem Schreck. Angst vor Berührung. Das Kind sagt, ihm fehle nichts, antwortet wenn es angesprochen wird, ist dann wieder benommen und teilnahmslos.
  - **Opium:** Beschwerden durch großen Schreck, z. B. Anblick eines Unfalls. Rückzug in innere Welt mit Apathie, Stupor, Gleichgültigkeit. Schläfrigkeit mit halboffenen Augen. Konvulsionen, Tremor, Bettnässen und Diarrhö nach Schreck. Obstipation bei Neugeborenen.
- **Phytotherapie:** Analeptikum ☞ Kap. 4.1.2 Ohnmacht, Kap. 4.1.3 Bewusstlosigkeit)
- **TCM:**
  - **Akupunktur:** Ma 36, He 9, Ex-UE 11, Pe 6
  - **Massage**, Nadelung (auch bei Kleinkindern), ausnahmsweise stärkere Stimulation

Cave **Indikationen für Schocklage**

Bei allen Schockarten gilt: Die Betreuung steht an erster Stelle, da ein Schock zu einer Bewusstlosigkeit führen kann.
- Die Schocklage darf nur bei erhaltenem Bewusstsein durchgeführt werden, bei Bewusstlosigkeit das Kind sofort in die stabile Seitenlage bringen.
- Ebenfalls nicht durchgeführt werden darf sie bei Frakturen im Bereich der Beine, des Beckens, der Wirbelsäule, Schädelverletzungen und bei einem Bauchtrauma. Ferner bei Atemnot, Gesichtsverbrennungen und kardiogenem Schock (Kreislaufinsuffizienz durch ein Pumpversagen des Herzens). ∎

4.1.2 Ohnmacht

Eine Ohnmacht oder auch vasovagale Synkope genannt ist eine kurzzeitige Herz-Kreislauf-Störung, die bedrohlich wirkt, jedoch in der Regel harmlos ist.

Ursachen und Symptome

Ursachen hierfür sind z. B. plötzliche geringfügige Schmerzen, wie etwa bei der Blutabnahme, Schrecken, langes Stehen und der Aufenthalt in einer schwülen, heißen Umgebung. Ebenso länger vorausgehende Erkrankungen und eine darauf beruhende Kreislaufschwäche. Diese Auslöser rufen eine Vagusreizung hervor, die eine Weitstellung der Gefäße und einen Abfall der Herzfrequenz und somit eine vasovagale Synkope zur Folge haben.

Das Kind ist blass, hat eine kaltschweißige Haut, ist bradykard und hypoton. Es klagt über Übelkeit, Schwindel, ihm wird schwarz vor Augen bis hin zur kurzzeitigen Bewusstlosigkeit.

Maßnahmen

- **Allgemeine Maßnahmen:** Flachlagerung bzw. Schocklage und gegebenenfalls sog. Taschenmesserposition, Wärmeerhaltung, wenn nötig Sauerstoffgabe. Blutdrucksteigernde Substanzen sind selten notwendig.
- **Bachblüten:** Clematis, Rock Rose, Star of Bethlehem
- **Klassische Homöopathie:**
  - **Aconitum:** Folge von großem Schreck, starkem Schmerz, durch Nasenbluten. Ohnmacht bei starker Erregung, beim Aufstehen, durch aufrechtes Sitzen, beim oder nach dem Urinieren. Ohnmacht mit Schwindel.
  - **Arsenicum album:** Aus Schwäche, durch Säfteverlust, vor oder nach Erbrechen, bei Diarrhö, während Anstrengung und Bewegung, beim Husten oder bei Magenschmerzen. Ohnmacht begleitet von Übelkeit.
  - **Ignatia:** Durch Trauer und großen Kummer, nach Schreck, durch schlechte Gerüche. Ohnmacht bei starker Erregung, hysterisch und mit viel Seufzen.
  - **Pulsatilla:** Folge von Sauerstoffmangel, Überwärmung oder überfüllten, engen Räumen. Ohnmacht während Diarrhö.
  - **Veratrum album:** Folge von Überanstrengung oder Säfteverlust (starkes Schwitzen und zu wenig trinken). Kreislaufschwäche

mit kaltem Schweiß und Übelkeit. Ohnmacht während Diarrhö oder Erbrechen, beim Anblick von Blut, durch kleine Wunden.

- **Phytotherapie:** Schnelle Hilfe mit einem **Riechfläschchen**! Rezeptur: Rosmarini ol. aether. (10.0), Camphorae ol. aether. (10.0); M.D.: Zunächst unter die Nase halten; wenn wieder ansprechbar, 5–10 Tr. auf ein Stück Würfelzucker und lutschen lassen, um den Kreislauf zu stabilisieren.
- **TCM:** Wie bei Schock kann folgende Punktekombination eingesetzt werden: Du 26, He 9, Pe 9, Ma 36, Ex-UE 11, Ni 1 stärkere Stimulation

4.1.3 Bewusstlosigkeit

Man unterscheidet 3 Abstufungen der Bewusstseinsstörung: Bei Bewusstsein, Bewusstseinseintrübung und Bewusstlosigkeit:

- Das **bewusstseinsklare** Kind reagiert auf alle Fragen und Reize dem Alter entsprechend
- Das **bewusstseineingetrübte** Kind öffnet die Augen nur auf Anruf oder Schmerzreiz und hat eine verminderte Wahrnehmung
- Das **bewusstlose** Kind hat die Augen geschlossen, ist nicht erweckbar und reagiert auch nicht auf Schmerzreize, die Schutzreflexe sind ausgefallen.

Bei einer unklaren Bewusstlosigkeit ist es wichtig, herauszufinden, was die Ursache dieser sein könnte, z. B. Hypoglykämie, Krämpfe, Gifte, Flüssigkeitsmangel, Blutdruckabfall usw.

Maßnahmen

- **Allgemeine Maßnahmen:** Bei anhaltender Bewusstlosigkeit ist die wichtigste Maßnahme, das Kind in die stabile Seitenlage zu bringen, da die Schutzreflexe ausgefallen sind. Dadurch wird die Gefahr des Verschluckens oder der Aspiration von Erbrochenem in die Trachea oder Bronchien wesentlich geringer. Ebenfalls wird dem Zurücksinken von Unterkiefer und Zungengrund bei richtiger Lagerung entgegengewirkt. Weiterhin auf ständige Puls-, Blutdruck- und Atemkontrolle achten. Wärmeerhaltung durch eine Decke. Sauerstoffgabe und einen venösen Zugang legen mit einer Ringer-Laktat-Infusion. Der Notarzt muss in jedem Fall gerufen werden, da eine Intubation und Beatmung notwendig werden kann. Nur diese sind der absolute Schutz vor einer Aspi-

ration. Bei zusätzlichem Aussetzen des Pulses mit der Herz-Lungen-Wiederbelebung beginnen.

➡ An einen Blutzuckertest denken (Teststreifen), könnte sich um Hypoglykämie handeln. ∎

- **Bachblüten:** ☞ Kap. 4.1.1 Schock
- **Phytotherapie:** ☞ Kap. 4.1.2 Ohnmacht
- **TCM:** ☞ Kap. 4.1.1 Schock

4.1.4 Blutungen

Als Blutung bezeichnet man den Austritt von Blut aus den Gefäßbahnen an die Oberfläche, in das Gewebe oder in Körperhöhlen. Je nach Verletzungsart unterscheidet man zwischen arterieller und venöser Blutung oder einer Mischblutung.

- **Mischblutung:** Hellrotes arterielles und dunkelrotes venöses Kapillarblut mischt sich in der Wunde, beide Blutungsanteile sind dadurch nicht einzeln zu erkennen.
- **Venöse Blutung:** Ist meistens isoliert, z. B. bei der Krampfaderblutung, das Blut ist dunkelrot
- **Arterielle Blutung:** In Pulsabständen spritzt hellrotes Blut aus der Wunde, bei Schockpatienten etwas geringer wegen des niedrigen Blutdrucks.

Die Gesamtblutmenge des Menschen beträgt ca. 9 % seines Körpergewichts. So ergibt das bei einem Kind von etwa 25 kg Körpergewicht eine Blutmenge von 2,25 l. Aufgrund der geringen Blutmenge kann bei starken Blutungen innerhalb kürzester Zeit ein lebensbedrohlicher Zustand eintreten. Blutungen bei Kindern müssen immer ernst genommen werden.

Maßnahmen

- **Allgemeine Maßnahmen bei venöser Blutung und Mischblutung:** Die Wunde mit einer keimfreien Wundauflage bedecken und mit einem Verband fixieren. Bei starken Blutungen einen Druckverband über die bereits verbundene Wunde anlegen. Dies erfolgt durch das Auflegen eines Polsters oder einer Mullbinde im Bereich der Wunde und das erneute Umwickeln mit einer Binde. Bei Blutungen an Extremitäten diese hoch lagern. Durch diese Verfahrensweise kommt die Blutung im Allgemeinen zum Stillstand.
- **Allgemeine Maßnahmen bei arterieller Blutung:** Wunden, aus denen es pulsierend blutet,

mit einem Druckverband versorgen. Sollte der erste Verband durchbluten, einen zweiten Druckverband über den bereits angelegten Verband anbringen. Nach Anlegen eines Druckverbandes dringend Pulskontrolle, da ein zu fester Verband ein Abbinden zur Folge hat. Sollte dies der Fall sein, Verband etwas lockern, da die betroffene Körperregion unbedingt weiterhin durchblutet werden muss.

- Extremitäten hoch lagern und – wenn nötig – abdrücken, nicht abbinden!
- Die wichtigsten Abdruckstellen sind: A. brachialis, A. femoralis, A. carotis.
  Kann aufgrund der Körperregion kein Druckverband angelegt werden, eine sterile Kompresse auf die Wunde aufpressen. Dem Kind einen venösen Zugang mit einer Ringer-Laktat-Infusion legen und Puls und Blutdruck kontrollieren. Bei diesen Verletzungen dringend einen Notarzt verständigen!
- **Klassische Homöopathie:** Bei arteriellen Blutungen ist sofortige ärztliche Hilfe nötig.
  - **Arnica:** Reichlich blutende Wunden, nach Verletzungen, nach Zahnextraktion. Traumatische Gehirnblutung, Blutungen aus den Körperöffnungen: Nase, Mund, Ohr. (Nicht unter der Potenz D12 bzw. C12 geben).
  - **China**: Passive, heraussickernde Blutung, langsamer Blutverlust. Blutung innerlich und aus den Körperöffnungen. Mit Schwäche, Entkräftung und Kollapsneigung.
  - **Ferrum phosphoricum:** Bei starkem, hellrotem Nasenbluten. Blutiger Auswurf nach einem Sturz.
  - **Hamamelis:** Langsame passive und leichte Blutungen. Dunkles und dünnes, nicht gerinnungsfähiges Blut. Blutungen der Schleimhäute. Langdauerndes Nasenbluten.
  - **Millefolium:** Blutungen durch innere Verletzungen, nach einem Sturz, nach Anstrengung. Leuchtend hellrotes Blut. Traumatische Ruptur von Blutgefäßen.
  - **Phosphorus:** Reichliche, heftige und schwer zu stillende Blutungen. Blut blass bis kräftig hellrot. Blutungen innerlich und aus allen Körperöffnungen. Nach Zahnextraktion, Nasenbluten, traumatische Gehirnblutung. Langes Bluten von kleinen Wunden.
- **Phytotherapie:**
  - **Fertigarzneimittel:** Styptysat Bürger (3 × 1 Drg. ad. c.)
  - **Tinkturenmischung:** Millefolii tinct. (20.0), Bursae pastoris extr. fluid (20.0), Arnica D1 (10.0); M.D.S: Über längeren Zeitraum 3 ×

Tr. nach der Kinderformel (Ausgangsdosis 30 Tr.).
- **TCM:** Als rein symptomatische Therapie bei Blutungen aller Art: Mi 6, Mi 4, Mi 9, Mi 10, Ma 36, Di 4, Bl 17, Le 8, KG 4, Bl 20.

4.1.5 Gehirnerschütterung

Einer Gehirnerschütterung (Commotio cerebri), auch leichtes Schädel-Hirn-Trauma genannt, ist ein traumatisches Geschehen voraus gegangen. Bei einer Commotio cerebri ist das Gehirn reversibel geschädigt, d. h. die Funktion der Nervenzellen im Gehirn sind vorübergehend gestört. Meist bleibt eine Gehirnerschütterung folgenlos, in manchen Fällen treten jedoch Allgemeinbeschwerden auf, wie Schwindel, Übelkeit, diffuse Kopfschmerzen, rasche Ermüdung, Reizbarkeit, Irritationen und Lärmempfindlichkeit, die einige Monate anhalten können und sich allmählich wieder zurückbilden.

Ursachen und Symptome

Aufgrund der Gehirnerschütterung klagt das Kind über Kopfschmerzen, Schwindel, Übelkeit und Erbrechen. Es kann zu einer retrograden und evtl. anterograden Amnesie kommen bis hin zu einer kurzzeitigen Bewusstseinsstörung von max. 60 Min. Im Fall, dass sich das Kind nicht an das Ereignis erinnern kann, können in den meisten Fällen Eltern oder andere Anwesende das Geschehen schildern.

Maßnahmen

- **Allgemeine Maßnahmen:** Das Kind mit erhöhtem Oberkörper lagern, um den Kopfschmerzen entgegen zu wirken bzw. den Hirndruck nicht zu erhöhen. Im Allgemeinen ist es ausreichend, dem Kind für einige Tage die Bettruhe zu empfehlen. Es muss 24 Std. nach dem Unglück unter Beobachtung der Eltern bleiben, da bei Kleinkindern oft eine Zeitverzögerung der Symptome auftritt. Im Weiteren Kontrolle von Bewusstsein, Kreislauf und Atmung. Bei einer Blutung aus dem Ohr eine sterile Wundauflage auf dem Ohr locker fixieren und das Kind möglichst auf die betroffene Seite lagern, um den Abfluss sicher zu stellen. Sollte dies der Fall sein, muss ein Notarzt hinzugezogen werden, da es sich um eine Schädel-Basis-Fraktur handelt! Einen venösen Zugang mit einer Ringer-Laktat-Infusion legen.

- **Biochemie**
  - **Nr. 3 Ferrum phosphoricum D 12:** Akutes Trauma; erhöhte Gefäßerregung; Kopfkongestion. 3–5 × tägl. 1–2 Tabl.
  - **Nr. 10 Natrium sulfuricum D 6:** Chronische Folgen der Commotio; bei erhöhten Drücken. Zu Beginn alle 2 Std. 1 Tabl., später 3–5 × tägl. 1–2 Tabl.
- **Klassische Homöopathie:** Zur Abklärung immer Arzt aufsuchen! Homöopathische Behandlung nur begleitend!
  - **Arnica:** Hauptmittel bei Gehirnerschütterung
  - **Cicuta:** Konvulsionen nach Gehirnerschütterung, beißt sich auf die Zunge
  - **Hypericum:** Folgemittel, v.a. bei starken Erschütterungen der Wirbelsäule oder Schleudertrauma
- **Phytotherapie** (adjuvant):
  - Symphytum spag. D 4 (Staufen) 1 Op.; 3 × 5 Glob. a.c. lutschen
  - Steirocall dil. (100.0); 3–4 × nach der Kinderformel (Ausgangsdosis 30 Tr.)
- **TCM:** Es sollten folgende Punkte therapiert werden: Pe 6, He 7, Gb 20, Ex-HN 1, Du 23, Di 4, Ex-HN 3

4.1.6 Distorsion

Eine Distorsion oder Verstauchung ist eine vorübergehende Verschiebung der Gelenkstrukturen, durch Gewalteinwirkung über das normale Maß hinaus. Nach Beendung der Gewalteinwirkung, kehren die Gelenkstrukturen wieder in ihren Ausgangszustand zurück. Trotz der kurzzeitigen und nur vorübergehenden Trennung und Verschiebung können erhebliche Verletzungen am Bandapparat und an der Gelenkkapsel entstehen.

Ursachen und Symptome

Am häufigsten treten Distorsionen beim Sport auf, wobei das Sprunggelenk, Daumen- und Fingergelenke am meisten davon betroffen sind.
Das Kind klagt über Schmerzen und nimmt eine Schonhaltung ein. Es kommt zu einer Schwellung des betroffenen Gelenks mit Bildung eines Blutgusses, wobei diese unterschiedlich stark ausfallen können. Die Gelenkbeweglichkeit ist eingeschränkt und es kann zu einer unnormalen Gelenkstellung kommen.

Maßnahmen

- **Allgemeine Maßnahmen:** Das sofortige Kühlen, das Anlegen eines Kompressionsverbands und die damit erreichte Ruhigstellung des verletzten Gelenks vermeiden einen größeren Bluterguss und verkürzen somit auch die Dauer der Heilung. Bei leichten Distorsionen genügen meist diese Maßnahmen, jedoch sollte eine Röntgenaufnahme angefertigt werden, um das genaue Ausmaß und eventuelle Verletzungen von Bänder und Kapsel festzustellen. In diesem Fall wird eine mehrwöchige Ruhigstellung oder eine Operation notwendig sein.
- **Biochemie:**
  - **Nr. 3 Ferrum phosphoricum D 12:** Akute Entzündungen und Traumata; Schwellung und Schmerz. 3–5 × tägl. 1–2 Tabl.
  - **Nr. 1 Calcium fluoratum D 6/3:** Zur Festigung der Bänder; Verhütung des Elastizitätsverlustes. 2 × tägl. 1–2 Tabl.
- **Klassische Homöopathie:**
  - **Arnica:** Erstes Mittel bei Verrenkung, Verstauchung oder Zerrung. Zur Schock- und Schmerzbehandlung sowie zur Eingrenzung der Schwellung und eines Blutergusses. Jede Bewegung verursacht heftige Schmerzen. Angst vor Annäherung und Berührung.
  - **Rhus toxicodendron:** Folgemittel, bei reißenden Schmerzen in den Bändern, Sehnen und Faszien, nach dem Einrichten des Gelenks, nach Überdehnung. Große Unruhe, muss ständig seine Lage ändern. Heftige Schmerzen zu Beginn jeder Bewegung, besser bei fortgesetzter Bewegung. Nachts und bei Kälte schlimmer, Wärmeanwendungen bessern.
  - **Ruta:** Folgemittel, bei Verletzungen von Knorpel, Sehnen und Periost, der Muskel- und Sehnenansätze. Große Steifheit, verhindert das Aufstehen, Beine geben nach. Schmerzen wie zerschlagen, schlechter durch feuchte Kälte. Im Gegensatz zu Rhus-t. keine Besserung bei längerer Bewegung.

4.1.7 Luxation

Eine Luxation ist eine Gelenkverrenkung durch direkte oder indirekte Gewalteinwirkung, bei der die Gelenk bildenden Skelettanteile ihren normalen Kontakt zueinander verloren haben.

Ursachen und Symptome

Dabei kommt es häufig zu einer Verletzung von Gelenkbändern und Gelenkkapsel. Häufig wird diese Art von Verletzung auch „Auskugelung" genannt. Es wird zwischen einer unvollständigen Luxation, Subluxation und einer vollständigen Luxation unterschieden. Bei einer Subluxation bleibt ein Teil der Gelenkflächen in Kontakt, wobei auch hier Bänder, Kapsel und Knorpel beschädigt sein können. Vollständige Luxationen befinden sich am häufigsten im Bereich von Finger, Ellenbogen, Schulter und Kniescheibe.

Das Kind klagt über heftige Schmerzen bei Bewegungsversuchen und Druck. Eine Schwellung tritt auf, mit Bildung eines Blutergusses im Bereich der Luxation. Eine Fehlstellung sowie die abnorme Beweglichkeit deuten darauf hin, dass es sich um eine Luxation handeln könnte. Zur Bestätigung der Diagnose eine Röntgenaufnahme anfertigen lassen.

Maßnahmen

- **Allgemeine Maßnahmen:** Das Gelenk muss gekühlt werden, um die Schmerzen und die Schwellung möglichst gering zu halten. Durch eine geringe Schwellung wird das spätere Einrenken erleichtert. Weiterhin sollte das betroffene Gelenk ruhig gestellt, wenn möglich hoch und schmerzfrei gelagert werden.

Cave Luxierte Gelenke dürfen nur von einem Arzt eingerenkt werden. Dies erfolgt unter örtlicher Betäubung oder Vollnarkose. ■

- **Ausleitungsverfahren:** Bei jeder entzündlichen Schwellung ist eine Lymphdrainage oder eine andere Maßnahme, die das lymphatische System zum Fließen bringen kann, sehr hilfreich. Bewährt haben sich Quark- und Retterspitzwickel.

4.1.8 Frakturen

Eine Fraktur ist eine vollständige Unterbrechung der Knochen (Knochenbruch) unter Bildung von zwei oder mehreren Fragmenten, als Folge einer direkten oder indirekten Gewalteinwirkung.

Ursachen und Symptome

Wichtig ist es, zwischen einer geschlossenen oder einer offenen Fraktur zu unterscheiden. Unsichere Zeichen einer Fraktur sind die Schmerzen, über die das Kind klagt, sowie die Funktionsstörung und eine Schwellung, da dies viele Ursachen haben kann.

Sicher erkennbare Zeichen einer Fraktur sind, wenn bei der Bewegung und Betastung festgestellt wird, dass Knochenteile aneinander reiben. Außerdem die Fehlstellung und abnorme Beweglichkeit von körperfernen Extremitätenteilen. Ein weiteres sicheres Frakturzeichen ist, wenn in offenen Wunden Knochensplitter zu sehen sind.

Die Kinder nehmen eine Schonhaltung ein, um die Schmerzen möglichst gering zu halten. An der betroffenen Stelle kann eine Schwellung auftreten, evtl. mit Bluterguss. Die Extremitäten sind oft bewegungseingeschränkt bzw. bewegungsunfähig. Zudem ist manchmal eine abnorme Lage erkennbar. Bei offenen Frakturen kommt es zu Blutungen aufgrund der Wunde im Bereich der Weichteile.

Gefahren:

- Das Kind kann durch die starken Schmerzen in einen schockähnlichen Zustand gelangen. In diesem Fall ist es wichtig, das Kind gut im Auge zu behalten und es zu beruhigen. Das Kind flach lagern oder wenn möglich die Beine etwas hoch lagern (nicht bei Bein-, Becken- oder Wirbelsäulen-Frakturen). Bei Bewusstlosigkeit in die stabile Seitenlage bringen.
- Außerdem kann es zum Volumenmangelschock durch Blutverlust nach innen oder außen kommen, wie z. B. bei geschlossenen Brüchen. Durch die frakturbedingten Knochenenden können Gefäße verletzt werden, die einen erheblichen Blutverlust zur Folge haben, der im ersten Moment oft nicht erkannt wird. ■

Maßnahmen

- **Allgemeine Maßnahmen:** Bei Frakturen im Bereich des Unterarms wird das Kind den Arm meist selbst in der schmerzfreisten Stellung halten. Wenn das Kind so ohne Schmerzen ist, müssen keine weiteren Schienungsversuche unternommen werden. Dies verursacht nur unnötige Schmerzen und ein besseres Ergebnis ist unwahrscheinlich. Bei Frakturen im Bereich der Beine und des Beckens wird es nötig, einen Rettungswagen bzw. Notarzt zu holen, da hier die Lagerung und der Transport auf einer Vakuummatratze nicht zu umgehen sind und wenn nötig schmerzlindernde Medikamente verabreicht werden müssen. Je nach Zustand (Schock) des Kindes einen venösen Zugang mit einer Ringer-Laktat-Infusion legen.

Repositionsbemühungen (gegeneinander verschobene Röhrenknochen auseinander ziehen und achsengerecht zu stellen) sollten nur von einem Chirurgen durchgeführt werden. Die Ausnahme ist, wenn an der Extremität ein fehlendes Schmerzempfinden oder eine Pulslosigkeit unterhalb der Bruchstelle festgestellt wird. In diesem Fall können mit einer Reposition eingeklemmte Nerven und Gefäße entlastet werden.

Bei einem Repositionsversuch müssen die gegeneinander verschobenen Röhrenknochenenden auseinander gezogen und unter Zug gehalten werden.

- **Ausleitungsverfahren:** ☞ oben
- **Biochemie:**
  - **Nr. 3 Ferrum phosphoricum D 12:** Akute Entzündungen und Traumata; Schwellung und Schmerz. 3–5 × tägl. 1–2 Tabl.
  - **Nr. 2 Calcium phosphoricum D 6:** Verbesserung der Kallusbildung; Strukturerhaltung des Knochens. Je nach Alter des Kindes anfangs mehrmals tägl. 1–2 Tabl., später 2 × tägl. 1–2 Tabl.
  - **Nr. 1 Calcium fluoratum D 6/3:** Zur Festigung der Knochenstruktur und -nutrition. 2 × tägl. 1–2 Tabl.
- **Klassische Homöopathie:** Zur Versorgung und Richtigstellung des gebrochenen Knochens ist unbedingt ein Arzt erforderlich. Eine begleitende homöopathische Behandlung beschleunigt die Knochenheilung.
  - **Arnica:** Erstes Mittel bei einem Knochenbruch. Geeignet zur Schock- und Schmerzbehandlung sowie zur Eingrenzung der Entzündung, Schwellung und des Hämatoms.
  - **Calcium carbonicum:** Folgemittel, bei komplizierten Knochenbrüchen. Bei sehr langsamer und verzögerter Ausheilung der Fraktur können auch **Calcium phosphoricum** oder **Calcium fluoratum** angezeigt sein.
  - **Ruta:** Folgemittel, bei komplizierten Knochenbrüchen, bei langsamer Heilung. Bei angebrochenen Knochen. Große Unruhe und Steifheit. Schmerzen wie zerschlagen, schlechter durch feuchte Kälte.
  - **Symphytum:** Bei komplizierten Knochenbrüchen mit starken und lang anhaltenden Schmerzen. Fördert die Kallusbildung und beschleunigt die Heilung

4.1.9 Sonnenbrand

Ursachen und Symptome

Unter Sonnenbrand versteht man die Reaktion der Haut auf übermäßige Sonneneinstrahlung. Die Reaktion der Haut zeigt sich durch schmerzhafte Rötung, Brennen, Schwellung bis hin zur Blasenbildung. Bei leichtem Druck durch den Finger auf die verbrannte Region bildet sich kurzzeitig eine weiße Stelle innerhalb der geröteten Haut. Die Symptome treten meist innerhalb eines Tages nach dem Sonnenbad auf. Bei starkem Sonnenbrand kann es außerdem zu Schwindel, Übelkeit und Fieber kommen (☞ Sonnenstich). Besonders gefährdet durch Sonnenbrand sind hellhäutige, blonde oder rothaarige Personen. Häufiger Sonnenbrand führt zu erhöhtem Hautkrebsrisiko.

Das Kind klagt über Schmerzen und weist eine Rötung, evtl. Blasenbildung der Haut auf, meist im Bereich der Schultern, Stirn, Nase und der Füße.

Maßnahmen

- **Allgemeine Maßnahmen:** Kühlen der betroffenen Haut mit kalten Tüchern und reichlich Flüssigkeit zu trinken geben.
- **Biochemie: Nr. 3 Ferrum phosphoricum D 12:** Erhöhte Gefäßerregung; Kopfkongestion; Hautrötung, evtl. mit erhöhter Körpertemperatur. 3–5 × tägl. 1–2 Tabl.
- **Phytotherapie:**
  - Hyperici ol. (100.0); D ad us ext.
  - Fertigpräparat: Rotöl Jukunda (150.0); Dto.

4.1.10 Sonnenstich

Ursachen und Symptome

Ein Sonnenstich wird ausgelöst durch die intensive Sonnenbestrahlung ungeschützter Kopfhaut, sei es durch geringe Kopfbehaarung oder eine fehlende Kopfbedeckung. Durch die Hitze werden die Hirnhäute gereizt, wodurch sich ein Hirnödem bildet. Hierdurch entstehen Kopfschmerzen und Schwindel, Übelkeit und möglicherweise auch Erbrechen bis hin zur Ohnmacht, evtl. Fieber. In schweren Fällen, besonders bei Kindern, kann ein Sonnenstich zum Tod führen. Kinder sind speziell gefährdet für einen Sonnenstich. Ihre Haare sind fein und schützen noch kaum vor der Sonneneinstrahlung, außerdem ist die Schädeldecke noch dünn.

Das Kind klagt über Kopfschmerzen, Schwindel und Übelkeit, hat Nackenschmerzen und ist unruhig. Es hat einen hochroten Kopf, leidet evtl. unter Krämpfen, wobei es zu Bewusstseinsstörungen bis hin zu einer Bewusstlosigkeit kommen kann.

Bei der genaueren Untersuchung des Kindes fällt auf, dass der Kopf sehr heiß ist, wobei die Körpertemperatur im Normalbereich liegt. Der Puls ist meist tachykard, in manchen Fällen bradykard. Aufgrund der Hirnhautreizung kommt es zu einer Nackensteife, was man am sichersten dadurch testet, wenn man das Kind bittet, den Kopf auf die Brust zu legen oder versuchen lässt, das Knie an die Stirn zu ziehen. Bei einer bestehenden Nackensteife ist das nicht möglich, da es zu starke Schmerzen verursacht.

Maßnahmen

- **Allgemeine Maßnahmen:** Zunächst ist es wichtig, das Kind aus der Sonne in eine schattige Umgebung zu bringen, um die Sonneneinwirkung zu beenden. Zudem muss man beruhigend auf das Kind einwirken und es bei erhaltenem Bewusstsein mit erhöhtem Oberkörper lagern. Sollte das Kind bereits bewusstlos sein, es sofort in die stabile Seitenlage legen, um einer Aspiration von möglicherweise Erbrochenem entgegen zu wirken. Den Kopf mit kalten Tüchern kühlen. Sauerstoffgabe und Legen eines venösen Zugangs mit Ringer-Laktat-Infusion. Ständige Kontrolle von Puls, Blutdruck und Atmung. Bei Kindern unbedingt auch nach mehreren Stunden noch einmal prüfen, ob Puls, Blutdruck und Atmung normal sind, da die Symptome eines Sonnenstichs erst verspätet auftreten können.
- **Klassische Homöopathie:**
  - **Aconitum:** Nach dem Einschlafen in der Sonne, wacht auf und fühlt sich plötzlich krank. Trockene brennende Haut. Heißes rotes Gesicht, beim Aufstehen wird das rote Gesicht totenbleich oder eine Wange rot, andere Wange blass. Große Angst und Unruhe.
  - **Belladonna:** Oft nach Einschlafen in der Sonne. Roter, heißer Kopf mit hämmernden Kopfschmerzen. Glänzende Augen, weite Pupillen und starrer Blick. Stark pulsierende Halsschlagader. Trockene, heiße und geschwollene Haut, Berührungsempfindlichkeit. Das Kind wirkt wild und wütend, rollt den Kopf von einer zu anderen Seite oder beugt Kopf in den Nacken.
  - **Gelsemium:** Beginnt mit Schwindel und starker Benommenheit. Erweiterte Pupillen, apathischer Blick. Niedergeschlagenheit mit zittriger Schwäche, Schweregefühl und Schläfrigkeit. Kopfschmerz vom Hinterkopf nach vorne ausbreitend.
  - **Glonoinum:** Extrem starke berstende, pochende Kopfschmerzen, pulssynchrone Schläge im Kopf, Gefühl als ob Kopf explodiert, als ob er vergrößert wäre. Schwerer Kopf, kann ihn aber nicht aufs Kissen legen. Verwirrtheit, stierender Blick mit stumpfen oder gläsernen Augen. Die Zunge ist ganz weiß.
  - **Natrium carbonicum:** Nach langem Gehen und nach körperlicher Anstrengung in der Sonnenhitze. Kopfschmerzen als ob die Stirn aufplatzen wollte. Ausgeprägte Schwäche in sommerlicher Hitze.

4.1.11 Verletzungen nach Bissen und Stichen

Ursachen und Symptome

Alle Verletzungen, die durch einen Biss entstanden sind, egal wie groß und an welcher Körperstelle sie sich befinden, können grundsätzlich gefährlich werden. Bisswunden rufen schnell eine Wundinfektion hervor, d. h. eine bakterielle Infektion der Wunde, die sich infiltrativ und diffus im interstitiellen Bindegewebe ausbreitet. Evtl. löst sie eine Allgemeininfektion, bekannt als Sepsis, aus, die Schüttelfrost und hohes Fieber mit sich bringen. Die Infektion wird hervorgerufen durch die Keimbesiedlung der Mundhöhle des Tieres, ebenso durch die Verletzung des Gewebes, die durch den Biss entstanden ist. Starke Schmerzen und eitrige Entzündungen treten oft schon nach wenigen Stunden, in manchen Fällen auch erst nach Tagen auf. Bei tiefen Bissen kann es auch zu Verletzungen an Muskeln, Sehnen, Gelenken und sogar des Knochens kommen.

Maßnahmen

Bei allen Verletzungen, die durch Tiere verursacht werden, muss immer daran gedacht werden, dass das Kind sich mit dem **Tollwut-** oder **Tetanus-Erreger** infiziert haben kann.

 Tollwut

Wird übertragen durch den Biss eines Hundes, in seltenen Fällen auch durch den Biss einer Katze, eines Fuchses oder Wolfs. ∎

Die Inkubationszeit beträgt 3 Wochen bis zu 3 Monaten, selten jedoch bis zu einem Jahr. Zu Beginn rötet sich die Bissnarbe, Patienten klagen über Kopfschmerzen, tonische Krämpfe der Schlund-, Kehlkopf- und Atemmuskulatur, Erstickungsgefühle mit Atemnot und starkem Speichelfluss. Ein starkes Durstgefühl überkommt die Patienten, jedoch ohne schlucken zu können, weiterhin kommt es zu Herzlähmungen.

➡ Tetanus

Auch bekannt als Wundstarrkrampf, ist eine akute Infektionskrankheit, die durch das Toxin von Clostridium tetani hervorgerufen wird. ■

Es gelangt meist mit verunreinigter Erde in die Wunden und damit in den Körper. Die Inkubationszeit beträgt 4 Tage bis zu 2 Wochen, selten mehrere Monate. Anfangs kommt es zu tonischen Krämpfen der Kiefer- und Zungenmuskeln, zudem zu Krämpfen der Nacken-, Rücken- und Bauchmuskeln, außerdem zu schmerzhaften klonischen Krämpfen.

- **Allgemeine Maßnahmen nach Bissen:** Die Wunde, solange es sich nicht um eine pulsierende Wunde (arterielle Blutung) handelt, ausbluten lassen, um Verunreinigungen mit Hilfe des Blutes auszuwaschen. Die Verletzung mit Leitungswasser säubern und mit einem Hautdesinfektionsmittel desinfizieren. Anschließend mit Hilfe einer Mullkompresse und einer Mullbinde keimfrei verbinden. Bei pulsierenden Wunden und Verletzungen im Kopfbereich muss sofort der Notarzt verständigt, und im Falle einer pulsierenden, arteriellen Blutung ein Druckverband angelegt werden.
- **Allgemeine Maßnahmen nach einem Stich:** Die Reaktionen auf einen Stich durch eine Mücke, Wespe oder Biene gehen in der Regel mit einer lokalen Reaktion, oft mit Juckreiz, Schmerzen und einem Spannungsgefühl im Bereich der Einstichstelle einher. In diesem Fall hilft das Auftragen eines speziell kühlenden antihistaminhaltigen Gels, das Kühlen der Einstichstelle durch ein nasses Tuch, die zuvor allerdings in ein Tuch gewickelt wurden, um eine lokale Erfrierung zu vermeiden.

Cave Sofortmaßnahmen bei anaphylaktischem Schock

Reagiert das Kind allergisch auf jegliche Art von Insektengift muss immer damit gerechnet werden, dass es zu einem anaphylaktischen Schock (allergischen Schock) kommen kann.

- Das Kind in die Schocklage bringen und beruhigend auf das Kind sowie die Eltern einwirken.
- Eiswürfel zum Lutschen geben, um der Schwellung im Bereich des Kehlkopfes entgegenzuwirken.
- Kalte Umschläge am Hals und auf die Einstichstelle geben. Legen eines venösen Zugangs mit Ringer-Laktat-Infusion.
- Notarzt verständigen, da es zu einem Herz-Kreislauf-Versagen kommen kann, was eine Intubation und Reanimation zur Folge hat. ■

- **Biochemie:**
  - **Nr. 3 Ferrum phosphoricum D 12:** Akute Entzündung nach Trauma. 3–5 × tägl. 1–2 Tabl.
  - **Nr. 11 Silicea D 12/6:** Gewebsverhärtung der Haut nach Traumen; Narben. Je nach Alter des Kindes abends 1–3 Tabl.
- **Klassische Homöopathie:**
  - **Apis:** Nach Insektenstichen mit allergischer Reaktion. Hochgradige blassrote, heiße, wachsartig-transparente, ödematöse Schwellung mit brennenden, stechenden Schmerzen. Hitze und Berührung sind unerträglich, besser durch kalte Umschläge.
  - **Carbolicum acidum:** Schwellung des Gesichts und der Zunge nach Insektenstich. Mit juckenden Bläschen. Bei allergischem Schock, v.a. nach Bienenstich.
  - **Hypericum:** Bisswunden von Tieren, v.a. Hunden. Risswunden (vgl. Calendula) und Stichwunden, v.a. an Handflächen und Fußsohlen. Die Wunden sind sehr schmerzhaft, es bestehen äußerst brennende Schmerzen.
  - **Ledum:** Hauptmittel bei Insektenstichen und -bissen (Zeckenbiss). Starke Schwellung und Entzündung der Wunde. Stichstelle fühlt sich kalt an und schillert oft in verschiedenen Farben. Verlangen und Besserung durch Kühlung, schlechter durch Wärme.
  - **Urtica urens:** Gerötete Stichstelle, wie Quaddeln aussehend. Weit um den Stich sich ausbreitende Schwellung mit Hitze, Brennen und heftigem Jucken.
  - **Vespa crabro:** Starke Schwellung mit heftigem Brennen und Stechen. Kalte Anwendungen bessern, Schmerzen gehen aber nicht weg. Bei Stichen im Mund- und Rachenraum mit Erstickungsgefühl. Bei allergischem Schock.

- **Phytotherapie:**
  - **Zum Desinfizieren:** Rezeptur: Lavandulae ol. aether. (5.0), Arnicae tinct. (ad 100.0); M.D betroffene Stellen betupfen
  - **Bei Stichen von Mücken und Bremsen:** In freier Natur frische Blätter von Plantago medius oder Plantago lanceolata oder Plantago major; zwischen den Fingern weich walken, auf betroffener Stelle fixieren und laufend erneuern. Zu Hause frische Küchenzwiebel halbieren, Schnittfläche auf betroffene Stelle pressen und austretenden Saft verteilen
  - **Bei Stichen von Bienen und Wespen:** Erstversorgung (☞ oben); anschließend Rezeptur: Plantaginis tinct. (10.0), Lavandulae tinct. (10.0), Abrotani tinct. (10.0), Meliloti tinct. (10.0), Salviae tinct. (10.0); M.D mehrmals tägl. betroffene Stelle bestreichen.

4.1.12 Verbrennungen

Verbrennungen sind schwere Schädigungen der Haut, der Hautanhangsgebilde und zum Teil der tiefer liegenden Gewebe, ausgelöst durch thermische Einflüsse, wie z. B. direkte Flammen oder ein Elektrounfall. Daraus ergeben sich nachhaltige Auswirkungen auf den gesamten Organismus.

Verbrennungen können nicht nur durch hohe Temperaturen, die direkt auf die Haut einwirken, ausgelöst werden, sondern auch durch langes Einwirken relativ niedriger Temperaturen an schlecht durchbluteten Hautstellen, wie z. B. bei einer Wärmflasche.

Verbrennungen werden im Allgemeinen in **3 Verbrennungsgrade** eingeteilt:

- **Grad 1:** Verletzung der Epidermis mit Rötung, Schmerzen und Schwellung
- **Grad 2:** Verletzung der Epidermis mit Rötung und Blasenbildung, Schmerzen und Schwellung
- **Grad 3:** Totalzerstörung der Haut mit den Hautanhangsgebilden, keine Schmerzen, evtl. Fortschreiten der Verbrennung in tiefere Schichten.

Die Schwere einer Verbrennung ist abhängig vom Verbrennungsgrad und der Fläche der verbrannten Körperoberfläche. Die Körperoberfläche wird zur Berechnung der verbrannten Hautfläche in Prozent nach der sog. Neunerregel eingeteilt. Bei Kindern und Säuglingen gibt es jedoch gewisse Abweichungen.

Einteilung

- **Einteilung nach der Neunerregel bei Erwachsenen:** Der Kopf entspricht 9 %, ein Arm 9 %, die Rumpfvorderseite 18 %, die Rumpfrückseite 18 %, ein Bein 18 %, Genitalien 1 %.
- **Einteilung nach der Neunerregel bei Kindern:** Der Kopf entspricht 14 %, ein Arm 9 %, die Rumpfvorderseite 18 %, die Rumpfrückseite 18 %, ein Bein 18 %.
- **Einteilung nach der Neunerregel bei Säuglingen:** Der Kopf entspricht 18 %, ein Arm 9 %, die Rumpfvorderseite 18 %, die Rumpfrückseite 18 %, ein Bein 14 %.

Da diese Zahlen sicherlich gewisse Verwirrungen auslösen, gilt in jedem Fall und in allen Altersgruppen die Faustregel: Die Handfläche des Patienten beträgt 1 % seiner Körperoberfläche.

Der sog. Verbrennungsschock ist Auslöser für Störungen der Vitalfunktionen. Bei Erwachsenen bildet sich der Verbrennungsschock bei einer Verbrennungsfläche von 15 % Körperoberfläche aus. Bei Kleinkindern schon bereits bei einer verbrannten Körperoberfläche von 10 % und bei Säuglingen von 5 %. Die verminderte intravasale Blutmenge und somit der Beginn des Schockgeschehens wird ausgelöst durch das Ödem und die Blasenbildung, welche aufgrund der vermehrten Durchlässigkeit der Kapillaren entstanden ist. Ebenso negativ beeinträchtigt wird die intravasale Blutmenge durch das Abfließen von Flüssigkeit aus der Verbrennungswunde. Durch den Verbrennungsschock wird die Verbrennungskrankheit ausgelöst, die den ganzen Organismus erfasst und noch Tage bis Wochen nach dem Verbrennungsunfall lebensbedrohliche Krisen auslösen kann.

Bei einer **Verbrennungskrankheit** können folgende Krankheitsbilder auftreten: Hypovolämischer Schock (Volumenmangelschock), ggf. akutes Nierenversagen, reflektorischer Ileus, ARDS (Schocklunge, Lungenversagen), Gefahr der Wundinfektion aufgrund der fehlenden Hautschutzfunktion. Maßgeblichen Einfluss auf Dauer und Verlauf der Verbrennungskrankheit hat die Erstversorgung.

Bei Verbrennungen muss immer an die Gefahr einer Rauchgasintoxikation gedacht werden, v.a. wenn die Verbrennung im Bereich des Gesichts liegt. Bei einer Rauchgasvergiftung werden die Atemwege durch die Giftstoffe, die im Rauch enthalten sind, gereizt. Dies kann zu einem toxischen Lungenödem führen. Bei Gesichtsverbrennungen muss außerdem immer mit Komplikationen, wie Schleimhautschwellungen und Ödembildung gerechnet werden. Bei dieser Art von Verbrennung ist es immer notwendig, den Notarzt zu rufen wegen der evtl. bevorstehenden Intubation, der Sedierung und Schmerzbekämpfung.

Maßnahmen

- **Allgemeine Maßnahmen:** Bei Verbrennungen an Armen und Beinen die betroffene Extremität mit einer Kaltwasseranwendung (Eintauchen, Übergießen oder Duschen) versorgen. Bei Verbrennungen am Stamm erfolgt das durch Übergießen oder Abduschen mit kaltem Wasser. Bei Verbrennungen im Gesicht, dieses wegen der Gefahr einer Aspiration mit kalten nassen Tüchern kühlen. Die Kaltwasseranwendung muss solange durchgeführt werden, bis der Schmerz nachlässt, mind. jedoch 15–20 Min. Anschließend die Brandwunde steril verbinden, um die Wunde vor Verunreinigungen zu schützen. Dies muss mit Brandwundenverbandpäckchen oder -tücher erfolgen, da sie mit einer speziell mit Metall bedampften Folie versehen sind, um ein Verkleben mit der Wunde auszuschließen. In keinem Fall dürfen Hausmittel wie Mehl, Öl oder Salben angewendet werden. Wenn möglich bei verbrannter Kleidung, die Kleidung, die nicht mit der Haut verklebt ist, entfernen. Lagerung erfolgt evtl. in der Schocklage und der Gabe von Sauerstoff. Wenn möglich Wärmeerhaltung durch Decken und ständige Puls- und Blutdruckkontrolle. Legen eines venösen Zugangs mit einer Ringer-Laktat-Infusion. Bei einer größeren Verbrennungsfläche und/oder einer Verbrennungstiefe ab dem 2. Grad muss bei Kindern unbedingt der Notarzt gerufen werden.
- **Biochemie:**
  - **Nr. 3 Ferrum phosphoricum D 12:** Akute Entzündung mit Schwellung; Verbrennung 1. Grades. Anfangs stündl. 1–2 Tabl., später 3–5 × tägl. 1–2 Tabl.
  - **Nr. 2 Calcium phosphoricum D 6:** Strukturerhaltungsmittel; sero-albuminöse Blasenbildung; zur Abdichtung. Je nach Alter des Kindes anfangs mehrmals tägl. 1–2 Tabl., später 2 × tägl. 1–2 Tabl.
  - **Nr. 4 Kalium chloratum D 3/6:** Verbrennungen 2. Grades mit Blasenbildung. Zu Beginn alle 2 Std. 1 Tabl., später 3–5 × tägl. 1–2 Tabl.
- **Klassische Homöopathie:**
  - **Cantharis:** Intensive, brennende Schmerzen mit starker Blasenbildung. Dabei Blasenrei-

zung und brennende Schmerzen beim Wasserlassen durch eine vermehrte Giftausscheidung.
  - **Causticum:** Lindert sehr schnell die Schmerzen bei Verbrennungen. Bei chronischen Folgen von Verbrennungen, wenn alte Verbrennungen nicht abheilen.
  - **Urtica urens:** Zur Behandlung leichter oberflächlicher Verbrennungen, v.a. durch heißes Wasser. Brennende, angeschwollene und heftig juckende Haut.
- **Phytotherapie:** Hyperici ol. (100.0); D ad us ext.; als Fertigarzneimittel Brandessenz extern anwenden.

4.1.13 Vergiftungen

Vergiftungen sind eine der häufigsten Notfälle im Kleinkindalter. Es gibt viele unterschiedliche Stoffe, die beim Menschen Vergiftungserscheinungen auslösen können. Solche Stoffe werden leider in vielen Haushalten nicht sicher verwahrt und stellen daher ein großes Risiko für Kinder dar. Gerade im Entdeckungsalter zw. dem 2. und 4. Lj. können Kinder Gefahren in keiner Weise einschätzen und vergiften sich aus reiner Neugier und Unwissenheit. Es gibt unterschiedliche Möglichkeiten, Gifte in den Körper aufzunehmen und die meisten Stoffe wirken nur, wenn sie auf eine gewisse Weise in oder an den Körper gelangen. Im Folgenden einige typische Giftaufnahmewege.

Orale Giftaufnahme

Vergiftungsweg und Substanzen

Bei der oralen Giftaufnahme wird das Gift durch Schlucken der Substanz in den Körper aufgenommen. Dies ist der häufigste Vergiftungsweg. Einige der Stoffe, die am häufigsten aufgenommen werden, sind z. B. Medikamente, Alkohol, Zigaretten, Giftpilze, Terpentin, Geschirrspülmittel, Waschpulver, Desinfektionsmittel, Shampoo, Nagellackentferner, Unkrautvernichtungsmittel, Insektenvernichtungsmittel (E 605), Goldregen, Tollkirsche, Fingerhut, Weihnachtsstern und vieles mehr.

Maßnahmen

- **Allgemeine Maßnahmen:** Als sicherste Entgiftungsart bietet sich die Entleerung von Magen und Darm an, was nur im Krankenhaus in Form einer Magenspülung durchgeführt wird, und das Verabreichen von medizinischer

Kohle zur Giftbindung. Bei Kindern keinesfalls das Erbrechen provozieren. Dem Kind Hilfestellung geben, wenn es sich übergibt und darauf achten, dass es Erbrochenes nicht einatmet. Das Erbrochene sicherstellen. Reichlich Wasser zu trinken geben, um das Gift zu verdünnen. Lagerung bei Bewusstlosigkeit in der stabilen Seitenlage. Ständige Kontrolle von Atmung, Puls und Blutdruck. Wärmeerhaltung durch eine Decke und Legen eines venösen Zugangs mit Ringer-Laktat-Infusion.

`Cave` Bei Schaum bildenden Substanzen, wie z. B. Geschirrspülmittel, Shampoo usw. nichts zu trinken geben, statt dessen Gabe von Entschäumern, wie z. B. Sab Simplex®. Niemals Milch zu trinken geben. Milch kann in vielen Fällen die Giftaufnahme über den Darm beschleunigen. ■

- **Klassische Homöopathie:**
  - **Arsenicum album:** Hauptmittel bei Lebensmittelvergiftungen wie verdorbene Wurst, Fleisch, Fisch, auch Konserven, Wasser oder Eis. Heftige Gastroenteritis mit tödlicher Übelkeit und starkem Erbrechen, das die Übelkeit aber nicht bessert. Erbrechen und Diarrhö bestehen gleichzeitig. Aashaft stinkender, wässriger Stuhl. Mit Kollapsneigung.
  - **Nux vomica:** Bei Vergiftungen, die durch Medikamente oder Reizmittel wie Alkohol, Nikotin hervorgerufen wurden. Heftige Übelkeit, der Betroffene kann nicht oder nur schwer erbrechen. Übelkeit mit heftigem Würgen, mit Kopfschmerzen, mit krampfartigen Schmerzen und Spasmen im Oberbauch.
  - **Veratrum album:** Lebensmittelvergiftung v.a. durch verdorbene Wurst und Fleisch. Gleichzeitig Übelkeit, Erbrechen und Diarrhö mit reichlich wässrigen Entleerungen. Kalter Schweiß, Entkräftung und Kollapsneigung.
- **Ausleitungsverfahren:** Nach Abklingen der Akutsymptome:
  - Derivatio, 1 Tabl. stündl.
  - Okoubaka D 12 im stündl. Wechsel mit Derivatio
  - Leberentgiftung mit Hepar comp. Ampullen sc.
  - Infihepan Ampullen als Trinkampulle, 1 × wöchentl.

Giftinhalation

Vergiftungsweg und Substanzen

Bei der Giftinhalation werden Dämpfe, Gase und Nebel eingeatmet und wirken bereits in den Atemwegen oder gelangen über die Lunge in den gesamten Organismus. Die Gefahr bei der Inhalation besteht darin, dass Gase wie z. B. Kohlenmonoxid (CO) farb- und geruchlos sind, und somit auch eine erhebliche Gefahr für den Ersthelfer darstellen. Kohlenmonoxid bindet sich in gleicher Weise an das Hämoglobin wie Sauerstoff. Im Gegensatz zu Sauerstoff bindet es sich jedoch 300 × schneller und auch fester an das Hämoglobin. Dieses Hämoglobin fällt somit für jeglichen Sauerstofftransport aus. Damit ist auch erklärt, warum eine vergleichsweise geringe Konzentration Kohlenmonoxid (1 Vol.-% CO bei 21 Vol.-% O_2) ausreicht, um eine Vergiftung zu verursachen. Einige der Stoffe, welche am öftesten über die Atemwege aufgenommen werden, sind z. B. Kohlenmonoxid, Ammoniak, Chlorwasserstoff, Arsenverbindungen, Tränengas, Nitrosegase, E 605

Maßnahmen

Zunächst ist immer an die eigene Sicherheit zu denken! Das Kind aus der Gefahrensituation bringen und bei erhaltenem Bewusstsein mit erhöhtem Oberkörper lagern. Geben Sie dem Kind Sauerstoff und achten Sie auf die Wärmeerhaltung. Ständige Atem-, Puls- und Blutdruckkontrolle. Legen eines venösen Zugangs mit Ringer-Laktat-Infusion.

Giftaufnahme über die Haut

Vergiftungsweg und Substanzen

Bei der Giftaufnahme über die Haut werden überwiegend fettlösliche Gifte, wie Benzol und Pflanzenschutzgifte (E 605) resorbiert. Dieser Vergiftungsweg wird häufig unterschätzt und erfordert ebenso eine sofortige Beseitigung des Giftes bzw. eine schnellstmögliche Entfernung der Kleidung und das Abwaschen der Haut.

Maßnahmen

Den Hautkontakt möglichst durch das Tragen von Gummihandschuhen vermeiden. Sofortige Entfernung der benetzten Kleidung und gründliches Abwaschen der betroffenen Hautstellen. Wärmeerhaltung und ständige Atem-, Puls- und Blutdruckkontrolle, sowie das Legen eines venösen Zugangs mit Ringer-Laktat-Infusion.

Giftaufnahme durch Injektion

Vergiftungsweg und Substanzen

Die Giftaufnahme durch eine subkutane, intramuskuläre oder intravenöse Injektion spielt heute im Gegensatz zu früher eine größere Rolle, da viele Rauschgifte injiziert werden.

Ursachen und Symptome

Bei jedem einzelnen Giftstoff gibt es unterschiedliche Symptome, so dass es diesen Rahmen hier sprengen würde. Hier einige Allgemeinsymptome, die bei Vergiftungen auftreten können: Kopfschmerzen, Ohrensausen, Augenflimmern, Übelkeit, Schwindel, Erbrechen, kaltschweißige Haut, Atemnot, Tachykardie oder Bradykardie, Rauschzustand, veränderte Pupillen, Krämpfe, Blutdruckabfall, Bewusstseinsstörung.

Bei jedem Vergiftungsfall den Notarzt alarmieren! Nach Vergiftungen muss immer mit einer Bewusstlosigkeit gerechnet werden. In diesem Fall die stabile Seitenlage anwenden, einen venösen Zugang mit einer Ringer-Laktat-Infusion legen und Sauerstoff verabreichen. Ständige Kontrolle der Vitalfunktionen und evtl. Beatmung oder Herz-Lungen-Wiederbelebung einleiten.

Maßnahmen

Bei intramuskulärer und intravenöser Injektion sind von außen keine anwendbaren Entgiftungsmöglichkeiten gegeben, da die injizierten Substanzen innerhalb weniger Minuten in den gesamten Kreislauf gelangen. Bei einer subkutanen Injektion besteht die Möglichkeit, die Giftaufnahme in den Organismus durch eine Stauung des venösen Rückflusses, zu verzögern.

> **Cave**   Bei E 605 Vergiftungen niemals Atemspende über Mund-Nasen-Beatmung, stets Masken-Beutel-Beatmung. Eigensicherung, es besteht Vergiftungsgefahr! ∎

4.2 Maßnahmen der Prophylaxe

Peter Thilemann

4.2.1 Prophylaxe bei Säuglingen

Neben den rein medizinischen Aspekten dieser Maßnahmen verbindet sich im übergeordneten Sinn damit auch die Frage nach Faktoren, die allgemein der Gesunderhaltung dienen oder mit anderen Worten der Salutogenese. Eine wichtige Rolle spielt dabei, ob der Mensch durch eigenes Tun Kräfte mobilisieren kann, die entgegen aller krankmachenden Faktoren die individuelle Homöostase aufrechterhalten können. Äußere Prophylaxemaßnahmen müssen unter diesem Aspekt kritisch gesehen werden, da sie diesen Prozess nicht ersetzen können.

Folgt man den Empfehlungen der verschiedenen kinderärztlichen Fachgesellschaften, so erhalten Säuglinge und Kinder routinemäßig ab der Geburt prophylaktisch Gaben von Vitamin D, Fluor und in den ersten 4–6 Wochen auch Vitamin K, im Jugendalter auch Jodid. Angestrebt wird die Vermeidung von Mangelzuständen und Folgekrankheiten (Rachitis, Karies, Gerinnungsfaktorenmangel, Jodmangelstruma).

Das Erkrankungsrisiko ist jedoch individuell sehr unterschiedlich und abhängig von vielen Begleitfaktoren. Eine „Massenprophylaxe" reduziert das Krankheitsrisiko der gefährdeten Kinder unter der Annahme, dass alle anderen Kinder dadurch keinen Nachteil erleiden. Ob diese These berechtigt ist und wie die Ausgestaltung einer optimalen Prophylaxe aussieht, ist Gegenstand von Diskussionen zwischen naturheilkundlichen Ärzten und Schulmedizinern. Zudem besteht auch international derzeit kein Konsens hinsichtlich der Vereinheitlichung von Prophylaxe-Empfehlungen innerhalb der pädiatrischen Fachgesellschaften.

Vitamin K

Prophylaxe einer zerebralen Blutung: Das Risiko, eine Vitamin-K-Mangel bedingte (Gehirn-)Blutung zu erleiden, wird in Deutschland auf ca. 30 Fälle pro Jahr hochgerechnet. Besonders gefährdet sind Säuglinge mit ausschließlicher Muttermilchernährung, denn durch die überwiegende Bildung von Laktobazillen werden im Gegensatz zu „Flaschenkindern" keine Vitamin-K-Vorstufen aus den Colibakterien gebildet. Zudem wird der Säuglingsmilch in Deutschland Vitamin K in geringer Dosierung zugesetzt.

Empfehlungen: Am Tag der Geburt, bei der VSU2 (3.–10. Lebenstag) und bei der VSU3 (4.–6. Lebenswoche) erhalten die Säuglinge jeweils 2 Tr. Vitamin K oral (entsprechend 2 mg). Diese drei prophylaktischen Vitamin-K-Gaben entsprechen dem jeweils 50-fachen Tagesbedarf eines Säuglings.

Mögliche Alternative: Kritiker schlagen hier eine tägliche bedarfsgerechte Gabe von Vitamin K in den ersten Lebenswochen als Alternative vor (Sonderanfertigung über die Apotheke).

Vitamin D

Rachitisprophylaxe: Rachitis war bis zu den 50er Jahren des letzten Jahrhunderts ein ernstzunehmendes Problem. Ursache ist eine verminderte Vitamin-D-Synthese mit nachfolgender mangelnder Mineralisierung der Knochen und weiterer Stoffwechselstörungen. Besonders gefährdet sind Frühgeborene (rasches Wachstum), Säuglinge und Kleinkinder (rasches Wachstum), besonders während der lichtarmen Wintermonate, aber auch nicht gestillte Säuglinge mit alternativer, nicht vitaminisierter Pulvermilch-Ernährung.

Empfehlungen: Zunächst wurde eine hoch dosierte Vitamin-D-Intervallbehandlung mit je 5 000 IE eingeführt („Stoßtherapie" in den 50er und 60er Jahren). Nach mehreren Zwischenfällen (hypokalzämische Tetanien) wurde die Prophylaxe in eine tägliche 500 IE-Gabe in den ersten 2 Lj. modifiziert. Doch auch diese Dosierungsempfehlung könnte noch zu hoch sein. Die American Academy of Pediatrics hat 2003 die Dosierungs-Empfehlung auf 200 IE reduziert.

Mögliche Alternative: Neben der medikamentösen Behandlung besteht jedoch auch die Möglichkeit, durch ausreichende Lichteinwirkung einem Vitamin-D-Mangel vorzubeugen. Eine tägliche „Belichtung" des kindlichen Kopfs von mind. 1 Std. mit hellem Tageslicht stellt eine wirkungsvolle Maßnahme dar. Zusätzlich können homöopathische bzw. anthroposophische Arzneimittel den Knochenaufbau fördern (z. B. Calcium carbonicum, Phosphor bzw. Conchae/Quercus comp., Oxalis/Quarz comp., Aufbaukalk I und II).

➪ Alle Kinder sollten jedoch unabhängig von der Art der Rachitisprophylaxe regelmäßig auf beginnende Anzeichen dieser Mangelerkrankung hin untersucht werden: Schwitzen am Kopf, v.a. abends, Trinkschwäche, Unruhe nachts, Weichheit des okzipitalen Schädels, später dann auch Deformierung des Brustkorbs (Harrison-Furche, „Rosenkranz").
Es gibt auch seltene Krankheitsformen, die trotz guter Vitamin-D-Versorgung Mineralisierungsstörungen entwickeln (Vitamin-D-resistente Rachitisformen).
Eine gute Gelegenheit zur regelmäßigen Kontrolle stellen die Vorsorgeuntersuchungen im 1. Lj. dar. ■

Fluor

Kariesprophylaxe: Die regelmäßige Fluorgabe von Geburt an, zunächst meist kombiniert mit Vitamin D, ab dem 3. Lj. als alleinige Gabe bis zum Abschluss der Zahnentwicklung mit 14 Jahren, dient der systemischen Kariesprophylaxe.

Empfehlungen: Empfohlen werden ansteigende Dosierungen: 0,25 mg tägl. während der ersten beiden Lebensjahre, 0,5 mg bis zum 6. Lj, danach 1 mg.

Mögliche Alternativen: Dieses Konzept ist zuletzt von zwei Seiten in Diskussion geraten: Die Deutsche Gesellschaft für Zahnheilkunde empfiehlt als effizientesten Schutz vor Karies die Anwendung von fluorierten Kinderzahnpasten und die Verwendung von fluoriertem Speisesalz. Beides führt zu einer Erhöhung der Fluorkonzentration im Speichel und damit auch in den gefährdeten oberflächlichen Schmelzregionen. Die zusätzliche systemische Fluorgabe wird nicht empfohlen, da Karies keine Fluormangelkrankheit ist und dadurch der Zahnschutz nicht signifikant gesteigert werden kann. Bei Überdosierung, z. B. durch einen hohen Gehalt an Fluor im Trinkwasser, besteht die Gefahr von Zahnschmelzschäden (Dentalfluorose). In den Dosierungsempfehlungen der Fluorpräparate wird deswegen auch seit 2 Jahren eine Dosisanpassung, entsprechend dem Fluorgehalt des lokal verfügbaren Trinkwassers empfohlen. Über einem Fluorgehalt von 0,7 mg/l wird keinerlei Fluorgabe mehr angeraten. Bei der Verwendung von Fluortabletten sollen die Kinder auch keine fluorierten Zahnpasten bekommen.

Aus naturheilkundlicher Sicht wird ebenfalls Kritik an einer standardisierten Fluorgabe geäußert (➪ Kap. 4.3 Therapieblockaden). Hinweise auf eine vorzeitige Knochenhärtung als Nebenwirkung erhöhter Fluorgaben sind Anlass dazu. Die Zahnentwicklung und Härtung kann durch homöopathische bzw. anthroposophische Arzneimittel (z. B. Apatit, Magnesium fluoratum, Quarz) gefördert werden.

Jod

Strumaprophylaxe: Viele Regionen Deutschlands sind geologisch gesehen Jodmangelgebiete. Die Nahrung deckt im Allgemeinen dort nicht den physiologischen Tagesbedarf. Folge davon ist das gehäufte Auftreten von Jodmangel-Strumen, z. B. in Süddeutschland. Da Strumen ein Risiko zur Zystenbildung aufweisen, müssen betroffene Patienten regelmäßig untersucht werden.

Empfehlungen: Der notwendige Tagesbedarf an Jod ist je nach Lebensalter unterschiedlich. Säuglinge und Kleinkinder brauchen ca. 50 µg, Kinder 100 µg, Jugendliche und Schwangere 150 – 200 µg tägl. In Zeiten erhöhten Jodbedarfs (Schwangerschaft und Pubertät) wird deshalb die prophylaktische Gabe von 100 µg Jod pro Tag empfohlen. Das individuelle Risiko, aufgrund von Jodmangel eine Struma zu entwickeln, ist auch von genetischen Faktoren abhängig. In Risikofamilien sollte zumindest in Zeiten erhöhten Bedarfs (Pubertät, Schwangerschaft) eine zusätzliche Jodgabe von 100 µg tägl. erwogen werden, wenn die Ernährung nicht entsprechend angepasst werden kann.

Mögliche Alternativen: Eine gute Jodquelle stellen Seefisch und Algenprodukte dar. In Jodmangelgebieten zusätzlich jodiertes Speisesalz verwenden.

4.2.2 Impfen – Pro und Contra

Peter Thilemann

Eine der häufig gestellten Fragen in Kinderarztpraxen lautet: „Sollen wir unser Kind impfen lassen?" Dabei wird den Eltern und den Kinderärzten die Entscheidung nicht leicht gemacht. Meinungen prallen aufeinander. Handeln Eltern und Ärzte fahrlässig, weil sie impfen und damit die Gesundheit der Kinder gefährden, oder weil sie die empfohlenen Impfungen nicht planmäßig durchführen?

Impfungen sind bereits seit 1500 v. Chr. aus Indien bekannt, doch erst in der Neuzeit sind systematische Versuche durch Ärzte überliefert worden. Am bekanntesten wurde der englische Landarzt E. Jenner. Er übertrug 1796 relativ harmlose Kuhpocken auf den Menschen. Die Schutzwirkung dieser Impfung war zwar noch gering und von häufigen ernsten Begleitinfektionen überschattet, stellte aber zur Entwicklung der Impfidee einen konkreten Schritt dar. Es sollten allerdings nochmals mehr als 100 Jahre vergehen, bis das wachsende wissenschaftliche Verständnis für die biologischen Grundvorgänge die Entwicklung moderner Impfstoffe erlaubte.

Impfungen als künstliche Immunisierung

Eine Impfung erzeugt vergleichbar mit einer Erstinfektion eine Immunantwort im Körper. Das Abwehrsystem nutzt die vermeintliche Infektion, passende Antikörper und Gedächtniszellen gegen die Erregerantigene zu bilden, die dann im Ernstfall, wenn es also zur tatsächlichen Erregerkonfrontation kommt, zur Verfügung stehen. Die Krankheitserreger oder deren Toxine werden dann meist schnell vernichtet. Sofern überhaupt Symptome auftreten, sind diese deutlich schwächer ausgeprägt als bei einer natürlichen Infektion (inapparenter Verlauf).

Bei einer **Aktivimmunisierung** wird durch eine künstliche „Infektion" mit einer kleinen Menge abgetöteter Keime, Keimbestandteile oder Erregertoxine bzw. speziell vorbehandelter, wenig gefährlicher, lebender Erreger ein „kontrollierter Übungskampf" erzeugt. Nach einigen Wochen ist ein Impfschutz entstanden. Dieser muss durch Nachimpfungen „geboostert" werden (bei Totimpfstoffen ☞ unten). Der resultierende Schutz hält jahrelang an.

Um bei akuter Krankheitsbedrohung und fehlendem Impfschutz einen schnellen Schutz zu erreichen, z. B. bei Verletzungen (Tetanus), können Antikörper als Hyperimmunserum direkt injiziert werden. Diese **Passivimmunisierung**, bei der das Abwehrsystem des Geimpften nicht selbst aktiv werden muss, wird z. B. durchgeführt bei Fernreisen (Hepatitis A), unerwünschter Windpockenerkrankung, akuter Tollwutgefährdung nach Bissverletzung, Rötelnprophylaxe bei fehlender Immunität in der Schwangerschaft oder bei Krankheiten, die weniger durch den Erreger selbst als durch die produzierten Toxine gefährlich werden, wie z. B. bei Tetanus und Diphtherie. Der Wirkungseintritt bei einer Passivimmunisierung ist schnell, die Wirkdauer ist allerdings auf einige Wochen beschränkt.

Impfstoffe und ihrer Herstellung

Impfstoffe

Impfstoffe werden grob in Lebend- und Totimpfstoffe unterteilt:

- **Lebendimpfstoffe:** Bei Impfungen mit Lebendimpfstoff (Masern, Mumps, Röteln, Varizellen) finden abgeschwächte Erreger Verwendung. Die Viren werden abgeschwächt, bleiben aber vermehrungsfähig und sind durch übliche serologische Methoden nicht vom natürlichen Erreger zu unterscheiden. Lebendimpfstoffe können bereits nach einem Impfgang lebenslangen Schutz verleihen, werden aber sicherheitshalber aufgefrischt wegen eines geringen Prozentsatzes primärer „Impfversager".

- **Totimpfstoffe:** Diese können aus abgetöteten Bakterien oder Viren, aus immunogenen Bestandteilen ihrer Zelloberfläche (z. B. Keuchhusten, Hib) oder auch aus entgifteten Toxinen der Erreger bestehen. Impfungen mit Totimpfstoffen müssen mehrmals durchgeführt werden, um das Immungedächtnis zu „trainieren".
- Viele Impfungen werden heute mit **Kombinationsimpfstoffen** durchgeführt, die mit nur einer Injektion gleichzeitig vor mehreren Erkrankungen schützen. In den letzten Jahren haben die Hersteller auf die geänderten Impfempfehlungen der StiKo (seit 2002 6-fach-Impfung empfohlen) reagiert und viele Impfstoffe mit nur 2,3 oder 4 Komponenten wegen nachlassender Verkaufszahlen in Deutschland vom Markt genommen.

Derzeit gibt es:

- **Einzelimpfstoffe** gegen alle o.g. Krankheiten außer Mumps und Hib (Stand 2005)
- **Zweifachimpfstoffe** gegen Tetanus und Diphtherie (nur Td, für Kinder ab dem Schulalter) und Hepatitis A und B
- **Dreifachimpfstoffe** gegen Diphtherie, Tetanus und Pertussis (DPT), Masern, Mumps und Röteln (MMR) sowie Tetanus, Diphtherie und Polio (Td IPV Polio, ab dem 9.–17. Lj.)
- **Vierfachimpfstoff** gegen Diphtherie, Tetanus, Polio und Pertussis (TdIPV Polio Pertussis für Kinder vom 9.–17. Lj)
- **Fünffachimpfstoff** gegen Diphtherie, Tetanus, Pertussis, Polio und Hib (DTP IPVPo Hib für das Vorschulalter)
- **Sechsfach-Impfstoff** (zugelassen für das Vorschulalter), bestehend aus der oberen Kombination und zusätzlich Hepatitis B.

Bei der Impfentscheidung besteht deshalb derzeit ein erhebliches Problem in der Auswahl der Impfstoffe, da „Wunschkombinationen" der Eltern zum Teil nicht für das entsprechende Alter zugelassen sind, zum Teil überhaupt nicht verfügbar sind oder insgesamt zu einer unzumutbaren Gesamtzahl von Impfungen führt.

Herstellung

Die Produktion von Impfstoffen ist von Hersteller zu Hersteller verschieden. Im Prinzip werden jedoch die jeweiligen Erreger auf Kulturmedien unterschiedlicher Herkunft angezüchtet:

- **Nährböden:** Bei der Herstellung der Impfstoffe werden zur Erregeranzüchtung oft Nährböden oder Zellkulturen verwendet. Diese werden meist mit Antibiotika, Pilz hemmenden Mitteln oder Erreger schwächenden Mitteln versetzt.

Anschließend müssen diese wieder entfernt werden, was nicht immer vollständig gelingt, sodass Spuren davon in den Impfstoffen enthalten sein können. Allergische Reaktionen können auch auf diese Stoffe zurückgeführt werden.

- **Konservierungsmittel:** Konservierungsmittel in den Impfstoffen dienen der Haltbarmachung. Weitere Zusätze bewirken eine Wirkungssteigerung der eigentlichen Impfstoffe (sog. Adjuvantien, z. B. Aluminiumverbindungen). Beide können jedoch ebenfalls Auslöser für Nebenwirkungen sein. Insbesondere Quecksilberverbindungen, die in einigen älteren Impfstoffen (z. B. Diphtherie Einzelimpfstoff) als Konservierungsmittel enthalten sind, haben in höherer Dosierung eine bekannte, schädigende Wirkung auf viele Organe, besonders auch auf das Nervensystem. Ob die von den Impfungen ausgehenden Belastungen, z. B. an Quecksilberverbindungen oder andere Spuren des Herstellungsprozesses eine relevante Gesundheitsgefahr darstellen, ist ein wesentlicher Auseinandersetzungspunkt in der aktuellen Impfdiskussion (☞ „Für und Wider").

Impfreaktionen, Impfkrankheiten, Impfkomplikationen

- **Impfreaktionen** treten häufig auf (ca. jede 30. Impfung, je nach Impfstoff und Impftechnik), sind jedoch oft nur von kurzer Dauer. Nach Definition der ständigen Impfkommission am Robert-Koch-Institut (zuletzt Epidemiologisches Bulletin 30/2005 vom Juli 2005) versteht man darunter innerhalb der ersten 72 Std. auftretende Lokalsymptome – Rötung, Schwellung und Schmerzhaftigkeit im Bereich der Injektionsstelle oder Allgemeinreaktionen, wie z. B. Fieber ($< 39,5\,°C$), Kopf- und Gliederschmerzen, Unwohlsein.
- **Impfkrankheiten** entsprechen dem künstlich erzeugten Krankheitsbild, z. B. bei „Impfmasern". Die Schwere der Erkrankung ist meist geringer ausgeprägt als bei der natürlichen Erkrankung. Eine Ansteckungsgefahr für Kontaktpersonen besteht nicht. Alle darüber hinaus gehenden Reaktionen müssen umgehend abgeklärt werden und gelten, sofern keine anderen Ursachen nachweisbar sind, als schwere unerwünschte Arzneimittelreaktionen. Sie sind nach § 6 Abs. 1 Nr. 3 des Infektionsschutzgesetzes (IfSG) meldepflichtig.
- **Impfkomplikationen** sind schwere Krankheitsfolgen im Zusammenhang mit Impfun-

gen, z. B. verursachte die Polio-Schluckimpfung bis zu ihrer Ablösung 1998 bei Geimpften und nahen Kontaktpersonen jedes Jahr einige Fälle von Polioerkrankung mit zum Teil schwerer Schädigung. Aber auch bei anderen Impfungen sind schwere Nebenwirkungen wie Krampfanfälle, Lähmungen, Wesensänderungen, schwere allergische Reaktionen und Blutbildungsstörungen beobachtet worden. Eine Zusammenstellung der denkbaren Komplikationen listen die Impfstoffhersteller im Beipackzettel auf („Nebenwirkungen").

- **Impfschaden:** Im Infektionsschutzgesetz (ISG) wird „Impfschaden" definiert als ein über das übliche Maß einer Impfreaktion hinausgehender Gesundheitsschaden. Für die Anerkennung eines Impfschadens genügt die Wahrscheinlichkeit eines ursächlichen Zusammenhangs. Bei öffentlich empfohlenen Impfmaßnahmen (☞ STIKO Epidemiologisches Bulletin 30/2005) werden sämtliche Behandlungskosten und ggf. Rentenansprüche vom zuständigen Versorgungsamt übernommen.

Impfpläne

Die ständige Impfkommission (STIKO) am Robert Koch Institut (RKI) veröffentlicht in regelmäßigen Abständen Vorschläge, gegen welche Krankheiten wann und wie oft geimpft werden soll. Diese Impfungen gelten dann als „öffentlich empfohlen". Sollten Schäden durch diese Impfungen auftreten, haftet das Versorgungsamt. Einen Impfzwang gibt es in Deutschland seit Ende der Pockenimpfung 1983 nicht mehr.

Aktuell empfohlene Schutzimpfungen

Gegen folgende Krankheiten wird die **Routine-Impfung** ab dem Säuglingsalter empfohlen (☞ Tab. 4.2-1).
Daneben gibt es weitere Impfempfehlungen in besonderen Risikosituationen. Bekanntestes Beispiel dieser sog. Indikationsimpfungen sind Impfungen gegen FSME, Pneumokokken und typische Reiseimpfungen wie Hepatitis A, Cholera, Typhus und Gelbfieber. Diese Impfungen kommen z. T. auch für Kinder in Frage, sofern sie entsprechenden Gefährdungen ausgesetzt sind. Allerdings: Hier wird eine eingehende Nutzen-Risiko-Abwägung empfohlen.

Aktuelle Empfehlungen zum Impfzeitplan

Für die Standardimpfungen im Säuglings- und Kindesalter wird derzeit folgender Zeitplan vorgeschlagen (☞ Tab. 4.2-2).

Krankheit	Internationale Abkürzungen
Diphtherie	(D/d)
Wundstarrkrampf (Tetanus)	(T)
Keuchhusten (Pertussis)	(aP)
Kinderlähmung (Polio)	(IPV Po)
Hämophilus B	(Hib)
Gelbsucht B (Hepatitis B)	(HB)
Windpocken	(V)
Masern	(M)
Mumps	(M)
Röteln	(R)

Tab. 4.2-1: Aktuelle STIKO-Empfehlung (2005) für Impfungen im Kindesalter

Alter in vollendeten Monaten	Impfstoff
2 Monate	**1. Kombinationsimpfung:** (Grundimmunisierung) mit DTaP, Hib, IPV Po und HB
3 Monate	**2. Kombinationsimpfung:** (Grundimmunisierung) mit DTaP, Hib, IPV Po, ev. ohne HB-Anteil
4 Monate	**3. Kombinationsimpfung:** (Grundimmunisierung) mit DTaP, Hib, IPV Po und HB
Ab 11 – 14 Monate	• MMR; Auffrischung ab 4 Wochen nach Erstimpfung • Windpocken • **4. Kombinationsimpfung:** (= Abschluss der Grundimmunisierung) mit DTaP, Hib, IPV Po und HB
5 – 6 Jahre	Auffrischung mit Td; 2. MMR (falls erst 1 × geimpft)
9 – 17 Jahre	• Auffrischung mit IPV Po, aP und Td, Windpocken, falls noch nicht geimpft: 2 x, Mindestabstand 4 Wochen • HB, sofern noch nicht geimpft (3 × nach Grundimmunisierungsschema)

Tab. 4.2-2: Impfempfehlung für Kinder nach STIKO (Stand 30/2005). Abkürzungen: Diphtherie (D), Tetanus (T), Pertussis (ap), Haemophilus influenza Typ b (Hib), Hepatitis b (HB), Poliomyelitis (IPV), Masern/Mumps/Röten (MMR)

Die Impfungen der sog. Grundimmunisierung sind demnach schon ab der 9. Lebenswoche möglich. Wegen der „Trägheit" des Immunsystems sind Zeitabstände zwischen den einzelnen Grundimmunisierungsimpfungen von mind. 4 Wochen notwendig. Die Schutzwirkung tritt bei Totimpfstoffen nämlich erst einige Wochen nach der Impfung auf und wird durch die weiteren Impfungen der Grundimmunisierung stufenförmig gesteigert. Bei Lebendimpfstoffen genügt nach derzeitigem Wissensstand eine Wiederholung für einen jahrelang anhaltenden Impfschutz. Die erreichbare Schutzwirkung ist bei regelrechter Impftechnik unterschiedlich und reicht von über 90 % Schutzwirkung bei der Masernimpfung bis zu 85 % bei der Keuchhustenimpfung.

Impfkontraindikationen:
- Nicht geimpft werden sollten Kinder mit akuten Erkrankungen und Fieber über 38,5 °C, bei unklaren Erkrankungen bis 2 Wochen nach Genesung, bei Immunerkrankungen (z. B. HIV-Erkrankung), unmittelbar vor und 4 Wochen nach Operationen und ausgeprägten Kinderkrankheiten wie Masern und Windpocken.
- Alle ungeklärten Reaktionen im zeitlichen Zusammenhang mit Impfungen stellen bis zu deren Klärung eine Kontraindikation für Folgeimpfungen dar!
- In der Schwangerschaft sollten keine Lebendimpfungen durchgeführt werden (Gelbfieber, Masern, Mumps, Röteln und Varizellen)
- Bei Verdacht auf Hühnereiweiß-Allergie können entsprechende Impfstoffe, die Reste von Hühnereiweiß enthalten (z. B. Gelbfieber, einzelne Influenza-Grippeimpfungen) nur unter Vortestung verwendet werden.
- Begonnene Impfungen müssen bei Vorliegen von Kontraindikationen ggf. entsprechend später fortgesetzt werden. Zu lange Impfabstände gibt es aber nicht. Eine bereits begonnene Grundimmunisierung muss nicht wieder neu begonnen werden, denn: Jede Impfung zählt!

Prozess der Entscheidungsfindung

Prinzipiell gilt: Angst ist ein schlechter Ratgeber. Es ist nicht notwendig, Impfentscheidungen unter Druck zu treffen – weder in zeitlicher Hinsicht noch unter inhaltlichen Aspekten.

Impfbeginn

Der vorgeschlagene Beginn im Impfkalender folgt in erster Linie praktischen Gesichtspunkten. Fast alle Säuglinge werden zur Vorsorgeuntersuchung U4 beim Arzt vorgestellt und könnten deshalb gleich geimpft werden. Aber vielleicht hat das Kind zu diesem Zeitpunkt noch starke behandlungsbedürftige Nabelkoliken oder Schlafstörungen, vielleicht machen sich immer wieder Hautausschläge bemerkbar oder die Mutter stellt gerade die Ernährung um. Wenn Sie das Gefühl haben, das Kind braucht seine Energie zur Bewältigung anderer Probleme, kann die Impfung auch etwas warten. Polio, Diphtherie und Tetanus verursachen seit vielen Jahren in ganz Deutschland zusammen weniger als 25 Erkrankungen jährlich! Auch wenn weltweit Polio wieder etwas häufiger geworden ist (in 2004 ca. 1000 Fälle weltweit) ist Europa seit 2000 weiterhin frei von Polio.

Impfstoffe mit 6 Komponenten sind der heutige Standard. Ein Vorteil liegt dabei in der insgesamt deutlich reduzierten Belastung mit Konservierungs- und Begleitstoffen im Vergleich zur Summe der Einzelimpfungen. Trotzdem muss nicht alles, was möglich ist, auch gemacht werden. Falls gegen einzelne Krankheiten nicht geimpft wurde, sollten Eltern dies ggf. zur Pubertät nachholen (ev. Hepatitis B, Impfungen gegen Kinderkrankheiten). Mädchen sollten jenseits der Pubertät wegen der potentiellen Gefahr einer Röteln-Embryopathie in der Schwangerschaft immun gegen Rötelninfektion sein.

Aufklärung

Notwendige Bestandteile des Aufklärungsgesprächs mit den Eltern bzw. Jugendlichen ab 16 Jahren sind:
- Art und Risiken der Erkrankung und deren Behandlungsmöglichkeiten
- Sinn und Wirkungsweise der Impfung
- Umfang und Dauer des Impfschutzes
- Ablauf der Impfung
- Mögliche Reaktionen nach der Impfung (☞ oben)
- Verhalten nach der Impfung und Kontraindikationen zur Impfung.

Besonders diese Aufklärung ist eine schwierige Aufgabe für den Arzt, zumal wichtige medizinische Informationen oft mit großer, zeitlicher Verzögerung bekannt gemacht werden. So wurde die Polio-Schluckimpfung bis 1998 öffentlich empfohlen, obwohl bereits seit über vielen Jahren in Deutschland kein einziger Fall von Polio-Wildvirusinfektion mehr aufgetreten war. Zwischen 1971 und 1990 wurden 902 Impfschadensfälle anerkannt; dabei war die Polioimpfung die zweitgrößte Gruppe. Als weiteres Beispiel mag die FSME-Impfung dienen. Jahrelang mit hohem Aufwand auch für Kinder ab dem 1. Lj empfohlen, wurde sie 2000 wegen „häufiger" Nebenwirkungen für Kinder unter 12 Jahren vorübergehend vom Markt genommen. Ein verbesserter Impfstoff wird seit 2004 jetzt mit vorsichtigeren Impfempfehlungen wieder in diesem Lebensalter verwendet.

Fast die Hälfte aller Schadensfälle verursachte die Tuberkulose-Schutzimpfung (ca. 20 Fälle pro Jahr). Aber erst 1998 wurde die Impfung nicht mehr öffentlich durch das RKI empfohlen wegen „nicht sicher belegbarer Wirksamkeit der BCG-Impfung und der nicht selten schwerwiegenden, unerwünschten Arzneimittelwirkung des BCG-Impfstoffes".

Ärzte, die Impfungen gegenüber eine kritische Haltung zeigen und Negativaspekte nicht unerwähnt lassen, werden oft als „Nestbeschmutzer" angesehen. Diese Ärzte verhindern nämlich ein Hauptziel der Impfkampagnen. Neben dem individuellen Schutz des Einzelnen wird auch die „Ausrottung" von Krankheiten angestrebt. Dieses Ziel ist prinzipiell bei den Krankheiten erreichbar, bei denen der Mensch einziger Wirt für den Erreger ist, z. B. bei Pocken, Polio, Masern, Windpocken oder Röteln. Voraussetzung dafür ist jedoch eine Durchimpfungsrate der Bevölkerung von weit über 90 %. Nach jüngeren Umfragen zur sog. „Impfmüdigkeit" in Deutschland spielt für die Impfentscheidung der Eltern die Empfehlung des betreuenden Arztes eine herausragende Rolle. Verständlich, dass hier „Zauderer" das Missfallen ihrer Kollegen auf sich ziehen.

Für und Wider von Impfungen

Eltern müssen sich bei Ihrer Impfentscheidung mit vielen Meinungen auseinandersetzen. Häufig werden zu unterschiedlichen Themenbereichen folgende Behauptungen aufgestellt:

Schutz vor Erkrankung

Behauptet wird: „Impfen schützt mit hoher Sicherheit vor der Erkrankung".

Als Beweis für die sichere Schutzwirkung vor der potenziellen Erkrankung wird neben Studien über die unterschiedliche Erkrankungshäufigkeit von geimpften und ungeimpften Personen auch das Verschwinden von Krankheiten genannt. So ist z. B. seit Einführung der Polio-Schluckimpfung die Erkrankungshäufigkeit kontinuierlich zurückgegangen und seit mehr als 15 Jahren nicht mehr aufgetreten. Impfkritiker weisen hingegen darauf hin, dass auch schon vor Einführung der Impfung

ein deutlicher Rückgang der Polioerkrankungen zu beobachten war. Auch wenn sich viele Impfungen bewährt haben, müssen doch die angegebenen Schutzraten von Impfungen vereinzelt nach unten korrigiert werden. Galt z. B. bis vor einigen Jahren noch die FSME-Passivimpfung als wirksame Prophylaxe nach Zeckenbiss in Endemiegebieten, wurde diese Impfung ab 2004 wegen fehlender Wirksamkeit und vereinzelten schweren Nebenwirkungen vom Markt genommen (☞ auch Tuberkulose-Impfung oder Impfung gegen Rotavirusinfektion in den USA).

Künstliche Infektion und Immunantwort

Es wird die These vertreten: „Impfungen ahmen natürliche Infektionen nach zu einem frei wählbaren günstigen Zeitpunkt".

Impfkritiker halten dagegen, dass die Art der Immunreaktionen grundsätzlich völlig verschieden ist. Natürliche Infektionen erfolgen mit Ausnahme von Tetanus über die Schleimhaut oder den Magen-Darmtrakt. Zahlreiche Abwehrreaktionen der unspezifischen Abwehr sind beteiligt, bevor die Erreger mit der spezifischen Immunabwehr Kontakt haben. Bei der Impfung werden Erreger oder dessen Bestandteile bzw. Toxine direkt ins Bindegewebe oder den Muskel injiziert unter Umgehung der ersten Abwehrbarrieren.

Zum Impfzeitpunkt: Nicht akut krank zu sein heißt nicht, immer optimal für die Auseinandersetzung mit einer Krankheit gerüstet zu sein. Emotionaler Stress, Umstellungsphasen wie Zahnung oder Ernährungsumstellung (Abstillen) spielen möglicherweise eine größere Rolle als Impfbefürworter akzeptieren wollen. Auch rhythmische Prozesse wie Mondphasen und Biorhythmus seien hier genannt. Die Beobachtung vieler Eltern und Kinderärzte, wonach Kinder oft mehrfach Kontakt mit hoch ansteckenden Windpocken haben, bevor bei ihnen die Krankheit zum Ausbruch kommt, kann als Beispiel dafür dienen, dass es auch eine „innere Bereitschaft" für Krankheiten gibt, die eine Impfung nicht berücksichtigen kann.

Nebenwirkungen und Impfschäden

Weiter wird formuliert: „Impfungen sind sicher und die selten auftretenden Nebenwirkungen harmlos. Impfschäden sind extrem selten und stehen in keinem Verhältnis zu den zahlreichen Schäden durch die natürlichen Erkrankungen". Ungewöhnliche Impfreaktionen von kurzer Dauer werden trotz Meldepflicht selten an das Gesundheitsamt gemeldet. Selbst schwerwiegende Impfreaktionen und Impfkomplikationen werden nicht immer gemeldet. Fachleute gehen immer noch von einem erheblichen Prozentsatz nicht gemeldeter Fälle aus (under reporting)

Viele Eltern sind auf der anderen Seite nicht ausreichend über alle Aspekte der Impfung aufgeklärt. Unerwähnt bleiben dann oft differenzierte Hinweise auf Nebenwirkungen der Impfung und die Möglichkeit einer Impfschadensmeldung. Dass manche Ärzte die Impfaufklärung nach Aussagen von Eltern auf die Forderung reduzieren: „Entweder sie lassen Ihr Kind nach Plan impfen oder Sie suchen sich einen anderen Kinderarzt – ich übernehme die Verantwortung dafür jedenfalls nicht", ist aber auf keinen Fall zu entschuldigen.

Ein weiterer wichtiger Aspekt betrifft die Erkennung von Impfreaktionen. Fast ausnahmslos wird in der schulmedizinisch orientierten Forschung nach akuten Nebenwirkungen gefahndet, doch reicht unser Wissen heute nicht aus, um definitiv entscheiden zu können, ob nicht auch subakute oder chronische Reaktionen, zumal sie erst verspätet nach Monaten als Problem wahrgenommen werden, auf die Impfung zurückgeführt werden können. Um verlässliche Zahlen zu bekommen, wäre es sicher sinnvoll, wenn Schulmedizin und alternative Medizin an der Erarbeitung geeigneter Studiendesigns beteiligt würden. Ob dieses Vorhaben mit objektiven Ergebnissen realisierbar ist, erscheint fraglich, sind es doch häufig Pharmafirmen, die die nötigen Drittmittel zur Impfstoffforschung zur Verfügung stellen.

Gefährlichkeit der Kinderkrankheiten

Unbestritten ist das Auftreten von Komplikationen bei Erkrankungen. Ihre Häufigkeit ist aber sehr unterschiedlich. Studien, die die Krankheitskomplikationen differenziert analysieren, z. B. nach Art der Krankheitsbehandlung, fehlen bislang. Evtl. wichtige allgemeine Begleitumstände der Erkrankung bleiben oft unberücksichtigt.

Viele der sog. Kinderkrankheiten hatten früher ihren Häufigkeitsgipfel im Kindergarten oder im beginnenden Schulalter. Die Rate an Komplikationen war umso höher, je älter die Erkrankten waren. Durch die Impfung werden diese Kinderkrankheiten im typischen Alter seltener. Zum einen fehlt die Möglichkeit zur Ansteckung, zum anderen spielen auch soziologische Faktoren dabei eine Rolle. Familien mit mehr als zwei Kindern sind die Ausnahme geworden. Viele Kinder spielen vorwiegend allein oder verbringen ihre Freizeit vor dem Fernseher oder PC.

Statistiken, die belegen, dass die Kinderkrankheiten heute gefährlicher werden, zeigen auch die deutliche Zunahme des typischen Erkrankungsalters. Zudem weisen einige Studien gängige Krankheitssymptome wie Otitis bei Masern neuerdings als Krankheitskomplikation aus. Die resultierenden statistischen Zahlen zeigen auch deswegen dann eine Zunahme von Krankheitskomplikationen. Insgesamt erscheint es sehr fraglich, ob Kinderkrankheiten an sich heute wirklich gefährlicher geworden sind. Unbestritten hingegen ist jedoch die Tatsache, dass die Akzeptanz des Auftretens von Infektkrankheiten gesamtgesellschaftlich geringer geworden ist.

Impfung als Belastung des Immunsystems

Behauptet wird auch: „Jede Impfung schadet!" Obwohl Impfungen erhebliche Nebenwirkungen haben können (☞ Beipackzettel), besitzen wir doch ein flexibel reagierendes Immunsystem. Dieses befähigt uns, Umweltbelastungen zu verarbeiten. Auch Impfungen werden verarbeitet, im Idealfall ohne unsere Gesundheit zu belasten. Unsicherheiten in der Beurteilung von Impfnebenwirkungen bedeuten deshalb gerade nicht, dass Impfungen zwangsläufig schaden. Man sollte jedoch sorgfältig überlegen, wann und in welchem Umfang man impft.

Gerade von Heilpraktikern wird oft auf die Möglichkeit einer „homöopathischen Impfung" verwiesen. Abgesehen von der unglücklichen Wortwahl erscheint es fraglich, ob angesichts der extremen Seltenheit einzelner Erkrankungen (Tetanus jährlich unter 15 Fälle in Deutschland) ein zuverlässiger Beweis dieser Behauptung möglich ist. Ähnlich verhält es sich mit der Vorstellung, auch schwere Krankheiten homöopathisch behandeln zu können. Dieses Vertrauen gründet sich in der Erfahrung bei der erfolgreichen Behandlung anderer Krankheitsbilder. Die meisten heute praktizierenden Heilkundler (wie auch Schulmediziner) haben seltene Krankheitsbilder wie Diphtherie und Tetanus nicht mehr selbst gesehen und behandelt.

Stellenwert der Impfungen bei speziellen Krankheitsbildern

● **Diphtherie:** Früher eine häufige Todesursache bei Kindern. Die Impfung schützt nur vor der Toxinwirkung, nicht vor der Infektion mit dem

Erreger; trotzdem heute extrem selten geworden (in Deutschland weniger als 5 Fälle jährlich). Durch Tröpfchen übertragene bakterielle Erkrankung. Krankheitsverlauf mit Rötung und Schwellung der Rachenschleimhaut, Beläge auf den Mandeln und Rachen bis zu den Stimmbändern, starke innerliche und äußerliche Anschwellung des Halses bis hin zu Erstickungsanfällen, auch Hauteiterungen möglich; Komplikationen durch Toxinbildung an Herz, Nervensystem, Lunge, Nieren und Leber. Vermutete Schutzwirkung der Impfung ca. 90 %.

- **Hepatitis B:** Virusinfektion mit vorwiegender Übertragung durch Blut- und Körpersekrete (nicht Tröpfcheninfektion) oder perinatal erworben bei Neugeborenen von Müttern mit chronischer Hepatitis B; lange Vorlaufzeit (Inkubationszeit) von 1–6 Monaten (Nadelstichverletzungen innerhalb von Wochen); weniger als 1 % aller Neuerkrankungen treten bei Kindern unter 15 Jahren auf; bei Kindern allerdings höhere Rate an chronischen Verlaufsformen; typische Krankheitssymptome sind Gelbsucht, Appetitlosigkeit, Erbrechen, Müdigkeit, Juckreiz, Lebervergrößerung; Übergang in chronische Verlaufsform möglich mit Gefahr von Leberversagen und Übergang in Leberkrebs. Allerdings bleiben 75 % aller Infektionen „asymptomatisch". Die angegebene Schutzwirkung ist prinzipiell hoch (ca. 95 %), allerdings nicht selten „Impfversagen" mit fehlender Antikörperentwicklung.

- **Hämophilus B (HiB):** Bakterieller Rachenkeim, der bei Erkältungskrankheiten auftreten kann; bei Kindern im Vorschulalter sind als Komplikationen Kehldeckelentzündung, Knochenentzündung und Hirnhautentzündung möglich; vor Einführung der Impfung zu Beginn der 90er Jahre in Deutschland jährlich einige hundert Fälle mit schwerem Verlauf, seither deutlich weniger; allerdings auch immer wieder Fälle bei Kindern, die schon HiB-Impfungen erhalten hatten. Die angegebene Schutzwirkung beträgt 95 % nach empfohlenem Impfschema (abhängig vom Impfbeginn und Art des Impfstoffs, 1–4 Impfungen).

- **Keuchhusten (Pertussis):** Bakterielle Erkrankung; Inkubationszeit 1–3 Wochen, Beginn meist harmlos mit allgemeinen Erkältungssymptomen, dann Husten, der im Verlauf immer typischer wird: Vorwiegend nachts, bei Anstrengung und Aufregung, meist in Form von Hustenattacken mit Luftnot und Würgen,

wochenlanger Verlauf; in den ersten Lebenswochen verläuft Keuchhusten oft mit Atempausen statt Husten, die Kinder müssen dann teilweise im Krankenhaus überwacht werden. Bei größeren Kindern sind schwere Nebenwirkungen selten und Krankenhausaufenthalt kaum notwendig; eine Antibiotikabehandlung reduziert die Zeit, in der Kinder ansteckend sind (unbehandelt 3 Wochen ab Beginn der typischen Hustenattacken), ändert an der Länge des Hustens jedoch meist wenig. Die angegebene Schutzwirkung der Impfung beträgt ca. 85 % nach der 4. Impfung. Nach Impfung Trägerstatus ohne typischen Husten möglich. Gefahr der unentdeckten Übertragung auf Ungeimpfte (z. B. Neugeborene)!

- **Kinderlähmung (Polio):** Viruserkrankung; Ansteckung über Tröpfcheninfektion oder stuhlverunreinigtes Wasser; meist milder Verlauf mit grippeartigen Symptomen und Durchfall; selten Beeinträchtigung der Nerven; noch seltener bleibende Schäden (Lähmungen); in Mitteleuropa verschwunden, weltweit 2004 ca. 1200 Fälle; vermutete Schutzwirkung der Impfung 90–100 %.

- **Masern:** Ausschließlich humanpathogener Viruserreger; Tröpfcheninfektion, Inkubationszeit 8–12 Tage; zweigipfliger Verlauf mit unspezifischem Fieber und unproduktivem Husten für 1–2 Tage, gefolgt von einem kurzen fieberfreien Intervall. Dann erneutes Fieber > 39 °C mit den typischen Begleitsymptomen: Konjunktivitis, Grippegefühl, ausgeprägtes Ruhebedürfnis und typisches Masernexanthem. Häufige Folgekrankheiten mit zumeist guter Prognose sind Lungen- und Ohrenentzündung. Seltene Komplikationen sind Enzephalitis, oft mit Folgeschäden und als sehr seltene Verlaufsform nach jahrelangem freiem Intervall eine Degeneration des Gehirns (subakute, sklerosierende Panenzephalitis SSPE). Der Krankheitsverlauf ist häufig schwerer, je älter die Patienten sind. Nach einer Impfung sind nur ca. 90–95 % der Patienten geschützt. Deswegen Empfehlung für eine 2. Impfung.

- **Mumps:** Ausschließlich humanpathogene Viruserkrankung; Tröpfcheninfektion; Inkubationszeit 2–3 Wochen. Häufig symptomarmer Verlauf, sonst typischer Beginn meist mit einseitiger, dann später beidseitiger Speicheldrüsenschwellung. Komplikationen sind Hirnnerven- und Hirnhautentzündung (im Kindesalter meist mit folgenloser Heilung), Hoden- und

Bauchspeicheldrüsenentzündung; alle Komplikationen sind deutlich häufiger, je älter die Patienten sind. Vermutete Schutzwirkung und Impfempfehlungen wie bei Masern.

- **Röteln:** Ebenfalls ausschließlich humanpathogene Virusinfektion; Tröpfcheninfektion mit einer Inkubationszeit von 2–3 Wochen. Beginn oft mit Lymphknotenschwellung (typischerweise retroaurikulär besonders ausgeprägt), dann Ausschlag, gelegentlich auch mit Fieber; Komplikationen sind sehr selten, bei Erwachsenen oft schwere Gelenkbeschwerden; größte Gefahr besteht für ungeborene Kinder, besonders im ersten Schwangerschaftsdrittel der Mutter; die angegebene Schutzwirkung und das Impfvorgehen wie bei Masern.
- **Varizellen (Windpocken):** Neue Impfempfehlung seit 2004. Bisherige Empfehlung bezog sich auf besondere Indikationen, z. B. schwere Neurodermitis, Leukämie, nach Abschluss einer immunsuppressiven Therapie bzw. auch bei Angehörigen von Personen mit diesen Indikationen. Nach einer heftig diskutierten Studie erfolgte die Ausweitung als allgemeine Impfempfehlung 2005. Impfkritiker und Befürworter haben dabei unterschiedliche Meinung zu der Art der Datenerhebung und den Ergebnissen dieser Studie bzgl. Komplikationen von Varizellen: Schwere Superinfektionen der Haut, neurologische Komplikationen, generalisierte Superinfektionen durch Immunschwäche und sehr selten Todesfälle (2003: 4 Fälle im zeitlichen Zusammenhang mit Varizellen). Normalverlaufende Varizellen beginnen mit leichten Erkältungssymptomen, evtl. leichtem Fieber und Kopfschmerzen. Ab dem 2.–3. Krankheitstag Auftreten von ca. 2–5 mm großen rötlichen Flecken, nach 24 Std. dann als typische „Wasserbläschen". Typischerweise 20–50 Effloreszenzen, verteilt an Rumpf und Extremitäten, auch am behaarten Kopf; gelegentlich auch massiver Befall mit > 500 Effloreszenzen, Schleimhautbefall (Mund, Genitale) oder hochfieberhafter Verlauf mit enzephalitischen Begleitsymptomen. Abheilung der Bläschen mit Verschorfen nach 3–10 Tagen; Ansteckungsgefahr 1–2 Tage vor Ausbruch des Exanthems bis 6 Tage nach Auftreten des letzten frischen Bläschens (Krusten fallen oft erst sehr viel später ab). Späteres Auftreten einer „Gürtelrose" als endogenes Rezidiv ohne Neuinfektion möglich durch Persistenz der Varizella Viren. Schutzrate der Impfung ca. 90 %.

- **Wundstarrkrampf (Tetanus):** Bakterielle Infektion, besonders bei Verletzungen mit Erdverschmutzungen und an schlecht durchbluteten Körperstellen. Häufig bei älteren Menschen; mehr als 20 % der Erkrankungen verlaufen auch heute noch tödlich. 2–4 Wochen nach Infektion treten durch Toxinwirkung Muskellähmungen und Herzstillstand auf; Gesamterkrankungszahl in Deutschland unter 20 Fälle jährlich. Die angegebene Schutzwirkung beträgt fast 100 %, allerdings treten auch immer wieder Fälle auf von älteren Menschen mit Tetanuserkrankung trotz erfolgter Impfung.

4.3 Therapieblockaden

Georg von Hannover

Ein Problem, das immer wieder auftaucht, ist die Therapieresistenz. Entweder gibt es nur leichte Besserungen, die aber schnell durch Rückschläge relativiert werden, oder kein noch so sorgfältig ausgewähltes Verfahren bringt den gewünschten Erfolg. Spätestens an dieser Stelle sollte die Suche nach eventuellen Blockaden beginnen. Der Therapeut sollte sich im Klaren sein, in welcher Abfolge er sucht. Die häufigsten **Auslöser von Blockaden** sind:

- Herde (chron. Entzündungen, Narben, Zähne)
- Restbestände (Rückstände) durchgemachter Krankheiten
- Medikamente, allopathische
- Toxine (Nahrungsmittel, Baustoffe, Schimmelpilze, Fluor etc.)
- Impfungen (abgetötete Erreger, Begleitstoffe)
- Geopathische Störfelder (Wasseradern, Gitternetze)
- Elektrosmog (Funkmasten, schnurlose Telefone, Handy, PC)
- Psychische Blockaden

In diesen Fällen wird sehr häufig der Einsatz von **Nosoden** empfohlen. Das Wort stammt aus dem Griechischen (Nosos–Krankheit) und wurde 1832 von Constantin Hering eingeführt. Er behandelte als Erster seine Patienten mit homöopathisch aufbereiteten Krankheitserregern (z. B. Bakterien, Viren, Pilze aber auch andere schädigende Stoffe = Noxe). Die Nosodentherapie folgt im Wesentlichen den Regeln der Isopathie, d. h. eine Krankheit oder deren Folgeerscheinung wird mit dem **gleichen** Erreger behandelt. Wenn sich also im Zuge der Blockadefahndung eine verursachende Noxe eruieren lässt, kann diese Blockade durch die Gabe der entsprechenden Nosode aufgelöst und somit die Therapierbarkeit optimiert, die Krankheit jedoch nicht geheilt werden. Es empfiehlt sich, die Potenz mit einem gängigen Testverfahren (z. B. Kinesiologie) auszutesten. Es hat sich bewährt, mit einer D 30 zu beginnen. Je nach Alter und Konstitution kann die Dosierung von 1 x tägl. 5 Glob. bis 1 × wöchentl. (oder noch längere Abstände) gehen.

Mit der Nosodentherapie werden möglicherweise „schlafende" Schädigungsfaktoren reaktiviert, weshalb es wichtig ist, schon vorab „Drainagen" zu legen, damit sie so schnell wie möglich ausgeleitet werden können. Zu diesem Zweck werden die wichtigsten Entgiftungssysteme – Leber, Nieren, Lymphsystem, Darm – angeregt.

➡ **Nosodentherapie/Ausleitung:**
- **Derivatio®** (Pflüger): Beginnend mit der Gabe etwa 3 – 5 Tage vor der Nosodengabe, 3 × tägl. 1 – 2 Tabl.; diese Dosierung behält man während der Nosodengabe bei.
- **Selen** ist ein zuverlässiger Zellschutz und Radikalenfänger, und daher bei jeder Entgiftungstherapie unerlässlich. Es wird empfohlen, das reine Selen in Form von Natrium-Selenit zu verschreiben, enthalten in Cefasel® oder Selen-Loges®, tägl. 1 Tabl. à 50 µg. ∎

4.3.1 Herde

Nachdem etwa 70 % aller Herde im Kopfbereich zu finden sind, wird man dort mit der Suche nach chronischen Entzündungen beginnen.
- **Herde im Kopfbereich:**
  - Zähne (Karies, Eiter, tote Zähne, Amalgam, Wachstumsstörungen der Zähne, Zahnspangen!)
  - Sinusitiden (Entzündungen der Kiefer-, Stirn-, und Nebenhöhlen)
  - Tonsillitiden (Entzündungen der Mandeln)
  - Otitiden (Entzündung der Gehörgänge)
  - Ohrringe (Metall)
- **Herde in anderen Körperregionen v.a.:**
  - Narben von Verletzungen oder Operationen
  - Verheilte Knochenfrakturen u.a. Traumen
  - „Pearcing" in verschiedenen Körperbereichen (unterschiedliche Metalle).

Zudem ist zu berücksichtigen, dass kleine Wunden, die schnell beginnen zu eitern, nicht unbedingt ein Zeichen einer Superinfektion durch von außen eingedrungene Erreger sind. Vielmehr können sie auch ein Indiz für einen Entzündungsherd im Körper sein.

Zähne

Karies entsteht durch falsche Ernährung und schlechte Zahnpflege. Ein Schädigungsfaktor des menschlichen Organismus ist von Anfang an die Säure, v.a. in weißem Zucker und zuckerhaltigen Produkten (Schokolade, Bonbons etc.) enthalten. Diese Säure greift den schützenden Zahnschmelz an und macht die Zähne für Bakterien aller Art zugänglich. Bei kleinen Kindern besteht die Gefahr, dass ihre ersten Zähne sich so weit zersetzen, dass sogar die zweiten in ihrer Anlage erreicht werden können. Bei älteren Kindern sollte man darauf achten, ob ihre zweiten Zähne möglicherweise auf Eiter sitzen, oder tot sind.

Die Abklärung kann nur durch den Zahnarzt erfolgen, um eine optimale Herdsanierung zu gewährleisten. In vielen Fällen lässt sich eine Zahnextraktion nicht verhindern. Insbesondere tote Zähne sollten entfernt werden, weil sie sich – wie jedes tote Gewebe – zersetzen und dabei das sog. **Pulpengift** entsteht, das sich über die Blutbahn im ganzen Körper ausbreiten kann. Dieses Gift hat zellzersetzende Eigenschaften und belastet den Organismus in seiner Abwehrtätigkeit.

Probleme können aber auch bei mit **Amalgam** gefüllten Zähnen auftreten. Obwohl es Zahnärzten untersagt ist, Kindern vor der Pubertät Amalgamfüllungen einzusetzen, sind Kinder mit Amalgamfüllungen in ihren zweiten Zähnen zu finden. Dass diese Gifte gerade in einem Kindermund verheerende Auswirkungen haben können, ist evident.

➡ **Amalgamfüllungen**
Der Toxikologe Prof. Daunderer hat bereits vor Jahrzehnten auf die massive Konzentration hochtoxischer Schwermetalle in den Amalgamfüllungen hingewiesen: z. B. **Kupfer, Blei, Quecksilber, Zinn.** Nach seinen Angaben ist nicht nur das Quecksilber hochgiftig, sondern auch Zinn, das sich durch eine 10-fach höhere Toxizität als Quecksilber auszeichnet. ∎

Die **häufigsten Symptome** einer **Amalgam-Vergiftung** sind: Gereiztheit, Unruhe, Schlaflosigkeit; Dauermüdigkeit, Konzentrationsschwäche; Appetitlosigkeit, Infektanfälligkeit, Kopfschmerzen aller Art, Ohrgeräusche; Hautausschläge. Für den Fall, dass man mit den Eltern übereinkommt, die Amalgamfüllungen entfernen zu lassen, ist es dringend erforderlich, den jungen Organismus gründlich zu entgiften ☞ Kap. 3.3.4.

Als gängiges Mittel gegen Fehlstellungen der Zähne werden den Kindern **Zahnspangen** eingesetzt. Diese Spangen werden standardmäßig fest einzementiert. Vordergründig scheint diese Therapie sinnvoll, weil in diesem Alter das Zahnwachstum noch leicht zu korrigieren ist, doch ist diese Therapieform nicht frei von Risiken. Durch die Unbeweglichkeit dieses Geräts wirken über die Zähne massive Kräfte auf den im Wachstum befindlichen Schädel und den gesamten Bewegungsapparat ein und können die Entwicklung beeinträchtigen. Eventuelle Wachstumsstörungen werden kaum mit Zahnspangen in Verbindung gebracht. Alternativ gibt es den sog. **Bionator**, der nur nachts getragen wird. Er hat die Eigenschaft, über die Regulation der Zungenstellung das Zahnwachstum zu optimieren, ohne dabei andere Bereiche des Organismus zu behindern.

Sinusitiden, Tonsillitiden, Otitiden

Entzündungen im HNO-Bereich können bei Kindern auf Grund ihres noch unvollständig ausgebildeten Immunsystems relativ schnell chronisch werden. Das bedeutet, dass jeder noch so „harmlose" Infekt eine erneute Entzündung hervorrufen kann. Durch Gabe von Antibiotika entsteht dann der bekannte Circulus vitiosus: Das Immunsystem wird noch schwächer, die physiologische Rachen- und Darmflora – wesentliche Bestandteile eines optimal funktionierenden Immunsystems – wird zerstört und die Infektanfälligkeit verstärkt. Diese Immunschwäche bedingt eine Therapieresistenz.

Diagnostik und Therapie ☞ Kap. 3.7; außerdem Basiskonzepte

4.3.2 Rückstände durchgemachter Krankheiten

Krankheiten hinterlassen ihre „Spuren" im Körper, sofern das Immunsystem nicht im Stande war, sie restlos zu eliminieren. Die Problematik wird verstärkt, wenn Krankheiten nicht ausheilen konnten, weil sie unterdrückt wurden. So kann z. B. die Gabe von Antibiotika, deren Anwendung bei bakteriellen Entzündungen ausdrücklich befürwortet wird, zur Vernichtung der Bakterien führen, nicht aber zur Beseitigung der Zersetzungsgifte, die abgetötete Bakterien hinterlassen. Die Therapieblockade kann also durch 3 Faktoren verursacht sein:

- Krankheit selbst und deren Erreger
- Medikamente (z. B. Antibiotika, Kortikoide)
- Resttoxine der abgetöteten Bakterien (Zersetzungsgifte)

Man sollte also schon bei der Anamnese die Eltern sehr detailliert nach den verabreichten Medikamenten und nach Krankheiten befragen, die das Kind durchgemacht hat: Je genauer die Angaben sind, desto besser lassen sich die entsprechenden Nosoden finden und somit die Blockaden aufheben.

4.3.3 Allopathische Medikamente

Hahnemann hat das aus dem Griechischen stammende Wort Allopathie eingeführt und bezeichnete damit jede andere „herkömmliche" Heilkunde, die nicht Homöopathie war und die im Gegensatz zur Homöopathie auf der Basis solcher Heilmittel arbeitete, deren Wirkung den Krankheiten entgegengerichtet zu sein schien. Heute wird der Begriff verwendet für die Produkte der chemisch pharmazeutischen Industrie, die in der „Schulmedizin" eingesetzt werden.

Da Kinder sehr viel empfindlicher auf Gifte aller Art reagieren – und Allopathika werden vom Körper als solche wahrgenommen – sollte die Indikationsstellung besonders gewissenhaft vorgenommen werden. Doch wird häufig Gewissenhaftigkeit verwechselt mit der Angst, nicht rechtzeitig zu einem „wirksamen" Allopathikum gegriffen zu haben. Die häufigsten Fälle allopathischer „Fehlgriffe" gibt es bei den Antibiotika. Aber auch der Einsatz anderer chemischer Therapeutika (z. B. Kortikoide, Schmerzmittel, Tranquilizer) erfolgt bei Kindern häufig zu früh und zu ausgiebig, um z. B. mögliche Fehlzeiten in der Schule zu minimieren. Zu bedenken ist, dass diese Medikamente auch noch wirken, wenn sie längst abgesetzt worden sind und die generelle Therapierbarkeit beeinträchtigen.

Diagnostik und Therapie: ☞ Basiskonzepte Therapieblockaden

4.3.4 Toxine

Toxine stellen eine starke Belastung für den menschlichen Organismus dar. Zu den Toxinen gehören:

- Nahrungsmittelzusätze (Farbstoffe, Aromastoffe, Konservierungsmittel, Geschmacksverstärker, Hormone, Antibiotika u. a.)
- Baustoffe (Kleber, Lacke, Farben u. a.)
- Schwermetalle (Quecksilber, Blei, Zinn aus Amalgamfüllungen, aus der Nahrung)
- Schimmelpilze (in der Nahrung, im Wohnbereich)
- Fluor (in Zahnpasta, Tabletten, Salz)

Böden, Luft und Wasser sind seit Jahrzehnten mit den unterschiedlichsten Stoffen kontaminiert, vor denen sich keiner ausreichend schützen kann. Daher ist es so wichtig, dass man sich zumindest dort schützt, wo es noch möglich ist.

Einer zusätzlichen Vergiftung der Nahrungsmittel (wie oben angegeben) kann man entgehen, indem man sich mit **naturbelassenen Nahrungsmitteln** aus Naturkostläden versorgt. Das Argument der höheren Preise, sich gegen eine solche Ernährungsweise zu entscheiden, lässt sich mit dem Gegenargument der höheren Folgekosten einer naturfernen Kost entkräften.

Baustoffe sind nach Bekanntwerden ihrer giftigen Bestandteile (Phenol, Formaldehyad u.ä.) weitgehend von diesen Zusätzen befreit, allerdings können diese Stoffe in nicht sanierten Wohnbereichen eine gesunde Entwicklung des Kindes beeinträchtigen. Eine baubiologische Beratung ist in allen Fällen Daher ist es sehr zu empfehlen, dass man sich vor dem Bau oder Erwerb eines Hauses, oder der Sanierung eines alten Gebäudes, von einem Baubiologischen Institut beraten lässt, welche Stoffe für eine giftfreie Lebensweise besonders geeignet sind, welche nicht verwendet werden dürfen oder unbedingt entfernt werden müssen.

Die **Aufnahme von Schwermetallen** lässt sich am besten dadurch vermeiden, dass man sich keine Amalgamfüllungen einsetzen lässt und naturbelassene Nahrung zu sich nimmt.

Schimmelpilze in der Nahrung kann man vermeiden, indem man immer auf frische Kost achtet. Im Wohnbereich können sich Schimmelpilze vor allem bei Feuchtigkeit ausbreiten und somit die Atemwege des menschlichen Organismus nachhaltig belasten. Die Folgen können Allergien, chronische Atemwegsentzündungen, Asthma sowie chronische Darmbeschwerden sein.

Fluor soll die Eigenschaft besitzen, den Zahnschmelz zu erhalten und die Zähne zu härten. Dies wären optimale Voraussetzungen, um Karies wirksam vorzubeugen. Diese Theorie scheint nicht mehr haltbar zu sein. Gesichert ist wohl, dass das Zahnskelett wie auch das Knochenskelett stark – möglicherweise zu stark – gehärtet werden. Der Zahnschmelz wird aber durch die Zufuhr von Fluor eher abgebaut als gehärtet. Der Nachteil von zu stark gehärteten Knochen, die ja unweigerlich Fluor einlagern, ist die daraus entstehende Unflexibilität und Brüchigkeit. Fluor ist von allen chemischen Elementen des Periodensystems das giftigste Element! Das verwendete Natriumfluorid ist ein Abfallprodukt aus der Industrie und belastet gerade Kinder in massiver Weise. Das homöopa-

thische Arzneimittelbild von Acidum fluoricum hat Aggressivität und kalte Grausamkeit als Leitsymptom! Demzufolge ist es wichtig, Kindern keine Fluortabletten, kein fluor- oder jodhaltiges Salz zu geben und sie mit fluorfreier Zahnpasta zu versorgen!

4.3.5 Impfungen

☞ auch Kap. 4.2.2. Das Prinzip, mit abgeschwächten oder abgetöteten Krankheitserregern eine Immunisierung gegen eben diese Krankheit zu erlangen ist seit langem bekannt und wurde immer mehr verfeinert und ausgebaut. Impfungen können neben unbestreitbaren Vorteilen auch gravierende Nachteile haben (☞ auch Kap. 2.2):

- Das im Aufbau befindliche Immunsystem wird nicht nur mit einem Erreger, sondern mindestens mit 3 Erregern gleichzeitig konfrontiert (Polio, Tetanus, Diphtherie). Wesentlich häufiger aber werden 5- und sogar 7-fach-Impfungen (z. B. Polio, Tetanus, Diphtherie, Mumps, Masern, Keuchhusten, Hepatitis B) durchgeführt, die in jedem Fall eine außerordentlich hohe, in manchen Fällen eine zu hohe Belastung für das junge Immunsystem darstellen.
- Ein weiteres Problem bringen die Zusatzstoffe mit sich. Jedem Impfstoff sind Substanzen beigefügt, die zur Konservierung und zur besseren Aufnahme im Körper dienen sollen. Dazu gehören: Phenol, Aluminiumhydroxid, Formaldehyd, Quecksilber, Antibiotika. Jede einzelne dieser Substanzen hat ein hohes Giftpotenzial und ist im Verbund mit den anderen entsprechend stärker in der toxischen Wirkung.

Bei Erkrankungen, die ganz allgemein durch eine Fehlreaktion des Immunsystems (z. B. Autoimmunerkrankungen, bes. Allergien und ☞ Neurodermitis oder allgemeine Infektanfälligkeit) entstehen, sollte man auf jeden Fall nach Impfungen als mögliche Blockadeursache fahnden. Erfahrungen in der Praxis haben gezeigt, dass manche Krankheitsbilder als Folgeerscheinung bestimmter Impfungen in Frage kommen können:

- Neurodermitis (Polio, Tetanus)
- Chronische Bronchitis (Tuberkulin, Keuchhusten)
- Allergisches Asthma (Tuberkulin, Keuchhusten)
- Heuschnupfen (Diphtherie)
- Chronische Tonsillitis (Diphtherie, Tuberkulin)

- Rheumatische Erkrankungen (Diphtherie, Tuberkulin)
- Spasmophile Diathese (Polio)

Bei entsprechender Symptomatik lohnt es sich immer, auch nach diesen Impfungen zu fahnden, und so ggf. mit der Nosode zu deblockieren ☞ Basiskonzepte.

4.3.6 Geopathische Störfelder

Bei blassen, schwächlich wirkenden Kindern, die jeden Infekt auffangen und denen jegliche Energie abhanden gekommen zu sein scheint, sollte man dringend den Schlafplatz untersuchen lassen. Denn Gesundheit und Vitalität können auch durch geopathische Belastungen des Schlafplatzes nachhaltig beeinträchtigt werden. Durch **Wasseradern oder –kreuzungen, Gitternetze u.a. Erdstrahlungen** wie z.B. radioaktives Gestein, erdmagnetische Störungen. Hier sollte man unbedingt die Dienste eines erfahrenen Radiästhesisten (Wünschelrutengänger) in Anspruch nehmen, oder sich von einem baubiologischen Institut beraten lassen. Der Schlafplatz soll nach Möglichkeit frei von geopathischen Reizzonen sein. Die Zimmereinrichtung sollte entsprechend angeordnet sein. Anzumerken ist, dass es keinerlei Geräte gibt, die einen Platz oder Raum vor solchen Reizzonen abschirmen können!

4.3.7 Elektrosmog

Obwohl noch kaum wissenschaftliche Nachweise vorliegen, wird mit dem Aufkommen zahlreicher elektrischer und elektronischer Geräte die Frage der Schädlichkeit der damit verbundenenen Strahlung diskutiert: PC, Handys, schnurlose Telefone, Funkmasten beeinträchtigen jede einzelne Zelle des menschlichen Organismus, so dass daraus unzählige Fehlfunktionen unterschiedlicher Zellverbände resultieren können. Die Folge davon können sein: Schlafstörungen, ADS, Appetitlosigkeit, Müdigkeit, Nervosität, Kopfschmerzen. Weil Kinder noch wesentlich empfindlicher sind als Erwachsene, sollte ihre Umgebung so reizarm wie irgend möglich gehalten werden, d.h.:

- Elektrischen oder elektronische Geräte (PC, Radiowecker, Handys, Fernseher o.ä.) möglichst nicht im Schlafbereich aufstellen.
- Schnurlose Telefone sollten nicht verwendet werden! Es besteht eine Dauerbelastung durch zu hohe Frequenzen!

- Handys nur reduziert einsetzen. Auf jeden Fall nachts ausschalten und nicht im Zimmer aufbewahren.
- Kinder (aber auch Erwachsene) sollten keine batteriebetriebenen Quarzuhren tragen! Die Schwingung des Quarzes ist wesentlich höher als die der menschlichen Zelle und daher schädlich. Im Übrigen beeinflusst die Elektrizität der Uhr in Pulsnähe auch die Herzfrequenz.
- Nachts Stromfreischaltung!

Mit diesen Maßnahmen können Zusatzbelastungen verringert und somit das Strahlungspotential eingeschränkt werden, damit der wachsende Organismus eine Chance bekommt, zumindest **reizarm** aufzuwachsen.

4.3.8 Psychische Blockaden

Familiäre Strukturen beeinflussen die menschliche Psyche und deren Entwicklung von Geburt an und sogar schon im Mutterleib sowohl positiv als auch negativ. Dementsprechend führen Störungen im familiären Umfeld führen zu reaktiven Prozessen, die sich je nach Schweregrad entsprechend in der Psyche des Kindes manifestieren und das Verhalten beeinflussen. Daraus resultierende psychosomatische Erkrankungen können nur dann erfolgreich behandelt werden, wenn das betroffene Kind professionelle psychologische Hilfe bekommt. Die Einbeziehung der Eltern in den Behandlungsplan ist dringend erforderlich.

Darüber hinaus kann man diese Therapie begleitend behandeln mit:

- **Bachblüten:** Star of Bethlehem (Folgen von Schockzuständen aller Art), Sweet Chestnut (Verzweiflung, Depressionen), Mimulus (Angstzustände aller Art), Rock Rose (Panikzustände), Cherry Plum (Aggressivität), Impatiens (Nervosität, Unruhe, Ungeduld)
- **Familiensystemische Aufstellungen:** Zunächst der Eltern, da in vielen Fällen ihr Fehlverhalten zu den psychischen Störungen der Kinder führt.
- **Klassische Homöopathie:** z.B. Aconitum (Folgen von Schock), Lachesis (Eifersucht)

4.4 Homöopathische Hausapotheke für Kinder

Birgit Dürr

Alle 32 Mittel sollten als C 30 vorrätig sein, die mit * gekennzeichneten 12 Notfallmittel zusätzlich als C 200.
Aconitum*, Allium cepa, Apis*, Arnica*, Arsenicum album*, Belladonna*, Bryonia*, Calcium carbonicum, Cantharis*, Causticum*, Chamomilla, Colocynthis, Dulcamara, Ferrum phosphoricum, Gelsemium, Hepar sulfuris, Hypericum*, Ignatia, Ipecacuanha, Lachesis, Ledum*, Lycopodium, Mercurius solubilis, Natrium muriaticum, Nux vomica*, Phosphor, Pulsatilla, Rhus toxicodendron*, Silicea, Sulfur, Urtica urens, Veratrum album.

4.4.1 Kurz-Materia medica homöopathischer Mittel der Hausapotheke

Modalitäten: < Verschlechterung, > Besserung

Aconitum: Blauer Eisenhut

Gemüt: Sehr große Angst. Extreme Ruhelosigkeit mit Hin- und Herwerfen. Schreien bei Schmerzen. Plötzliche Wutanfälle. Fürchtet sich vor dem Tod.
Körper: Plötzlich einsetzende heftige Beschwerden. Trockene brennende Hitze. Eine Wange rot, die andere blass (wie Cham) oder Gesicht rot und heiß, wird totenblass beim Aufsitzen. Großer Durst auf kalte Getränke.
Folgen von: Schock (Geburtsschock), plötzlichem Schreck, trockenem kalten N- oder O-Wind, Abkühlung nach Überhitzung.
Modalitäten: < Berührung, trockene Kälte, tro­ckener kalter Wind, Liegen auf der betroffenen Seite, Aufrichten im Bett, Musik, Zahnung. > im Freien.
Indikationen: Angst- und Panikzustände, Bronchitis, Fieber, Geburtsschock, Grippaler Infekt, Harnwegsinfekte, Konjunktivits, Ohnmacht, Otitis media, Pneumonie im Anfangsstadium, Pseudokrupp, Schnupfen, Schock, Sonnenstich, Zahnungsbeschwerden, Zystitis.

Allium cepa: Küchenzwiebel

Gemüt: Benommenheit und Dumpfheit des Geistes bei Schnupfen.

Körper: Reichlicher milder Tränenfluss und scharfer, wundmachender Fließschnupfen (umgekehrt Euphrasia), mit Kehlkopfsymptomen. Erkältungen steigen schnell nach unten. Greift sich beim Husten an den Hals.
Folgen von: Verzehr von Gurken, Salat, Pfirsichen.
Modalitäten: < im warmen Zimmer, abends, Feuchtigkeit. > im Feien, kaltes Zimmer.
Indikationen: Akute allergische Rhinitis, Grippale Infekte, Infektionen der oberen Atemwege, Konjunktivitis, Laryngitis, Schnupfen.

Apis: Honigbiene

Gemüt: Unruhe, große Aktivität und Geschäftigkeit, dabei aber ungeschickt. Reizbarkeit und Eifersucht. Grundloses Weinen, Schreien im Schlaf.
Körper: Brennende, stechende Schmerzen. Hochgradige hellrote wachsartig-transparente Schwellung der betroffenen Teile. Schwellung um die Augen herum. Rechtsseitige Beschwerden oder von rechts nach links. Ausgeprägte Durstlosigkeit.
Folgen von: Eifersucht, Kummer, Schreck, schlechten Nachrichten, Zorn.
Modalitäten: < Hitze, Berührung, Druck, 15-16 Uhr. > Kälte, kalte Anwendungen.
Indikationen: Allergische Erkrankungen, Fieber, Grippaler Infekt, Insektenstiche, Harnwegsinfekte, Konjunktivits, Masern, Otitis media, Pharyngitis, **Scharlach**, Tonsillitis, Urtikaria, Windpocken, Zystitis.

Arnica: Bergwohlverleih

Gemüt: Furcht vor Berührung und Annäherung. Eigensinnig, möchte in Ruhe gelassen werden. Beantwortet Fragen in benebeltem Zustand, sagt ihm fehle nichts.
Körper: Schmerzen wie wund geschlagen, wie geprellt. Furcht vor Berührung und Annäherung. Gefühl als sei das Bett zu hart, muß sich dauernd bewegen.
Folgen von: traumatischen Verletzungen, Schock, Blutungen, Operationen, Geburt, Erregung.
Modalitäten: < Erschütterung, Berührung, feuchte Kälte, Anstrengung. > Liegen.
Indikationen: Blutungen, Frakturen, Gehirnerschütterung, Grippaler Infekt, Postoperative Zustände, Quetschungen, Schock, stumpfe Traumata, Verstauchungen, Verletzungen, Zahnextraktionen, Zerrungen.

Arsenicum album: weißes Arsenik

Gemüt: Viele Ängste: vor dem Alleinsein, Krankheiten, Tod. Verlangen nach Gesellschaft. Ernst, pflichtbewusst, ordentlich und genau. Große Ruhelosigkeit mit Angst.

Körper: Großer Durst, trinkt häufig und in kleinen Schlucken. Große Schwäche und Entkräftung. Starkes Frieren, Verlangen nach Wärme. Brennende Schmerzen.

Folgen von: Kälte, Obst, Eiscreme, verdorbenen Speisen, Verbrennungen.

Modalitäten: < nachts (nach Mitternacht, 0-2 Uhr), Kälte, kalte Getränke und Speisen, Anstrengung. > Hitze, warme Getränke.

Indikationen: Allergie, Angstzustände, Bauchschmerzen, Diarrhö, Erbrechen, Gastroenteritis, Grippaler Infekt, Heuschnupfen, Infektionen der oberen Atemwege, Kollaps, Lebensmittelvergiftung, Ohnmacht, Pseudokrupp, Schlafstörungen, Schnupfen, Stomatitis.

Belladonna: Tollkirsche

Gemüt: Leidenschaftlich, impulsiv, reizbar und schreckhaft. Starke Überempfindlichkeit aller Sinne. Wildes Delirium und Wutausbrüche mit Schlagen, Beißen. Schlägt Kopf gegen die Wand.

Körper: Plötzlicher und heftiger Beginn. Starker Blutandrang zum Kopf, Gesicht hochrot und heiß, dabei kalte Extremitäten. Klopfende Karotiden, erweiterte, glänzende Pupillen. Heftig pulsierende und klopfende Schmerzen, kommen plötzlich und hören plötzlich wieder auf. Verlangen nach Limonade.

Folgen von: Abkühlung nach Erhitzung, unterdrückter Leidenschaft, Erregung, Schreck, Haareschneiden, Sonne.

Modalitäten: < Berührung, Lärm, Licht, Sonnenhitze, Zugluft, Abkühlung am Kopf. > Ruhe, im Dunkeln, Bauchlage.

Indikationen: Appendizitis, Bauchschmerzen, Dreimonatskoliken, Enuresis, Fieber, Fieberkrämpfe, Grippaler Infekt, Infekte der oberen Atemwege, Husten, Kopfschmerzen, Mumps, Otitis media, Pharyngitis, Pneumonie, Pseudokrupp, Scharlach, Schlafstörungen, Sonnenstich, Tonsillitis, Zahnung, Zystitis.

Bryonia: Zaunrübe

Gemüt: Enorme Reizbarkeit. Will in Ruhe gelassen werden, will nicht herumgetragen und nicht angesprochen werden. Verlangen nach ausgefallenen Dingen, weist es dann zurück.

Körper: Langsamer Beginn akuter Beschwerden. Außergewöhnliche Trockenheit der Schleimhäute, aber reichlich Schweiß. Intensive, stechende Schmerzen, muss beim Husten die Brust halten. Heftiger Durst auf große Mengen Wasser, trinkt große Schlucke in langen Abständen.

Folgen von: Zorn, Ärger, plötzlicher Abkühlung nach Überhitzung, kalten Getränken bei heißem Wetter.

Modalitäten: < durch geringste Bewegung, Erschütterung, Berührung, beim Aufstehen. > fester Druck, Liegen auf der schmerzhaften Seite, absolute Ruhe.

Indikationen: Appendizitis, Bauchschmerzen, Bronchitis, Fieber, Grippaler Infekt, Husten, Infektionen der oberen Atemwege, Kopfschmerzen, Obstipation, Pneumonie.

Calcium carbonicum: Austernkalk

Gemüt: Ruhig, freundlich, pflegeleicht bisweilen fast phlegmatisch. Sehr viele Ängste, sehr unsicher, aber stur und dickköpfig. Schreckliche Dinge ergreifen tief. Häufig Alpträume. Abneigung gegen körperliche Betätigung.

Körper: Stämmiges Kind, dicklich, pastös mit schlaffer Muskulatur. Feuchtklamme Hände und Füße. Mangel an Lebenswärme. Neigung zu Drüsenschwellungen und sauren Schweißen, v.a. am Kopf und Nacken. Obstipation ohne Beschwerden. Verlangen nach Eiern und Süßigkeiten. Erkältungsneigung. Langsame Entwicklung.

Folgen von: Anstrengung, Überforderung, Durchnässung, feuchter Kälte, schrecklichen Nachrichten.

Modalitäten: < Vollmond, Kälte, Anstrengung, Zahnung, Milch, Druck der Kleidung. > Ruhe, trockenes Wetter.

Indikationen: Aphthen, Bronchitis, Diarrhoe, Erkältungen, Frakturen, Gedeihstörungen, Kopfschmerzen, Konjunktivitis, Milchschorf, Milchunverträglichkeit, Nabelbruch, Nasenbluten, Nasenpolypen, Obstipation, Otitis media, Pharyngitis, Schnupfen, Torticollis, Wachstumsschmerzen, Würmer, Zahnungsbeschwerden.

Cantharis: Spanische Fliege

Gemüt: Große Reizbarkeit, Unruhe und Wutanfälle bis zur Raserei. Abneigung gegen Berührung und Annäherung. Furcht vor glänzenden Gegenständen.

Körper: Akute, heftig verlaufende und schnell fortschreitende Erkrankungen. Starke brennende, schneidende Schmerzen. Starke Blasenbildung der Haut mit Jucken.

Folgen von: Verbrennungen, Verbrühungen.

Modalitäten: < Trinken von kaltem Wasser, Berührung.

Indikationen: Harnwegsinfektionen, Kolitis, Pyelonephritis, Urethritis, Verbrennungen, Zystitis.

Causticum: Ätzstoff, Hahnemann-Tinktur

Gemüt: Hohe Sensibilität und Erregbarkeit. Weinen wegen Kleinigkeiten, aus Mitgefühl für andere. Zornig wegen Ungerechtigkeiten. Angst im Dunkeln, es werde etwas geschehen.
Körper: Allmählich fortschreitende Lähmung auf emotionaler, geistiger und körperlicher Ebene. Abneigung gegen Süßigkeiten, Verlangen Geräuchertes. Unfreiwilliges Urinieren durch Husten, Niesen, Lachen. Brennende Schmerzen.
Folgen von: langanhaltendem Kummer, Verbrennungen.
Modalitäten: < trockenes, kaltes Wetter. > Trinken von kaltem Wasser, nasses Wetter.
Indikationen: Enuresis, Husten, Laryngitis, Torticollis, Verbrennungen, Warzen.

Chamomilla: Kamille

Gemüt: Extrem überempfindlich, Schmerzen unerträglich. Schrilles Schreien wegen Schmerzen. Große Reizbarkeit, lässt sich nicht berühren oder untersuchen. Launisch und unzufrieden, verlangt etwas und wirft es dann fort. Zorniges Weinen, Wutanfälle. Will herumgetragen und geschaukelt werden.
Körper: Eine Wange rot und heiß, andere Wange blass und kalt. Stuhl wie gehackter Spinat aussehend, Geruch nach faulen Eiern. Schwierige und schmerzhafte Zahnung, die mit Durchfall einhergeht. Verlangen nach kalten Getränken.
Folgen von: Zorn, Zahnung, Kaffee (auch über Muttermilch).
Modalitäten: < Zorn, Berührung, Zahnung, 9 Uhr, 21-22 Uhr, nachts. > Getragen werden, schaukelnde Bewegung, Schwitzen.
Indikationen: Bauchschmerzen, Diarrhö, Dreimonatskoliken, Fieber, Konjunktivitis, Krampfanfälle, Otitis media, Schlafstörungen, Schreikind, Windeldermatitis, Zahnungsbeschwerden.

Colocynthis: Koloquinte

Gemüt: Große Ruhelosigkeit, Zorn. Lautes Schreien bei Schmerzen mit verzerrtem Gesicht. Abneigung zu antworten.
Körper: Plötzliche, starke schneidende und krampfartige Bauchschmerzen, krümmt sich zusammen oder beugt sich nach vorne. Diarrhoe mit kolikartigen Schmerzen.
Folgen von: Zorn, Entrüstung, Demütigung, Obst.

Modalitäten: < Zorn, Gemütserregung, Strecken. > starker Druck, Zusammenkrümmen, Beugen der Beine, Liegen auf der schmerzhaften Seite.
Indikationen: Bauchschmerzen, Diarrhö, Dreimonatskolik, Gastroenteritis, Koliken, Colon irritabile.

Dulcamara: Bittersüßer Nachtschatten

Gemüt: Sehr fordernd und besitzergreifend, will Angehörige vereinnahmen. Eigensinnig. Ungeduldiges Verlangen nach Dingen, werden dann zurückgewiesen.
Körper: Großer Mangel an Lebenswärme. Sehr anfällig für Erkältungen, diese gehen auf Augen, Darm, Blase, Atemtrakt oder Rücken. Übermäßige, dicke und gelbe Schleimabsonderungen.
Folgen von: nasskaltem Wetter, Durchnässung, plötzlichem Wechsel von warm zu kalt oder von trocken zu feucht, Unterdrückung von Hautausschlägen.
Modalitäten: < Kälte, feuchtkaltes Wetter. > Bewegung, Wärme.
Indikationen: Bronchitis, Diarrhö, Heuschnupfen, Husten, Otitis media, Schnupfen, Tonsillitis, Torticollis, Urtikaria, Warzen, Zystitis.

Ferrum phosphoricum: Phosphorsaures Eisen

Gemüt: Schwäche, Empfindlichkeit und Nervosität.
Körper: Frühes Entzündungsstadium, ohne klare Indikation und charakteristischer Symptome. Gesicht abwechselnd blass und rot oder blass mit umschriebenen roten Flecken auf den Wangen. Fieber mäßig, langsam steigend. Anämisch und abwehrschwach. Blutungsneigung.
Folgen von: Zorn.
Modalitäten: < Nachts 4-6 Uhr. > feuchtkalte Anwendungen.
Indikationen: Blutung, Bronchitis, Erkältungen, Fieber, Grippaler Infekt, Nasenbluten, Otitis media, Pharyngitis, Pneumonie.

Gelsemium: Gelber Jasmin

Gemüt: Schüchtern, zurückhaltend, zaghaft, fühlt sich Herausforderungen nicht gewachsen. Hochgradige Angst vor der Schule, vor Prüfungen. Benommenheit und Schläfrigkeit.
Körper: Akute Beschwerden entwickeln sich langsam. Lähmungsartige Schwäche, hält sich immer irgendwo fest, klammert sich an die Mutter. Dunkelrotes Gesicht, viel Zittern, schwere hängende Augenlider, Durstlosigkeit und Polyurie.

Folgen von: Schreck, schlechten Nachrichten, Gefühlserregung, Erwartungsspannung, Prüfungsangst.
Modalitäten: < Gemütsbewegungen, Sonne, Gewitter. > nach Urinieren.
Indikationen: Fieber, Grippaler Infekt, Heuschnupfen, Infektionen der oberen Atemwege, Kopfschmerzen, Laryngitis, Prüfungsängste, Sonnenstich.

Hepar sulfuris calcareum: Hahnemanns Kalk-Schwefelleber

Gemüt: Verletzlichkeit und Schutzlosigkeit. Sehr starke Überempfindlichkeit auf Schmerzen und äußere Reize. Heftige Impulse, Zorn und Wutausbrüche.
Körper: Starke splitterartige oder stechende Schmerzen. Massive Schwellung und Verhärtung von Drüsen (Tonsillen, Lymphknoten). Starke Eiterungsneigung. Stinkende und saure Absonderungen. Extremes Frieren.
Folgen von: Kälte, unterdrücktem Zorn.
Modalitäten: < Kälte, geringster Luftzug, Entblößen, Berührung, Druck. > Wärme.
Indikationen: Abszess, Bronchitis, Husten, Konjunktivits, Laryngitis, Obstipation, Otitis media, Pharyngitis, Pseudokrupp, Sinusitis, Tonsillitis.

Hypericum: Johanniskraut

Gemüt: Übermäßige Schmerzempfindlichkeit. Traurigkeit und geistige Erschöpfung durch Verletzungen. Gefühl er werde in die Luft gehoben.
Körper: „Das Arnica der Nerven". Verletzungen von nervenreichen Körperpartien (Finger, Zehen, Nagelbett, Kopf, Zähne, Wirbelsäule, Steißbein). Starke stechende, schießende und neuralgische Schmerzen, erscheinen plötzlich und verschwinden langsam.
Folgen von: Verletzung, Schreck, seelischem Schock, Gehirnerschütterung, Operationen.
Modalitäten: < Kälte, Nebel, kalte Luft, nasskaltes Wetter.
Indikationen: Bisswunden, Frakturen, Gehirnerschütterung, Kopfschmerzen, Nervenverletzungen, Phantomschmerzen, Quetschungen, Schleudertrauma, Stichwunden, Verbrennungen, Zahnbehandlungen.

Ignatia: Ignatiusbohne

Gemüt: Wechselhafte Stimmungen. Leicht verletzbare Gefühle, sehr empfindlich und schnell beleidigt. Stiller Kummer und Grübeln. Abneigung gegen Trost.

Körper: Widersprüchliche Zustände. Krampfartige Symptome, viele Spasmen. Unwillkürliches Seufzen, häufiges tiefes Atmen. Abneigung gegen Obst und Tabakrauch.
Folgen von: Schock, Kummer, Enttäuschungen, verletzten Gefühlen, Tod der Eltern oder Freunden.
Modalitäten: < starke Emotionen, Trost, Süßigkeiten. > Wärme, Reisen, Essen.
Indikationen: Diarrhö, Enuresis, Kopfschmerzen, Ohnmacht, Spasmen, Tonsillitis.

Ipecacuanha: Brechwurzel

Gemüt: Reizbar, schreit leicht. Voller Verlangen und weiß nicht worauf, ist nicht zufrieden zu stellen.
Körper: Beschwerden sind begleitet von anhaltender Übelkeit und Erbrechen. Durstlosigkeit und reiner, sauberer Zunge. Steckt ständig Finger in den Mund. Krampfartiger Husten mit Würgen, Erbrechen und Erstickungsgefühl.
Folgen von: Überessen, reichhaltigen fetten Speisen, Eiscreme, Hitze, Kälte.
Modalitäten: < Erbrechen, Bücken.
Indikationen: Bronchitis, Diarrhö, Erbrechen, Fieber, Husten, Kopfschmerzen, Ohnmacht, Pseudokrupp.

Lachesis: Buschmeisterschlange

Gemüt: Extrem eifersüchtig auf Geschwister, auf den Vater. Haß- und Rachegefühle, Gefühl zu kurz zu kommen. Sehr impulsiv, leidenschaftlich und frühreif. Redselig mit lebhafter Phantasie.
Körper: Linksseitige Beschwerden oder wandern von links nach rechts. Purpurne Verfärbung der betroffenen Regionen. Warmblütig. Extrem berührungsempfindlich an Hals, erträgt keine enge Kleidung um Bauch und Hals. Schläft sich in die Verschlimmerung.
Folgen von: Eifersucht, Kummer, Unterdrückung von Absonderungen.
Modalitäten: < nach Schlaf, Hitze, enge Kleidung. > Absonderungen, Reden.
Indikationen: Blutung, Diarrhö, Otitis media, Pharyngitis, Pseudokrupp, Scharlach, Tonsillitis.

Ledum: Sumpfporst

Gemüt: Unzufriedenheit. Abneigung gegen Freunde und Gesellschaft, Furcht vor Menschen.
Körper: Wunden mit stechenden Schmerzen. Betroffene Stellen sind stark geschwollen, blass und kalt. Mangel an Lebenswärme, aber Hitze unverträglich. Purpurne Verfärbungen nach Verletzungen.

Folgen von: Bissen, Stichen, Wunden.
Modalitäten: < Hitze, Bettwärme. > eiskalte Umschläge, kaltes Baden, Kälte.
Indikationen: Bisswunden, Insektenstiche, Prellungen (Orbitaprellung), Schnittwunden, Stichwunden.

Lycopodium clavatum: Keulenbärlapp

Gemüt: Schüchtern, Mangel an Selbstvertrauen, aber diktatorisches Verhalten zu Hause. Mürrisch und reizbar beim Erwachen. Angst vor dem Alleinsein, vor Neuem, vor Fremden. Babys brauchen die Mutter immer in der Nähe, schreien wenn sie den Raum verlässt. Stellt Worte und Buchstaben beim Schreiben und Sprechen um.
Körper: Schwach, mager mit aufgetriebenem Abdomen. Rechtsseitige Beschwerden oder von rechts nach links wandernd. Heißhunger mit schneller Sättigung, erwacht nachts wegen Hunger. Starkes Verlangen nach Süßigkeiten. Abneigung gegen kalte Getränke. Nasenverstopfung mit viel Schniefen.
Folgen von: Erwartungsspannung, Demütigung, Schreck.
Modalitäten: < Druck der Kleidung, 16-20 Uhr, 3-4 Uhr morgens, nach dem Erwachen. > warme Speisen und Getränke.
Indikationen: Appetitlosigkeit, Bauchschmerzen, Bronchitis, Dreimonatskoliken, Gedeihstörung, Harnwegsinfektion, Heuschnupfen, Husten, Koliken, Milchschorf, Obstipation, Otitis media, Pharyngitis, Schlafstörungen, Schnupfen, Schreikind, Tonsillitis, Torticollis.

Mercurius solubilis: Quecksilber

Gemüt: Sehr verschlossen, misstrauisch, impulsiv und aggressiv. Frühreif, wagemutig und empfindlich für Ungerechtigkeiten. Innerlich getrieben, ruhelos und eilig.
Körper: Alle Absonderungen übelriechend. Starker Speichelfluss und viel Schweiß am ganzen Körper. Neigung zu Drüsenschwellung und rezidivierenden eitrigen Infekten. Zahnabdrücke auf der Zunge. Äußerst empfindlich gegen Hitze und Kälte. Großer Durst.
Folgen von: Enttäuschung, Demütigung, Schreck.
Modalitäten: < nachts, Hitze und Kälte, Schwitzen, Liegen auf der rechten Seite.
Indikationen: Abszess, Aphthen, Diarrhö, Infektionen der oberen Atemwege, Otitis media, Pharyngitis, Schnupfen, Sinusitis, Soor, Stomatitis, Tonsillitis, Wachstumsschmerzen.

Natrium muriaticum: Kochsalz

Gemüt: Brav, sehr sensibel und leicht gekränkt. Schreit selten, Abneigung gegen Trost. Übermäßig verantwortungsbewusst, vernünftig und frühreif. Sehr verschwiegen, zurückgezogen, traurig, mag keine Gesellschaft. Verweilt bei Vergangenem, sehr nachtragend. Urinieren in Gegenwart anderer schwierig.
Körper: Trotz gutem Appetit zierlich und mager, besonders der Oberkörper. Langsame Entwicklung. Absonderungen wie Eiklar. Trockenheit, Aufgesprungene Lippen. Verlangen nach Salz. Starker Durst.
Folgen von: Enttäuschung, tiefem Kummer, frühkindlicher Vernachlässigung, Trennungssituation. Unerwünschtes Kind.
Modalitäten: < Trost, Sonnenhitze, 10-11 Uhr. > Schwitzen.
Indikationen: Aphthen, Appetitlosigkeit, Enuresis, Fieber, Gedeihstörung, Herpes, Heuschnupfen, Kopfschmerzen, Milchschorf, Nasenbluten, Obstipation, Pharyngitis, Schnupfen, Sinusitis, Stomatitis, Urtikaria, verstopfter Tränenkanal.

Nux vomica: Brechnuß

Gemüt: Sehr reizbar, ungeduldig, streitsüchtig mit Wutanfällen. Sehr ehrgeizig, zornig bei Widerspruch. Eifersucht und Konkurrenzverhalten. Überempfindlich auf alle äußeren Einflüsse.
Körper: Viele gastrointestinalen Beschwerden, Verkrampfungen und Spasmen. Mangel an Lebenswärme, frostig, empfindlich auf Zugluft. Erwachen nachts zwischen 3 und 4 Uhr. Hartnäckige Obstipation mit starkem vergeblichem Stuhldrang. Verstopfte Nase mit Schniefen.
Folgen von: Schlafmangel, Überessen, Zugluft, Stimulantien, Medikamenten, Narkose, Zorn.
Modalitäten: < morgens, Kälte, kalter Wind, im Freien, enge Kleidung. > Wärme, Ruhe, warme Getränke.
Indikationen: Bauchschmerzen, Dreimonatskoliken, Erbrechen, Fieber, Grippaler Infekt, Heuschnupfen, Husten, Koliken, Kopfschmerzen, Nabelhernie, Obstipation, Pylorusstenose, Schlafstörungen, Schnupfen, Torticollis, Vergiftungen, Zystitis.

Phosphorus: Gelber Phosphor

Gemüt: Sehr offen, beeindruckbar, erregbar, hypersensibel und sehr mitfühlend. Viele Befürchtungen und Ängste: vor dem Alleinsein, Gewitter, Dunkelheit. Verlangen nach Gesellschaft, Zuwendung, Trost.

Körper: Schnellwachsendes, schlaksiges mageres Kind trotz guten Appetits. Brennende Schmerzen. Großer Durst auf kalte Getränke. Verlangen nach stark gewürzten Speisen und Eiscreme. Schnelle Erschöpfung, Neigung zu Hypoglykämie und Blutungen. Erkältungen schlagen schnell auf die Brust.

Folgen von: Gemütsbewegungen, Kummer, Schreck, Gewitter.

Modalitäten: < linke Seite, Liegen auf der linken Seite, Gewitter. > kurzer Schlaf, Reiben des betroffenen Teils, Gesellschaft.

Indikationen: Angst, Bronchitis, Blutungen, Diarrhö, Erbrechen, Erkältungen, Grippaler Infekt, Husten, Laryngitis, Pseudokrupp, Nasenbluten, Nasenpolypen, Pharyngitis, Pneumonie, Rhinitis, Schlafstörungen, Torticollis, Wachstumsschmerzen.

Pulsatilla: Küchenschelle

Gemüt: Schüchtern, liebevoll, anhänglich und sehr weinerlich. Wechselhafte Stimmungen, Gereiztheit und Schmollen. Viele Ängste: Alleinsein, Dunkelheit, enge Räume, Höhe. Gefühl der Verlassenheit. Braucht viel Aufmerksamkeit, Zuneigung und Trost.

Körper: Wandernde und wechselhafte Symptome. Reichliche Absonderungen, dick, mild, gelblich-grün. Durstlosigkeit, Abneigung gegen fette, gehaltvolle Speisen. Mangel an Lebenswärme, aber Hitze unverträglich.

Folgen von: Verlust von Bezugspersonen, Enttäuschung, Pubertät, Überessen, fetten Speisen.

Modalitäten: < warmes Zimmer, Sonne, abends. > Trost, frische Luft, sanfte Bewegung.

Indikationen: Appetitlosigkeit, Atemwegsinfekte, Bauchschmerzen, Bronchitis, Enuresis, Erbrechen, Fieber, Grippaler Infekt, Harnwegsinfekte, Heuschnupfen, Husten, Konjunktivitis, Kopfschmerzen, Masern, Mumps, Ohnmacht, Otitis media, Pubertätsbeschwerden, Schlafstörungen, Schnupfen, verstopfter Tränenkanal, Windpocken, Zystitis.

Rhus toxicodendron: Giftsumach

Gemüt: Innere Unruhe und Reizbarkeit. Lebhaft, ungeduldig, ängstlich und traurig.

Körper: Extreme Ruhelosigkeit, muss sich dauernd bewegen, kann in keiner Lage Ruhe finden. Große Steifheit, Verlangen sich zu strecken. Verlangen nach kalter Milch. Rote Zungenspitze, rotes Dreieck auf Zungenspitze. Jucken und Brennen der Haut, gebessert durch siedendheißes Wasser.

Folgen von: Überanstrengung, Nasswerden, Verletzungen.

Modalitäten: < beginnende Bewegung, Kälte und Nässe, nachts. > Fortgesetzte Bewegung, Strecken, Wärme, Lagewechsel.

Indikationen: Enuresis, Fieber, Grippaler Infekt, Herpes, Husten, Milchschorf, Torticollis, Urtikaria, Verletzungen von Bändern und Sehnen, Verrenkungen, Verstauchungen, Windpocken, Zerrungen.

Silicea: Kieselsäure

Gemüt: Sehr empfindsam, fein, zart, sensibel, brav und ernst. Sehr schüchtern, aber eigensinnig. Mangel an Selbstbewusstsein. Weinen sehr leicht.

Körper: Dünn, mager, schwächlich und schnell erschöpft. Sehr frostig, Mangel an Lebenswärme. Furcht vor spitzen Gegenständen und Nadeln. Neigung zum Schwitzen (Kopf, Hände, Füße) und zu Lymphknotenverhärtung, Entzündungen und Eiterungen. Obstipation ohne Drang, Stuhl schlüpft zurück.

Folgen von: Unterdrückung von Schweiß (Fußschweiß), Impfungen, Verletzungen, Frühgeburt, Überarbeitung.

Modalitäten: < Kälte, Zugluft, Vollmond. > Wärme, warmes Einhüllen.

Indikationen: Abszess, Infektionen der oberen Atemwege, Diarrhö, Enuresis, Erbrechen, Erkältungen, Gedeihstörung, Milchschorf, Milchunverträglichkeit, Nasenbluten, Obstipation, Otitis media, Pharyngitis, Pylorusstenose, Schnupfen, Sinusitis, Tonsillitis, verstopfter Tränenkanal, Zahnung.

Sulfur: Schwefelblüte

Gemüt: Sehr aktiv, neugierig, ehrgeizig, kritisch, ichbezogen und unordentlich. Theoretisiert, will alles selber machen. Viel Phantasie, großer Freiheitsdrang.

Körper: Brennende Schmerzen und Empfindungen, starkes Jucken. Körperöffnungen gerötet, wundmachende übelriechende Absonderungen. Stuhlgang treibt morgens aus dem Bett. Verlangen nach Süßigkeiten und gewürzten Speisen. Heißhunger und Schwäche um 11 Uhr. Warmblütig, Hitze der Füße, muss sie entblößen.

Folgen von: Unterdrückung von Hautausschlägen oder Absonderungen, Impfungen, allopathischen Medikamenten (Antibiotika).

Modalitäten: < Baden, Hitze, im Bett. > Im Freien, Bewegung.

Indikationen: Abszess, Appetitlosigkeit, Bronchitis, Diarrhö, Enuresis, Erkrankungen des Verdauungstraktes, Obstipation, Otitis media, Rhinitis, Schlafstörungen, Soor, Windeldermatitis, Würmer.

Urtica urens: Brennessel

Gemüt: Sehr empfindlich gegen Berührung. Schläfrigkeit beim Lesen.

Körper: Brennende stechende Schmerzen. Starkes Jucken urticarieller Hautausschläge. Schwellung breitet sich weit in Umgebung aus.

Folgen von: Verbrennungen, Insektenstichen und -bissen, Essen von Meeresfrüchten, unterdrückten Hautausschlägen, heftiger körperlicher Anstrengung.

Modalitäten: < kaltes Wetter, Baden, Schneeluft, Wärme. > Liegen.

Indikationen: Allergische Hautreaktionen, Insektenstiche und -bisse, Urtikaria, Verbrennungen.

Veratrum album: Weiße Nieswurz

Gemüt: Außerordentliche Frühreife. Wissbegierig, stellt viele philosophische Fragen. Hochmütig, kritisch und hyperaktiv. Ausgeprägte Ruhelosigkeit.

Körper: Eisige Kälte, kalter Stirnschweiß. Hippokratisches, eingefallenes Gesicht. Starke Entkräftung und Kollapsneigung. Reichlich wässrige Entleerungen, Erbrechen und Diarrhö gleichzeitig. Großer Durst auf kalte Getränke. Verlangen nach Saurem und Eiscreme.

Folgen von: Essen von verdorbenem Fleisch oder Wurst, Enttäuschung, Gemütserregung.

Modalitäten: < Kälte, Anstrengung. > Wärme, warme Getränke.

Indikationen: Diarrhö, Erbrechen, Gastroenteritis, Lebensmittelvergiftung, Obstipation, Ohnmacht.

4.5 Präparateverzeichnisse

Für die Aktualisierung der aufgeführten Präparate danken wir ganz herzlich Herrn Axel Politynski von der Löwen-Apotheke, Aichach, Herrn Dr. Jens Schneider von der Apotheke am Kö, Augsburg sowie Herrn Franz Hammerdinger von der Fa. Geroldsoftware (www.geroldsoftware.de) für die Bereitstellung des Arzneimittel-Informationssystems (AISNT).

4.5.1 Homöopathische, phytotherapeutische und spagyrische Kombinationspräparate

Aufgeführt sind ausschließlich die Kombinationspräparate und ihre arzneilich wirksamen Bestandteile. Präparate, die aus einer Substanz bestehen (Monopräparate) sind nicht aufgelistet.

Abdom Ilon Saft: Angelikawurzel, Enzianwurzel, Kalmuswurzel, Melissenblätter, Wermutkraut

Abrotanum Synergon Nr. 53: Ferrum phosphoricum D 12, Echinacea D 2, Abrotanum D 2, Apis mellifica D 3, Atropinum sulfuricum D 4, Colocynthis D 4, Bryonia D 3

Acidum benzoicum Oplx: Acidum benzoicum D 2, Apocynum D 4, Colchicum D 4, Herniaria glabra D 3, Nasturtium aquaticum D 1, Ononis spinosa D 3, Solidago D 3

Acidum formicicum Synergon 140: Acidum formicicum D 12, Aralia racemosa D 2, Cardiospermum halicacabum D 1, Galphimia glauca D 3, Cuprum metallicum D 6, Histaminum hydrochloricum D 12

Acidum nitricum S Phcp (Aufbautherapie für Kinder): Helianthus annuus D 10, Dulcamara S Phcp Argentum D 10, Belladonna D 10, Dulcamara D 10

Actea spicata Synergon Nr. 95: Actaea spicata D 3, Aconitum napellus D 4, Bryonia D 3, Caulophyllum D 3, Colchicum D 4, Colocynthis D 4, Pulsatilla D 5, Rhododendron D 3, Spiraea D 3

Adeps suilis Injeel: Adeps suilis D 6, 12, 30,200

Aletris oplx: Aletris farinosa D 2, China D 2, Helonias dioica D 3, Hydrastis D 4, Kreosotum D 5, Lilium tigrinum D 3, Pulsatilla D 4, Secale cornutum D 4

Allergie-Injektopas: Acidum formicicum D 4, Arsenicum album D 8, Aurum metallicum D 6, Cuprum D 6

Allergokatt: Cardiospermum halicacabum D 4, Galphimia glauca, D 4, Luffa D 6, Sabadilla D 4

Allergo-Loges: Acidum formicicum D 4, Apis mellifica D 4, Cardiospermum D 2, Galphimia glauca D 3, Hydrocotyle asiatica D 3, Luffa operculata D 3

Anacardium Pflügerplex: Anamirta cocculus D 15, Avena sativa D 1, Kalium phosphoricum D 6, Passiflora incarnata D 2, Rauwolfia serpentina D 4, Semecarpus anacardium D 4, Valeriana officinalis D 3

Angocin Antiinfekt Drg. L: Kapuzinerkressenkraut, Meerrettichwurzel

Antiflammin: Aconit D 4, Baptisia D 3, Coccus cacti D 3, Echinacea D 2, Gelsemium D 6, Lachesis D 10, Phosphorus D 10

Apo-Hepat: Chionanthus virginica D 2, Iberis amara D 6, Lycopodium D 4, Mandragora D 4, Phosphorus D 10, Boldo Ø, Cynara scolymus Ø, Taraxacum Ø

Apomorphin Oplx.: Apomorphinum hydrochloricum D 6, Chelidonium D 3, Cocculus D 4, Ipecacuanha D 4, Lobelia inflata D 4, Veratrum album D 4

Arum triphyllum oplx: Arum triphyllum D 3, Antimonium sulfuratum aurantiacum D 2, Carbo vegetabilis D 2, Manganum peroxidatum D 3, Pimpinella alba D 1

Asparagus Synergon Nr.58: Asparagus officinalis D 3, Apisinum D 4, Arsenicum album D 5, Ferrum phosphoricum D 5, Hepar sulfuris D 3, Juniperus communis D 4, Lycopodium D 3, Natrium sulfuricum D 5, Acidum benzoicum e resina D 3, Cantharis D 5, Coccus cacti D 3, Oleum Terebinthinae D 4

Asthmabomin: Ammi visnaga D 2, Blatta orientalis D 1, Ipecacuanha D 4, Cetraria islandica D 3, Chamomilla D 3, Stramonium D 4, Drosera D 2, Echinacea D 2, Yerba santa D 2, Spongia D 3, Gelsemium D 4, Grindelia D 1, Natrium sulfuricum. D 4, Cactus D 1

Asthma-Injektopas: Cuprum aceticum D 6, Ephedra vulgaris D 1, Hyoscyamus D 2, Eriodictyon californicum D 2

Asthmakhell: Ammi visnaga Ø, Grindelia Ø, Lycopodium D 7, Pinus silvestris D 2, Sulfur D 5, Urginea maritima D 3

Asthmavowen: Aconitum D 4, Convallaria maj. D 1, Datura stram. D 4, Drosera Ø, Kalium jod. D 3, Lobelia D 4

Avena sativa Synergon Nr. 168: Avena sativa Ø, Agaricus D 3, Aurum chloratum D 5, Belladonna D 4, Cocculus D 4, Conium maculatum D 9, Dioscorea villosa D 3, Gelsemium sempervirens D 4, Lobelia inflata D 4, Hypericum perforatum D 1, Melissa officinalis D 1, Ambra grisea D 10, Hyoscyamus niger D 4, Kalium phosphoricum D 8

Basilicum Rupha: Allium sativum D 4, Basilicum D 1, Collinsonia canadensis D 3, Tamarindus indica D 4, Nux vomica D 4, Salvia officinalis D 2, Nux moschata D 3, Absinthium D 3

Bellis Kplx.: Bellis perennis D 2, Euphorbium D 4, Artemisia abrotanum D 2, Natrium tetraboracicum D 4, Lachesis mutus D 10, Ranunculus bulbosus D 3, Toxicodendron quercifolium D 4, Viola tricolor D 2, Yucca filamentosa D 2, Centella asiatica D 4

Bellis oplx: Bellis perennis D 3, Absinthium D 2, Antimonium crudum D 3, Arnica D 3, Graphites D 6, Silicea D 6

Bomagall N: Silybum marianum D 1, Lycopodium D 3, Nux vomica D 4, Quassia amara D 2, Taraxacum D 1

Bomapect: Ammi visnaga D 2, Coccus cacti D 2, Codeinum phosphoricum D 4, Conium D 4, Cuprum aceticum D 4, Drosera D 2, Guajacum D 4, Hyoscyamus D 4, Kalium sulfuricum D 4, Quebracho D 2

Bronchialis-Heel: Belladonna D 4, Sticta D 4, Tartaus stibiatus D 4, Kreossotum D 5, Ipecacuanha D 4, Lobelia D 4, Hyoscyamus D 4, Bryonia D 4

Bronchiselekt: Drosera D 3, Bryonia D 4 Tartarus stibiatus D 4, Spongia D 6, Ipecacuanha D 4

Broncho-Injektopas: Drosera D 1, Antimonium arsenicosum D 8, Antimonium sulfuratum aurantiacum D 10, Cuprum D 10, Ephedra vulgaris D 2, Eupatorium perfoliatum D 2, Ipecacuanha D 2, Lobelia inflata D 2, Silicea D 10, Veratrum D 2, Eriodictyon californicum D 2

Bucco Nestmann: Orthosiphonblätter, Bruchkraut, samenfreie Bohnenhülse, Birkenblätter, Buccoblätter, Pfefferminzblätter, Schachtelhalmkraut, Hauhechelwurzel, Wacholderbeeren

Calcium phosphoricum Synergon Nr. 21: Calcium phosphoricum D 4, Calcium carbonicum D 4, Calcium fluoratum D 4, Calcium glycerinophosphoricum D 4, Calcium lacticum D 3, Ferrum phosphoricum D 4, Kalium iodatum D 3, D 4, Sulfur D 4, Kalium chloratum D 3, Kalium phosphoricum D 4

Cantharis-Synergon Nr.59: Ferrum phosphoricum D 12, Mercurius sublimatus corrosivus D 12, Coccus cacti D 4, Onois spinosa D 4, Nux vomica D 4, Dulcamara D 3, Colocynthis D 4, Cantharis D 4, Acidum benzoicum e resina D 3, Pareira brava D 1

Carminativum Hetterich: Kamillenblüten, Pfefferminzblättern, Fenchel, Kümmel, Pomeranzenschalen

Cefabene cistus Kplx.: Cistus canadensis D 3, Anacardium D 4, Arsenicum album D 8, Berberis aquifolium D 2, Hydrocotyle asiatica D 3, Mezereum D 4

Cefadrin: Extractum Heb. Ephedra, Ext. Thymi fluid.

Cefaluffa: Luffa D 4, Luffa D 7

Cefalymphat: Calcium fluoratum D 8, Sulfur D 8, Aethusa D 4, Helianthus D 4, Calendula Ø

Cefanalgin: Gelsemium D 4, Iris Ø, Cyclamen Ø, Iris Ø

Cefarheumin: Colchicum D 8, Berberis D 5, Abrotanum D 1

Cefarheumin: Colchcium D 6, Berberis vulgaris D 5, Artemisia abrotanum D 1

Cefasept Tr.: Lachesis D 6, Hydrargyrum cyanatum D 6, Kalium phosphoricum D 4, Natrium phosphoricum D 4, Aqua silicata 2g, Echinacea Ø

Cefasept. Inj:: Echinacea Ø, Kalium phosphoricum dil. D 4, Lachesis mutus dil. D 6

Cefasulfon: Sulfur D 4, Tartarus stibiatus D 4, Platanus D 1

Cefavenin: Sem. Hippocastani, Flor. Arnicae, Cort. Hamamelidis, Fol. Hamamelidis

Cepa Kompl.: Cepa, Clematis, Arnica, Rhododendron, Ammonium bromatum, Agnus castus, Phytolacca, Pulsatilla, Scilla

China Oplx: China D 3, Bryonia D 4, Chamomilla D 2, Ipecacuanha D 4, Satureja D 1, Veratrum album D 4

Chiroplexan: Millefolium D 4, Aconit D 4, Arnica D 6, Bellis perennis D 4, Calendula D 4, Echinacea D 3, Hamamelis D 4, Hypericum D 4, Mercurius solubilis D 10

Cicuta virosa Synergon Nr.124: Cicuta virosa D 3, Asa foetida D 3, Chamomilla recutita D 2, Cuprum aceticum D 3, Hyoscyamus niger D 4, Ignatia D 4, Oenanthe crocata D 2, Zincum cyanatum D 10, Magnesium phosphoricum D 10, Stramonium D 4

Cina Kompl.: Cina, Pyrethrum, Filix, Spigelia, Stannum chloratum, Pinus silvestris, Tellurium, Senecio aureus, Frangula, Curcurbita Pepo

Cineraria marittma: Cineraria marittima D 8, Crocus sativus D 3, Euphrasium D 5, Kalium chloratum D 5, Naphtaloinum D 3, Natrium chloratum D 2, Ruta D 3, Äthios D 9

Cocculus-Synergon Nr. 128: Cocculus D 3, Atropinum sulfuricum D 5, Cadmium sulfuricum D 12, Colocynthis (Citrullus colocynthis) D 4, Dioscorea villosa D 4, Hyoscyamus niger D 4, Nux vomica D 4, Hypericum perforatum D 2

Conjunctisan B: Extractum lyophilisatum ex cornea lysat. bovis fetal. (50 %) et placenta lysat. bovis mat. (50 %) D 10. Extractum lyophilisatum ex conjunctiv. lysat. bovis fetal. et mucos. nasopharyng. lysat. bovis fetal. et thym. lysat. bovis fetal. et lien lysat. bovis fetal. et lymphonod. lysat. bovis fetal. et gland. suprarenal. lysat. bovis juv. D 11. Extractum lyophilisatum ex retina lysat. bovis fetal. et chorioid. lysat. bovis fetal. D 13. Extractum lyophilisatum ex nerv. optic. lysat. bovis fetal. et lens lysat. bovis fetal. et corp. vitreum lysat. bovis fetal. et cort. cerebri lysat. bovis fetal. et diencephal. lysat. bovis fetal. D 14. Aesculinum Dil. D 5

Contravir: Capsicum D 6, Mezereum D 4, Natrium chloratum D 9, Ranunculus D 4, Rhus tox. D 4, Zincum sulfuricum D 2

Crataegus oplx.: Crataegus Ø, Aconitum D 4, Apocynum D 4, Arnica D 3, Cactus D 3, Glonoinum D 5

Crotalus Pflügerplex 104: Acidum silicicum D 10, Arnica montana D 3, Calcium carbonicum Hahnemanni D 10, Carbo vegetabilis D 10, Crotalus horridus D 15

Cuprum Pflügerplex 145 H: Cuprum metallicum D 10, Gelsemium D 6, Pseudognaphalinum D 6, Secale cornutum D 4, Veratrum album D 6

Cutis comp. Amp.: Cutis suis D 8, Hepar suis D 10, Splen suis D 10, Placenta suis D 10, Glandula supra renalis D 10, Foniculus umbilicalis suis D 10, Thuja D 8, Galium aparine D 6, Selenium D 10, Thallium sulfuricum D 13, Ignatia D 6, Sulfur D 10, Cortisonacetat D 28, Urtica urens D 4, Acidum phosphoricum D 6, Calcium fluoratum D 13, Mercurius solubilis D 13, Aseculus D 6, Ichthyolum D 28, Ledum D 4, Arctium lappa D 6, Acidum formicum D 198, 2-Oxo-Glutarsäure D 10, Fumarsäure D 10, Natriumoxalaceticum D 10

Cyclamen N-Synergon Nr. 183: Cyclamen D 3, Acidum picrinicum D 4, Amylium nitrassum D 4, Belladonna D 4, Cimicifuga D 4, Ergotinum D 4, Iris versicolor D 2, Sanguinaria canadensis D 6, Spigelia D 3, Glonoinum D 4, Melilotus D 1

Cypripedium: Aurum metallicum D 8, Chininum arsenicosum D 3, Cypripedium calceolus D 3, Gelsemium D 6, Hyoscamus D 4, Kalium pphosphoricum D 8, Lupulinim D 4, Passiflora D 3, Ignatia D 6, Agnus castus D 6, Zincum iso valerianicum D 8

Darmmittel 1 (Iso) – Allium cp Iso: Allium sativum D 4, Chenopodium ambrosioides D 4, Dictamnus albus D 4, Ruta graveolens D 4, Euphorbium D 4, Imperatoria ostruthium D 4, Thymus serpyllum D 4
Darmmittel 2 – Tanacetum Iso: Allium sativum D 4, Chenopodium ambrosioides D 4, Dictamnus albus D 4 Ruta graveolens D 4, Artemisia cina D 4, Spigelia anthelmia D 4, Tanacetum vulgare D 4

Deasth: Aralia racemosa D 1, Cobaltum nitricum D 4, Coccus cacti D 2, Lactuca virosa D 3, Phosphorus D 6, Yerba santa D 3, Ammi visnaga Ø, Grindelia Ø

Dentinox Gel: Kamillentinktur, Lidocainhydrochlorid, Macrogollaurylether

Dercut-Salbe spag.: Euphorbium D 4, Hydrastis D 3, Kreosotum D 5, Rhus toxicodendron D 3, Sempervivum tect. D 2, Bellis perennis Ø, Vinca Ø, Viola tricolor Ø

Dercut Tropfen: Cistus canadensis D 3, Hydrocotyle D 4, Mezereum D 3, Ranunculus bulbosus D 4, Sarsaparilla D 2, Fumaria off. Ø, Ledum palustre Ø, Viola tricolor Ø

Derivatio: Anagallis arvensis D 4, Argentum metallicum D 30, Arnica montana D 15, Aurum metallicum D 15, Bryonia D 4, Carbo vegetabilis D 30, Chelidonium majus D 6, Citrullus colocynthis D 5, Cytisus scoparius D 6, Digitalis purpurea D 5, Selenicereus grandiflorus D 4, Silybum marianum D 3, Smilax D 6, Stannum metallicum D 8, Strophanthus gratus D 6, Taraxacum officinale D 6, Veronica virginica D 4, Viscum album D 4

Derma Plantin: Acidum silicicum D 8, Clematis recta D 5, Graphites D 8, Mahonia aquifolium D 2, Sulfur D 6, Viola tricolor D 4

Diarrheel: Acidum arsenicosum D 8, Argentum nitricum D 8, Colchicum D 6, Colocynthis D 6, Hydrargyrum bichloratum D 8, Podophyllum D 6, Veratrum D 4, Tormentilla D 2

Dioscorea Komplex Nr. 243: Dioscorea villosa D 3, Momordica balsamina D 3, Naja tripudians D 10, Carum carvi D 4, Castoreum D 4, Chamomilla D 2, Colocynthis D 4, Magnesium sulfuricum D 3, Oleander D 3, Opuntia vulgaris D 2

Dolex: Cyclamen D 4, Iris D 4, Sanguinaria D 4

Dolichos Synergon Nr.12: Dolichos pruriens D 4, Arsenicum album D 5, Chelidonium majus D 6, MezereumD 9, Ranunculus bulbosus D 3, Urtica urens D 3, Sulfur D 30, Thuja occidentalis D 30, Rumex crispus D 1, Carduus marianus D 2

Dulcamara S Phcp: Argentum D 10, Belladonna. D 10, Dulcamara D 10

Dysto-Loges: Passiflora incarn. Ø, Melissa Ø, Gelsemium D 4, Reserpinum D 6, Spigelia D 4, Coffea D 6, Tabacum D 6, Veratrum D 6, Glonoinum D 8

Echinacea oplx.: Echinacea D 2, Mercurius cyanatus D 6, Rhus toxicodendron D 4, Sulfur D 6

Echinacea Synergon Nr. 4: Echinacea D 2, Arsenicum album D 5, Baptisia D 4, Lachesis mutus D 9, Pyrogenium-Nosode D 13, Silicea D 12

Echtrosept: Apis D 2, Bryonia D1, Echinacea Ø, Eupatorium D 1, Lachesis D 8, Thuja D 1

Ekzevowen Tropfen: Acidum arsenicosum D 4, Calendula Ø, Hydrcotyle Ø, Cantharis D 4, Berberis Urtinktur, Perubalsam, Anacardium Ø, Viola tricolor urtinktur, Zinkoxyd

Ekzevowen Derma Salbe: Mahonia Ø, Viola tricolor Ø, Centella asiatica Ø

Engystol: Vincetoxicum hirundinaria D 6, D 10, D 30; Sulfur D 4, D 10

Ephedra Synergon 126: Arsenicum album D 12, Hyoscyamus niger D 4, Ipecacuanha D 4, Lobelia inflata D 4, Stramonium D 5, Veratrum album D 4, Cuprum aceticum D 8, Eucalyptus globulus D 1, Hepar sulfuris D 8, Ephedra distachya D 2

Esberitox N: Lebensbaumspitzen, Sonnenhutwurze, Färberhülsenwurzel

Euphorbium comp. (Tr. und Spray): Argentum nitricum D 10, Euphorbium D 4, Hepar sulfuris D 10, Mercurius bijodatus D 6, Pulsatilla D 2

Euphrasia oplx: Euphrasia D 2, Euphorbia cyparissias D 3, Juglans D 3, Ruta D 2, Sanguinaria D 3, Scrophularia nodosa D 2

Euphrasia Synergon Nr. 39: Euphrasia officinalis D 2, Aethiops antimonialis D 12, Thuja D 12, Graphites D 10, Staphisagria D 6, Belladonna D 4, Apis mellifica D 3, Aesculus hippocastanum D 2, Sanguinaria canadensis D 2, Spigelia anthelmia D 3

Fieber- und Nervenmittel 1 – Aconitum cp D 10: Aesculus hippocastanum D 10, Berberis D 10, Cetraria islandica D 10, Cinchona calisaya D 10, Chinchona succirubra D 10, Erythraea centaurium D 10, Salix alba D 10, Sambucus D 10, Aconitum D 10

Fieberzäpfchen Cosmochema: Aconitum D 2, Sanguinaria D 3, Phosphorus D 6, Bryonia D 3, Vincetoxicum D 6, Lycopodium D 6, Rhus tox. D 4, Argentum nit. D 16, Pulsatilla D 4, Thuja D 3, Chamomilla D2, Sulfur D 10, Calcium phos. D 10, Lachesis D 10, Echinacea D 2, Baptisia D 3, Zincum D 10, Acidum cit. D 6

Fortakehl: Penicillium roquefortii D 5

Galeopsis Synergon Nr. 141: Galeopsis D 1, Madar D 10, Alttuberkulin Koch D 200, Echinacea D 1, Teucrium D 1, Arsenum jod. D 4, Calcium carb. D 11, Carbo animalis D 11, Hepar sulfuris D 9, Phosphorus D 9, Sanguinaria D 3, Silicea D 9, Sulfur D 9

Gastritol: Gänsefingerkraut, Kamillenblüten, Süßholzwurzel, Angelikawurzel, Benediktenkraut, Wermutkraut Johanniskraut

Gentiana Oplx.: Gentiana lutea D 2, Acidum citricum D 3, Bovista D 2, Crocus D 4, Equisetum arvense D 2, Erigeron canadensis D 2

Geranium Oplx: Geranium robertianum D 2, Allium sativum D 3, Camphora D 4, Croton tiglium D 4, Jatropha curcas D 4, Veratrum album D 4

Girheulit HM: Acidum benzoicum D 3, Silicea D 3, Ammonium phosphoricum D 2, Calcium phosphoricum D 2, Colchicum autumnale D 4, Kalium iodatum D 4, Lithium carbonicum D 1, Magnesium phosphoricum D 2, Natrium phosphoricum D 2, Urea D 1

Grippheel: Aconitum D 4, Bryonia D 4, Lachesis D 12, Eupatorium perfoliatum D 3, Phosphorus D 5 Habstal-Pulm

Habstal Pulm: Atropa belladonna D 4, Ipecacuanha D4, Cuprum aceticum D 4, Drosera D4

Hepar compositum: Hepar suis D 8, Cyanocobalaminum D 4, Duodenum suis D 10, Thymus suis D 10, Colon suis D 10, Vesica fellea suis D 10, Pankreas suis D 10, China D4, Lycopodium D 4, Chelidonium D 4, Carduus mar. D 3, Histamin D10, Sulfur D13, Avena sat. D 6, Fel tauri D8, Natrium oxalc. D10,2-Oxoglutarsäure D 10, DL-Äpfelsäure D 10, Fumarsäure D 10, α-Liponsäure D 8, Orotsäure D 6, Cholersterinum D 10, Calcium carb. D 28, Taraxacum D 4, Cynara scol. D 6, Veratrum D 4

Hepar sulfuris Synergon Nr. 111: Calcium fluoratum D 5, Hepar sulfuris D 12, Pyrogenium-Nosode D 15, Lachesis mutus D 10, Echinacea D 2, Carbo vegetabilis D 3, Nux moschata D 3, Aethiops antimonialis D 8, Cinnabaris D 8, Silicea D 8

Hepatik: Ackergauchheilkraut, Kap Aloe, Bitterholz, Leberblümchenkraut, Löwenzahnkraut, Mariendistelfrüchte, Odermenningkraut, Schöllkraut, Wegwarte, Zinkacetat

Herbanest: Wegwartenwurzel, Melissenblätter, Benediktenkraut, Nelkenwurzel-Wurzelstock, Wermutkraut, Pomeranzenschale

Heuschnupfenmittel (DHU): Luffa operculata D 4, Galphimia glauca D 3, Cardiospermum D 3

Hewallergia I und II: Hewallergia II: Aurum chloratum D 6, Eupatorium perf. D 4, Galphimia glauca D 4, Hydrastis D 4. Heweallergia I: Acidum formicicum D 4, Apis mellifica D 4, Cardiospermum D 2, Galphimia glauca D 3, Hydrocotyle asiatica D 3, Luffa operculata D 4

Hewelymphon: Bufo D 8, Mahonia aquifolium D 2, Thuja D 6, Kreosotum D 4, Natrium chloratum D 6, Pulsatilla D 4, Silicea D 3, Calcium carbonicum D 4, Ammonium D 3

Husteel: Arsenum jodatum D 6, Belladonna D 4, Causticum D 6, Cuprum aceticum D 6, Scilla D 4

Hydrocotyle Synergon Nr. 144: Hydrocotyle asiatica D 2, Arsenicum album D 5, Graphites D 9, Hepar sulfuris D 9, Kalium bichromicum D 4, Kalium iodatum D 4, Sulfur D 5, Thuja occidentalis D 2, Viola tricolor D 3, Madar D 10, Silicea D 10

Iberogast: Angelikawurzel, Kamillenblüten, Kümmel, Mariendistelfrüchten Melissenblättern, Pfefferminzblättern, Schöllkraut, Süßholzwurzel

Infi-Momordica: Momordica balsamina D 2, Carbo vegetabilis D 8, Carum carvi D 2, Chamomilla recutita Ø, Citrullus colocynthis D 4, Dioscorea villosa D 3, Foeniculum vulgare D 2, Veratrum album D 4, Bryonia D,4, D 8, D 12, D 30, D 200, Citrullus colocynthis D 4, D 12, D 60, D 200; Lycopodium clavatum D 3, D 12, D 30, D 200, D 1000; Strychnos nux-vomica D 4, D 12, D 30, D 200, D 1000

Infi-Cantharis: Apis mellifica D 12, Berberis vulgaris, Cantharis D 4, Chimaphila umbellata D 3, Clematis recta D 2, Fabiana imbricata D 6, Juniperus communis D 6, Serenoa repens D 4, Solidago virgaurea D 2

Infi-Cuprum: Selenicereus grandiflorus D 3, Crataegus D 3, Cuprum aceticum D 6, Drosera D 3, Ephedrinum hydrochloricum D 4, Strophantus gratus D 4

Infi-Colocynthis Injekt: Colocynthis D 4 Aconitum napellus D 4, Allium sativum D 6, Atropa bella-donna D 4, Atropinum sulfuricum, Chamomilla recutita D 3, Coffea arabica D 6, Gelsemium sempervirens D 4, Nitroglycerinum D 6, Spigelia anthelmia

Infi-Damiana: Turnera diffusa D 3, Acidum phosphoricum D 3, Atropa bella-donna D 8, Avena sativa D 1, Coffea arabica D 4, Cypripedium calceolus var. pubescens D 4, Humulus lupulus D 3, Hypericum perforatum D 2, Passiflora incarnata D 2, Platinum metallicum D 10, Pulsatilla pratensis D 6, Strychnos ignatii D 3, Valeriana officinalis D 2

Infi-Drosera: Drosera D 2, Ammonium iodatum D 4, Bella-donna D 4, Bryonia D 4, Ipecacuanha D 4, Grindelia robusta D 3, Hamamelis virginiana D 3, Hyoscyamus niger D 6, Kalium stibyltartaricum D 6, Lobelia inflata D 4, Stibium sulfuratum aurantiacum D 8
0,03 ml

Infi-Eupatorium: Eupatorium perfoliatum D 4, Aconitum napellus D 4, Echinacea D 2, Eucalyptus globulus D 6, Ferrum phosphoricum D 8, Formica rufa D 8, Lachesis mutus D 8, Mercurius solubilis D 12

Infifer: Ferrum phosphoricum D 8, Acidum arsenicosum D 12, Aluminium oxydatum D 8, Amanita muscaria D 12, Arnica D 12, Artemisia cina D 4, Calcium carbonicum D 8, Camphora D 30, Cuprum D 8, Iris D 4, Kalium carbonicum D 4, Pulsatilla D 4, Sepia D 30, Stibium sulfuratum nigrum D 8, Strychnos nux-vomica D 4

Infi-Gripp: Aconitum napellus D 4, Arnica montana ex planta tota D 4, Atropa bella-donna D 4, Bryonia D 3, Cinchona pubescens D 4, Drosera D 3, Eucalyptus globulus Ø, Eupatorium perfoliatum D 3, Gelsemium sempervirens D 6, Polygala senega D 3

Infihepan: Belladonna D 12, D 30, D 200, D 1000, Calcium carb. D 12, D 30, D 200, Chelidonium D 12, D 30, D 200, China D 12, D 30, D 200, Cynara scol. D 10, D 30, D 200, Natrium sulf. D 12, D 30, D 200, Phosphorus D 12, D 30, D 200, D 1000, Silybum marianus D 12, D 30, D 200, Achillea millefolium D 5, Aconitum D 5, Arnica D 4, Belladonna D 4, Bellis per. D5, Calendula D4, Carbo veg. D 6, Camomilla D 6, Cyanocobalamin D 3, Echinacea ang. D 5, Echinacea purp. D 5, Flor de Piedra D 10, Hamamelis D 4, Extr. Hepatis D 2, Hepar sulf. D 10, Mercurius sol. D 12, Nikotinamid D 1, Rutinum solub. D 1, Symphytum D 4, Veratrum D 4

Infi-Lachesis: Lachesis mutus D 8, Acidum formicicum D 8, Arnica montana D 6, Echinacea D 1, Formica rufa D 4

Infi-Lymphect: Acidum silicicum D 8, Calcium carbonicum Hahnemanni D 6, Calcium fluoratum D 6, Calcium phosphoricum D 4, Echinacea D 2

Infi-Myosotis: Myosotis arvensis D 4, Acidum arsenicosum D 6, Calcium carbonicum D 8, Ferrum iodatum D 12, Fumaria officinalis D 4, Juglans regia D 6, Lycopodium clavatum D 10, Natrium sulfuricum D 8, Phosphorus D 12, Smilax D 6, Scrophularia nodosa D 6, Silicea D 8

Infi-Onois: Ononis spinosa Ø, Arnica montana D 1, Equisetum arvense Ø, Lycopodium D 4, Mucuna pruriens D 4, Silybum marianum Ø, Urgenia maritima D 2, Veronica virginica D 6

Infi-Orthosiphon: Orthosiphon aristatus D 3, Apocynum cannabinum D 3, Arctostaphylos uva-ursi D 3, Atropinum sulfuricum D 4, Betula pendula D 2, Dactylopius coccus D 4, Helleborus niger D 2, Herniaria glabra D 2, Juniperus communis D 3, Solidago virgaurea D 3, Thuja occidentalis D 2

Infiossan: Symphytum Ø, Calcium fluor. D8, Ruta grav. D2, Strontium car. D10

Infi-Symphytum: Symphytum officinale e radice D 6, Acidum silicicum D 8, Acorus calamus D 6, Alchemilla vulgaris D 6, Alpha-Tocopherolacetat D 3, Calcium carbonicum D 12, Calcium phosphoricum D 12, Cimicifuga racemosa D 4, Cimicifuga racemosa D 30, Cyanocobalamin D 4

Infitraumex: Hamamelis D2, Bursa past. D2, Calendula D2, Viscum album D6, Aconitum D6, Chamomilla Ø, Calcium sulf. D8, Echinacea ang. D3, Hypericum D2

Jso Augentropfen: Conium cp, Euphrasia cp, Hamamelis cp, Populus cp Fluid, Thuja cp, jeweils spag. Krauß D4

Jso-Nettiderma: Adermittel 2, Hamamelis D 4, Gewebemittel 5, Conium D 4, Lymphmittel 1, Echinacea D 4, Stoffwechselmittel 5, Berberis D 4, Populus D 4

Jsonettin: Ruta graveolens, Cetraria islandica, Cochlearia officinalis, Salix alba, Scrophularia nodosa, Veronica officinalis, Tussilago fanfara, Aesculus hippocastanum, Berberis vulgaris, Hydrastis canadensis, Nasturtium officinale, Cinchona succirubra, Chenopodium ambrosioides var. anthelminthicum, Dictamnus albus, Allium sativum, Peucedanum ostruthium, Euphorbium D4, Thymus serpyllum, Centaurium erythraea, Cinchona calisaya, Sambucus nigra: jeweils spag. Krauß D4

Jsostoma Tabl.: Cochlearia officinalis, Hydrastis canadensis, Matricaria chamomilla, Nasturtium officinale, Sarsaparilla, Scrophularia nodosa, Strychnos nux-vomica, Tussilago farfara, Veronica officinalis

Juniperus Synergon Nr. 165: Juniperus communis D 4, Acidum benzoicum e resina D 3, Oleum Terebinthinae D 3, Apis mellifica D 4, Arnica montana D 2, Cantharis D 4, Dulcamara D 3, Lycopodium clavatum D 2, Sabadilla D 3, Solidago virgaurea D 2

Juve-Cal: Abrotanum D 1, Acidum phosphoricum D 4, Argentum nitricum D 4, Barium carbonicum D 8, Calcium hypophosphoricum D 1, Lycopodium D 4, Staphisagria D 4, China Ø

Kattwiderm: Graphites D 12, Sulfur D 6, Thuja occidentalis D 12, Centella asiatica D 4, Viola tricolor D 3

Kreosot olplx: Kreosotum, Abrotanum, Arsenum jodatum, Equisetum arvense, Herniaria glabra, Kalium jodatum, Oleum Terebinthinae, Teuricum scorodonia

Ledum H: Acidum form. D 4, Berberis D 4, Bryonia D 4, Ferrum phosp. D 8, Spiraea D 3, Gnaphalium D 3, Rhododendron D 4, Dulcamara D 6, Sulfur D 8, Ledum D 3

Lobelia oplx.: Lobelia D 4, Aconitum D 4, Cicuta D 4, Hyoscyamus D 4, Stramonium D 4, Strychninum D 5

Lobelia-Synergon Nr.1a: Lobelia inflata, Cactus, Ephedra vulgaris, Eucalyptus globulus, Ipecacuanha, Sanguinaria canadensis, Spongia, Stramonium, Tartarus stibiatus, Antimonium arsenicosum, Arsenicum jodatum, Cuprum aceticum, Hyoscyamus niger, Hepar sulfuris

Luffanest: Luffa D 6, Hydrastis D 4, Cinnabaris D 4, Eupatorium perfoliatum D 5, Cepa D 6, Sticta D 2, Phosphorus D 6, Natrium chloratum D 6

Luffeel Nasenspray: Luffa operculata D 4, Luffa operculata D 12, Luffa operculata D 30, Thyrallis glauca D 4, Thyrallis glauca D 12, Thyrallis glauca D 30, Histaminum D 12, Histaminum D 30, Histaminum D 200, Sulfur D 12, Sulfur D 30, Sulfur D 200

Lymphaden-Injekt Lsg.: Arsenicum album D 6, Clematis D 3, Lachesis D 8, Mercurius cyanatus D 8, Phytolacca D 6, Rhus toxicodendron D 4, Scrophularia nodosa D 3, Sulfur D 6, Thuja D 2

Lymphaden Hevert Complex Tr.: Arsenicum album D 6, Clematis D 2, Conium D 4, Lachesis D 6, Mercurius bijodatus D 8, Phytolacca D 4, Rhus toxicodendron D 4, Scrophularia D 3, Sulfur D 4

Lymphdiaral aktiv: Scrophularia nodosa Ø, Echinacea D 3, Mercurius bijodatus

Lymphdiaral Basistropfen: Taraxacum Ø, Calendula Ø, Arsenicum album D 8 Chelidonium D 4, Leptandra Ø, Echinacea D 3, Phytolacca D 2, Carduus marianus D 1, Condurango D 2, Hydrastis Ø, Lycopodium D 2, Sanguinaria D 4

Lymphdiaral-Drainagesalbe: Conium Ø, Colchicum e sem. Ø, Podophyllum Ø, Mercurius bijodatus D 5, Stibium sulf. nigr. D 1, Calendula Ø

Lymphdiaral-Injektopas: Conium D 3, Hydrastis D 3, Phytolacca D 4, Viscum album D 2, Scilla D 1

Lymphomyosot (Tabl.): Myosotis D 3, Veronica D 3, Teucrium scorodonia D 3, Pinus sylvestris D 4, Gentiana D 5, Equisetum D 4, Smilax D 6, Scrophularia nodosa D 3, Juglans D 3, Calcium phosphoricum D 12, Natrium sulfuricum D 4, Fumaria officinalis D 4, Levothyroxinum D 12, Aranea diadema D 6, Geranium D 4, Nasturtium officinale D 4, Ferrum jodatum D 12

Lymphomyosot N Lsg./Inj.-Lsg.® Myosotis arvensis D 3, Veronica D 3, Teucrium scorodonia D 3, Pinus sylvestris D 4, Gentiana lutea D 5, Equisetum hiemale D 4, Sarsaparilla D 6, Scrophularia nodosa D 3, Calcium phosphoricum D 12, Natrium sulfuricum D 4, Fumaria officinalis D 4, Levothyroxin D 12, Aranea diadema D 6, Geranium robertianum D 4, Nasturtium aquaticum D 4, Ferrum jodatum D 12

Lymphozil pro: Trockenextr. aus Sonnenhutwurzel (Echinaceae pallidae radix)

Magnesium phos Synergon 124: Magnesium phos. D 5, Aluminium D 5, Barium carb. D 3, Calcium phos. D 5, Cuprum D 6, Kalium jod. D 4, Secale D 4, Strychninum D 6, Veratrum alb. D 6, Zincum cyan. D 5

Mandelokatt : Kalium iodatum D 4, Acidum silicicum D 6, Calcium iodatum D 4, Calcium sulfuricum D 8, Echinacea D 1, Thuja D 8, Chininum arsenicosum D 4

Meditonsin: Aconitinum D 5, Atropinum sulfuricum D 5, Mercurius cyanatus D 8, Aconitinum ab D 3, Atropinum sulfuricum ab D 3 und Mercurius cyanatus ab D 5

Mercurius solubilis Phcp: Arsenicum album D 10, Jodum D 10, Pulsatilla D 10, Sulfur D 10, Mercurius solubilis D 10

Metabiarex: Acidum formicicum D 2, Echinacea purpurea D 1, Medorrhinum D 30, Pyrogenium-Nosode D 15, Sulfur D 200, Syphilinum-Nosode D 30, Tabacum D 6, Tuberculinum pristinum-Nosode D 30, Vaccininum-Nosode D 30, Vincetoxicum D 3

Metabiarex: Inj.-Lsg.: Acidum formicicum D 4, Echinacea purpurea D 3, Medorrhinum D 30, Pyrogenium-Nosode D 15, Sulfur D 200, Syphilinum-Nosode D 30, Tabacum D 6, Tuberculinum pristinum-Nosode D 30, Vaccininum-Nosode D 30, Vincetoxicum D 3

Metaharonga: Harungana Ø, Eichhornia crassipes D 2, Okoubaka D 2, Szygium cumini Ø, Taraxacum D 1, Asa foetida D 3, Nux vomica D 4

Metaheptachol: Berberis vulgaris D 2, Carduus marianus Ø, Chelidonium D 6, Flor de piedra D 6, Quassia amara D 2, Stannum metallicum D 8

Metaossylen: Bryonia D 2, Ferrum sesquichloratum solutum D 2

Metasolidago: Anguilla anguilla D 6, Solidago virgaurea D 2, Ononis spinosa D 2, Lespedeza capitata D 4, Lytta vesicatoria D 6

Metasymphylen: Bryonia D 2, Ferrum sesquichloratum D 2, Hypericum D 3, Mandragora D 6, Stannum metallicum D 8, Symphytum D 6

Metavirulent Tropfen: Influenzinum, Acidum sarcolat., Aconitum, Ferrum phos., Gelsemium, Luffa, Veratrum album, Gentiana

Mezereum Kplx.: Mezereum, Hyoscyamus, Gelsemium, Cuprum, Colocynthis, Belladonna, Chamomilla, Chininum sulfuricum, Spigelia, Hypericum, Camphora

Mezereum-Synergon Nr. 9b: Mezereum D 29, Acidum nitricum D 11, Arsenicum album D 29, Cantharis D 29, Graphites D 29, Lycopodium clavatum D 29, Sepia officinalis D 9, Sulfur D 31, Thuja D 5

Millefolium Pflügerplex: Achillea millefolium D 2, Arnica montana D 3, Capsella bursa-pastoris D 2, Erechthites hieracifolia D 6, Hamamelis virginiana, D 2 Krameria triandra D 4, Kreosotum D 8, Secale cornutum D 4, Vipera berus D 12

Mirfulan-Salbe: Zinkoxid 10g, Lebertran stand. auf Vit. A

Muc-Sabona: Hedera helix, Glycyrrhiza glabra, Thymus vulgaris

Myrrhinil-Intest: Myrrhe, Kaffeekohle, Trockenextrakt aus Kamillenblüten

Naranocut: Daphne mezereum, Kreosotum, Selenium, Sulfur, Thuja occidentalis, Toxicodendron quercifolium

Naranotox: Acidum silicicum. D 8, Arnica montana D 3, Ferrum phosphoricum D 10, Baptisia D 1, Calendula officinalis Ø, Echinacea Ø, Lachesis D 6

Nasulind Salbe: Pfefferminzöl, Thymianöl

Nervoplantin Phyto: Acidum phosphoricum D 2, Ambra grisea, Avena sativa Ø Coffea. D 3, Passiflora incarnata Ø, Sanguinaria canadensis Strychnos nux-vomica D 4

Neuralgicum oplx.: Plantago major D 1, Rhus toxicodendron D 4, Staphisagria D 4

Neurexan: Avena sativa D 2, Coffea arabica D 12, Passiflora incarnata D 2, Zincum iso valerianicum D 4

Nux vomica oplx.: Nux vomica D 4, Allium sativum D 3, Baptisia D 3, Bryonia D 3, Chelidonium D 2, China D 2, Phosphorus D 5

Nux vomica Synergon Nr. 51: Nux vomica D 5, Aethusa cynapium D 5, Angelica archangelica D 3, Antimonium crudum D 9, Apomorphinum hydrochloricum D 5, Belladonna D 4, Chamomilla recutita D 3, Ipecacuanha D 4, Lycopodium clavatum D 5, Mercurius sublimatus corrosivus D 15

Otimed: Pulsatilla pratensis D 4, Calcium jodatum D 4

Otofren: Aconitum napellus D 4, Arsenicum iodatum D 6, Aurum metallicum D 4, Graphites D 4, Hepar sulfuris D 3, Phytolacca americana D 3, Thuja occidentalis D 3, Viola odorata D 3

Otovowen: Aconitum napellus D 6, Capsicum annuum D 4, Hydrargyrum cyanatum D 6, Hydrastis canadensis D 4, Jodum D 4, Borax D 4, alkoholische Extrakte aus Chamomilla recutita, Echinacea purpurea, Sambucus nigra, Sanguinaria canadensis

Pascallerg: Alumen chromic. D 1, Acid. formicicum D 2, Gelsemium D 2

Pascorenal N Tr.: Apis mellifica D 4, Balsamum copaivae D 3, Apocynum D 1, Equisetum hiemale Ø, Helleborus D 2, Petroselinum Ø, Sarsaparilla Ø

Petroselinum Synergon Nr. 80: Petroselinum crispum D 2, Echinacea D 2, Mercurius sublimatus corrosivus D 12, Cantharis (D 4), Clematis recta D 2, Coccus cacti D 2, Pareira brava D 1, Thuja occidentalis D 2

Phönix Silibum spag.: Acidum sulf D 2, Antimonium crudum D 8, Arnica D 2, Arsenicum album D 4, Aurum chloratum D 5, Belladonna D 4, Camphora, Carduus marianus D 2, Chelidonium majus D 3, Kalium nitricum, Crataegus Ø, Cuprum sulf D 4, Digitalis D 4, Mercurius D 6, Juniperus Ø, Kalium nitr. D 3, Ortosiphon D 1, Paeonia D 1, Solidago D 1, Spirea Ø, Tartarus, Zincum metallicum D 8

Phönix Urtica arsenicum spag.: Acidum sulf D 2, Antimonium crud D 8, Arnica D 2, Arsenicum album D 4, Aspidium filix mas D 4, Aurum chloratum D 5, Camphora, Kalium nitricum, Cuprum sulfuricum D 4, Digitalis D 4, Mercurius sol. D 6, Hypericum Ø, Juniperus Ø, Kalium nitricum D 3, Ortosiphon Ø, Urtica D 2, Solidago virgaurea Ø, Spirea Ø, Spongia tartarus D 8, Zincum metallicum D 8

Phönix Solidago: Arnica D 2, Bolus alba Ø Digitalis D 4. Ulmaria Ø Hydragarum bichloratum D 6, Juniperus communis Ø, Solidago virgaurea Ø, Urtica urens D 2, Camphora, Cuprum D 4, Stibium D 8, Aurum chloratum D 5

Phyto-C: Basilicum D 5, Juniperus sabina D 5, Viscum album D 5

Phytocortal: Bellis perennis D 5, Chelidonium majus D 5, Dioscorea villosa D 5

Phyto-L: Chelidonium majus. D 5, Silybum marianum D 5, Vitex agnus-gastus D 5

Plumbum Oplx: Plumbum aceticum D 5, Belladonna D 4, Colocynthis D 4, Melissa D 1, Nux vomica D 4

Podophyllum Synergon Nr. 7 a: Podophyllum peltatum D 4, Aesculus hippocastanum D 3, Bryonia D 3, Carduus marianus D 3, Ignatia D 4, Iris versicolor D 2, Lycopodium clavatum D 5, Nux vomica D 4

Psorinum Homobion: Psorinum, Arsen. alb. Petroleum, Staphysagria

Pulmo-Kattwiga: Belladonna D 6, Bryonia D 4, Coccus cacti D 2, Conium maculatum D 4, Corallium rubrum D 12, Drosera D 2, Ipecacuanha D 4, Kalium bichromicum D 4

Regenaplex Nr.510 a: Millefolium D 4, Acidum arsenicum D 60, Angelica D 6, Apisinum D 60, Arnica D 6, Baptisia D 8, Bellis perennis D 6, Colocynthis D 4, Echinacea D 3, Baslicum D 3,

Rephaderm Salbe: Salvia officinalis ø, Absinthium ø, Rosmarinus officinalis ø, Echinacea ø, Myrrha ø

Retterspitz Quick: Zitronensäure, Weinsäure, Alumen, Tannenzapfenöl, Muskatnussöl, Rosmarinöl, Arnikatinktur, Kampfer, Menthol, Thymol.

Rheuma-Hevert Injektion: Aconitum D 4, Bryonia D 4, Dulcamara D 3, Gnaphalium D 2, Ledum D 3, Nux vomica D 4, Ranunculus D 3, Rhus toxicodendron D 4, Spiraea D 2, Tartarus stibiatus D 3, Harpagophytum D3

Roth's RKT classic: Ammonium bromatum D 4, Arnica montana D 3, Bellis perennis D 2, Calcium phosphoricum D 8, Causticum D 4, Dactylopius coccus D 4, Drosera D 2, Farfara Ø, Hepar sulfuris D 8, Hyoscyamus D 4, Hypericum perforatum D 2, Kalium stibyltartaricum D 4, Lobelia inflata D 4, Melissa officinalis Ø, Oenanthe aquatica D 1, Primula veris D 4, Spongia D 5

Roth's Ropulmin: Acidum silicicum D 10, Arsenum iodatum D 4, Bryonia D 2, Calcium carbonicum D 12, Calendula officinalis Ø, Cetraria islandica D 1, Drosera Ø, Equisetum arvense D 2, Oenanthe aquatica D 1, Phosphorus D 7, Pulmonaria officinalis Ø, Tussilago farfara Ø

Rufebran Nr. 8: Aralia racemosa D 6, Atropinum sulfuricum D 6, Formica rufa D 12, Jodum D 12, Kalium phosphoricum D 12

Rutinum: Rosskastanienrinde 3,24g, Rosskastanienblüten 3,24g, Rosskastaniensamen 3,24g, Aesculin 0,1g, Rutosid

Sanguisorba N: Sanguisorba officinalis D 2, Veratrum D 4, Aloe D 3, Colchicum D 5, Mercurius sublimates D 4

Schwörosin: Hydrastis D 4, Pulsatilla D 4, Hepar sulfuris D 4, Mercurius bijodatus D 4

Schwörosin A: Pulsatilla pratensis D 4, Euphorbium D 12, Hydrargyrum biiodatum D 6, Apisinum D 12, Hepar sulfuris D 12

Schwörotox: Echinacea Ø, Baptisia D 4, Bryonia D 4, Belladonna D 4

Scrophularia Hevert: Aconitum napellus D 4, Solanum dulcamara D 3, Phosphorus D 6, Scrophularia nodosa D 4

Scrophularia Similiaplex: Scrophularia Ø Thuja Ø, Thuja D 6, Phytolacca D 4, Stibium sulfuratum D 12, Acidum arsenicosaum D 12, Hydrarygrum bijodatum D 14

Sedativa-Injektopas: Avena sativa Ø, Valeriana Ø, Melissa Ø, Tarantula D 4, Ignatia D 3, Mezereum D 2, Belladonna. D 2, Veratrum Ø, Aurum chloratum natronatum D 3, Cactus D 1

Sinfrontal: Cinnabaris D 4, Ferrum phosphoricum D 3, Mercurius solubilis D 6

Sinupret (forte) Drg: Enzianwurzel, Schlüsselblumenblüten mit Kelch, Gartensauerampferkraut, Holunderblüten, Eisenkraut

Sinuselect: Calcium sulfuricum D 4, Carbo vegetabilis D 8, Cinnabaris D 8, Hydrastis D 4, Kalium bichromicum D 4, Mercurius solubilis Hahnemanni D 8, Silicea D 8, Thuja D 8.

Sinusitis Hevert: Apis D 4, Baptisia D 4, Cinnabaris D 3, Echinacea D 2, Hepar sulf. D 3, Kalium bichrom. D 8, Lachesis D 8, Luffa D 4, Mercurius bijodatus D 9, Silicea D 2, Spongia D 6

Somcupin: Argentum nitricum D 4, Eschscholtzia california D 4, Lactuca virosa, Natrium tetrachloroauratum D 4, Coffea arabica, Staphysagria D 4 (spag. Essenz), Zincum valerianicum D 5, Avena sativa Ø

Solidago Nestmann: Solidago virgaurea, Pareira brava, Sabal serrulatum, Populus tremuloides, Staphisagria, Cantharis, Borax

Solidagoren: Goldrutenkraut, Gänsefingerkraut, Schachtelhalmkraut

Solidago-Synergon Nr. 78: Solidago virgaurea Ø, Acidum benzoicum e resina D 3, Acidum nitricum D 3, Apis mellifica D 4, Arsenicum album D 12, Berberis vulgaris D 2, Cantharis D 4, Nux vomica D 4, Terebinthinae D 5, Echinacea D 1, Smilax D 2, Urtica urens Ø

Spascupreel: Colocynthis D 4, Ammonium bromatum D 4, Atropin Sulfuricum D 6, veratrum D 6, Magnesium Phosphoricum D 6, Gelsemium D 6, Passiflora D 2, Agaricus D 4, Chamomilla D 3, Cuprum sulfuricum D 6, Aconitum D 6

Spenglersan G: Virus influenca Spengler antigenum und antitoxinum D 9, Haemophilus Influenze b antigenum und antitoxinum D 9, Klebsiella pneumoniae antigenum und antitoxinum D 9

Spiraphan: Aesculus Ø, Arnica D 2, Ginkgo biloba D 3, Latrodectus D 8, Secale D 6, Chininum hydrochloricum D 4, Pulsatilla D 6, Melilotus Ø, Ruta Ø, Spirea ulmaria Ø

Steirocall: Acidum silicicum D 12, Alchemilla vulgaris D 6, Calcium carbonicum Hahnemanni D 12, Calcium phosphoricum D 12, Equisetum arvense D 6, Ilex aquifoliumD 6, Symphytum D 6

Steiroplex: Acidum silicicum D 12, Calcium carbonicum D 12, Calcium phosphoricum D 12, Symphytum D 8

Stramonium Synergon Nr. 18 a: Stramonium D 4, Acidum phosphoricum D 2, Atropinum sulfuricum D 4, China D 2, Cimicifuga racemosa D 3, Glonoinum D 4, Hyoscyamus niger D 4, Hypericum perforatum D 4, Thuja occidentalis D 5, Ferrum picrinicum D 10, Graphites D 8, Kalium phosphoricum D 4, Yage D 6

Sulfur oplx.: Sulfur D 3, Alumen D 4, Cuprum oxydatum nigrum D 5, Magnesium sulfuricum D 3

Sulfur Synergon Nr. 156: Sulfur D 30, Acidum nitricum D 5, Aurum chloratum D 30, Conium maculatum D 12, Dulcamara D 3, Kalium carbonicum D 3, Kalium chloratum D 5, Mezereum D 5, Petroleum rectificatum D 12, Thuja occidentalis D 31, Alumina D 28, Arsenicum album D 30, Calcium carbonicum hahnemanni D 8, Causticum hahnemanni D 4, Sepia officinalis D 8, Silicea D 12, Zincum metallicum D 8

Taraxacum-Synergon Nr. 164: Taraxacum officinale D 3, Bryonia D 3, Chelidonium majus D 6, Digitalis purpurea D 4, Mucuna pruriens D 3, Podophyllum peltatum D 5, Berberis vulgaris Ø, Fel tauri D 3, Veronica D 2, Lycopodium clavatum Ø, Myrica cerifera D 1, Carduus marianus D 2, Cinchona pubescens D 4

Tartarus emeticus N Synergon Nr. 49: Tartarus stibiatus D 4, Aconitum napellus D 4, Belladonna D 4, Bryonia D, Cactus D 2, Hyoscyamus niger D 4, Ipecacuanha D 4, Lobelia inflata D 4, Spongia D 2

Terebinthina 196 H Pflügerplex: Apis mellifica D 4, Dactylopius coccus D 2, Petroselinum crispum D 8, Sulfur D 8, Terebinthinae atheroleum D 3, Urginea maritima D 3

Thujactiv: Thuja D 3, Scrophulara nodosa D 3, Sempervivum tectorum D 2, Linaria vulgaris D3, Conium maculatum D 30

Tonsiotren : Atropinum sulfuricum D 5, Hepar sulfuris D 3, Kalium bichromicum D 4, Silicea D 2, Mercurius bijodatus. D 8

Töpfer Kleie Bad: Triticum Vulgare, Whey Powder, Lactose, Cyanopsis Tetragonalba, Cocamidopropyl Betaine, Adipic Acid, Sodium Cocoyl Hydrolyzed Collagen, Disodium Lauryl Sulfosuccinate, Abies Sibirica, Copaifera, Lavandula Angustifolia, Rosmarinus Officinalis, Salvia Officinalis, Ascorbyl Palmitate, Tocopherol, Citric Acid, Lecithin, Chamomilla Recutita.

Toxikatt: Hepar sulfuris D 8, Lachesis D 8, Chamomilla Ø, Echinacea Ø

Toxiloges: Echinacea angustifolia Ø, Eupatorium perfol. Ø, Baptisia Ø, China Ø, Bryonia D 4 vinos, Aconitum D 4, Ipecacuanha D 4

Traumeeel: Arnica D 2, Calendula D 2, Hamamelis D 2, Millefolium D 3, Belladonna 4; Aconitum D 3, Mercurius solubilis D 8, Hepar sulfuris D 8, Chamomilla D 3, Symphytum D 8, Bellis perennis D 2, Echinacea D 2, Echinacea purpurea D 2, Hypericum D 2

Traumeel Tabl.: Belladonna D 4, Aconitum D 3, Chamomilla D 3, Symphytum D 8, Mercurius solubilis Hahnemanni D 8, Hepar sulfuris D 8, Calendula D 2, Hamamelis D 2, Bellis perennis. D 2, Echinacea D 2, Echinacea purpurea D 2, Hypericum D 2, Arnica D 2

Traumeel-Salbe: Arnica D 3, Calendula Ø, Chamomilla Ø, Symphytum D 4, Millefolium Ø, Belladonna d 1, Aconitum D 1, Bellis perennis Ø, Hypericum D 6, Echinacea ang. Ø, Echinacea purp. Ø, Hamamelis Ø, Mercurius solub D 6., Hepar sulfuris D 6

Trillium S: Hamamelis D 1, Crocus D 3, Trillium D 2

Truw Kpl. 83: Atropinum sulfuricum D 6, Cimicifuga racemosa D 4, Cinchona succirubra D 4, Staphisagria D 12, Ferrum picrinicum D 6, Hyoscyamus D 4, Kalium phosphoricum D 3, Natrium tetrachloroauratum D 12, Nitroglycerinum D 6, Anacardium D 12, Nux-vomica D 12, Thuja D 4

Umckaloabo: Auszug aus den Wurzeln von Pelargonium reniforme/sidoides

Unotex: Gelsemium Ø, Spigelia D 1, Iris Ø, Pulsatilla D 8, Cyclamen Ø, Cimicifuga Ø

Urtica Synergon 9°: Urtica urens Ø, Apis mellifica D 5, Euphorbium D 4, Juglans regia D 2, Natrium chloratum D 5, Rhus toxicodendron D 5, Silicea D 11, Vinca minor D 2, Viola tricolor D 2, Calcium carbonicum D 11, Graphites D 9, Mezereum D 28

Uva ursi ft. Oplx: Uva ursi D 2, Clematis D 3, Hypericum D 1, Plantago major D 1, Rhus aromatica D 5

Uva ursi-Synergon Nr.166: Uva ursi D 2, Acidum benzoicum e resina D 2, Belladonna D 4, Dulcamara D 3, Herniaria glabra D 2, Pareira brava D 3, Coccus cacti D 2, Olem Terebinthinae D 3, Sabal serrulatum D 2

Varicylum salbe: Aesculus hippocastanum D 3, Arnica D 3, Calcium fluor. D 9, Hamamelis D 1, Pulsatilla D 4, Rutinum D 1

Vertigoheel: Cocculus D 4, Conium D 3, Ambra D 6, Petroleum D 8

Viburcol Zäpfchen: Belladonna D 2, Calcium carbonicum Hahnemanni D 8, Chamomilla D 1, Plantago major D 3, Pulsatilla D 2

Viola oplx: Bellis perennis D 2, Viola tricolor D 1

Yerba santa N Oligoplex: Eriodictyon californicum D 2, Aralia racemosa D 3, Atropa belladonna D 4, Ephedra distachya D 2, Lobelia D 4

Zappelin: Calcium hypophosphorosum D 4, Chamomilla D 12, Cuprum metallicum D 10, Kalium phosphoricum D 6, Staphisagria D 12, Valeriana D 6

4.5.2 Mikrobiologische Präparate

Zusätzlich zu den Keimarten sind auch die Hilfsstoffe erwähnt, da einige Präparate Lactose enthalten.

Bactisubtil: Keimarten: Bacillus sp. (Sporen). 10^8 keimfähige Sporen des Bacillus IP 3832c (ATCC 14893). Hilfsstoffe: Calciumcarbonat, weißer Ton, Gelatine, Titanoxid (E 171)

Colibiogen Kinder: Keimart/en: E. Coli: Zellfreie Lösung aus 1,3 x 10^8 lysierten Escherichia coli Stamm Laves pro ml. Hilfsstoffe: 17 % Laktose, 0,25 % Orangenaroma

Lacteol: Keimarten: Gefriergetrocknete Milchsäurebakterien (Lyophilisat) entsprechend 10 x 10^9 Lactobacillus acidophilus. Hilfsstoffe: Pulver–Bananen-Orangen-Aroma, Calciumcarbonat (E170), hochdisp. Siliciumdioxid, Lactose-Monohydrat, Sucrose. Calciumcarbonat (E 170), Siliciumdioxid, Lactose-Monohydrat, wasserfreie Lactose, Talkum, Magnesiumstearat. Gelatine, Titandioxid (E171).

Mutaflor: Keimarten: E. coli (lebensfähige Bakterien E. coli-Stamm Nissle 1917 2,5–25 x 10^9/0,5–5x $10^{9\cdot}$ Hilfsstoffe: Kapseln: Maltodextrin, Talkum, Dibutylphthalat, Macrogol, Methacrylsäure Polymerisat, Titandioxid, Schellack, Bienenwachs, Carnaubawachs, Farbstoff E 172 (Eisenoxid). Suspension: gereinigtes Wasser, Natriumchlorid, Kaliumchlorid, Magnesiumsulfat, Calciumchlorid, Magnesiumchlorid

Omniflora akut: Keimart/en: 25 mg Lyophilisat aus Lactobacillus gasserii mit Rest-Kulturmedium, entsprechend 8x10^8 bis 8x10^9 KBE/g; 25 mg Lyophilisat aus Bifidobacterium longum mit Rest-Kulturmedium, entsprechend 8x10^8 bis 8x10^9 KBE/g. Hilfsstoffe: Gelatine, Lactose, gefälltes Siliciumdioxid, Natriumdodecylsulfat. Rest-Kulturmedium aus: H-Vollmilch, Pepton, Natriumhydroxid, Natriumcarbonat, Ascorbinsäure, Calciumcarbonat, Lactose-Monohydrat, Sucrose (Saccharose), Gelatine

Paidoflor: Keimart/en: 20 mg Lactobacillus acidophilus entsprechend 10^9–10^{10} lebensfähigen Bakterien pro g. Hilfsstoffe: Riboflavin, Nicotinsäure, Magnesiumstearat, Magnesiumsulfat, Mangansulfat, Magnesiumsulfat 7 H_2O, Mangan(II)sulfat, Lactose, Lactose-Monohydrat

Perenterol: Keimart/en: Sacch. Boulardii. Hilfsstoffe: Lactosemonohydrat, Saccharose, Magnesiumstearat, Gelatine, Natriumdodecylsulfat. Farbstoff E 171

Probiotik pur: Keimart/en: 5 x 10^8 Bifidobacterium bifidum, 5 x 10^8 Lactobacillus acidophilus, 5 x 10^8 Lactobacillus casei, 5 x 10^8 Lactococcus lactis. Gesamtkeimzahl: 2 x 10^9 KBE. Hilfsstoffe: Maisstärke, Maltodextrin

Symbioflor 1: Keimart/en: Ec. faecalis (Zellen und Autolysat von1,5–4,5 x 10^7 Bakterien). Hilfsstoffe: Laktose, L-Cystein, Natriumcarbonat-dekahydrat, Natriumchlorid, Magnesiumsulfat, Kaliumchlorid, Calciumchlorid, Magnesiumchlorid, Nährbouillon (Pepeton, Hefeextrakt, Natriumchlorid, Glukose) und gereinigtes Wasser

Symbioflor 2: Keimarten: E. coli (Zellen und Autolysat von 1,5–4,5 x 10^7 Bakterien). Hilfsstoffe: Natriumchlorid, Magnesiumsulfat, Kaliumchlorid, Kalziumchlorid, Magnesiumchlorid, gereinigtes Wasser

4.5.3 Anthroposophische Präparate

Aconitum comp., Ohrentropfen: Aconitum napellus e tubere ferm D 29, Atropa belladonna e radice ferm D 29, Toxicodendron Quercifolium e foliis ferm D 29

Aconitum/China comp., Globuli velati (Zäpfchen): Aconitum napellus e tubere ferm D 2, Bryonia e radice ferm D 2, Cinchona succirubra e cortice ferm D 1, Eucalyptus globulus e foliis ferm D 1, Eupatorium cannabicum ex hb. D 1

Agropyron comp. Globuli velati: Agrophyron repens e radice ferm D 3, Valium carbonicum e cinere Fagi silvaticae D 9, Taraxacum officinalis e planta tota ferm D 4, Zinnober D 6

Amara-Tropfen: Artemisia absinthi, hb. rec., Centaurium erythreae hb. rec., Cichorium intybus, Planta tota rec., Peucedanum ostruthium, Rhizoma rec., Millefolii hb., ethanol. infusum: Gentiana lutea ethanol. decoctum Ø, Juniperus communis, summitates ethanol. infus; Salviae officinalis folium, ethanol infusum; Taraxacum Ø

Amnion GI D 12, Ampullen: Amnion bovis

Anis-Pyrit, Tabletten: Anisi fructus tostos/Pyrit/Saccarum tostum

Antimonit 0,4 %, Salbe: Nat. Antimon (III) Sulfid

Apis /Belladonna Globuli velati: Apis mellifica ex animale toto D 4, Atropa belladonna e fructibus ferm D 3

Apis /Belladonna cum mercurio Globuli velati: Apis mellifica ex animale toto D 4, Atropa belladonna e fructibus ferm D 3, Mercurius solubilis D 14

Aquilinum comp., Globuli velati: Chelidonium majus e floribus ferm D 2, Dryopteris filix-mas e radice ferm D 2, Phyllitis scolopendrium e f oliis ferm D 2, Pteridium aquilinum e foliis ferm D 2, Solidago virgaurea ex hb. ferm D 2, Taraxacum officinale e planta tota ferm D 2

Belladonna e fructibus Augentropfen: Atropa belladonna e fructibus D 5, Rosae aetheroleum D 7

Aufbaukalk 1: Apatit D 5, Cucurbita pepo, Flos rec.

Aufbaukalk 2: Conchae, Quercus ethanol. Decoctum D 3

Avena comp., Globuli velati: Avena e planta totaferm D 2, Conchae D 6, Phosphorus D 24, Sulfur D 24, Valeriana officinalis e radice ferm D 2

Balsamischer Melissengeist Dilution: Angelikawurzel, Gewürznelken, Koriander, Melissenblätter, Muskatsamen, Zimtrinde, Zitronenöl

Bambusa e nodo, Globuli velati: Phyllostachys e nodo ferm

Barium comp., Trituration: Barium citricum D 3, Berberis cortex D 3, Conchae D 10, Zinnober D 6

Belladonna comp.: Belladonna D 5, Quarz D 12

Belladonna/Chamomilla, Globuli velati: Atropa belladonna e radice ferm D 5, Camomilla rec.utia e radice ferm D 2

Berberis/Apis comp., Globuli velati: Apis mellifica ex animale toto D 7, Atropa belladonna ex hb. ferm D 5, Berberis vulgaris e radice ferm D 2, Terebinthina laricina D 7

Berberis/Hypericum comp., Globuli velati: Berberis vulgaris e radice ferm D 2, Hypericum perforatum ex hb. ferm D 2, Valium phosphoricum D 4

Berberis/Prunus, Unguentum: Berberis fructus, Prunus spinosa fruct.

Berberis/Pyrit comp. Globuli velati: Berberis vulgaris e radice ferm D 2, Apis mellifica ex animale toto Gl D 2, Pyrit D 7

Berberis/Quarz, Globuli velati: Berberis vulgaris e fructibus ferm D 2, Quarz D 19

Betula/Arnica comp., Globuli velati: Argentum metallicum D 7, Arnika montana e planta tota ferm D 14, Betulla pendula e cortice sicc. D 1, Formica rufa ex animale tota Gl D 7, Sulfur D 5

Bismutum/Stibium Ung.: Bismutum metallicum . D 1, Stibium metallicum praep . D 1

Bitter-Elixier, Sirup: Gentiana lutea radix, Zingiberis rhizoma, Acori calami rhizoma, Piperis nigri fructus, Artemisiae absinthii hb.

Bolus alba comp. Pulver innerlich: Arcorus calamus e rhizoma ferm Ø, Anisi aetheroleum, Arsenicum album D 4, Artemisia abrotanum ex hb. ferm Ø, Carbo Betulae D 1, Carvi aetheroleum, Chamomilla rec.utita e planta tota ferm Ø, Gentiana lutea e radice ferm Ø, Geum urbanum e radice ferm Ø, Kaolinum ponderosum

Bronchi/Plantago comp. Globuli velati: Bronchi bovis Gl D 16, Bryonia e radice ferm D 7, Eupatorium cannabicum ex hb. ferm D 7, Laryn bovis Gl D 16

Calcium Quercus Golbuli velati: Quercus robur/petraia e cortice cum Calcio carbonico D 6

Cantharis Cantharis Blasen Globuli velati; comp., Globuli velati: Achillea ex hb. ferm D 2, Cantharis ex animale Gl D 5, Equisetum arvense ex hb. ferm D 2, Vesica urinaria bovis D 7

Carum carvi comp., Zäpfchen: Carvi fructus, Atropa belladonna ex hb. ferm D 2, Chamomilla rec.utita e radice ferm Ø, Nicotina tabacum e foliis ferm D 4

Chamomilla comp., Zäpfchen: Belladonna D 3, Chamomilla rec.utita radix decoctum D 2, Echinacea angust Ø Echinacea purpurea planta tota, Papaver somniferum fruct immat. D 3, Argentum metallicum praep. D 19

Chamomilla e radice D 3/D 6/D 20, Globuli velati: Chamomilla rec.utita e radice ferm

Chamomilla/Nicotiana, Globuli velati: Chamomilla rec.utita e radice ferm D 2, Nicotina tabacum e foliis ferm D 5

Conchae D 4 – D 12, Trituration: nat. Calciumcarbonat

Cuprum aceticum comp. Ampulle: Cuprum aceticum D 5, Nicotina tabacum e foliis ferm D 9, Renes bovis D 5

Cuprum -Tabacum Salbe: Cuprum met praep. D 1, Tabacum D 5

Dermatodoron, Dilution/Salbe: Solanum dulcamara flos rec., Lysimachia nummularia hb. rec.

Digestodoron Tabl./Dilution: Dryopteris filixmas fFol. rec., Polypodium vulgare fol. Rec, Salix alba/purpurea/viminalis Folium rec., Phyllitis scolopendrium fol. rec.

Disci comp. cum Nicotiana, Globuli velati: Disci intervertebralis bovis D 7, Equisetum arvense ex hb. ferm D 14, Formica rufa ex animaletto D 6, Hypophysis bovis D 7, Nicotina tabacum e foliis ferm D 5, Phyllostachys e nodo ferm D 5, Stannum metallicum D 9

Echinacea-Quarz comp.; Augentropfen: Argentum metallicum D 29, Atropa belladonna ex hb. ferm D 14, Echinacea pallida e planta tota ferm D 2, Quarz D 19, Rosae aetheroleum D 7

Epiphysis Gl Ampullen: Epiphysis bovis

Hypophysis Gl Ampullen: Hypophysis bovis

Eucalyptus comp., Globuli velati: Cuprum sulfuricum D 4, Eucalyptus golbulus e foliis ferm Ø

Euphrasia-Augentropfen: Euphrasia e planta tota ferm D 2, Rosae aetheroleum D 7

Ferrum phosphoricum comp.: Aconitum napellus D 1, Bryonia D 1, Eukalyptus Ø, Eupatorium perf. D 1, Ferrum phos D 6, Sabadilla Ø

Ferrum/Sulfur comp., Globuli velati: Ferrum metallicum D 7, Quarz D 19. Sulfur D 5

Flechtenhonig Sirup: Lichen islanicus, Cladonia rangiferina, Usnea barbata Mel, Anisi aetheroleum, Sticta

Gencydo Augentropfen: wäßr. Auszug aus Cydonia oblonga, Fructus

Gentiana Magen Globuli velati: Artemisia absinthium ex hb. D 1, Gentiana lutea e radice D 1, Stychnos nux vomica e semine ferm D 4, Taraxacum officinale e planta tota ferm Ø

Glandulae suprarenales comp. Globuli velati: Fel tauri D 5, Glandulae suprarenales bovis D 4, Lien bovis D 5

Heilsalbe: Calendula off. Ø, Mercurialis perennis planta tota, Balsamum pertuvianum, Resina laricis, Stibium metallicum praep

Infludo, Dilution: Aconitum napellus D 3, Bryonia D 2, Eukalyptus D 2, Eupatorium perf D 2, Phosphorus D 4, Sabadilla D 3

Kephalodoron, 0,1 % Tabl.: Ferrum-Quarz D 2

Kupfer-Salbe, rot: Cuprum oxydulatum rubrum

Lachesis comp., Globuli velati: Atropa belladonna ex hb. ferm D 3, Hepar sulfuris D 7, Lachesis D 11, Mercurialis ex hb. ferm D 5

Lien comp., Globuli velati: Cichorium intybus e planta tota ferm D 14, Equisetum arvense ex hb. ferm D 14, Lien bovis D 5, Mesenchym bovis D 5, Renes bovis D 5

Magnesium phosphoricum comp.Globuli velati: Arnica montana e planta tota ferm D 2, Cinis e fructibus Avenae sativae cum Magnesio phosphorico D 5, Formica rufa ex animale tota D 7

Malvenöl: Geranii aeteroleum, Hypericum perforatum hb. rec., Malva e floribus, Prunus spinosa e floribus, Sambucus nigra ex umbella, Tilia platyphyllos/cordata e floribus

Myristica sebifera comp., Globuli velati: Argentum nitricum D 19, Kalium bichromicum D 5, Myristica sebifera, succus e cortice D 3

Nausyn Tabletten: Absinthi hb. Ø, Cocculus D 3, Ipecacuanha D 3, Nux vomica D 9; Petroleum rec.t. D 7

Nux vomica/Nicotiana comp., Globuli velati: Carbo betullae Camomilla rec.utitae radice ferm D 2, Nicotina tabacum e foliis ferm D 9, Renes bovis D 6, Strychnos nux-vomica e semine ferm D 7

Oleum aeth. Eucalypti comp.: Cuprum metallicum prep. D 0, Eucalipti aetheroleum, Juniperi aetheroleum

Nasenöl: Calendulae flos cum Calyce H10 %, Camphora, Eucalypti aetheroleum, Hydrargyrum sulfuratum rubrum D 5; Matricariae flos H 10 %; Menthae pip. aeth;Thymi aetheroleum

Oxalis, Folium 20 %: Oxalis folium Ø

Primula-Muskelnähröl: Hyoscyamus niger ex hb. ferm, Myocardium bovis D 7, Hypericum perforatum hb. rec., Primula veris e floribus, Quarz, Rosmarini aetheroleum

Plantago Hustensaft: Petasites hybriduse radice ferm D 3, Picea abies Summitates rec., Plantago lanceolata Folium rec.

Pyrit/Zinnober, Tabletten: Pyrit D 2, Zinnober D 20

Quercus-Essenz: Tinktur zum äußeren Gebrauch: Eichenrindenauszug.

Rhus toxicodendron e Salbe: Toxicodendron quercifolium e foliis ferm Ø

Roseneisen, Globuli velati: Rosa e floribus ferm culta cum Ferro D 3

Silicea colloidalis comp., Gelatum: Limonis aetheroleum, Silicea colloidalis

Silicea comp. Suppositorien / Globuli velati: Argentum nitricum D 20, Atropa belladonna ex hb. ferm D 14, Quarz D 20

Solum ÖL: Aesculus hippocastanume semine, Equisetum arvense ex hb., Lavandulae aetheroleum

Solutio Siliceae comp D 6, Dilution: Kalium carbonicum, Marmor, Quarz, Sulfur, Trona

Symphytum comp., Dilution: Arnica planta tota D 3, Bellis perennis D 3, Calendula off. Hb. D 2, Cepa D 3, Hamamelis ethanol. Decoct D 2, Ruta graveolens D 2, Sympphytum off. rad. D 2

Thuja-Essenz: Thuja occidentalis Summitates rec.

Thymus/Mercurius, Globuli velati: Mercurius vivus D 14, Thymus bovis D 7

Tormentilla comp., Globuli velati: Cochlearia officinalis ex hb. ferm D 2, Potentilla tormentilla e radice ferm D 2, Stibium metallicum D 5

Rosatum-Heilsalbe: Geranii aetheroleum, Rosae aetheroleum, Silicea colloidalis

Urtica comp. Globuli velati: Conchae D 2, Stannum metallicum D 9, Urtica urens ex hb. ferm D 2

Valeriana comp., Globuli velati: Conche D 6, Phosphorus D 24, Sulfur D 24, Valeriana officinalis e radice ferm D 2

Wecesin Salbe/Gel: Arnika planta tota Ø, Calendula off. hb. Ø, Echinacea purpurea planta tota Ø, Quarz, Stibium metall.-praep

4.5.4 Weitere Präparate

Cellagon Aurum: Acerolakirschsaftextrakt, Aloe Vera Saft, Artischockensaftkonzentrat, Beerenkonzentrat, Bierhefen, Borretschsamenöl, Brennesselkonzentrat, Brokkolikonzentrat, Qoenzym Q10, Gelee Royal, Grüner Weizengras Extrakt, Grünkohlkonzentrat, Hagebuttenkonzentrat, Hagebuttenkernöl, Hopfenkonzentrat, Kressenkonzentrat, Kürbiskernöl, Kumys, Lapacho-Tee- Extrakt, L- Carnitin, Lecitin, Lindenblütenextrakt, Matekonzentrat, Möhrensaft, Petersilienkonzentrat, Rote Beete Saft, Schisandrafruchtkonzentrat, Selleriewurzelkonzentrat, Shitake Pilz- Konzentrat, Tomatenkonzentrat, Topinamburextrakt, Traubenkernextrakt mit OPC, Zitronenmelissensaft, Zwiebelkonzentrat (Nahrungsergänzungsmittel)

Traumanase: Bromelain (Enzympräparat)

Index